本教材第9版曾获首届全国教材建设奖全国优秀教材二等奖

国家卫生健康委员会“十四五”规划教材

全　国　高　等　学　校　教　材

供基础、临床、预防、口腔医学类专业用

人体寄生虫学

Human Parasitology

第 10 版

主　　审 | 诸欣平

主　　编 | 苏　川　刘文琪

副 主 编 | 程彦斌　吕志跃　季旻珺

数字主审 | 诸欣平

数字主编 | 苏　川

数字副主编 | 程彦斌　彭鸿娟

人民卫生出版社

·北　京·

图书在版编目（CIP）数据

人体寄生虫学 / 苏川，刘文琪主编 . — 10 版 . — 北京：人民卫生出版社，2024.7（2024.12重印）

全国高等学校五年制本科临床医学专业第十轮规划教材

ISBN 978-7-117-36252-8

Ⅰ. ①人… Ⅱ. ①苏… ②刘… Ⅲ. ①医学 - 寄生虫学 - 高等学校 - 教材 Ⅳ. ①R38

中国国家版本馆 CIP 数据核字（2024）第 083891 号

人体寄生虫学

Renti Jishengchongxue

第 10 版

主　　编：苏　川　刘文琪
出版发行：人民卫生出版社（中继线 010-59780011）
地　　址：北京市朝阳区潘家园南里 19 号
邮　　编：100021
E - mail：pmph @ pmph.com
购书热线：010-59787592　010-59787584　010-65264830
印　　刷：人卫印务（北京）有限公司
经　　销：新华书店
开　　本：850 × 1168　1/16　　印张：20　　插页：1
字　　数：592 千字
版　　次：1979 年 6 月第 1 版　　2024 年 7 月第 10 版
印　　次：2024 年 12 月第 2 次印刷
标准书号：ISBN 978-7-117-36252-8
定　　价：65.00 元
打击盗版举报电话：010-59787491　E-mail：WQ @ pmph.com
质量问题联系电话：010-59787234　E-mail：zhiliang @ pmph.com
数字融合服务电话：4001118166　E-mail：zengzhi @ pmph.com

编委名单

编　委（以姓氏笔画为序）

木　兰　内蒙古医科大学
史俊岩　中国医科大学
吕志跃　中山大学
刘文琪　华中科技大学
刘登宇　广西医科大学
苏　川　南京医科大学
李士根　济宁医学院
吴　翔　中南大学
陈　艳　贵州医科大学
陈达丽　四川大学
季旻珺　南京医科大学
周　蕊　武汉大学
赵　亚　空军军医大学
徐文岳　陆军军医大学
崔　晶　郑州大学
彭鸿娟　南方医科大学
程训佳　复旦大学
程彦斌　西安交通大学
程喻力　首都医科大学
湛孝东　皖南医学院

编写秘书　沈　波　南京医科大学
周　莎　南京医科大学

数字编委

新形态教材使用说明

新形态教材是充分利用多种形式的数字资源及现代信息技术，通过二维码将纸书内容与数字资源进行深度融合的教材。本套教材全部以新形态教材形式出版，每本教材均配有特色的数字资源和电子教材，读者阅读纸书时可以扫描二维码，获取数字资源、电子教材。

电子教材是纸质教材的电子阅读版本，其内容及排版与纸质教材保持一致，支持手机、平板及电脑等多终端浏览，具有目录导航、全文检索功能，方便与纸质教材配合使用，进行随时随地阅读。

获取数字资源与电子教材的步骤

1 扫描封底红标二维码，获取图书"使用说明"。

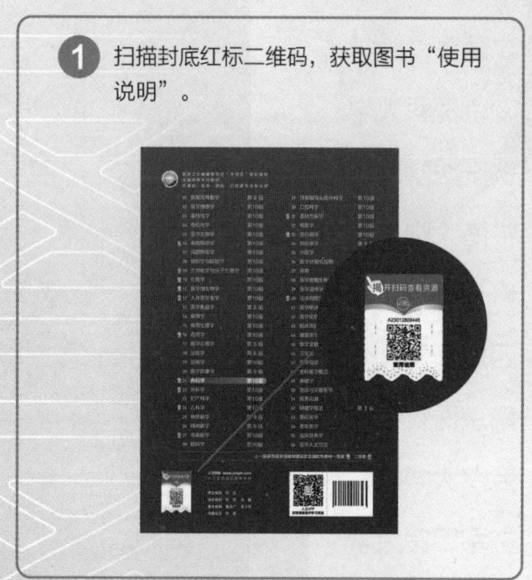

2 揭开红标，扫描绿标激活码，注册/登录人卫账号获取数字资源与电子教材。

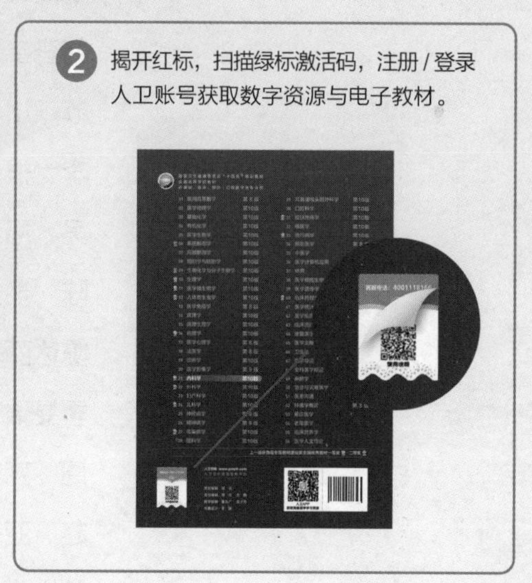

3 扫描书内二维码或封底绿标激活码，随时查看数字资源和电子教材。

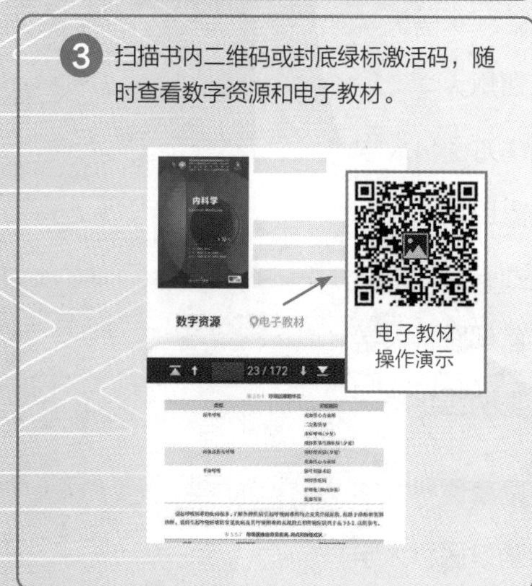

4 登录 zengzhi.ipmph.com 或下载应用体验更多功能和服务。

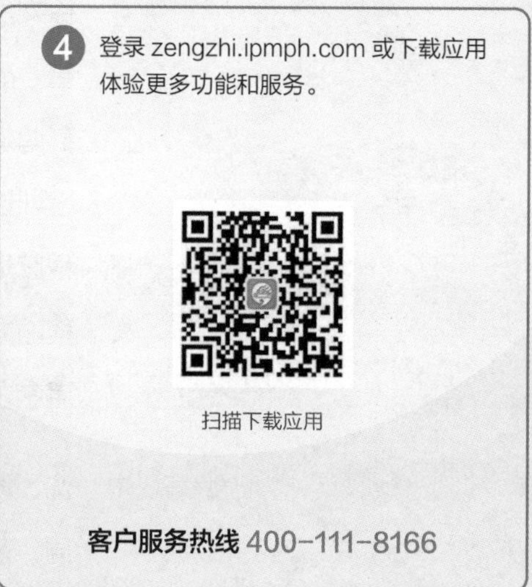

客户服务热线 400-111-8166

读者信息反馈方式

人卫e教
medu.pmph.com

欢迎登录"人卫 e 教"平台官网"medu.pmph.com"，在首页注册登录后，即可通过输入书名、书号或主编姓名等关键字，查询我社已出版教材，并可对该教材进行读者反馈、图书纠错、撰写书评以及分享资源等。

序言

百年大计，教育为本。教育立德树人，教材培根铸魂。

过去几年，面对突如其来的新冠疫情，以习近平同志为核心的党中央坚持人民至上、生命至上，团结带领全党全国各族人民同心抗疫，取得疫情防控重大决定性胜利。在这场抗疫战中，我国广大医务工作者为最大限度保护人民生命安全和身体健康发挥了至关重要的作用。事实证明，我国的医学教育培养出了一代代优秀的医务工作者，我国的医学教材体系发挥了重要的支撑作用。

党的二十大报告提出到 2035 年建成教育强国、健康中国的奋斗目标。我们必须深刻领会党的二十大精神，深刻理解新时代、新征程赋予医学教育的重大使命，立足基本国情，尊重医学教育规律，不断改革创新，加快建设更高质量的医学教育体系，全面提高医学人才培养质量。

尺寸教材，国家事权，国之大者。面对新时代对医学教育改革和医学人才培养的新要求，第十轮教材的修订工作落实习近平总书记的重要指示精神，用心打造培根铸魂、启智增慧、适应时代需求的精品教材，主要体现了以下特点。

1. 进一步落实立德树人根本任务。遵循《习近平新时代中国特色社会主义思想进课程教材指南》要求，努力发掘专业课程蕴含的思想政治教育资源，将课程思政贯穿于医学人才培养过程之中。注重加强医学人文精神培养，在医学院校普遍开设医学伦理学、卫生法以及医患沟通课程基础上，新增蕴含医学温度的《医学人文导论》，培养情系人民、服务人民、医德高尚、医术精湛的仁心医者。

2. 落实“大健康”理念。将保障人民全生命周期健康体现在医学教材中，聚焦人民健康服务需求，努力实现“以治病为中心”转向“以健康为中心”，推动医学教育创新发展。为弥合临床与预防的裂痕作出积极探索，梳理临床医学教材体系中公共卫生与预防医学相关课程，建立更为系统的预防医学知识结构。进一步优化重组《流行病学》《预防医学》等教材内容，撤销内容重复的《卫生学》，推进医防协同、医防融合。

3. 守正创新。传承我国几代医学教育家探索形成的具有中国特色的高等医学教育教材体系和人才培养模式，准确反映学科新进展，把握跟进医学教育改革新趋势新要求，推进医科与理科、工科、文科等学科交叉融合，有机衔接毕业后教育和继续教育，着力提升医学生实践能力和创新能力。

4. 坚持新形态教材的纸数一体化设计。数字内容建设与教材知识内容契合，有效服务于教学应用，拓展教学内容和学习过程；充分体现"人工智能+"在我国医学教育数字化转型升级、融合发展中的促进和引领作用。打造融合新技术、新形式和优质资源的新形态教材，推动重塑医学教育教学新生态。

5. 积极适应社会发展，增设一批新教材。包括：聚焦老年医疗、健康服务需求，新增《老年医学》，维护老年健康和生命尊严，与原有的《妇产科学》《儿科学》等形成较为完整的重点人群医学教材体系；重视营养的基础与一线治疗作用，新增《临床营养学》，更新营养治疗理念，规范营养治疗路径，提升营养治疗技能和全民营养素养；以满足重大疾病临床需求为导向，新增《重症医学》，强化重症医学人才的规范化培养，推进实现重症管理关口前移，提升应对突发重大公共卫生事件的能力。

我相信，第十轮教材的修订，能够传承老一辈医学教育家、医学科学家胸怀祖国、服务人民的爱国精神，勇攀高峰、敢为人先的创新精神，追求真理、严谨治学的求实精神，淡泊名利、潜心研究的奉献精神，集智攻关、团结协作的协同精神。在人民卫生出版社与全体编者的共同努力下，新修订教材将全面体现教材的思想性、科学性、先进性、启发性和适用性，以全套新形态教材的崭新面貌，以数字赋能医学教育现代化、培养医学领域时代新人的强劲动力，为推动健康中国建设作出积极贡献。

教育部医学教育专家委员会主任委员

教育部原副部长

林蕙青

2024年5月

全国高等学校五年制本科临床医学专业
第十轮　规划教材修订说明

全国高等学校五年制本科临床医学专业国家卫生健康委员会规划教材自 1978 年第一轮出版至今已有 46 年的历史。近半个世纪以来，在教育部、国家卫生健康委员会的领导和支持下，以吴阶平、裘法祖、吴孟超、陈灏珠等院士为代表的几代德高望重、有丰富的临床和教学经验、有高度责任感和敬业精神的国内外著名院士、专家、医学家、教育家参与了本套教材的创建和每一轮教材的修订工作，使我国的五年制本科临床医学教材从无到有、从少到多、从多到精，不断丰富、完善与创新，形成了课程门类齐全、学科系统优化、内容衔接合理、结构体系科学的由纸质教材与数字教材、在线课程、专业题库、虚拟仿真和人工智能等深度融合的立体化教材格局。这套教材为我国千百万医学生的培养和成才提供了根本保障，为我国培养了一代又一代高水平、高素质的合格医学人才，为推动我国医疗卫生事业的改革和发展作出了历史性巨大贡献，并通过教材的创新建设和高质量发展，推动了我国高等医学本科教育的改革和发展，促进了我国医药学相关学科或领域的教材建设和教育发展，走出了一条适合中国医药学教育和卫生事业发展实际的具有中国特色医药学教材建设和发展的道路，创建了中国特色医药学教育教材建设模式。老一辈医学教育家和科学家们亲切地称这套教材是中国医学教育的“干细胞”教材。

本套第十轮教材修订启动之时，正是全党上下深入学习贯彻党的二十大精神之际。党的二十大报告首次提出要“加强教材建设和管理”，表明了教材建设是国家事权的重要属性，体现了以习近平同志为核心的党中央对教材工作的高度重视和对“尺寸课本、国之大者”的殷切期望。第十轮教材的修订始终坚持将贯彻落实习近平新时代中国特色社会主义思想和党的二十大精神进教材作为首要任务。同时以高度的政治责任感、使命感和紧迫感，与全体教材编者共同把打造精品落实到每一本教材、每一幅插图、每一个知识点，与全国院校共同将教材审核把关贯穿到编、审、出、修、选、用的每一个环节。

本轮教材修订全面贯彻党的教育方针，全面贯彻落实全国高校思想政治工作会议精神、全国医学教育改革发展工作会议精神、首届全国教材工作会议精神，以及《国务院办公厅关于深化医教协同进一步推进医学教育改革与发展的意见》（国办发〔2017〕63 号）与《国务院办公厅关于加快医学教育创新发展的指导意见》（国办发〔2020〕34 号）对深化医学教育机制体制改革的要求。认真贯彻执行《普通高等学校教材管理办法》，加强教材建设和管理，推进教育数字化，通过第十轮规划教材的全面修订，打造新一轮高质量新形态教材，不断拓展新领域、建设新赛道、激发新动能、形成新优势。

其修订和编写特点如下：

1. 坚持教材立德树人课程思政　认真贯彻落实教育部《高等学校课程思政建设指导纲要》，以教材思政明确培养什么人、怎样培养人、为谁培养人的根本问题，落实立德树人的根本任务，积极推进习近平新时代中国特色社会主义思想进教材进课堂进头脑，坚持不懈用习近平新时代中国特色社会主义思想铸魂育人。在医学教材中注重加强医德医风教育，着力培养学生"敬佑生命、救死扶伤、甘于奉献、大爱无疆"的医者精神，注重加强医者仁心教育，在培养精湛医术的同时，教育引导学生始终把人民群众生命安全和身体健康放在首位，提升综合素养和人文修养，做党和人民信赖的好医生。

2. 坚持教材守正创新提质增效　为了更好地适应新时代卫生健康改革及人才培养需求，进一步优化、完善教材品种。新增《重症医学》《老年医学》《临床营养学》《医学人文导论》，以顺应人民健康迫切需求，提高医学生积极应对突发重大公共卫生事件及人口老龄化的能力，提升医学生营养治疗技能，培养医学生传承中华优秀传统文化、厚植大医精诚医者仁心的人文素养。同时，不再修订第 9 版《卫生学》，将其内容有机融入《预防医学》《医学统计学》等教材，减轻学生课程负担。教材品种的调整，凸显了教材建设顺应新时代自我革新精神的要求。

3. 坚持教材精品质量铸就经典　教材编写修订工作是在教育部、国家卫生健康委员会的领导和支持下，由全国高等医药教材建设学组规划，临床医学专业教材评审委员会审定，院士专家把关，全国各医学院校知名专家教授编写，人民卫生出版社高质量出版。在首届全国教材建设奖评选过程中，五年制本科临床医学专业第九轮规划教材共有 13 种教材获奖，其中一等奖 5 种、二等奖 8 种，先进个人 7 人，并助力人卫社荣获先进集体。在全国医学教材中获奖数量与比例之高，独树一帜，足以证明本套教材的精品质量，再造了本套教材经典传承的又一重要里程碑。

4. 坚持教材"三基""五性"编写原则　教材编写立足临床医学专业五年制本科教育，牢牢坚持教材"三基"（基础理论、基本知识、基本技能）和"五性"（思想性、科学性、先进性、启发性、适用性）编写原则。严格控制纸质教材编写字数，主动响应广大师生坚决反对教材"越编越厚"的强烈呼声；提升全套教材印刷质量，在双色印制基础上，全彩教材调整纸张类型，便于书写、不反光。努力为院校提供最优质的内容、最准确的知识、最生动的载体、最满意的体验。

5. 坚持教材数字赋能开辟新赛道　为了进一步满足教育数字化需求，实现教材系统化、立体化建设，同步建设了与纸质教材配套的电子教材、数字资源及在线课程。数字资源在延续第九轮教材的教学课件、案例、视频、动画、英文索引词读音、AR 互动等内容基础上，创新提供基于虚拟现实和人工智能等技术打造的数字人案例和三维模型，并在教材中融入思维导图、目标测试、思考题解题思路，拓展数字切片、DICOM 等图像内容。力争以教材的数字化开发与使用，全方位服务院校教学，持续推动教育数字化转型。

第十轮教材共有 56 种，均为国家卫生健康委员会"十四五"规划教材。全套教材将于 2024 年秋季出版发行，数字内容和电子教材也将同步上线。希望全国广大院校在使用过程中能够多提供宝贵意见，反馈使用信息，以逐步修改和完善教材内容，提高教材质量，为第十一轮教材的修订工作建言献策。

主审简介

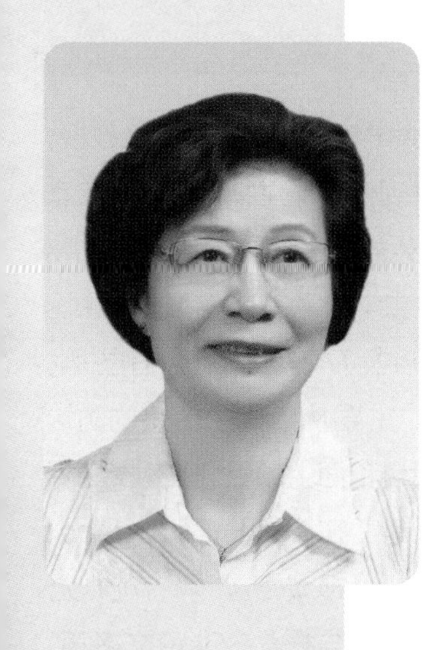

诸欣平

1955 年 11 月生，首都医科大学基础医学院二级教授、博士研究生导师，病原生物学系主任，北京市病原生物学重点学科寄生虫学方向带头人。国际旋毛虫病委员会（ICT）委员、中国动物学会寄生虫学专业委员会副主任委员、《寄生虫与医学昆虫学报》副主编。

从事教学 38 年，是北京市精品课程“人体寄生虫学”课程负责人。致力于寄生虫的致病机制及抗感染免疫预防等研究。主持完成国家自然科学基金、国家科技重大专项（分课题）和美国中华医学基金会等 20 余项课题。在国内外专业期刊发表论文 100 余篇，其中以第一作者或通信作者发表 SCI 论文 40 余篇，以第一发明人获国家发明专利授权 10 项，获北京市科学技术二等奖等省部级奖 2 项。担任全国高等学校五年制本科临床医学专业规划教材《人体寄生虫学》第 8 版、第 9 版主编，其中第 9 版被评为北京高校重点优质本科教材，在首届全国教材建设奖评选中获全国优秀教材二等奖。担任全国高等学校八年制及“5+3”一体化临床医学专业规划教材《人体寄生虫学》第 3 版第二主编、第 4 版主审；主编英文教材 *Medical Parasitology* 等其他多部专业教材。任国家医学教育题库“人体寄生虫学”学科主编。获北京市突出贡献专家、北京市高等学校教学名师、北京市优秀教师、北京市属市管高等学校拔尖创新人才和国务院政府特殊津贴专家等荣誉称号。

主编简介

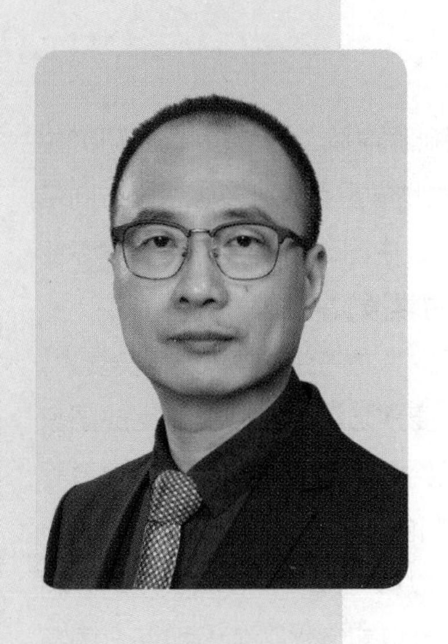

苏　川

1970年7月生，医学博士，南京医科大学病原生物学系二级教授，博士研究生导师，基础医学院院长，江苏省现代病原生物学重点实验室主任。中华预防医学会医学寄生虫分会第六届副主任委员、江苏省动物学会第十三届理事会副理事长。《中国寄生虫学与寄生虫病杂志》《中国血吸虫病防治杂志》及*Decoding Infection & Transmission*副主编。

从事人体寄生虫学教学工作27年。主要从事寄生虫病的防治基础研究，主持国家自然科学基金重点项目和面上项目、国家863计划重大专项、科技部重点研发计划课题等。在*PLoS Pathogens*、*J Hepatol*、*EMBO J*、*Nat Commun*、*Aging Cell*、*Eur J Immunol*、*PLoS NTD*、*Vaccine*、*Microbes Infect*等杂志发表SCI论文多篇。研究成果获授权国家发明专利4项。共同主编全国高等学校五年制本科临床医学专业规划教材《人体寄生虫学》第8版、第9版，并获全国优秀教材二等奖（第9版）。副主编全国高等学校八年制及“5+3”一体化临床医学专业规划教材《人体寄生虫学》第3版、第4版。获教育部高等学校科学研究优秀成果奖（自然科学奖）二等奖、国家级教学成果奖二等奖、江苏省教学成果奖特等奖和二等奖等。入选江苏省教学名师。

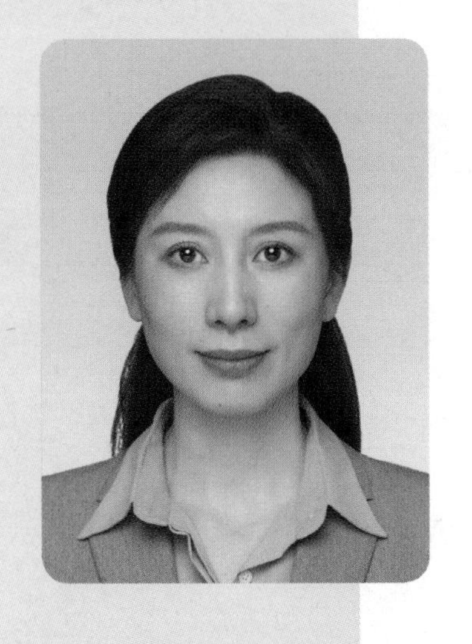

刘文琪

1972年1月生，华中科技大学同济医学院病原生物学系教授，常务副主任。现任中华预防医学会医学寄生虫分会常务委员；中国动物学会寄生虫学专业委员会理事；湖北省预防医学会寄生虫学专业委员会主任委员；武汉市预防医学会寄生虫学专业委员会主任委员；湖北省血吸虫病专家咨询委员会委员。

从事寄生虫学教学和研究工作20余年，研究工作主要涉及病原体与宿主的相互作用机制及在疾病防治中的应用，先后承担了2项国家863计划及3项国家自然科学基金课题，发表论文30余篇。作为负责人主持国家级一流课程2门；主持完成教育部、省级、校级教学研究项目7项，获省级教学成果奖3项；副主编教材3部，参与编写教材、专著10余部。从事专业课教学及管理工作之余，长期担任本校教师发展中心的主讲教师、医学教学指导委员会委员，获得华中科技大学教学名师、教育部“新世纪优秀人才”、宝钢优秀教师奖等荣誉称号。

副主编简介

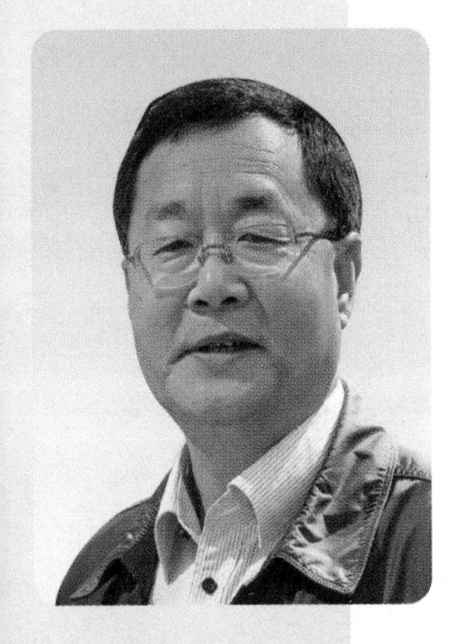

程彦斌

1963 年 10 月生，西安交通大学基础医学院病原生物学与免疫学系教授、硕士研究生导师，兼任中国动物学会寄生虫学专业委员会常务理事，中华预防医学会医学寄生虫分会委员，《中国医学教育技术》《医学教育研究与实践》《中国热带医学》等专业期刊编委。

从事医学教育、人体寄生虫学教学和科研工作 36 年。主编教材 5 部、副主编或参编教材及专著 20 余部。主持国家自然科学基金和陕西省科研基金 5 项，发表论文 50 余篇。主持省级教育教学改革项目 2 项，参与教育部医学教育综合改革项目 2 项。2004 年、2013 年及 2018 年分别获陕西省教学成果奖二等奖 2 项、特等奖 1 项。2004 年获宝钢优秀教师奖，2019 年荣获王宽诚育才奖。

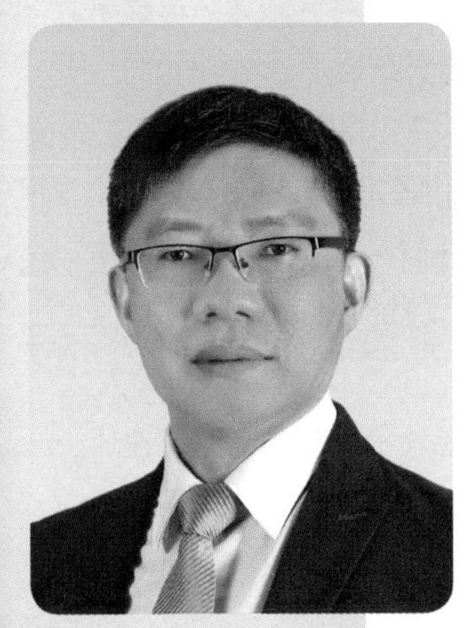

吕志跃

1975 年 10 月生，教授，博士研究生导师。现任中山大学中山医学院党委委员，中山大学热带病防治研究教育部重点实验室副主任，中山大学医学实验教学中心常务副主任、教育部课程思政教学名师、中山大学逸仙优秀学者、泰国玛希隆大学客座教授。2019—2021 年，中组部选派挂职兼任海南医学院副校长。

从事教学工作至今 18 年。近年来一直从事病原生物 - 宿主适应性、重要入侵病原快速溯源等领域的研究工作。主持比尔及梅琳达·盖茨基金会资助重大项目、国家重点研发项目课题、国家自然科学基金面上项目等数十项课题。在国内外专业学术期刊发表论文超过 100 篇，其中 SCI 论文 60 余篇。主编、副主编国家规划教材 7 部。指导学生获得 5 项国家级大赛总决赛金奖。

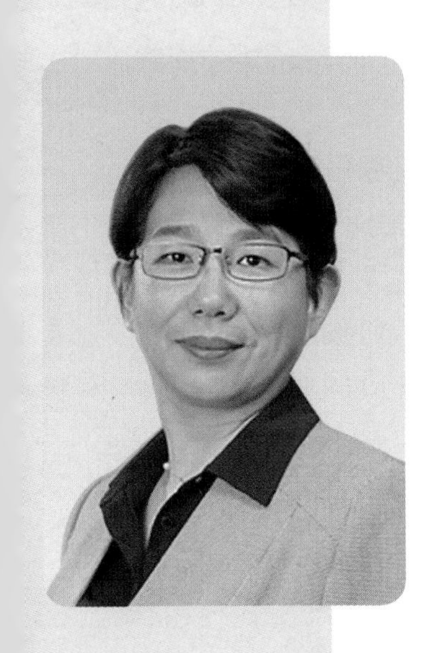

季旻珺

1975 年 9 月生，南京医科大学病原生物学系教授、博士研究生导师。兼任第一届国家疾病预防控制标准委员会寄生虫病标准专业委员会副主任委员、江苏省医学会第八届热带病与寄生虫学分会委员会副主任委员、第一届江苏省预防医学会全球卫生专业委员会副主任委员等；曾获得 2012 年度江苏高校“青蓝工程”优秀青年骨干教师称号，2013 年和 2016 年江苏省第四期和第五期“333 高层次人才培养工程”第三层次培养对象。

研究领域集中在感染性疾病的免疫代谢学致病和调控机制、免疫和分子诊断等。承担过国家 973 计划子课题、科技部重大专项子课题、国家自然科学基金项目等多个科研项目，在 *Nature Neuroscience*、*eBioMedicine*、*FEBS Journal*、*International Journal for Parasitology* 等杂志发表研究论文。曾获 2010 年“教育部自然科学奖二等奖”（排名第二）。主编及参编多部教材和专著。负责的“一带一路与全球健康”课程获江苏省首批一流本科课程、高校联盟通识课程。获江苏省第五届教育科学优秀成果奖二等奖、江苏省教学成果二等奖。

前言

为了全面贯彻落实全国高校思想政治工作会议、全国医学教育改革发展工作会议、首届全国教材工作会议的精神，以及《国务院办公厅关于深化医教协同进一步推进医学教育改革与发展的意见》和《国务院办公厅关于加快医学教育创新发展的指导意见》中的各项要求，人民卫生出版社于2022年启动了五年制本科临床医学专业第十轮规划教材的修订工作。此举措旨在深化医学教育的机制、体制改革，全面提升高等医学教育质量。在充分总结了第九轮编写特色和使用反馈后，本轮教材主要围绕以下几个方面进行了修订：

1. **总论内容的精炼与更新**。本次修订进一步精炼了总论内容，系统概述了人类对寄生虫病的认识历程和寄生虫病防治历史，全面反映了当前国内外寄生虫病防治与研究的现状及发展趋势，更好地体现了教材的时代特征。在各论部分，我们则更新了寄生虫病流行、诊断、治疗和控制等方面的资料。

2. **专业侧重点的针对性调整**。鉴于本书主要面向临床医学专业和预防医学专业的学生，我们有针对性地削减了“形态”和“生活史”中与流行、致病等临床关注点关系不紧密的纯生物学内容，同时更新并适当增加了致病机制和防治等方面的最新进展，以增强教材的实用性和针对性。

3. **诊断、治疗内容的优化**。在“致病”和“致病机制”部分，我们融入了更多的组织病理学相关的临床知识。在“诊断”和“鉴别诊断”的编写上，我们剔除了部分临床与防控现场已淘汰的方法，并进行了内容优化。同时，对“治疗”部分进行了适当精简，使其更加符合当今的临床治疗指南，特别是主流的治疗药物和原则。

4. **数字资源的优化与融合**。我们进一步提升了数字资源的数量和质量，确保纸质教材与数字教材的无缝对接。通过在纸质教材中嵌入二维码，学生可以轻松获取丰富的数字资源，拓展并深化教材涉及的重要知识点。

5. **中华文化与思政元素的融合**。为更好地传承中华文化，本次修订强化了教材中的中华传统文化元素，并将其与思政教育紧密结合，旨在培养更具家国情怀的医学人才。

此次修订汇聚了众多编委的智慧与努力，力求使教材在当今的时代背景下更加准确、完善。但由于时间紧迫及所知局限，书中可能仍存在一些疏漏或错误。我们恳请同行专家及广大使用者提出宝贵的意见和建议，以便下次修订时修正和完善。在此表示衷心的感谢！

苏川　刘文琪

2024年6月

目录

附录 255

第一篇
总 论

人体寄生虫学（human parasitology）又称医学寄生虫学（medical parasitology），是研究与人体健康有关的寄生虫的形态结构、生长发育、繁殖规律，阐明寄生虫与人体和外界环境因素相互关系的一门科学，也是预防医学和临床医学的基础课程。人体寄生虫学包括医学原虫学（medical protozoology）、医学蠕虫学（medical helminthology）和医学节肢动物学（medical arthropodology）三部分。

第一章 引 言

寄生虫病在人类传染病中占有重要位置。寄生虫的危害包括作为病原体引起寄生虫病和作为媒介传播疾病，由此对人类健康和社会经济发展造成巨大的损失。随着社会经济的发展、防控能力的提升、人们生活方式的改变，寄生虫病谱也在发生着相应变化。

一、寄生虫对人类的危害

在世界范围内，特别是在热带和亚热带地区，寄生虫所引起的疾病一直是普遍存在的重要公共卫生问题。目前，由联合国开发计划署、世界银行和世界卫生组织联合主办的"热带病培训研究特别规划署"要求重点防治的热带病中约 60% 是寄生虫病，即疟疾（malaria）、血吸虫病（schistosomiasis）、淋巴丝虫病（lymphatic filariasis）、盘尾丝虫病（onchocerciasis）、利什曼病（leishmaniasis）、非洲锥虫病（African trypanosomiasis）、美洲锥虫病（American trypanosomiasis）、麦地那龙线虫病（dracunculiasis）、包虫病（echinococcosis）、绦虫病/囊尾蚴病（taeniasis/cysticercosis）、食源性吸虫感染（food-borne trematode infections）、土源性蠕虫感染（soil-transmitted helminth infections）、疥疮（scabies）和其他体外寄生虫感染（other ectoparasitic infections）。根据世界卫生组织发布的 2022 年世界疟疾报告，2021 年全球 84 个疟疾流行国家或地区估计有 2.47 亿疟疾病例，较 2020 年的 2.45 亿有所增加，其中大部分来自非洲区域国家。2021 年全球疟疾死亡人数为 61.9 万人，相比 2020 年 62.5 万的死亡人数略有所下降，主要死亡病例发生在 5 岁以下儿童，平均每分钟就有 1 名儿童死于该病。疟疾仍是导致 5 岁以下儿童死亡的主要杀手，迄今仍居寄生虫病的死因谱之首。血吸虫病主要流行于热带和亚热带地区的 78 个国家和地区，全球约 2.4 亿人感染血吸虫，7.79 亿人面临感染风险。2021 年，全世界仍有 44 个国家约 8.82 亿人生活在受到淋巴丝虫病威胁的地区，因患淋巴丝虫病而致残的人数高达 4 000 万人。引起河盲症（river blindness）的盘尾丝虫病主要流行在非洲的 31 个国家。利什曼病至少在全球的 97 个国家和地区流行，每年约有 70 万~100 万新发病例和 2 万~3 万死亡病例。经过持续的防控努力，非洲锥虫病发生率达到了历史低点，2017 年新发病例不到 2 000 例，2018 年降至 1 000 例以下，截至 2022 年仍保持在该阈值之下；尽管如此，2016—2020 年期间估计仍有 5 500 万人面临感染风险，其中有 300 万人面临中度至高度风险。全世界估计约有 600 万~700 万人罹患美洲锥虫病（恰加斯病），大多数发生在 21 个拉丁美洲国家。此外，土源性肠道蠕虫感染也十分严重，尤其在亚洲、非洲、拉丁美洲的农业地区，据估计全球有超过 15 亿人感染蛔虫、钩虫和鞭虫。

发展中国家由于经济和生活条件相对滞后，寄生虫病的流行情况远较发达国家严重。即使在经济发达国家，由于人口流动、生活习惯和行为方式的影响，以及人类免疫缺陷病毒（human immunodeficiency virus，HIV）感染、器官移植及免疫抑制剂的应用，寄生虫病也是一个重要的公共卫生问题。蓝氏贾第鞭毛虫病、阴道毛滴虫感染、粪类圆线虫病等均受到关注。而一些机会性致病寄生虫（opportunistic parasite），如弓形虫、隐孢子虫等引起的感染已成为艾滋病患者死亡的主要原因。长期使用免疫抑制剂，也导致机会性致病寄生虫病的感染发病率增高。全球每年有 17.9 万~20.9 万先天性弓形虫感染病例，其中美国和欧洲发达国家占了相当的比例。此外，异尖线虫病、输入性疟疾和锥虫病等在日本和欧美国家也常有报道。

寄生虫病不仅影响患者的健康和生活质量，而且也造成社会经济的巨大损失，如劳动力的丧失、工作效率的降低、额外的治疗费用及预防费用等。例如，疟疾对经济影响是巨大的。据估计，疟疾流行国家的年经济增长损失平均为1.3%，非洲每年因疟疾造成的生产力损失估计为120亿美元。对2000—2017年来自180个国家的数据进行的分析显示，疟疾发病率每减少10%，人均国内生产总值（GDP）平均增长0.3%，GDP增速也会加快。在高负担和低收入国家，对人均国内生产总值增长的影响更为显著，同等的疟疾发病率下降会带来人均国内生产总值近约2%的增长。疟疾对经济发展造成的损失明显影响着贫困人口的生存——一个疟疾重症病例的治疗费用可能给一个家庭带来严重的财务危机。此外，一些人兽共患寄生虫病（parasitic zoonosis），如棘球蚴病（又称包虫病）、肝吸虫病、猪囊尾蚴病、旋毛虫病、隐孢子虫病等也常使畜牧业蒙受重大损失，阻碍畜牧业国家和地区的经济发展。

二、中国寄生虫病防治的成就、现状及任务

中国幅员辽阔，大部分地区处于温带和亚热带地区，自然条件千差万别，动物种群极为丰富，人们的生活和生产习惯复杂多样，加之社会和历史的因素，中国曾是寄生虫病种类较多且流行严重的国家之一。据中华人民共和国成立初期的调查，当时严重危害人民身体健康的五大寄生虫病的流行情况是：疟疾年发病人数为3 000万人，血吸虫病患者超过1 000万人，黑热病患者为53万人，丝虫病患者为3 000万人，钩虫感染者达2亿多人。经过不懈努力，中国在控制和消灭寄生虫病方面取得了举世瞩目的成就：黑热病在1958年已基本消灭。丝虫病于1994年达到基本消灭标准，并于2006年在全国范围内实现了阻断丝虫病传播的目标。疟疾防治亦经过了若干重要阶段，逐步从控制走向消除；2021年6月30日，世界卫生组织宣布中国获得消除疟疾认证。《健康中国2030规划纲要》提出2030年全国所有血吸虫病流行县实现血吸虫病消除目标。截至2022年底，全国452个流行县（市、区）中，343个（75.88%）达到血吸虫病消除标准、106个（23.45%）达到传播阻断标准；血吸虫病的疫情已降到历史最低水平，传染源控制措施已见成效，综合治理措施正稳步推进。据2015年第三次全国重点寄生虫病现状调查的结果，土源性肠道蠕虫感染率大幅下降，与2001—2004年全国第二次寄生虫病调查结果相比，钩虫平均感染率从6.12%下降为2.62%，蛔虫感染率从12.72%下降至1.36%，鞭虫感染率从4.64%下降至1.02%；据2020年31个省（自治区、直辖市）的408个监测点报道，钩虫、蛔虫和鞭虫的感染率分别为0.51%、0.19%和0.16%，全国人体土源性线虫感染率总体上继续维持较低水平。

尽管中国在寄生虫病的防治方面已取得了巨大的成绩，但目前形势仍不容乐观。如黑热病虽已基本消灭达60年，但每年仍有新发病例。丝虫病尽管已实现了传播阻断的目标，但传染源仍未能完全根除，加之传播媒介的存在，后期的监测任务仍然十分艰巨。随着国际交往的日益频繁，输入性疟疾病例时有发生，且传播疟疾的蚊媒广泛存在，我国长期存在输入性疟疾引起本土再传播及重症和死亡的风险，因此全社会仍需高度重视防止疟疾输入再传播，以持续巩固疟疾消除的成果。血吸虫病的流行区地形复杂，螺区分散，钉螺控制难度很大，加之多种动物保虫宿主的存在容易引起疫情反弹；同时，气候变暖、经济全球化下的人口流动以及输入性血吸虫病传播媒介的入侵风险，都为血吸虫病的监测和防治增添了新的难度。中国人口众多，地区间社会经济发展不平衡，土源性肠道寄生虫，例如蛔虫、钩虫等的感染人数基数较大。一些组织内寄生虫病如旋毛虫病、猪囊尾蚴病、棘球蚴病等在中国西南、西北地区也是常见和多发病种，尤其是棘球蚴病成为了流行区人民因病返贫的重要人兽共患病，已引起国家的高度重视。随着市场开放和一些特定饮食习惯的存在，食源性寄生虫病（food-borne parasitosis）的种类和发病人数也在不断增加。例如，华支睾吸虫在广东、广西、吉林和黑龙江等地仍有流行，部分地区感染严重。艾滋病的流行及免疫抑制剂的使用，导致弓形虫和隐孢子虫等机会性致病寄生虫的感染率有增高的趋势。此外，频繁的国际交往带来一些既往未曾在我国流行过的境外输入性寄生虫病，例如罗阿丝虫病、曼氏血吸虫病、埃及血吸虫病和锥虫病等在中国也时有报道。随着国际经贸合作、人口互通和出入境旅游的增加等，输入性寄生虫疾病谱将发生变化，一些病原体在国家、地区之间的传播速度也会加快，寄生虫病的地理分布会更加广泛，这些都增加了国家对寄生虫病的监控和防治难度。因此，在今后相当长的时间内，寄生虫病在中国的流行仍较为严重，防治任务艰巨。

三、新现与再现寄生虫病、人兽共患寄生虫病和食源性寄生虫病

新现寄生虫病（emerging parasitic diseases）是指新识别的和未知的寄生虫病，而再现寄生虫病（re-emerging parasitic diseases）是指一些早已熟知，发病率已降至很低，不再被视为公共卫生问题，但现在又重新流行的寄生虫病。这些新现和再现的寄生虫病是重要的公共卫生问题，如果对此毫无警惕和缺乏必要的防范意识及措施，在全球经济一体化和信息化时代，它不仅会给人民健康带来严重威胁，而且可能给经济建设和国家安全稳定带来重大影响。新现寄生虫病可分为四类：第一类，此类寄生虫病或综合征已被认识，但未被确认或病原体尚未被确认，如铁线虫等；第二类，此类寄生虫病已在人类存在，但病原体被重新鉴定或分类，如湄公血吸虫、马来血吸虫、亚洲牛带绦虫等；第三类，营自生生活或寄生于动物体内的寄生虫，可以偶然在人体寄生导致寄生虫病，如巴贝虫新种、棘阿米巴原虫、东方次睾吸虫等；第四类，是指新出现的人体寄生虫病，如以腹泻为特征的微小隐孢子虫病、比氏肠胞微孢子虫病、卡耶塔环孢子虫病，引起结膜炎的海伦脑炎微孢子虫病，以及徐氏拟裸茎吸虫病和非典型巴贝虫病等。再现寄生虫病主要有：疟疾、血吸虫病、囊尾蚴病、棘阿米巴病、内脏利什曼病、弓形虫病、蓝氏贾第鞭毛虫病、棘球蚴病、并殖吸虫病、旋毛虫病和广州管圆线虫病等。再现寄生虫病大多发生在原流行区，但也有发生在以往的“非流行区”。目前，已有 20 余种再现的寄生虫病被联合国列为“被忽视的热带病”（neglected tropical diseases，NTD）。

人兽共患寄生虫病是指在人与脊椎动物之间自然传播并引起感染的寄生虫病。目前，在全世界已证实的 250 多种人兽共患传染病中，约 67% 的病原体是寄生虫。人兽共患寄生虫病不仅造成畜牧业的巨大经济损失，而且给人类健康带来极大的危害，严重时还可造成社会动荡。在中国，人兽共患寄生虫病的种类繁多，常见的种类有：华支睾吸虫病、卫氏并殖吸虫病、带绦虫病、棘球蚴病、旋毛虫病、弓形虫病等食源性寄生虫病；经接触疫水或饮水传播的血吸虫病、隐孢子虫病、蓝氏贾第鞭毛虫病等；经媒介传播的利什曼原虫病、巴贝虫病等。近年来，在一些东南亚国家也不断发现诺氏疟原虫感染人体的病例。

食源性寄生虫病是指某些寄生虫的感染阶段寄生在动物肉类或水产品，人因摄入生或半生的这类食品而感染。例如，生食或半生食含囊蚴的鱼、虾可感染华支睾吸虫；生食或半生食含感染期幼虫的猪肉可感染猪带绦虫、旋毛虫。此外，经口食入或饮入被感染期虫卵或卵囊污染的食物或水也常成为广义的食源性寄生虫病传播的重要方式。

中国仍然是一个发展中国家，人口众多，不同地区的经济和卫生条件差异较大。近年来，随着中国城市化和人口老龄化速度的加快，人群寄生虫感染谱不断发生变化。除疟疾、血吸虫病等长期受到广泛重视的寄生虫病外，食源性寄生虫病、输入性寄生虫病和机会性致病寄生虫病将成为未来防治的重点。

（季旻珺）

Summary

Human parasitology (medical parasitology) is a branch of the medical sciences dealing with the members of the animal kingdom living in and on the body of humans and with aspects of this host parasite relationship having medical significance.This science includes the study of vectors, reservoirs, definitive and intermediate hosts, and all factors of an ecologic and epidemiologic nature associated with disease transmission and prevention.The parasites of medical importance may be divided into the following three major groups: protozoa (one celled organisms), helminths (worms) and arthropods (insects and their allies).In this section, we introduced the detriments of parasites to humans and the current situation of parasitic diseases in China.

NOTES

第二章 寄生虫的生物学

在漫长的生物进化过程中，生物与生物之间形成了各种错综复杂的关系，其中，凡是两种不同生物共同生活的现象，称为共生（symbiosis）。寄生是共生现象中的一种重要形式，了解寄生虫的生物学特征能够更好地理解寄生关系的建立与发展。

一、寄生关系及其演化

（一）寄生与寄生关系

根据共生生物之间的利害关系，可将共生现象分为互利共生、共栖和寄生。

1. 互利共生（mutualism） 两种生物共同生活，双方互相依靠，彼此受益，称为互利共生。例如，白蚁的消化道内定居着大量的鞭毛虫。白蚁能吞食木屑，但缺乏消化木屑纤维的酶，鞭毛虫能合成和分泌分解木屑纤维的酶，两者生活在一起，白蚁为鞭毛虫提供食物和栖身地，而鞭毛虫将木屑纤维分解成能被白蚁和自身利用的营养物质，两者互相依赖，彼此受益。

2. 共栖（commensalism） 两种不同生物共同生活，其中一方受益，另一方既不受益，也不受害，此种现象称为共栖。例如，海洋中个体较小的鮣鱼用其吸盘吸附在大型鱼类的体表，被携带到各处，觅食时暂时离开大鱼，这对大鱼无利也无害，但却增加了鮣鱼觅食的机会。

3. 寄生（parasitism） 两种不同生物共同生活，其中一方受益、另一方受害的关系称为寄生。受益的一方称为寄生物，若寄生物为动物则称为寄生虫（parasite）。受害的一方称为宿主（host）。例如，寄生于人体小肠的蛔虫以宿主消化道的食物为其营养来源，同时可造成宿主营养不良及发育障碍。

（二）寄生关系的演化

自生生活方式本是动物界生活的特征，现已有证据证明寄生现象源于生物间的偶然接触，然后经历了漫长的环境适应过程，最终导致两者之间相互适应，其中一方产生了对另一方的依赖，并且依赖性越来越大，即从自生生活演化为寄生生活。为适应寄生生活，寄生虫的基因、形态及功能均可发生一系列的变化。

1. 形态结构变化 由自生生活的环境变为寄生环境，寄生虫可发生形态结构的变化，表现为体形的改变、器官的变化和新器官的产生。如肠道寄生的线虫和绦虫多演化为线状或带状，以适应狭长的肠腔。又如体外寄生的跳蚤，虫体为两侧扁平、无翅，外形如梭，以便于在皮毛之间移动。寄生虫为适应寄生生活，某些器官可能更加发达或退化，如某些寄居于宿主消化道的吸虫和绦虫，演化出了附着器官(吸盘、吸槽、顶突和小钩等)，以免被宿主排出；营寄生生活的绦虫通过体壁吸收宿主肠腔中的营养，其消化器官则完全退化；寄生于宿主组织、细胞和体液中的原虫，因无须自主运动，则运动细胞器缺如；为了增加在复杂环境中生存的机会，不少寄生虫具有发达的生殖系统，甚至发展为雌雄同体，如大多数吸虫和绦虫。

2. 生理功能的变化 自生生活的生物常利用有氧代谢的三羧酸循环途径进行能量代谢，但肠道寄生虫处于低氧环境下，因此适应性地将能量代谢转变为以糖酵解方式获取能量。

3. 繁殖能力的加强 为了维持种群的繁衍，寄生虫在漫长的进化过程中形成了超强的生殖潜能，表现为发达的生殖系统和多样化的繁殖方式。如绦虫每一个成熟节片都具有雌雄生殖系统。每条雌性蛔虫每天产卵约有 20 万个，一条雌性班氏吴策线虫（*Wuchereria bancrofti*）一生可产数百万条幼虫。寄生虫在发育过程中产出大量的卵或幼虫以便于其种群的维持。又如吸虫具有有性生殖和无性生殖的世代交替(alternation of generations)现象,这种繁殖方式的多样性,也是其对寄生环境多样性的适应。

4. 侵袭力的变化 寄生虫为增强入侵宿主的机会,其入侵机制得到专化和强化,如刚地弓形虫(*Toxoplasma gondii*)的棒状体能分泌一种穿透增强因子(penetration enhancing factor)以增强其侵袭细胞的能力。又如溶组织内阿米巴(*Entamoeba histolytica*)能借助合成的蛋白水解酶侵入宿主肠壁组织,导致宿主细胞的溶解破坏,而共栖型的结肠内阿米巴则不能合成此类酶。

5. 免疫逃避功能的形成 寄生虫在宿主体内寄生的同时也不断遭到宿主的免疫攻击,在两者长期相互适应过程中,寄生虫产生了逃避宿主免疫攻击的能力。如非洲锥虫在宿主体内能有序地更换虫体表面糖蛋白,产生新的表面抗原,从而逃避宿主的免疫攻击;曼氏血吸虫肺期童虫表面可结合宿主的血型抗原和组织相容性抗原,从而以抗原伪装的方式逃避宿主的免疫攻击。

6. 基因变异或重组 在寄生虫由自生生活演化成寄生生活的过程中,环境变化的压力使寄生虫的结构基因或调控基因序列出现突变或重组,并可产生可见的表型变化。某些基因的变异可改变寄生虫的生理功能和致病能力,如在中国台湾的日本血吸虫(台湾彰化株)对人体不致病,可能是因为分化较早且地理隔离,与其他地理株在基因组方面存在较大的差异。

二、寄生虫生活史、寄生虫与宿主的类型

(一)寄生虫生活史

寄生虫完成一代生长、发育和繁殖的完整过程称为生活史(life cycle)。寄生虫的生活史包括寄生虫侵入宿主的途径,虫体在宿主体内移行、定居及离开宿主的方式,以及发育过程中所需的宿主(包括传播媒介)种类和内外环境条件等。寄生虫生活史中对人有感染性的阶段称为感染期(infective stage)。寄生虫完成生活史除需要适宜的宿主外,还受外界环境的影响。生活史越复杂,寄生虫存活的机会就越小,但其高度发达的生殖器官和生殖潜能可弥补这一不足。了解和掌握寄生虫的生活史,不仅可以认识人体是如何感染某种寄生虫的,而且还可针对生活史的某个发育阶段对其采取有效的防治措施。

有些寄生虫的生活史比较简单,在完成生活史过程中仅需要一种宿主,有些则相当复杂,完成整个生活史除需终宿主外,还需要一种或一种以上的中间宿主。因此,根据寄生虫在完成生活史过程中是否需要中间宿主,可将其分为直接型和间接型。①直接型:在完成生活史过程中不需要中间宿主,如阴道毛滴虫(*Trichomonas vaginalis*)、蓝氏贾第鞭毛虫(*Giardia lamblia*)和溶组织内阿米巴等原虫在传播过程中不需要中间宿主。此外,蠕虫中的蛔虫和钩虫,它们的虫卵或幼虫在外界可直接发育至感染期而感染人体,在流行病学上将具有此类生活史的蠕虫称为土源性蠕虫。②间接型:有些寄生虫完成生活史需要在中间宿主或媒介昆虫体内发育至感染期后才能感染人体,如疟原虫。蠕虫中如血吸虫和丝虫的生活史也属此种类型,在流行病学上又将具有间接生活史的蠕虫称为生物源性蠕虫。

(二)寄生虫及其类型

寄生虫的种类繁多,根据其与宿主的关系,可分为以下几种类型。

1. 专性寄生虫(obligatory parasite) 指寄生虫的整个生活史过程或某个阶段必须营寄生生活,不然就不能生存的寄生虫。如疟原虫的各个发育阶段都必须在人体和蚊体内进行,否则就不能完成其生活史。又如钩虫,其幼虫虽可在自然界营自生生活,但发育到某一阶段后必须侵入人体内营寄生生活,才能进一步发育为成虫。

2. 兼性寄生虫(facultative parasite) 有些寄生虫主要在外界营自生生活,但在某种情况下可侵入宿主过寄生生活。如粪类圆线虫(*Strongyloides stercoralis*)一般在土壤内是自生生活,但也可侵入人体,寄生于肠道营寄生生活。

3. 体内寄生虫(endoparasite) 指寄生于宿主体内器官或组织、细胞内的寄生虫。如寄生于肠道

的蛲形住肠线虫（*Enterobius vermicularis*），幼虫寄生于骨骼肌组织的旋毛形线虫（*Trichinella spiralis*），寄生于各种有核细胞内的刚地弓形虫。

4. **体外寄生虫**（ectoparasite） 主要指一些节肢动物，如蚊、白蛉、虱、蚤、蜱等，当它们刺吸血液时与宿主体表接触，吸血后便离开。体外寄生虫多属于暂时性寄生虫（temporary parasite）。

5. **机会性致病寄生虫**（opportunistic parasite） 有些寄生虫在宿主免疫功能正常时处于隐性感染状态并无明显的临床症状。当宿主免疫功能减退时，虫体大量繁殖、致病力增强，导致宿主出现明显的临床症状和体征，严重者可致其死亡。此类寄生虫称机会性致病寄生虫。如刚地弓形虫、微小隐孢子虫（*Cryptosporidium parvum*）等。

（三）宿主及其类型

不同种类的寄生虫完成其生活史所需宿主的数目不尽相同，有的仅需一个宿主，有的需要两个或两个以上。根据寄生虫不同发育阶段对宿主的需求，可将其分为以下几类：

1. **终宿主**（definitive host） 指寄生虫成虫或有性生殖阶段所寄生的宿主。如血吸虫成虫寄生于人体并在人体内产卵，故人是血吸虫的终宿主。

2. **中间宿主**（intermediate host） 指寄生虫的幼虫或无性生殖阶段所寄生的宿主。有两个中间宿主的寄生虫，其中间宿主有第一和第二之分。如华支睾吸虫的第一中间宿主为某些种类的淡水螺，第二中间宿主是某些淡水鱼类。

3. **保虫宿主**（reservoir host） 亦称储存宿主，指某些寄生虫既可寄生于人，又可寄生于某些脊椎动物。后者在一定条件下可将其体内的寄生虫传播给人。在流行病学上将这些脊椎动物称为保虫宿主或储存宿主。例如华支睾吸虫的成虫既可寄生于人，又可寄生于猫，猫即为该虫的保虫宿主或储存宿主。

4. **转续宿主**（paratenic host，transport host） 某些寄生虫的幼虫侵入非适宜宿主后不能发育为成虫，但能存活并长期维持幼虫状态。只有当其侵入适宜宿主体内时，才能发育为成虫。此种非适宜宿主称为转续宿主。例如，卫氏并殖吸虫（*Paragonimus westermani*）的适宜宿主是人和犬等，野猪是其非适宜宿主。其童虫侵入野猪体内不能发育为成虫，长期维持在幼虫状态。如果人或犬生食或半生食含有此种幼虫的野猪肉，则童虫即可在适宜宿主体内发育为成虫。因此，野猪为该虫的转续宿主。

三、寄生虫的营养与代谢

（一）营养

各种寄生虫所需的营养成分基本相同，如碳水化合物、蛋白质、脂肪、维生素和微量元素等。原虫类寄生虫所必需的营养物质大多与一般动物的相同，如葡萄糖、氨基酸、碱基及核苷、脂肪酸以及维生素和微量元素等。一般而言，原虫从细胞外获得营养的方式包括简单扩散（simple diffusion）、易化扩散（facilitated diffusion）、主动转运（active transport）和胞吞（endocytosis）等。有胞口的原虫，如结肠小袋纤毛虫（*Balantidium coli*），从胞口获取营养。有伪足的原虫，如溶组织内阿米巴，吞噬食物后在胞质内形成食物泡再消化吸收。有的蠕虫有消化道，有的则没有。前者如线虫，主要从消化道摄取和吸收营养物质；后者如绦虫，主要借助体壁吸收营养物质。

（二）代谢

寄生虫的代谢主要是能量代谢和合成代谢。大多数生物能量代谢的本质是将营养源内的葡萄糖等分子的化学能量转变为ATP。寄生虫的能量来源主要是通过糖酵解获得的。由于寄生环境及其含氧量的差异，使得寄生虫在能量转化过程中采取的呼吸方式也不同。如蛔虫卵及卵内幼虫生活在氧分压高的外界环境中，行有氧呼吸，即葡萄糖经酵解和三羧酸循环分解，生成大量的ATP。而进入人体后，在氧分压相对较低的小肠内发育为成虫，则通过延胡索酸呼吸系统也可获得较高水平的ATP。除蛔虫外，许多蠕虫和原虫也采取这种方式，如寄生于宿主红细胞内的疟原虫，寄生于肠道内的蓝氏贾第鞭毛虫和溶组织内阿米巴等也主要通过糖酵解产生 ATP 来获取能量。

合成代谢方面，虽然寄生虫的生长、繁殖需要高速率的合成代谢，但由于其所需的营养成分主要来自宿主，因此大多数寄生虫的合成代谢种类十分有限。如寄生蠕虫大多不能合成胆固醇和不饱和脂肪酸，缺乏从初始阶段合成脂类的能力。多数原虫也不能合成胆固醇。

核苷酸代谢：寄生性原虫和蠕虫缺乏嘌呤初始的合成途径，完全依赖补救途径。大多数寄生虫自身不能合成嘌呤，而是依赖宿主体内含量丰富的碱基、核苷来适应嘌呤合成途径。与嘌呤的合成途径不同，嘧啶的合成可通过从头合成途径和补救途径同时发挥作用，如锥虫、疟原虫和弓形虫均是如此。

氨基酸代谢：有的原虫，如罗得西亚锥虫，可以从碳水化合物代谢的中间产物之一即磷酸烯醇丙酮酸合成多种氨基酸(甘氨酸、丝氨酸、天冬氨酸、谷氨酸)。原虫氨基酸的分解代谢因虫种不同而有所差异，如溶组织内阿米巴先将甘氨酸转变成丙酮酸，再参与能量代谢。有些原虫，如非洲锥虫、利什曼原虫在媒介昆虫体内，利用脯氨酸作为能量来源。蠕虫则以主动吸收的方式从宿主获得氨基酸。关于蠕虫氨基酸的分解代谢尚不完全清楚。

四、寄生虫的分类系统

根据动物分类系统，寄生虫属于原生生物界中原生动物亚界的 3 个门，即肉足鞭毛门(Phylum Sarcomastigophora)、顶复门(Phylum Apicomplexa)和纤毛门(Phylum Ciliophora)，以及动物界中无脊椎动物的 4 个门类，包括扁形动物门(Phylum Platyhelminthes)、线形动物门(Phylum Nemathelminthes)、棘头动物门(Phylum Acanthocephala)和节肢动物门(Phylum Arthropoda)。在医学上，一般将原生动物称为原虫，将扁形动物和线形动物统称为蠕虫，棘头动物门中的棘头虫原认为属于线虫中的一类，但因其形态与线虫有明显不同，故自成一类。与医学有关的节肢动物，是指身体具有外骨骼、分节，有成对附肢的一类动物。动物的分类系统反映了存在于自然界中各类动物由低级到高级进化过程中的亲缘关系。当然，有关寄生虫的分类系统，目前仍存在不同看法。随着分类手段的不断丰富和完善，寄生虫的分类会逐步清晰和统一。

寄生虫的命名遵循动物命名的二名制(binomial system)原则，即学名(scientific name)由属名和种名组成，采用拉丁文或拉丁化的文字表示。属名(genus)在前，第一个字母需大写；种名(species)在后，第一个字母小写，如有亚种名，则放在种名之后。种名和亚种名之后是命名者的姓和命名的年份。例如，日本血吸虫(*Schistosoma japonicum*)。日本血吸虫的学名为 *Schistosoma japonicum* Katsurada，1904，表明该虫是由 Katsurada 于 1904 年命名的。

(季旻珺)

Summary

Any two organisms living in close association are termed symbiosis.When one of the associated organisms has a benefit and the other is neither advantaged nor harmed, the relationship is termed commensalism.A symbiotic association which is beneficial to both parts, is termed mutualism.Parasitism is a symbiotic relationship in which one animal, the host, is to some degree injured through the activities of the other animal, the parasite.The parasite is an organism which is dependent on another organism for its survival.The host is an organism which harbors the parasite and is usually larger than the parasite.

The route or course followed by a parasite from any one stage of development through its life history to the initial stage is known as the its life cycle.To maintain the life cycles, parasites not only need to adapt their hosts, but they are also affected by the external environment.Through knowledge of the life cycle of the parasites, one can understand the way that humans are infected by the particular parasite, and focus on a development stage of the life cycle to take a preventive measure against this parasite.

With different means, parasites attain from their hosts' nourishment, such as carbohydrates, proteins, fats, vitamins and microelements. The metabolisms of the parasites include two aspects, i.e. energy metabolism and anabolism. Parasites acquire energy mainly through glycolysis. Nucleotides and amino acids are synthesized following pathways by the parasites themselves.

All parasites must reproduce successfully or else they will join the legions of the extinction. They must produce numerous offspring, eggs or larvae, that can infect the next host. To solve the problem of mass reproduction, different groups of parasites follow various strategies, including asexual reproduction (schizogony, endodygony), sexual reproduction (conjugation and gametogony) and alternation of generation.

第三章 寄生虫与宿主的相互关系

寄生虫与宿主的关系主要包括寄生虫对宿主的损害及宿主对寄生虫的抵抗两个方面。寄生虫入侵宿主，以及在宿主体内移行、定居、发育和繁殖等过程均可对宿主造成损害。由寄生虫抗原引起的宿主免疫应答一方面可杀灭寄生虫，减少寄生虫对宿主的损害，另一方面也可产生不利于宿主的免疫病理损害。

一、寄生虫对宿主的损害

寄生虫对宿主的损害主要表现在三个方面：

（一）掠夺营养

寄生虫在宿主体内存活、生长、发育及繁殖所需的物质均来自宿主。此外，有些肠道寄生虫（如布氏姜片吸虫）还可妨碍宿主对营养的吸收。

（二）机械性损伤

寄生虫在宿主体内的移行和定居，可对宿主组织造成损伤或破坏。例如，布氏姜片吸虫依靠强有力的吸盘吸附在肠壁上，可造成肠壁损伤；蛔虫在肠道内相互缠绕可堵塞肠腔，引起肠梗阻；并殖吸虫童虫在宿主体内移行可引起肝、肺等多个器官损伤；棘球蚴除可破坏寄生的器官外还可压迫邻近组织，造成多器官或组织的损伤。如果寄生部位是脑、心、眼等重要器官，则预后相当严重，甚至致命。

（三）毒性与免疫损伤

寄生虫的排泄物、分泌物、脱落物和死亡虫体的分解物等对宿主均有毒性作用，或能引起免疫病理损害。例如，华支睾吸虫在胆管系统长期寄生时，其分泌物、代谢产物可逐渐引起胆管上皮增生、附近肝实质萎缩、胆管局限性扩张、管壁增厚，进一步发展可致上皮瘤样增生；循环系统中的血吸虫抗原与宿主抗体结合形成抗原抗体复合物沉积于肾小球，可引起肾小球基底膜损伤；棘球蚴中的囊液如大量溢出，可以引起严重的过敏性休克。

二、宿主对寄生虫的抵抗

寄生虫一旦进入宿主，机体必然出现防御性反应，产生非特异性和特异性的免疫应答以抵抗寄生虫的入侵。

宿主抵抗寄生虫感染的作用有三种不同结果：第一，宿主将寄生虫全部清除，并具有抵御再感染的能力，但寄生虫感染中这种现象极为罕见；第二，宿主能清除部分寄生虫，并对再感染产生部分抵御能力，大多数寄生虫与宿主的关系属于此类型；第三，宿主不能有效控制寄生虫，寄生虫在宿主体内大量繁殖，导致宿主出现明显病理变化和临床症状，严重者可以致死。

寄生虫与宿主相互作用会出现何种结果，不仅与寄生虫的致病力等特性有关，还与宿主的遗传因素、营养状态、免疫功能、寄生虫种类和数量、寄生部位等因素密切相关，这些因素的综合作用决定了宿主的感染程度或疾病状态。

（苏 川 周 莎）

Summary

The relationship between parasite and host involves damage of the parasite to the host and resistance of the host to the parasite. The damage includes looting of nutrition, physical and chemical injury. The resistance includes innate and adaptive immunity. The host's immune system seeks to destroy the parasite, on the other hand, the parasite attempts to avoid the immune attack. As the result, the parasite may be eliminated from the host by the immune response or a balance is established between the host and the parasite, in this case, chronicity of the infection ensues. If resistance of the host cannot restrict parasite expansion, clinical signs and symptoms may develop in the host.

第四章　寄生虫感染的免疫

寄生虫对人体来说是外源性物质，具有抗原性，感染后可诱导宿主产生免疫应答，发生一系列免疫细胞及分子改变。

一、免疫应答类型

免疫应答（immune response）是指宿主对寄生虫抗原产生的免疫反应过程。

正常机体可通过生理屏障抵御某些寄生虫的侵入，如皮肤、黏膜、胎盘等屏障，或通过血液及组织中的吞噬细胞、嗜酸性粒细胞、自然杀伤淋巴细胞以及补体等对入侵的虫体发挥杀灭作用，这些成分介导的防御机制称为固有免疫（innate immunity），为非特异性免疫（nonspecific immunity），对各种寄生虫感染均具有一定程度的抵抗作用。

另一种防御机制则是针对某种特定寄生虫的，当再次接触或反复接触这些特定寄生虫时，宿主的应答强度会有所增强并产生对该寄生虫的清除或免疫杀伤效应。这种机制被称为适应性免疫（adaptive immunity），为特异性免疫（specific immunity）。适应性免疫不仅与固有免疫一样具有清除入侵寄生虫的防御能力，而且具有免疫记忆（immunological memory）功能，即同种寄生虫再次感染时机体能够产生更为迅速与强烈的免疫应答。免疫记忆是研制抗寄生虫疫苗的重要基础。另外，随着时间的推移，寄生虫抗原刺激引起的免疫应答反应强度会逐渐减弱，这一现象称为自我限制（self limitation）。这是由于抗原逐步消除使淋巴细胞活化条件逐步丧失，和/或免疫调节（immune regulation）功能逐步增强，使得免疫应答水平相应减弱。但当有些寄生虫不能被有效清除，或免疫负调控不能有效建立时，则可导致免疫应答产生病理性后果。

宿主对寄生虫感染产生的适应性免疫应答又可分为消除性免疫（sterilizing immunity）和非消除性免疫（nonsterilizing immunity）。前者指宿主能清除体内寄生虫，并对再感染产生完全的抵抗力，例如热带利什曼原虫引起的皮肤利什曼病，这是寄生虫感染中很少见的一种免疫状态。寄生虫感染所诱导的免疫大多是非消除性免疫，即寄生虫感染后虽可诱导宿主对再感染产生一定的免疫力，但对体内已有的寄生虫不能完全清除，维持在低虫荷水平，如疟疾诱导的带虫免疫（premunition）和血吸虫诱导的伴随免疫（concomitant immunity）均属于非消除性免疫。

二、免疫应答的作用

寄生虫诱导宿主产生的免疫应答往往起到两方面的作用：一方面是免疫保护，通过杀伤寄生虫对宿主起到不同程度的保护作用；另一方面是免疫病理，如过强的免疫应答可能会导致宿主组织细胞的病理损害。这两种结果往往在同一宿主体内同时存在。

三、寄生虫抗原

由于寄生虫组织结构复杂、生活史阶段较多，加之虫种发育过程表现的遗传差别等多种原因，寄生虫抗原十分复杂。按虫体结构可分为表膜抗原、体抗原、卵抗原和排泄/分泌抗原等；按发育阶段可分为不同的期抗原；按化学成分可分为蛋白、多糖、糖蛋白、糖脂抗原等。上述抗原中，虫体表面的抗原和排泄/分泌抗原可较多地同宿主直接接触，诱发宿主产生保护性免疫应答和/或引起免疫病理反应，同时又宜作为免疫诊断的检测对象，因此这类抗原在寄生虫感染免疫中备受重视。鉴于抗原在免疫诊断、致病机制以及疫苗研究中的重要作用，对寄生虫抗原的制备和鉴定等一直是寄生虫感染免疫学研究的重点之一。

四、免疫应答的主要过程

包括抗原处理与提呈、免疫细胞活化与增殖分化以及细胞免疫和体液免疫的产生。实际上，这三个阶段是一个不可分割的连续过程。

(一) 抗原处理与提呈

寄生虫抗原可通过吞噬作用被摄取到巨噬细胞（macrophage，Mϕ）、树突状细胞（dendritic cell，DC）、B 细胞等抗原提呈细胞（antigen presenting cell，APC）内，可溶性抗原也可通过液相胞饮过程被摄入。寄生虫蛋白抗原在 APC 胞内经过加工后成为的肽段，与主要组织相容性复合体（major histocompatibility complex，MHC）分子，即人类白细胞抗原（human leucocyte antigen，HLA）连接形成多肽/MHC 复合物，表达在 APC 表面，此过程称为抗原提呈。

寄生虫非蛋白类抗原，如多糖、糖脂和核酸等不能以抗原肽/MHC 分子形式被 APC 提呈，但有些可与 B 细胞表面上的膜免疫球蛋白（immunoglobulin，Ig）发生最大程度的交联，引起无须 T 细胞辅助的 B 细胞活化而直接产生体液免疫效应。由于许多寄生虫抗原为多糖性质，因此体液免疫是对抗该类病原体感染的重要抵御力量。

(二) 免疫细胞的活化与增殖分化

此阶段主要包括抗原特异性淋巴细胞识别抗原后的活化、增殖与分化。T 细胞增殖并分化为淋巴母细胞，最终成为致敏 T 细胞；B 细胞增殖分化为浆细胞，合成和分泌抗体；部分 T/B 细胞分化为记忆细胞。激活的 APC 和 T 细胞产生多种细胞因子，通过自分泌、旁分泌作用调节淋巴细胞的增殖和分化，进一步促进形成 T 效应细胞或浆细胞，并分泌免疫效应分子(即各种细胞因子、趋化因子和抗体等)。其中活化的 T 辅助（T help，Th）细胞和 APC 所产生的白介素-2（IL-2）是最重要的一种细胞因子，它是 T 细胞(包括 Th 细胞本身在内的各亚群 T 细胞)存活、增殖等必需的重要介素。

在增殖分化阶段，T/B 细胞识别特异性抗原，产生其激活的第一信号。T/B 细胞与 APC 表面的多种黏附分子间的相互作用，提供细胞激活的第二信号，即共刺激信号（costimulatory signal）。在参与 T 细胞激活的诸多协同刺激分子中，最重要的是 T 细胞表面的 CD28 分子与 APC 表面相应配体 B7-1（CD80）、B7-2（CD86）的结合，而在参与 B 细胞活化的共刺激分子中，最重要的是 CD40 受体与其配体 CD40L。CD40 表达在 B 细胞、单核细胞和 DC 细胞表面，CD40L 主要表达在活化的 $CD4^{+}$T 细胞和肥大细胞表面。近年来，还发现一些对 T 细胞激活起负性调控作用的分子及信号，即共抑制信号（co-inhibitory signal），例如表达于 T 细胞表面的 PD-1 受体，与其配体(如表达于 APC 表面的 PD-L1）结合后，可对 T 细胞的活化与功能发挥等起到抑制作用。

(三) 细胞免疫和体液免疫的产生

1. 细胞免疫　广义的细胞免疫既包括非特异性吞噬细胞（phagocyte）的吞噬作用和杀伤细胞（killer cell）、NK 细胞（natural killer cell）介导的对寄生虫的非特异性杀伤作用，也包括 T 细胞介导的适应性免疫。参与适应性细胞免疫应答的 T 细胞主要有如下功能亚群：辅助性 T 细胞（Th）、迟发性超敏反应 T 细胞（TD 或 TDTH）、调节性 T 细胞（regulatory T cell，Treg）、细胞毒性 T 细胞（Tc 或 CTL）以及抑制性 T 细胞（Ts）。前三个功能亚群在分化抗原表型上都是 $CD4^{+}$ 细胞，而 Tc 和 Ts 则是 $CD8^{+}$ T 细胞。其中，Th 细胞的激活在寄生虫感染后宿主免疫应答的发生发展中具有重要调控作用。目前，根据 Th 细胞分泌细胞因子、表面分子等的不同，将其分为多个功能亚群：Th1、Th2、Th17 及 Tfh(滤泡辅助性 T 细胞，follicular help T cell）细胞等。Th1 细胞主要分泌 IL-2、IL-12、IFN-γ 等细胞因子(统称为 Th1 类细胞因子)，在细胞免疫中可直接或间接地促使 NK、Mϕ、Tc 等细胞活化、直接杀伤寄生虫，或分泌肿瘤坏死因子（TNF）等介质来发挥效应作用；Th2 细胞则产生 IL-4、IL-5、IL-6、IL-10、IL-13 等细胞因子(统称为 Th2 类细胞因子)，主要促使 B 细胞等成熟、活化并产生 IgG、IgM、IgA 和 IgE 等各类抗体，从而调节体液免疫效应。Th17 细胞则可分泌 IL-17，通过发挥趋化作用等功能来参与抗寄生虫感染或病理性免疫反应。Tfh 细胞则主要通过表达 CD40L 和分泌 IL-21 等作用于 B 细胞，促进生发中心（GC）形成和浆细胞分化而产生抗体（尤其是 IgG 类抗体）。

2. 体液免疫 抗体可单独作用于虫体或在补体的参与下杀伤虫体或使它们失去侵入靶细胞的能力，也可在中性粒细胞、嗜酸性粒细胞或血小板等效应细胞的参与下以抗体依赖细胞介导的细胞毒作用（antibody-dependent cell-mediated cytotoxicity，ADCC）的形式发挥效应。一般来说，体液免疫在抗细胞外寄生虫的感染中起着重要的作用。此外，目前还认为体液免疫也参与了免疫病理应答。

五、免疫逃避

有些寄生虫侵入免疫功能正常的宿主后，能够逃避宿主的免疫攻击而继续生存，这种现象称为免疫逃避（immune evasion）。其主要机制如下。

（一）解剖位置的隔离

有些寄生虫在宿主细胞内或腔道中寄生，寄生部位特有的生理屏障可使之与宿主免疫系统隔离，如寄生在红细胞内的疟原虫等。有些寄生虫在宿主体内可形成保护层囊壁，使其与免疫细胞隔离，如弓形虫的包囊。

（二）表面抗原的改变

1. 抗原变异 寄生虫在不同发育阶段一般都具有期（stage）特异性抗原。即使在同一发育阶段，有些虫种的抗原亦可产生变化，如布氏锥虫虫体表面的糖蛋白抗原可不断变异，从而逃避宿主的免疫攻击。

2. 分子模拟与伪装 有些寄生虫体表能够表达与宿主组织相似的成分，称为分子模拟（molecular mimicry）。有些寄生虫能够将宿主的成分结合在体表，形成抗原伪装（antigen disguise），如血吸虫肺期童虫表面可结合宿主的血型抗原（A、B 和 H）和组织相容性抗原，从而逃避宿主的免疫攻击。

3. 表膜脱落与更新 蠕虫的表膜处于不断脱落与更新状态，使与表膜结合的抗体随之脱落。

（三）抑制宿主的免疫应答

有些寄生虫抗原可直接诱导宿主产生免疫抑制，如：

1. 特异性 B 细胞克隆的耗竭 有些寄生虫感染可诱发宿主多克隆 B 细胞的激活、产生大量无明显保护作用的抗体，导致能够与抗原起反应的特异性 B 细胞发生耗竭，抑制宿主的免疫应答。

2. Treg 细胞的诱导与激活 Treg 细胞激活可抑制免疫活性细胞的增殖、分化和效应。动物实验证实，感染血吸虫的小鼠能够产生大量 Treg 细胞介导免疫抑制，在减轻免疫病理损害的同时也可能会有利于寄生虫逃避宿主的免疫攻击。

3. 虫源性淋巴细胞毒性因子 寄生虫的分泌物、排泄物中有些成分具有直接的淋巴细胞毒性作用或可抑制淋巴细胞激活，如曼氏血吸虫的 0.1~0.5kDa 热稳定糖蛋白，不需要通过激活 Ts，直接抑制 ADCC 杀虫效果。克氏锥虫分泌的蛋白酶可直接分解附着于虫体表面的抗体，使 Fc 端脱落而无法激活补体。

4. 封闭抗体的产生 有些结合在虫体表面的抗体不仅没有杀虫作用，反而可阻断具有杀虫作用的抗体与之结合，这类抗体称为封闭抗体。已证实在感染曼氏血吸虫、丝虫和旋毛虫的宿主中存在封闭抗体。封闭抗体学说可用于部分解释在血吸虫病流行区，低龄儿童虽有高滴度抗体水平，但对再感染却无保护力的现象。

六、超敏反应

寄生虫往往可诱导宿主产生超敏反应（hypersensitivity）。超敏反应是特异性免疫应答的超常形式，可引起炎症反应和组织损伤。超敏反应一般分为 4 型，Ⅰ、Ⅱ、Ⅲ型为抗体介导，Ⅳ型主要为 T 细胞所介导。

（一）Ⅰ型超敏反应

有些寄生虫抗原，如尘螨、棘球蚴囊液等刺激宿主产生 IgE，IgE 可与肥大细胞或嗜碱性粒细胞表面 IgE 的 Fc 受体结合，该抗原对宿主即产生致敏作用。当宿主再次接触相同抗原时，该抗原可与已结合在肥大细胞或嗜碱性粒细胞表面的 IgE 结合，发生桥联反应，导致上述细胞脱颗粒，释放炎症介质，使毛细血管扩张、通透性增强，器官和内脏平滑肌收缩和局部炎症反应，严重者可出现过敏性休克，甚至死亡。此类反应在接触抗原后数秒钟至数分钟即可迅速发生，故称为速发型超敏反应。引起Ⅰ型超敏反应的抗体主要是 IgE。此外，某些 IgG 的亚类也能固定在肥大细胞表面，导致Ⅰ型超敏反应的发生。

（二）Ⅱ型超敏反应

Ⅱ型超敏反应又称为细胞溶解型（cytolytic type）或细胞毒型（cytotoxic type）。Ⅱ型超敏反应的主要靶细胞为红细胞、白细胞和血小板。靶细胞表面抗原与 IgG 或 IgM 结合，导致补体活化或经 ADCC 损伤靶细胞。在黑热病和疟疾病人中，虫体抗原吸附于红细胞表面，引起Ⅱ型超敏反应，导致溶血，这是病人贫血的重要原因之一。

（三）Ⅲ型超敏反应

Ⅲ型超敏反应又称为免疫复合物型（immune complex type）。其特征为寄生虫抗原与抗体在血液循环中形成免疫复合物（immune complex，IC），沉积于肾小球基底膜、血管壁等组织，激活补体，导致中性粒细胞浸润的炎症反应、充血水肿、局部坏死和引起相应器官或组织损伤。IC 形成并在组织中沉积是Ⅲ型超敏反应发生的关键环节，抗原持续存在是形成大量 IC 的先决条件。例如，血吸虫寄生在宿主体内，不断释放抗原至血液循环中，较易形成 IC。另外，IC 的大小决定其被清除的速率。当抗原大量过剩时，可形成小分子可溶性 IC，多通过肾小球滤膜随尿排出体外。而抗原和抗体比例合适，则形成大分子 IC，易被单核细胞清除。只有抗原略过剩时，可形成沉淀系数为 19S、分子量约 100kDa、中等大小的可溶性 IC，可在循环中长期存在，也可在组织中沉积。IgG 型 IC 可结合在红细胞上，从而逐步被清除，IgA 型 IC 则与红细胞结合能力差，故在肾、肺和脑有较多的沉积。

免疫复合物致病有全身性和局部性。全身性致病可表现为发热、荨麻疹、淋巴结肿大、关节肿痛等，其机制为 IC 在皮肤、关节等处沉积发病。急性血吸虫感染时有时会出现全身性Ⅲ型超敏反应。局部发病如免疫复合物性肾炎，疟原虫和血吸虫引起的肾炎即为此种类型。

（四）Ⅳ型超敏反应

Ⅳ型超敏反应又称为迟发型超敏反应（delayed type hypersensitivity，DTH），此型超敏反应是 T 细胞介导引起的免疫反应。例如，血吸虫虫卵肉芽肿的形成是 T 细胞介导的迟发型超敏反应。

在寄生虫感染中，有的寄生虫病可存在多种类型的超敏反应，如血吸虫病，可同时引起速发型、免疫复合物型和迟发型超敏反应。

（苏　川　周　莎）

Summary

There are two types of immunity: innate immunity and adaptive immunity. The characteristic of innate immunity is to be present already at birth and to nonspecifically act on many parasites; also, it does not become more efficient after subsequent exposure to same parasites. Adaptive immunity develops in response to a parasitic infection. One the one hand, it may protect the host and may accelerate elimination of the parasite and/or reduce its fertility. On the other hand, the immune response may also induce pathologic injury to the host. Most parasites are able to avoid the attack by the immune system, and adaptive immunity against parasites is normally not a sterilizing immunity.

第五章　寄生虫感染的特点

寄生虫的生活史比较复杂，有不同的发育阶段，其中能侵入人体的阶段称感染期（infective stage）。寄生虫侵入人体并能生活或长或短一段时间，若不引起明显的临床表现，这种现象称寄生虫感染（parasitic infection），有明显临床症状的寄生虫感染则称为寄生虫病（parasitosis）。

一、带虫者、慢性感染和隐性感染

大多数情况下，人体感染寄生虫后并不出现明显的临床症状和体征，这些感染者称为带虫者（carrier）。广义的带虫者包括人和动物。由于带虫者能传播病原体，因此在流行病学方面具有重要意义。

通常人体感染寄生虫后没有明显的临床症状和体征，或在临床上出现一些症状后，未经治疗或治疗不彻底而逐渐转入慢性持续感染阶段。慢性感染（chronic infection）是寄生虫感染的特点之一。在慢性感染期，人体往往同时伴有组织损伤和修复，如血吸虫病流行区大多数患者属慢性感染，这些患者体内既有肝脏虫卵肉芽肿的形成，也伴有肝脏纤维化的过程。

隐性感染（inapparent infection）是指人体感染寄生虫后，既没有明显的临床表现，又不易用常规方法检获病原体的一种寄生现象。某些寄生虫，如蠕虫中的粪类圆线虫和原虫中的刚地弓形虫、隐孢子虫等机会性致病寄生虫，在宿主抵抗力正常时常呈隐性感染，而当宿主免疫力显著削弱时，这些寄生虫的增殖力和致病力大大增强，导致患者出现明显的临床症状和体征，严重者可致死。

二、多寄生现象

人体同时感染两种或两种以上的寄生虫时，称多寄生现象（polyparasitism）。不同虫种生活在同一宿主体内可能会相互促进或相互制约，增加或减少各自的致病作用，从而影响临床表现。如蛔虫和钩虫同时存在时，对蓝氏贾第鞭毛虫的生长繁殖起抑制作用，而有短膜壳绦虫寄生时则有利于蓝氏贾第鞭毛虫的生存。

三、幼虫移行症

幼虫移行症（larva migrans）是指某些蠕虫的幼虫侵入非适宜宿主后，不能发育为成虫，但这些幼虫可在非适宜宿主体内长期存活并移行，引起局部或全身性病变。例如，犬弓首线虫（*Toxocara cani*）是犬类肠道内常见的寄生虫，而人或鼠不是该虫的适宜宿主。如果人或鼠误食了其感染性虫卵，幼虫不能在人或鼠体内发育为成虫，但可在人或鼠体内移行，损伤组织器官引起幼虫移行症。

根据幼虫侵犯的部位不同，幼虫移行症可分为内脏幼虫移行症（visceral larva migrans）和皮肤幼虫移行症（cutaneous larva migrans）两种类型。

内脏幼虫移行症是以内脏器官损害为主，如犬弓首线虫是最常见的导致人体内脏幼虫移行症的病原体。此外，广州管圆线虫（*Angiostrongylus cantonensis*）、肝毛细线虫（*Capillaria hepatica*）和斯氏并殖吸虫（*Paragonimus skrjabini*）也是常见的引起内脏幼虫移行症的病原体。

皮肤幼虫移行症则以皮肤损害为主，如巴西钩口线虫（*Ancylostoma braziliense*）和犬钩虫（*Ancylostoma caninum*）引起的匐行疹（creeping eruption），斯氏并殖吸虫童虫引起的游走性皮下结节或包块。有的寄生虫，如斯氏并殖吸虫，既可引起皮肤幼虫移行症又可引起内脏幼虫移行症。

无论是皮肤或内脏幼虫移行症，在临床上均可出现明显的症状和体征，且常伴有嗜酸性粒细胞增多、高丙种球蛋白血症以及 IgE 水平升高。

四、异位寄生

有些寄生虫在常见寄生部位以外的组织或器官内寄生，这种寄生现象称异位寄生（ectopic parasitism），由异位寄生引起的损害称异位损害（ectopic lesion）。例如，日本血吸虫的虫卵通常寄生在肝、肠壁，此外还可在肺、脑等部位进行异位寄生，造成异位血吸虫病。了解寄生虫幼虫移行症和异位寄生现象，对于疾病的诊断和鉴别诊断有重要意义。

（苏　川　周　莎）

Summary

Many parasites have complex life cycles with the different development stages, in which, the infective stage is necessary to the success of parasitic infection. Individuals, in which a parasitic infection is clinically asymptomatic, are called "carriers" and these are important for epidemiology. Chronicity is an important feature in parasitic infection. If humans are simultaneously infected by two or more species of parasites, which is quite common, this phenomenon is called polyparasitism.

The larvae of some helminths are able to invade humans, although they are not natural hosts for these parasites. In this case, the larvae can not mature, and their development is arrested in the larval stage. Nevertheless, these larvae always persist in and migrate through the tissues or organs of the host and may produce the clinical symptoms, such situation is termed "larva migrans", of which two distinct types are recognized: visceral migrans and cutaneous larva migrans. Some parasites may also inhabit in untypical location of their host, a situation called "ectopic" parasitism, which results in ectopic lesion.

第六章　寄生虫病的流行与防治

寄生虫病在一个地区流行必须具备三个基本条件，即传染源、传播途径和易感人群。这三个条件通常称为寄生虫病流行的三个环节。当这三个环节在某一地区同时存在并相互联系时，就会引起寄生虫病的流行。寄生虫病的流行过程在病例数量上可表现为散发、暴发、流行和大流行，在地区上可表现为地方性和自然疫源性，在时间上可表现出季节性，在人群中则有年龄、性别、职业及民族等不同分布的表现，此外，生物因素、自然因素和社会因素也会对寄生虫病的流行产生影响。

一、寄生虫病流行的基本环节

（一）传染源

传染源指有寄生虫感染，并能将病原体传入外界或另一宿主体内继续发育的人或动物，包括病人、带虫者及保虫宿主，例如华支睾吸虫病的传染源可以是人或猫、犬、猪等动物。

（二）传播途径

传播途径是指寄生虫从传染源排出，借助于某些传播因素侵入另一宿主的全过程。通过传播途径，寄生虫完成了对宿主的更换和繁衍后代。

1. 人体寄生虫病常见的传播途径

（1）经水传播：水源如被某些寄生虫的感染期虫卵、包囊或幼虫污染，人则可因饮水或接触疫水而感染，如饮用被溶组织内阿米巴成熟包囊污染的水可感染阿米巴原虫，接触含血吸虫尾蚴的疫水可感染血吸虫。经饮水传播的寄生虫病具有病例分布与供水范围一致，不同年龄、性别、职业者均可发病等特点。经接触疫水传播的寄生虫病，病人均有疫水接触史，有职业差别，且发病具有地区性、季节性特点。

（2）经食物传播：中国不少地区以人粪作为肥料，粪便中的感染期虫卵、包囊会污染蔬菜水果等食物。生食蔬菜或未洗净的水果常成为某些寄生虫病传播的重要方式。鱼、肉、淡水甲壳动物等食品本身含有感染期寄生虫也是经食物传播导致感染的重要原因。经食物传播的寄生虫病有与患者共同分享某一食物发病，而未进食者不发病的特点。

（3）经土壤传播：一些寄生虫卵（如蛔虫卵、鞭虫卵、钩虫卵）需在土壤中发育为感染性虫卵或幼虫，人因接触土壤后再经口或皮肤感染。

（4）经空气（飞沫）传播：有些寄生虫的感染期卵可借助空气或飞沫传播，如蛲虫卵可在空气中飘浮，并随呼吸进入人体而引起感染。

（5）经节肢动物传播：有些寄生虫须通过媒介节肢动物进行传播，如蚊传播疟疾和丝虫病，白蛉传播黑热病等。经节肢动物传播的寄生虫病除具有一定的地区性和季节性等特点外，还具有病例分布与媒介节肢动物的分布相一致的特点。

（6）经人体直接接触传播：有些寄生虫可通过人与人之间的直接接触而传播，如阴道毛滴虫可通过性生活而传播，疥螨可由直接接触患者皮肤而传播。

2. 寄生虫侵入人体的方式（感染途径）

（1）经口感染，如溶组织内阿米巴、蛔虫、鞭虫、蛲虫、华支睾吸虫、猪带绦虫等；

（2）经皮肤感染，如钩虫、血吸虫等；

（3）经媒介昆虫感染，如疟原虫、丝虫等；

（4）经胎盘感染，如弓形虫、疟原虫、钩虫等；

（5）经呼吸道吸入感染，如蛲虫、棘阿米巴等；

（6）经输血感染，如弓形虫、疟原虫、美洲锥虫等；

（7）经乳汁感染，如弓形虫、钩虫等；

（8）自体感染，如猪带绦虫、微小膜壳绦虫等。

（三）易感者

易感者是指对某种寄生虫缺乏免疫力或免疫力低下的人群。未经感染的人因缺乏特异性免疫力而通常为易感者。人体对寄生虫感染的免疫多属带虫免疫，即人体可因感染某种寄生虫而具有特异免疫力，对再感染具有一定的抵抗力，但是当其体内的寄生虫被完全清除后，这种免疫力也会逐渐消失，重新处于易感状态。人群易感性的差异与机体免疫力、年龄等因素有关，在流行区，儿童的免疫力一般低于成年人。

二、影响寄生虫病流行的因素

（一）自然因素

包括地理环境和气候因素，如温度、湿度、雨量、光照等。自然因素是通过影响寄生虫病流行过程的三个环节而发挥作用。其中地理环境会影响到中间宿主的滋生与分布，如肺吸虫的中间宿主溪蟹和蝲蛄只适于在山区小溪中生长，因此肺吸虫病常见于山区、丘陵地区；气候条件会影响寄生虫在外界的生长、发育及其中间宿主和媒介节肢动物的滋生，如血吸虫毛蚴的孵化和尾蚴的逸出除需要水外，还与温度、光照等条件有关，而适宜的温度又增加了人群接触疫水的机会，因而有利于血吸虫病的流行。

（二）生物因素

有些寄生虫在完成生活史过程中需要中间宿主或节肢动物，这些中间宿主或节肢动物的存在，对这些寄生虫病能否流行起决定性的作用。如长江以北的自然条件不适合日本血吸虫的中间宿主钉螺的生存，因而中国北方地区无血吸虫病流行。

（三）社会因素

包括社会制度、经济状况、科学水平、文化教育、医疗卫生、防疫保健以及人的行为（生产方式和生活习惯）等。例如，贫困地区较差的卫生条件，增加了寄生虫病流行的机会；某些地区人们有喜食生鱼片的饮食习惯，导致肝吸虫病在当地的流行；2020 年 68% 的疟疾超额死亡与全球新型冠状病毒感染疫情导致的卫生服务中断有关。

自然因素、生物因素和社会因素三者常常相互作用，共同影响寄生虫病的流行。由于自然因素和生物因素一般相对稳定，而社会因素在不断变化，因此社会的稳定、经济的发展、医疗卫生的进步和防疫保健制度的完善以及人民群众科学、文化水平的提高，将对控制寄生虫病的流行起到关键作用。

三、寄生虫病流行的特点

（一）地方性

某种疾病在某一地区经常发生，而无须自外地输入，这种情况称地方性。寄生虫病的流行常有明显的地方性。这种特点与当地的气候条件、中间宿主或媒介节肢动物的地理分布、人群的生活习惯和生产方式密切相关。例如，钩虫病在中国淮河及黄河以南地区广泛流行，但在气候干寒的西北地区则很少流行；血吸虫病的流行区与钉螺的地理分布相一致；有些食源性寄生虫病，如华支睾吸虫病、旋毛虫病等的流行，与当地居民的饮食习惯密切相关；在中国西北畜牧地区流行的棘球蚴病（又称包虫病）则与当地的生产方式和环境有关。

（二）季节性

由于温度、湿度、雨量、光照等气候条件会对寄生虫本身，或其中间宿主和媒介节肢动物种群数量的消长有明显的影响，因此寄生虫病的流行往往呈现出明显的季节性。例如，温暖、潮湿的条件有利于钩虫卵及钩蚴在外界的发育，因此钩虫感染多见于春、夏季节；疟疾和黑热病的传播分别需要媒介按蚊和白蛉,因此疟疾和黑热病的传播和感染季节与其媒介节肢动物出现的季节一致。人群的生产和生活活动也因受季节影响而造成寄生虫感染的季节性,如血吸虫病,常因农业生产或下水活动而接触疫水,因此,急性血吸虫病往往发生在夏季。

(三)自然疫源性

在人迹罕至的原始森林或荒漠地区,一些人兽共患寄生虫病可在脊椎动物之间相互传播。当人进入该地区后,这些寄生虫病则可从脊椎动物传播给人,这种地区称为自然疫源地。这类无需人的参与而存在于自然界的人兽共患寄生虫病称为自然疫源性寄生虫病。寄生虫病的这种自然疫源性,不仅反映了寄生于人类的寄生虫绝大多数是由动物寄生虫传播而来,同时也表明某些寄生虫病在流行病学和防治方面的复杂性。在涉及地质勘探、探险等野外活动,或开发新的旅游区时,有必要了解当地寄生虫病的自然疫源性。此外,自然保护区的建立,也可能形成新的自然疫源地。

四、寄生虫病的防治原则

寄生虫病防治的基本原则是控制寄生虫病流行的三个环节。

1. 控制传染源 在寄生虫病传播过程中,传染源是主要环节。在流行区,普查、普治病人和带虫者以及保虫宿主是控制传染源的重要措施。在非流行区,监测和控制来自流行区的流动人口是防止传染源输入和扩散的必要手段。

2. 切断传播途径 不同的寄生虫病其传播途径不尽相同。加强粪便和水源管理,注意环境和个人卫生,控制和杀灭媒介节肢动物和中间宿主是切断寄生虫病传播途径的重要手段。

3. 保护易感人群 加强健康教育,改善生产条件和生产方式,改变特定的饮食习惯和行为方式,提高群众的自我保护意识。必要时可采取预防性服药和在皮肤涂抹驱避剂等措施。

由于大多数人体寄生虫的生活史比较复杂,同时影响寄生虫病流行的因素较多,因此采取单一的防治措施往往难以奏效。目前中国对寄生虫病采取控制传染源、切断传播途径和保护易感人群的综合防治措施,并因时因地制宜地制订相应的防治方案。实践证明,综合防治措施对控制中国寄生虫病的流行是切实有效的。

近年来,旨在可持续性地平衡和优化人类、动物和环境健康协调发展的全健康(one health)理念应运而生。寄生虫病的流行与人类宿主、动物宿主、媒介节肢动物等生物学因素和地理、气候等生态环境因素均密切相关。基于全健康的视角,跳出以人类病例为重点的传统防治模式,将人类、动物和自然环境构建成统一共同体,通过在区域、国家和全球层面进行跨学科、跨领域、跨部门的协作,有助于在寄生虫病监测、诊断、治疗等关键防治技术上有所创新和突破,从而更加有效地应对寄生虫病流行所面临的风险和挑战。

(李旻珺)

Summary

Three basic factors are necessary to maintain the prevalence of parasitic diseases, i.e. source of infection, route of transmission and susceptible population. Sources of infection include patients, carriers and animal reservoirs which harbor the pathogens. The pathogens are transmitted through food, water, air or soil and invade other persons peroral, percutaneously, by respiratory route or by direct contact. Some persons are susceptible to these pathogens and will become new sources of infection. To control parasitic diseases, three measures should be taken. The measures consist of treatment of the source of infection, blockade of route of transmission and protection of susceptible population.

第七章 现代寄生虫病防治与研究发展方向

近几十年来，全球环境变化与全球化加速，导致寄生虫病流行也逐渐出现了诸多新变化：寄生虫病跨地域传播病例增加，甚至有些地区输入性寄生虫病成为主要公共卫生问题；某些国家或地区流行的寄生虫病病谱分布发生改变；以往没有或较少被诊断的寄生虫病也不时有报道。例如在我国，2021年6月30日世界卫生组织正式确认并宣布中国已经消除疟疾，其后报告的感染病例均为境外输入；与经济落后、不良卫生条件相关的肠道线虫等寄生虫感染显著减少，而与生活条件大幅改善相关的宠物传播的寄生虫病增加，居民食谱和饮食习惯改变所致的食源性寄生虫病明显增加；首次出现非洲输入的锥虫感染病例。这些变化，不仅对寄生虫病疫情的监测、疾病的诊断、防控策略与技术等方面提出了新的挑战，也对工作在寄生虫病防治领域的疾病防控人员、临床医生和科学研究者的专业素质提出了更高的要求。例如，随着我国对外投资的加大和实施“一带一路”倡议，国家各部门及民间积极参与，大量人员进出国门，这就要求我国医务工作者具有广阔的国际视野和宽泛的感染性疾病相关知识，熟悉与掌握“一带一路”国家常见疾病谱，了解包括常见寄生虫病在内的各种感染性疾病的流行情况，对输入性病例进行及时诊治，并通过多种方式积极参与国际卫生治理，包括培训人员、提供技术与设备等，将我国成功的寄生虫病防治经验与技术分享给“一带一路”国家，帮助相关国家开展寄生虫病防治，提升全球卫生发展水平。再如，我国近年来多种食源性寄生虫病比例增加，需要农业、渔业、食品、工商、检验检疫、疾控及医疗等多个部门的高度重视和通力合作，做好进口和国产食材的食品安全管理和监测，才能更为有效地防控食源性寄生虫病。总之，进入21世纪以来，针对寄生虫病流行情况的变化，在流行与防控等层面上，更多人认识到并认可“人类—动物—环境”健康的全健康理念，越来越认识到传染性疾病的防控需要不同国家或地区之间的广泛合作，以及多领域、多部门之间的全方位协作。

20世纪，遗传学、细胞生物学、分子生物学等相关学科的理论与技术迅速发展，加深了人们对寄生虫生物学的深入了解。以此为基础，寄生虫病防治与研究取得显著进展，许多寄生虫的感染、致病、传播与防控等规律，以及寄生虫与宿主之间的共进化演变及相互作用机制得到了进一步的阐明或揭示，在寄生虫病的诊断、治疗及防控关键技术方面获得了大量积累。进入21世纪后，生物技术、电子与信息科学等领域内的新技术快速发展并在寄生虫学领域获得广泛应用，例如，包括核酸适配体、等温核酸扩增、宏基因组测序、质谱分析等基于核酸与蛋白分析的高效检测技术，高灵敏度化学与光电等技术，基于地理信息系统的多领域数据整合与分析，信息化技术与大数据发展，智能设备与网络联通等新技术的发展与应用等。多学科的理论与技术交叉及应用加速了寄生虫病的筛检、诊断、治疗、预防、疫情监测等技术及快速高效防控响应能力的发展。例如，历经数十年的研发，疟疾疫苗已开始在非洲高流行区的儿童中进行小范围推广，有效降低了接种儿童的重症率和死亡率。今后，寄生虫病防治研究领域中将更加注重以下几方面应用技术的发展：研制新型高效低毒的抗寄生虫药物及杀灭传播媒介药物；开发适用于医院的个体精确诊断，或流行区现场大样本人群筛查，或不同感染度（虫荷）流行区疫情监测等不同应用目的的寄生虫病诊断试剂盒；研发预防寄生虫感染的疫苗，尤其重点针对人兽共患寄生虫病的动物宿主开展动物疫苗的研发；研制抗寄生虫感染或抑制寄生虫引起的宿主组织器官损害的新型治疗性疫苗，为防控寄生虫病提供新型有效的工具。

寄生虫病诊断与防治等应用技术的不断发展，离不开多个相关领域内相应基础研究最新成果的支撑。近些年来，包括基因组学、转录组学、蛋白质组学、免疫组学以及代谢组学等高通量技术的应

NOTES

用，越来越多可供研究选用的模式动物，基因干涉、基因编辑等干预方法以及标记示踪、蛋白与核酸分子间相互作用分析技术的研发，结合表观遗传、免疫学、干细胞等相关领域快速发展的新理论与新技术等，都将有利于更加全面、深入地了解寄生虫重要功能基因的结构和作用，揭示寄生虫引起宿主致病的重要机制，确定寄生虫病原体间的亲缘关系与传播规律，理解宿主感染寄生虫的遗传学背景，发现寄生虫对药物抗性的发生发展机制等，从而可为寄生虫病的防治和寄生虫学科的持续深入发展提供扎实的基础知识。

同时，高科技移动终端和应用程序的研发与应用越来越普及，共享理念提出并在一些领域开始试行，这些最新的技术与理论也逐渐开始出现于寄生虫病诊断、防控、教学、科普等领域，将为建立寄生虫学相关资源共享提供平台。例如，建设标准化的寄生虫病参比与网络诊断实验室；建设网络标本馆、网络课程与网络教室、网络科普平台等，将可更好地推动相应领域的发展。

此外，随着对寄生虫与宿主相互关系及相互作用机制的不断深入认识，一些寄生虫感染或其虫源分子，也越来越多地成为免疫学、分子生物学、代谢等其他领域的研究模型或工具，不仅有助于促进这些领域的研究发展，也有助于为这些领域内相关疾病的治疗提供干预手段或靶标。例如，利什曼原虫、弓形虫感染的小鼠成为广泛使用的诱导 Th1 免疫的模型；血吸虫感染动物或其抗原被大量应用于 $CD4^{+}T$ 细胞亚群（Th1、Th2、Th17、Tfh、Treg 等细胞）应答研究；肠道线虫感染模型也开始被应用于研究宿主肠道微生态与其免疫、代谢甚至生殖等改变之间的关系。

（苏 川 周 莎）

Summary

The considerable achievements and progressions have been made in prevention and control of parasitic diseases in 20th century by using the traditional techniques. The acceleration of global environment changes and globalization has enhanced the development, multiplication, and spread of many parasitic infections in recent decades, which results in new challenges in monitoring, diagnosis, prevention, and control of parasitic diseases. Any advancement in the fields of immunology, molecular biology, metabology, and so on provides powerful tools in parasitic diseases research. In addition, the development of new techniques such as biotechnology, electronics, information science, multiple omics, high tech mobile terminal and APPs benefit the further and better prevention and controlling of parasitic diseases in the 21st century.

第二篇
医学原虫学

原虫（protozoa）属于原生动物亚界（Subkingdom Protozoa），由单细胞构成，具有生命活动的全部生理功能，如摄食、代谢、呼吸、排泄、运动及生殖等。原虫种类繁多，迄今已发现65 000余种，广泛分布于自然界各类生态环境（如海洋、土壤、腐败物等）。大多数原虫营自生或腐生生活；少数原虫寄生于各类动植物体内或体表，营寄生生活。医学原虫是寄生于人体管腔、体液、组织或细胞内的致病性原虫，由原虫引起的疾病统称为原虫病（protozoiasis）。本篇主要涉及有医学意义的叶足虫、鞭毛虫、孢子虫及纤毛虫。

第八章 医学原虫概论

医学原虫40余种。宿主感染原虫的结局依赖于虫种或虫株的毒力、感染量和宿主的抵抗力，感染者的临床表现从无症状到威胁生命。由于缺乏有效的疫苗以及传播媒介控制的困难，许多原虫感染仍然是世界性的公共卫生问题，在有些热带和亚热带国家或地区，仍然严重威胁着人民健康，并成为当地社会经济发展的重要制约因素。

值得指出的是，某些原虫(尤其是腔道原虫)虽与肠道疾病有关，但尚未明确其致病性。近年研究显示，某些原虫甚至可能作为微生物组(microbiome)的重要成员，参与人体的微生态系统(microecology system)，维持机体正常的内稳态(homeostasis)。

【形态】

原虫的结构与单个动物细胞一样，由胞膜、胞质和胞核组成。

1. 胞膜 包裹虫体，也称表膜(pellicle)或质膜(plasma membrane)，电镜下可见为一层或一层以上的单位膜结构，其外层由嵌有蛋白质的脂质双分子层与多糖分子结合形成细胞被(cell coat)或糖萼(glycocalyx)，内层由紧贴的微管和微丝支撑，使虫体保持一定的形状。原虫表膜是其与宿主和外环境直接接触的界面并具有配体、受体、酶类和抗原等成分，参与原虫营养、排泄、运动、侵袭，以及逃避宿主免疫效应等生物学功能，对保持虫体的自身稳定和在与宿主的相互作用中具有重要的意义。

2. 胞质 主要由基质、细胞器和内含物组成。基质均匀透明，含有由肌动蛋白和微管蛋白组成的微丝和微管，用以支持原虫的形态并与运动有关。大多数原虫有内、外质之分。外质透明，呈凝胶状，具有运动、摄食、营养、排泄和保护等功能；内质为溶胶状，细胞器、内含物和细胞核含于其内，是细胞代谢和营养存储的主要场所。

原虫细胞器的类型多样，有膜质细胞器，如线粒体、高尔基复合体、溶酶体和动基体(kinetoplast)等，主要参与能量合成代谢。动基体相当于哺乳动物细胞的线粒体；运动细胞器，如伪足(pseudopodium)、鞭毛(flagellum)、波动膜(undulating membrane)和纤毛(cilium)等，与原虫的运动有关，也是原虫分类的重要标志；营养细胞器，有些原虫有胞口(cytostome)、胞咽(cytopharynx)和胞肛(cytopyge)等，帮助摄食与排泄；有些原虫，如纤毛虫有伸缩泡(contractile vacuole)，具有调节虫体内渗透压的功能。

原虫胞质内有时可见多种内含物，如食物泡、糖原和拟染色体(营养储存小体)以及虫体代谢产物(如疟色素)等。特征性的内含物可作为虫种的鉴别标志。

3. 胞核 由核膜、核质、核仁和染色质组成。核膜为两层单位膜，具微孔沟通核内外。核仁富含RNA，染色质含蛋白质、DNA和少量RNA。寄生的原虫多数为泡状核(vesicular nucleus)，染色质少而呈颗粒状，分布于核质或核膜内缘，只含1个核仁。少数纤毛虫为实质核(compact nucleus)，核大而不规则，染色质丰富，常具1个以上核仁。

【生活史】

医学原虫的生活史包括原虫生长、发育和繁殖等不同发育阶段以及虫体从一个宿主传播到另一个宿主的全过程。

原虫的生活史一般都含有结构与活力不同的几个阶段或期(stage)。滋养体(trophozoite)是大多数原虫的活动、摄食和增殖阶段，在寄生原虫中通常是致病阶段。利什曼原虫的无鞭毛体

NOTES

(amastigote)和前鞭毛体(promastigote),锥虫的上鞭毛体(epimastigote)和锥鞭毛体(trypomastigote)以及刚地弓形虫(*Toxoplasma gondii*)的速殖子(tachyzoite)和缓殖子(bradyzoite)都归属滋养体阶段。在顶复门原虫中,还有裂殖子(merozoite)、配子体(gametocyte)、配子(gamete)和卵囊(oocyst)等生活史阶段。某些原虫的生活史中具有包囊(cyst)阶段。包囊是滋养体在体内外不利环境下分泌某些物质形成囊壁后的阶段,包囊不能运动和摄食而呈静止状态,也是原虫的感染阶段。随宿主粪便排出的包囊有较厚的囊壁,因而能在外界环境中存活较长时间。在组织中形成的包囊依赖肉食者传播。

根据医学原虫的传播方式,其生活史分为三种类型。

1. 人际传播型　此类原虫生活史简单,完成生活史只需一种宿主,借接触方式或中间媒介在人群中传播。有的原虫整个生活史中只有一个发育阶段,即滋养体,一般以直接接触的方式传播,如阴道毛滴虫通过性接触传播;有的原虫生活史中有滋养体和包囊两个阶段,前者具运动和摄食功能,为原虫的生长、发育、繁殖和致病阶段,后者则处于静止状态,为原虫的传播与感染阶段,一般通过饮水或食物进行传播,如溶组织内阿米巴和蓝氏贾第鞭毛虫的生活史即属于此种类型。

2. 循环传播型　此类原虫在完成生活史和传播过程中,需要两种或两种以上的脊椎动物作为终末宿主和中间宿主,并在两者之间进行传播。如刚地弓形虫在终末宿主(猫或猫科动物)和中间宿主(人或多种动物)之间进行传播。

3. 虫媒传播型　此类原虫完成生活史需在吸血昆虫体内以有性或无性繁殖方式发育至感染阶段,再通过虫媒叮咬、吸血将病原体传播给人或其他动物,如利什曼原虫、疟原虫和锥虫的生活史即属于此种类型。

【生理】

医学原虫的生理过程包括运动、生殖、营养和代谢。

1. 运动　原虫的运动主要由运动细胞器完成。运动方式主要取决于其所具有的运动细胞器的类型,包括伪足运动(如阿米巴原虫滋养体)、鞭毛运动(如阴道毛滴虫、蓝氏贾第鞭毛虫滋养体,媒介昆虫体内的利什曼原虫、锥虫等)和纤毛运动(如结肠小袋纤毛虫滋养体等)。无运动细胞器的原虫则以扭动或滑行的方式运动(如弓形虫)。

2. 生殖　原虫的主要生殖方式有无性生殖和有性生殖两种。

(1)无性生殖(asexual reproduction):包括二分裂、多分裂和出芽生殖。二分裂是细胞核先分裂为二,然后胞质分裂,最后形成两个独立的虫体。鞭毛虫以纵向分裂为二,而纤毛虫以横向分裂为二。多分裂是细胞核首先进行多次分裂,达到一定数量后,细胞质再分裂,使一个虫体一次增殖为多个子代,无性生殖中的多分裂亦称裂体增殖(schizogony),如疟原虫红细胞内期和红细胞外期。出芽生殖是母细胞先经过不均等的细胞分裂,产生一个或多个芽体,再分化发育成新的个体。出芽生殖可分为“内出芽”(endogenous budding)和“外出芽”(exogenous budding)两种方式,如疟原虫在蚊体内的孢子母细胞(sporoblast)是以外出芽方式进行增殖,即先从孢子母细胞表面长出子孢子芽(sporozoite buds),逐渐发育为子孢子(sporozoite),然后脱离母细胞;而弓形虫滋养体则以内出芽方式进行增殖,即两个子细胞先在母细胞内形成新个体,然后随母细胞破裂,释放更小的子代并发育为新的滋养体。

(2)有性生殖(sexual reproduction):原虫的有性生殖包括接合生殖(conjugation)和配子生殖(gametogony)。接合生殖是较低级的有性生殖方式,仅见于纤毛虫。两个虫体在胞口处互相连接,结合处胞膜消失,经过各自体内的核分裂并互相交换遗传物质后,两者又分离,继续进行二分裂形成新个体。配子生殖是原虫在发育过程中分化产生雌雄配子,雌雄配子融合在一起(受精)形成合子(zygote)的过程。如疟原虫在蚊体内的配子生殖。

有些原虫的生活史具有世代交替现象,即无性生殖和有性生殖两种方式交替进行,如疟原虫在人体内行无性生殖,而在蚊媒体内则行有性生殖。

3. **营养和代谢** 寄生原虫生活在富含营养的宿主内环境中，一般可通过表膜的渗透和扩散吸收小分子养料，大分子物质则经胞饮（pinocytosis）摄取，如阿米巴原虫以伪足获取营养。多数原虫具有胞口（cytosome）或微胞口（micropore），以吞噬（phagocytosis）方式摄取固体食物，如疟原虫和纤毛虫的滋养体。被摄入的食物先通过胞膜内陷，形成食物泡，在胞质中食物泡与溶酶体结合，然后再经各种水解酶的作用将养料消化、分解和吸收。

原虫一般是利用葡萄糖获取能量。无氧糖代谢是原虫能量代谢的主要途径。大多数原虫营兼性厌氧代谢，尤其是肠道内寄生原虫，血液内寄生原虫可利用适量氧而行有氧代谢。原虫可利用各种酶类将其摄入体内的蛋白质分解为游离的氨基酸。原虫的多种生物合成途径中需要辅助因子，如四氢叶酸（tetrahydrofolic acid，THFA）和对氨基苯甲酸（p-aminobenzoic acid，PABA）等。有些原虫不能自身合成某些物质而需从宿主获取，阻断原虫从宿主获取这些物质可抑制虫体的增殖，此可作为某些原虫疫苗研发的策略。

【致病】

原虫侵入宿主，可引起宿主组织、细胞的损伤，引起机体的病理改变，其致病作用与虫种、株系、寄生部位及宿主的抵抗力有关。

1. **宿主抵抗力** 宿主本身对原虫所具有的抵抗力，包括非特异性因素、体液免疫和细胞免疫。

非特异性因素包括宿主组织细胞对原虫入侵或生长的限制，例如带有镰状细胞血红蛋白杂合子或纯合子的个体对恶性疟原虫有抵抗作用。同样，缺乏 Duffy 因子的红细胞对间日疟原虫不敏感。另一些遗传性的红细胞异常，如地中海贫血和葡萄糖-6-磷酸脱氢酶缺陷患者对疟原虫具有先天性抵抗力。此外，发热、宿主性别等非特异性因素也可能影响宿主对各种原虫的抵抗力。虽然非特异性因素在宿主抵抗力中发挥重要作用，但是，通常它们与宿主的免疫系统联合起作用。

不同的原虫感染可诱导宿主产生不同的体液和/或细胞免疫应答。宿主对疟原虫的抵抗力与体液免疫和细胞免疫密切相关，而对于利什曼原虫和弓形虫，则以细胞免疫应答为主。因此，原虫侵入宿主后必须战胜机体的防御功能，增殖到相当数量后才表现出明显的损害或临床症状。

2. **致病特点**

（1）增殖作用：侵入人体的原虫增殖到一定数量后，可表现出明显的损害或出现相应的临床症状。首先是破坏宿主细胞，如疟原虫在红细胞内期进行裂体增殖，当增殖的虫体达一定数目时便造成红细胞周期性破裂，从而导致患者出现贫血症状。其次是播散作用，当虫体增殖至相当数量时，即可向邻近或远方组织、器官播散，并造成损伤。如寄生于结肠的溶组织内阿米巴滋养体，可从结肠壁的溃疡病灶侵入血管，随血流到达肝、脑等器官并引起相应脏器的病变。

（2）毒性作用：寄生原虫的分泌物（包括多种酶类）、排泄物和死亡虫体的分解物对宿主均有毒性作用，上述有毒物质可通过不同途径损伤宿主细胞、组织和器官。如溶组织内阿米巴原虫滋养体可通过分泌的酶造成宿主细胞的溶解破坏，导致肠壁溃疡。

（3）机会性致病：免疫功能正常的个体感染某些原虫后无明显的临床表现，而处于隐性感染状态。但当机体抵抗力下降或免疫功能减退时（例如艾滋病患者、长期接受免疫抑制剂治疗或晚期肿瘤病人），这些原虫的繁殖能力和致病力显著增强，使患者出现明显的临床症状和体征，甚至危及生命。此类原虫被称为机会性致病原虫（opportunistic protozoan）。常见的机会性致病原虫有弓形虫、隐孢子虫和蓝氏贾第鞭毛虫等。如艾滋病患者感染弓形虫后，可因合并危重的弓形虫脑炎而死亡。

【分类】

原虫在生物学分类上属于原生生物界（Kingdom Protista），原生动物亚界（Subkingdom Protozoa）下的 6 个门，其中三个门，即肉足鞭毛门（Phylum Sarcomastigophora）、顶复门（Phylum Apicomplexa）和纤毛门（Phylum Ciliophora），包含了引起人体疾病的虫种（亦即医学原虫）。常见的医学原虫及其生物学分类见表 8-1。

NOTES

表 8-1　常见医学原虫及其分类

纲（Class）	目（Order）	科（Family）	虫种	主要寄生部位
动鞭纲 Zoomastigophora	动基体目 Kinetoplastida	锥虫科 Trypanosomatidae	杜氏利什曼原虫 *Leishmania donovani* 热带利什曼原虫 *Leishmania tropica* 巴西利什曼原虫 *Leishmania braziliensis* 布氏冈比亚锥虫 *Trypanosoma brucei gambiense* 布氏罗得西亚锥虫 *Trypanosoma brucei rhodesiense*	单核吞噬系统
	毛滴虫目 Trichomonadida	毛滴虫科 Trichomonadidae	阴道毛滴虫 *Trichomonas vaginalis*	泌尿生殖道
			口腔毛滴虫 *Trichomonas tenax*	口腔
			人毛滴虫 *Trichomonas hominis*	肠
			脆弱双核阿米巴 *Dientamoeba fragilis*	
	双滴虫目 Diplomonadida	六鞭毛科 Hexamitidae	蓝氏贾第鞭毛虫 *Giardia lamblia*	
叶足纲 Lobosea	阿米巴目 Amoebida	内阿米巴科 Entamoebidae	溶组织内阿米巴 *Entamoeba histolytica* 哈门内阿米巴 *Entamoeba hartmani* 结肠内阿米巴 *Entamoeba coli* 布氏嗜碘阿米巴 *Iodamoeba buetschlii* 齿龈内阿米巴 *Entamoeba gingivalis*	消化道
		棘阿米巴科 Acanthamoebidae	卡氏棘阿米巴 *Acanthamoeba castellanii*	脑等
	裂核目 Schizopyrenida	双鞭阿米巴科 Dimastiamoebidiae	福氏耐格里阿米巴 *Naegleria fowleri*	
孢子虫纲 Sporozoa	真球虫目 Eucoccidiida	疟原虫科 Plasmodidae	间日疟原虫 *Plasmodium vivax* 三日疟原虫 *Plasmodium malariae* 恶性疟原虫 *Plasmodium falciparum* 卵形疟原虫 *Plasmodium ovale* 诺氏疟原虫 *Plasmodium knowlesi*	红细胞
		弓形虫科 Toxoplasmatidae	刚地弓形虫 *Toxoplasma gondii*	有核细胞

续表

纲(Class)	目(Order)	科(Family)	虫种	主要寄生部位
		肉孢子虫科 Sarcocystidae	人肉孢子虫 *Sarcocystis hominis*	组织
		艾美虫科 Eimeriidae	贝氏等孢子虫 *Isospora belli*	小肠黏膜上皮细胞
		隐孢子虫科 Cryptosporidae	微小隐孢子虫 *Cryptosporidium parvum*	
动基裂纲 Kinetofragminophora	毛口目 Trichostomatida	小袋科 Balantidiidae	结肠小袋纤毛虫 *Balantidium coli*	结肠

随着科学技术的进步,染色体核型、核酸序列及构成、同工酶谱型或血清学谱型等分析技术已广泛应用于医学原虫的分类研究。目前,形态学分类结合分子生物学分类,已成为原虫种类鉴定和虫株遗传结构分析常用的技术方法。21 世纪以来,对低等生物的生物化学和分子系统学研究的发展,以及对核糖体 RNA(rRNA)小亚基和蛋白质序列的对比,促进新的生物分类系统出现,尤以原虫的变化较大,一是将微孢子虫从顶复门分出,独立成门,即医学原虫分成了肉足鞭毛门、顶复门、微孢子虫门(Microspora)和纤毛门;二是顶复门下分成类锥体纲(Class Conoidasida, 包括弓形虫)和无类锥体纲(Class Aconoidasid, 包括疟原虫)。

(彭鸿娟)

Summary

Protozoa, one-celled animals, have the usual cellular structure, including the plasma membrane, the cytoplasm and the nucleus. The plasma membrane also covers the projecting locomotory structures such as pseudopodia, cilia and flagella. Most of which are free living, but others may infect humans or animals.

Some protozoa have complex life cycles which include several developmental stages differing in structure and activity. Those stages of parasitic protozoa that actively feed and multiply are frequently called "trophozoites". Cysts are developmental stage with a protective membrane or thickened wall and which enable the parasite to persist and "wait" for transmission to a new host.

Reproduction in the protozoa may be asexual, or both asexual and sexual. The most common type of asexual multiplication is binary fission. Multiple asexual divisions occur in some forms, such as schizogony and sporogony or endodygony. The sexual cycle involves conjugation and gametogony.

第九章 叶足虫

本章数字资源

本章目标测试

叶足虫属于肉足鞭毛门(Phylum Sarcomastigophora)的叶足纲(Class Lobosea),形态特征为具有叶状伪足的运动细胞器。生活史一般分活动的滋养体期和不活动的包囊期,营无性繁殖。此纲中,在人体肠腔内寄生的阿米巴包括溶组织内阿米巴(*Entamoeba histolytica*),迪斯帕内阿米巴(*E. dispar*),莫西科夫斯基内阿米巴(*E. moshikovskii*),结肠内阿米巴(*E.coli*),哈门内阿米巴(*E. hartmani*)和波列基内阿米巴(*E. polecki*)等,但只有溶组织内阿米巴可引起人类的疾病。此外,还有些营自生生活的致病性阿米巴偶然可以侵入人体,引起严重的疾病。

第一节 溶组织内阿米巴

溶组织内阿米巴(*Entamoeba histolytica* Schaudinn,1903)属内阿米巴科的内阿米巴属,是至今唯一被肯定为可引起人类阿米巴病的肠道阿米巴原虫。它与非致病性的迪斯帕内阿米巴和莫西科夫斯基内阿米巴虽形态相似,但在同工酶、限制性片段长度多态性(RFLP)和抗原性等方面存在差异。

【形态】

溶组织内阿米巴可分包囊和滋养体两个不同生活史期,4 核包囊为感染期。

1. 滋养体 溶组织内阿米巴的滋养体大小在 12~60μm,借助单一定向的伪足而运动,有透明的外质和富含颗粒的内质,具一个球形的泡状核,直径 4~7μm。纤薄的核膜边缘有单层均匀分布、大小一致的核周染色质粒(chromatin granules)。核仁小,大小为 0.5μm,常居中,周围围以纤细无色的丝状结构。在无菌培养基中,滋养体往往有 2 个以上的核。从有症状患者组织中分离的滋养体常含有摄入的红细胞,有时也可见白细胞和细菌(图 9-1)。

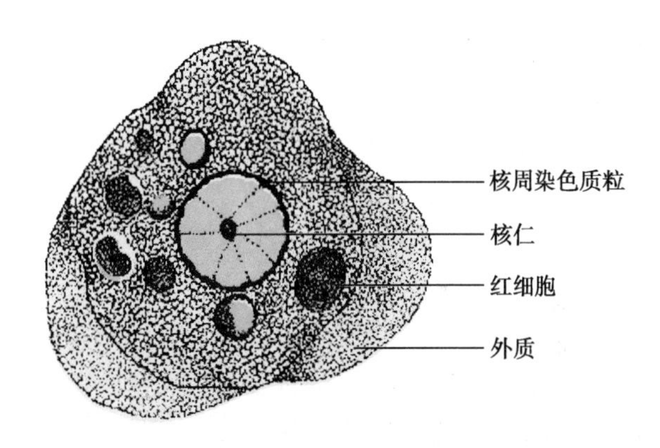

图 9-1 溶组织内阿米巴滋养体模式图

2. 包囊 滋养体在肠腔里形成包囊的过程称为成囊(encystation)。滋养体在肠腔以外的器官或外界不能成囊。在肠腔内滋养体逐渐缩小并停止活动,变成近似球形的包囊前期(precyst),然后变成一核包囊并进行二次核分裂。胞质内有一呈短棒状的营养储存结构即拟染色体(chromatoid body)。拟染色体的形态具虫种鉴别意义。未成熟包囊内尚含有糖原泡(glycogen vacuole)。成熟包囊有 4 个核,圆形,直径 10~20μm,包囊壁厚约 125~150nm,光滑,核为泡状核,与滋养体的相似但稍小(图 9-2)。

【生活史】

溶组织内阿米巴生活史简单,包括具有感染性的包囊期和能增殖的滋养体期。人是其适宜宿主,猴、猫、狗和鼠等也可作为偶然的宿主。人常因摄入被 4 核包囊污染的食物或饮水而感染。在回肠末端或结肠的中性或碱性环境中,包囊中的虫体借助自身的运动和肠道内酶的作用,脱囊而出。4 核的虫体经三次胞质分裂和一次核分裂发育成 8 个滋养体,随即在结肠上端摄食细菌并进行二分裂增殖。

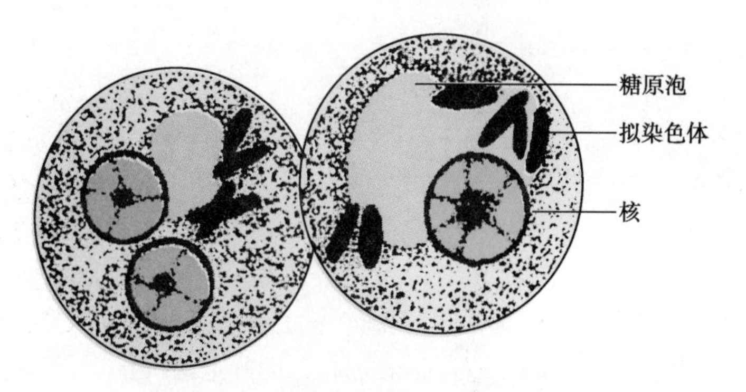

图 9-2 溶组织内阿米巴包囊模式图

滋养体可侵入肠黏膜，吞噬红细胞，破坏肠壁，引起肠壁溃疡，也可随血流进入其他组织或器官，引起肠外阿米巴病。随坏死组织脱落进入肠腔的滋养体，可随粪便排出体外，滋养体在外界环境中只能短时间存活，即使被宿主吞食也会在通过上消化道时被消化液杀死。

滋养体在肠腔内下移的过程中，随着肠内容物的脱水和环境变化等因素的刺激，可形成圆形的包囊前期，然后分泌成囊物质形成包囊，再经过二次核分裂形成 4 核包囊并随粪便排出体外（图 9-3）。包囊在外界潮湿环境中可存活并保持感染性数日至 1 个月，但在干燥环境中易死亡。

【致病】

溶组织内阿米巴的致病机制比较复杂，涉及虫株致病力、寄生环境和宿主免疫状态等多种因素。阿米巴滋养体具有侵入宿主组织或器官、适应宿主的免疫反应和表达致病因子的能力。滋养体

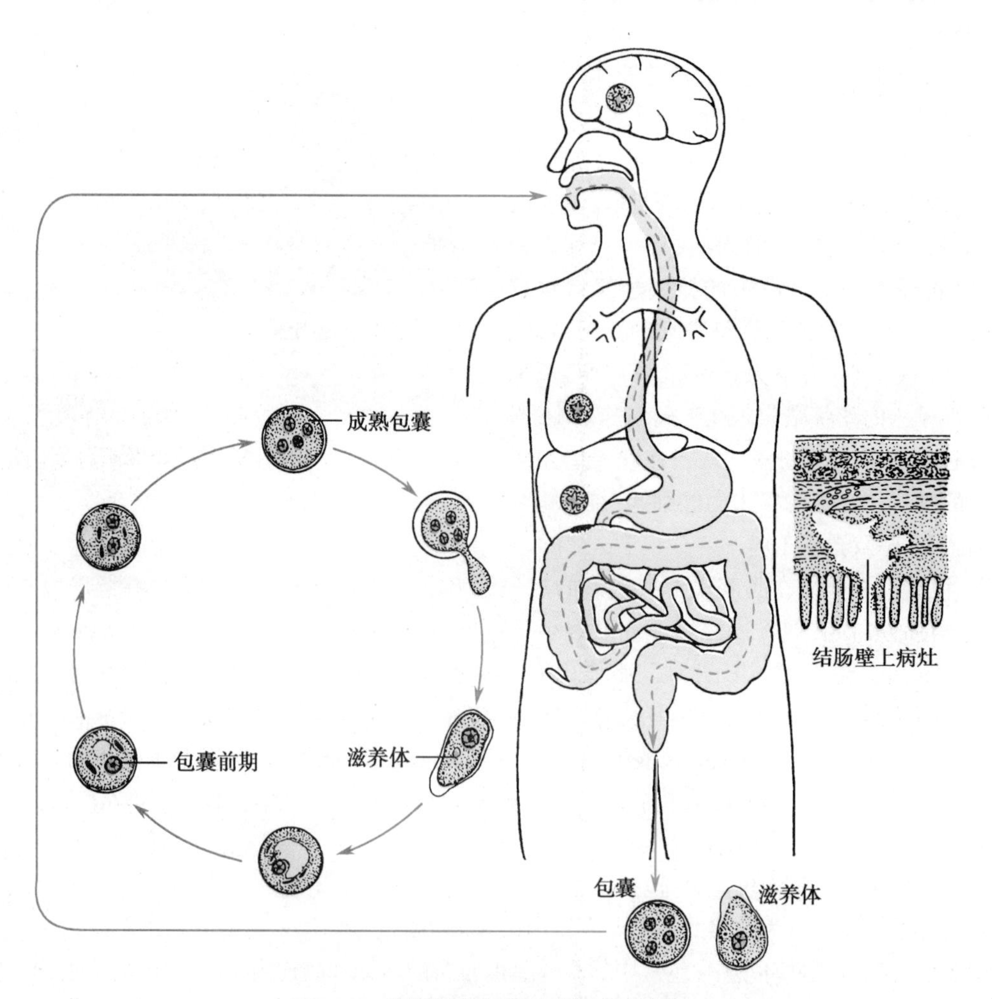

图 9-3 溶组织内阿米巴生活史示意图

可穿透肠上皮表面的黏蛋白层而开始其侵袭过程，毒力因子、致病因子的大量表达促进侵入。滋养体可以聚集在结肠，或穿过覆盖在结肠上皮的黏液层，尔后开始其侵袭的过程。滋养体表达的致病因子可破坏细胞外间质，接触依赖性地溶解宿主组织和抵抗补体的溶解作用，其中破坏细胞外间质和溶解宿主组织是虫体侵入的重要方式。溶组织内阿米巴分泌的半乳糖/乙酰氨基半乳糖可抑制性凝集素（Gal/GalNAc inhibitable lectin）、半胱氨酸蛋白酶（cysteine proteinases）、阿米巴穿孔素（amoebapores）和脂磷酸聚糖分子（lipophosphoglycan molecules）等是重要的毒力因子（virulence factors）。这些毒力因子的表达水平与溶组织内阿米巴的致病相关。溶组织内阿米巴的凝集素可介导滋养体吸附于宿主结肠上皮细胞。穿孔素可使靶细胞形成离子通道，导致宿主细胞受损、溶解。半胱氨酸蛋白酶可溶解靶细胞，也被证明通过切割 C3 来激活替代补体途径，并通过降解补体切割的过敏毒素产物 C3a 和 C5a，来减少感染的炎症反应。血清型和分泌型 IgA 亦被细胞外半胱氨酸蛋白酶降解。滋养体首先通过凝集素吸附在肠上皮细胞，然后分泌穿孔素和半胱氨酸蛋白酶破坏肠黏膜上皮屏障和穿破细胞，最终杀伤宿主肠上皮细胞和免疫细胞，引起溃疡。

近年来又发现一种新的溶组织内阿米巴致病模式，滋养体在黏附宿主细胞后，通过胞啃摄入小部分宿主细胞成分，随后诱导细胞死亡，并不完整吞噬死亡的细胞。有研究认为该致病模式可能涉及滋养体的免疫逃避。

1. 病理变化 溶组织内阿米巴感染可引起肠阿米巴病和肠外阿米巴病。肠阿米巴病多发生于盲肠或阑尾，也易累及乙状结肠和升结肠，偶及回肠。典型的病理损害是口小底大的“烧瓶样”溃疡，溃疡间的黏膜正常或稍有充血水肿，除重症外原发病灶仅局限于黏膜层。镜下可见组织坏死伴少量炎性细胞，以淋巴细胞和浆细胞浸润为主，由于滋养体可溶解中性粒细胞，故中性粒细胞极少见。急性病例滋养体可突破黏膜肌层，引起液化坏死灶，形成的溃疡可深及肌层，并可与邻近的溃疡融合而引起大片黏膜脱落。阿米巴肿（amoeboma）是结肠黏膜对阿米巴刺激的增生反应，主要是组织肉芽肿伴慢性炎症和纤维化。虽仅 1%~5% 的患者伴有阿米巴肿，但需与肿瘤进行鉴别诊断。

溶组织内阿米巴侵入肠外组织器官后，引起肠外阿米巴病。肠外阿米巴病的病理特征呈无菌性、液化性坏死，周围以淋巴细胞浸润为主，几乎极少伴有中性粒细胞。滋养体多在脓肿的边缘。肝脓肿最常见，早期病变以滋养体侵入肝内小血管引起栓塞开始，继而出现急性炎症反应，随后病灶扩大，中央液化，淋巴细胞浸润，最终纤维化。脓肿大小不一，脓液则由坏死变性的肝细胞、红细胞、胆汁、脂肪滴、组织残渣组成。其他组织亦可出现脓肿，例如肺、腹腔、心包、脑、生殖器官、皮肤等。

2. 临床表现 阿米巴病的潜伏期 2 天至 26 天不等，以 2 周多见。起病突然或隐匿，呈暴发性或迁延性，可分成肠阿米巴病、肠外阿米巴病。

（1）肠阿米巴病（intestinal amoebiasis）：溶组织内阿米巴滋养体侵袭肠壁引起肠阿米巴病，其临床过程可分为急性和慢性。急性期的临床症状从轻度、间歇性腹泻到暴发性、致死性痢疾不等。典型的阿米巴痢疾常有腹泻，一日数次或数十次，粪便呈果酱色，伴奇臭并带血和黏液，80% 的患者有局限性腹痛、胃肠胀气、里急后重、厌食、恶心呕吐等。急性暴发性痢疾则是严重和致命性的肠阿米巴病，儿童多见。急性型可突然发展成急性暴发型，患者有大量的黏液血便、发热、低血压、广泛性腹痛、强烈而持续的里急后重、恶心、呕吐和出现腹腔积液，60% 的患者可发展为肠穿孔，亦可发展为肠外阿米巴病。有些轻症患者仅有间歇性腹泻症状。慢性阿米巴病则长期表现为间歇性腹泻、腹痛、胃肠胀气和体重下降，可持续 1 年以上，甚至 5 年之久。有些患者肠壁出现阿米巴肿，亦称阿米巴性肉芽肿（amebic granuloma），肉芽肿呈团块状损害而无症状，在肠钡餐透视时酷似肿瘤，病理活检或血清阿米巴抗体阳性有助于鉴别。肠阿米巴病最严重的并发症是肠穿孔和继发性细菌性腹膜炎，呈急性或亚急性过程。

（2）肠外阿米巴病（extraintestinal amoebiasis）：是肠黏膜下层或肌层的滋养体进入静脉、经血行播散至其他器官引起的阿米巴病。以阿米巴性肝脓肿（amebic liver abscess）最常见。患者以青年男性为多见，脓肿多见于肝右叶，且以右叶顶部为主。肠阿米巴病例中有 10% 的患者伴发肝脓肿。临床症状有右上腹痛并可向右肩放射，发热、肝大，伴触痛，也可表现为寒战、盗汗、厌食和体重下降，少部分患者甚至可以出现黄疸。在肝脓肿早期穿刺可见粉红色脓液，晚期穿刺则可见巧克力酱样脓液，脓液黏滞且可检出滋养体。肝脓肿可破溃入胸腔（10%~20%）或腹腔（2%~7.5%），少数情况下可破溃入心包，若肝脓肿破溃入心包则往往是致死性的。多发性肺阿米巴病常发生于右肺下叶，多因肝脓肿穿破膈肌侵入胸腔而继发，主要有胸痛、发热、咳嗽和咳巧克力酱样的痰。X 线检查可见渗出、实变或脓肿形成，甚至形成肺支气管瘘管。脓肿可破溃入气管引起呼吸道阻塞。若脓肿破溃入胸腔或气管，引流配合药物治疗十分重要，但死亡率仍达 15%~30%。1.2%~2.5% 的患者可出现脑脓肿，主要是皮质单一脓肿，临床症状有头痛、呕吐、眩晕、精神异常等。而脑脓肿患者中 94% 合并有肝脓肿。45% 的脑脓肿患者可发展成脑膜脑炎。阿米巴性脑脓肿的病程进展迅速，如不及时治疗，死亡率高。皮肤阿米巴病少见，常由直肠病灶播散到会阴部引起，会阴部损害则会扩散到阴茎或阴道等部位。

【免疫】

溶组织内阿米巴可破坏宿主的天然屏障作用而侵入肠壁并随血液循环侵入组织。巨噬细胞介导的抗阿米巴免疫应答是宿主抗阿米巴感染的重要因素。巨噬细胞发挥重要的杀伤阿米巴和抗原提呈作用。Th1 型细胞因子，尤其是 IFN-γ 和 TNF-α 可活化巨噬细胞、中性粒细胞，促进其释放 NO 而杀伤阿米巴滋养体。在感染初期保护性免疫主要是细胞介导的免疫应答，而体液免疫只起到辅助作用。在活动性感染时，虫体抗原可调节巨噬细胞和 T 细胞的反应性，尤其是在肝阿米巴病的急性期，机体处于暂时免疫抑制状态，该阶段有利于虫体存活。

【实验诊断】

主要包括病原学诊断、血清学诊断和影像诊断。

1. 病原学诊断 包括显微镜检查滋养体和包囊、体外培养法和核酸诊断。

（1）生理盐水涂片法：粪检仍是肠阿米巴病诊断的最有效手段。这种方法可以在稀便或脓血便中检出活动的滋养体，并常伴有黏集成团的红细胞和少量白细胞。滋养体内可见被虫体摄入的红细胞。滋养体在尿液或水的作用下会迅速死亡，故应在保持 25~37℃的温度下快速检测和防止尿液的污染。某些抗生素、致泻药或收敛药、灌肠液等均可影响虫体生存和活动，从而影响检出率。对脓肿穿刺液等亦可行涂片检查，但应注意虫体多在脓肿壁上。另外，镜下所见的滋养体需与宿主组织细胞加以鉴别：①溶组织内阿米巴滋养体常大于宿主细胞；②虫体胞核与胞质大小比例低于宿主细胞；③滋养体胞质中可含红细胞和组织碎片。

（2）碘液涂片法：对慢性腹泻患者及成形粪便以检查包囊为主，可做碘液染色以显示包囊的胞核，同时进行鉴别诊断。用甲醛乙醚法沉淀包囊可以提高检出率。另外，对于一些慢性患者，粪检应持续 1~3 周，多次检查，以确保无漏诊患者。

（3）体外培养：培养法在诊断和保存虫种方面有重要意义，且比涂片法敏感。培养物常为粪便或脓肿抽出物。用罗宾逊（Robinson）培养基，对亚急性或慢性病例检出率比较高。

在粪便检查中，溶组织内阿米巴必须与其他肠道原虫相区别，尤其是结肠内阿米巴和哈门内阿米巴。哈门内阿米巴因其体积较小而易于区别，与结肠内阿米巴的区别有时则比较困难，应考虑多种鉴别标准。与迪斯帕内阿米巴的鉴别，目前可用的方法有酶联免疫吸附试验、聚合酶链反应（polymerase chain reaction，PCR）等。

（4）核酸诊断：这是近十年来发展很快而且十分有效、敏感、特异的方法。可分离脓液、穿刺液、粪便培养物、活检的肠组织、皮肤溃疡分泌物、脓血便甚至成形便中虫体或石蜡切片中的 DNA，然后以特异引物进行聚合酶链反应。通过对扩增产物进行电泳分析，可以区别溶组织内阿米巴和其他阿米巴原虫。

2. 血清学诊断 主要有间接血凝试验（indirect hemagglutination assay，IHA）、间接免疫荧光抗体试验（indirect immunofluorescent antibody test，IFAT）、酶联免疫吸附试验（enzyme linked immunosorbent assay，ELISA）或琼脂扩散法（agar diffusion method，AGD）等。大约有 90% 的患者从血清中可检查到

特异性抗体。

3. 影像诊断　对肠阿米巴病诊断可应用结肠镜。对经显微镜检查、血清学和 PCR 检查均未获阳性结果的临床高度怀疑病例，可行结肠镜检并活检或吸取分泌物，进行一般固定染色、免疫组织化学或免疫荧光试验，或进行 PCR 检测分析。对肠外阿米巴病，例如肝脓肿，可应用超声波、计算机断层扫描（CT）和磁共振成像（MRI）检查，并结合血清学、DNA 扩增分析等作出诊断。

4. 鉴别诊断　肠阿米巴病应与细菌性痢疾相鉴别，后者起病急，发热，全身状态不良，粪便中白细胞多见，抗生素治疗有效，阿米巴滋养体阴性。溃疡性结肠炎在临床上也不易与阿米巴结肠炎区别。前者的患者最主要的症状是血性腹泻，左下腹或下腹部阵发性痉挛性疼痛。一般体温正常。多次检查阿米巴滋养体阴性、血清抗阿米巴抗体阴性；阿米巴病治疗无效。纤维结肠镜和活检也有助于鉴别。阿米巴结肠炎也需与克罗恩病相鉴别，克罗恩病患者有持续性腹痛腹泻史，粪便一般呈糊状或水样，多无脓血或黏液。内镜可见黏膜充血、水肿、溃疡、肠腔狭窄，病变呈跳跃性分布。此外还需和肠结核、结肠癌等相鉴别。阿米巴性肝脓肿则应主要与细菌性肝脓肿相鉴别，后者往往发生在 50 岁以上人群，全身情况较差，伴发热、疼痛，既往有胃肠道疾病史，阿米巴滋养体检测阴性。同时阿米巴肝脓肿亦应与肝癌、肝炎或其他脓肿相鉴别。

【流行与防治】

1. 传播与流行　溶组织内阿米巴病呈世界性分布，在印度、印度尼西亚、撒哈拉沙漠、热带非洲和中南美洲等热带和亚热带地区感染率较高。据 1992 年调查资料，中国人群平均感染率约为 0.949%，感染人数估计为 1 069 万人，主要在西北、西南和华北地区，其中云南、贵州、新疆、甘肃等地感染率超过 2%。2015 年中国人体重要寄生虫病现状调查，共调查 484 210 人，溶组织内阿米巴/迪斯帕内阿米巴加权感染率为 0.06%。近年的调查显示，人群感染率呈下降趋势。但在局部地区或特殊人群，血清阳性率高达 11.05%。因此，阿米巴性痢疾仍属中国法定管理传染病。

阿米巴病的分布主要与当地的气候条件、卫生条件及居民的营养条件有关。患阿米巴病的高危人群包括旅游者、流动人群、智力障碍人群、同性恋者，而严重的感染多发生在小儿尤其是新生儿、孕妇、哺乳期妇女、免疫力低下的患者、重度营养不良的患者和恶性肿瘤患者及长期应用肾上腺皮质激素的患者。在某些热带和亚热带地区，感染的高峰年龄为 14 岁以下的儿童和 40 岁以上的成人。肠道阿米巴病和阿米巴肝脓肿的发病率以男性为高。有调查发现，患者中男女比例分别为 2∶1 和 7∶1，带包囊者男女比例相似。近年来，阿米巴的感染率在男性同性恋中呈明显增高态势，欧美、日本为 20%~30%；在欧美国家同性恋者中以迪斯帕内阿米巴感染为主，而在日本同性恋者中则以溶组织内阿米巴感染为主。

阿米巴病的传染源为粪便中持续带包囊者（cyst carrier or cyst passenger）。包囊的抵抗力较强，在适当温湿度下可生存数周并仍保持感染力，且通过蝇或蟑螂的消化道仍具感染性，但对干燥、高温的抵抗力不强。溶组织内阿米巴的滋养体抵抗力极差，可被胃酸杀死，无传播作用。人体感染的主要方式是经口感染，食入或饮用被成熟包囊污染的食品和水或使用被污染的餐具均可导致感染。食源性暴发流行则是由于不卫生的用餐习惯或食用由包囊携带者制备的食品而引起。蝇或蟑螂携带的包囊也可造成该病的传播。另外，口-肛性行为的人群，粪便中的包囊可直接经口侵入，因此阿米巴病在欧、美、日等地区或国家被列为性传播疾病（sexually transmitted disease，STD）。

2. 治疗　阿米巴病的治疗具有两个基本目标，一是治愈肠内外的侵入性病变，二是清除肠腔中的包囊。

甲硝唑（metronidazole）为目前治疗阿米巴病的首选药物。对于急性或慢性侵入性肠阿米巴病患者甲硝唑均适用，用于口服几乎 100% 吸收。另外替硝唑（tinidazole）、奥硝唑（ornidazole）和塞克硝唑（secnidazole）似有相同作用。通常无症状的带包囊者，若为迪斯帕内阿米巴感染则无须治疗，但因常规镜检难以区别溶组织内阿米巴和迪斯帕内阿米巴，且 10% 的带包囊者为溶组织内阿米巴感染，因此目前对无症状带包囊者仍建议予以治疗，以防止发展成侵入性或作为传染源。此外，由于阿米巴表面凝集素可刺激 HIV 复制,因此 HIV 感染者合并感染致病或不致病的阿米巴时均应治疗。对于带包囊者的治疗应选择肠壁不易吸收的且不良反应小的药物,例如巴龙霉素(paromomycin)、喹碘方(chiniofon)、二氯尼特(diloxanide)等。肠外阿米巴病,例如肝、肺、脑、皮肤脓肿的治疗也以甲硝唑为主,氯喹亦为有效药物。肝脓肿通常可药物化疗配以外科穿刺,以达到较好效果。在某些严重病例可辅以肾上腺皮质激素 2~3 天,以减少心脏毒性作用。中药大蒜素、白头翁等也有一定作用,但仅用中药较难达到根治目的。

溶组织内阿米巴抗甲硝唑的抗药性问题虽尚未成为严重的临床问题,但已有相关多种药物存在抗性基因的报告,故应加以重视。另外,有报告提示甲硝唑对啮齿类动物有致癌性,故孕妇慎用。

3. 预防 阿米巴病是一个世界范围内的公共卫生问题,在治疗该疾病的同时,还要采取综合措施防止感染,具体方法包括对粪便进行无害化处理,以杀灭包囊;保护水源、食物,免受污染;搞好环境卫生和驱除有害昆虫;加强健康教育,以提高自我保护能力。

(程训佳)

第二节 其他消化道阿米巴

寄生于人体消化道内的阿米巴除了溶组织内阿米巴外,均为共栖型原虫,不具致病性。它们一般不侵入人体组织且不引起临床症状。但在大量原虫寄生、宿主免疫力下降或合并细菌感染而致肠功能紊乱时,可能会出现非特异性的症状。有实验证明,这些共栖型阿米巴可以引起实验动物的肠道病变。非致病性的阿米巴包括迪斯帕内阿米巴(*Entamoeba dispar*)、结肠内阿米巴(*Entamoeba coli*)、哈门内阿米巴(*Entamoeba hartmani*)、微小内蜒阿米巴(*Endolimax nana*)、布氏嗜碘阿米巴(*Iodamoeba buetschlii*)和齿龈内阿米巴(*Entamoeba gingivalis*)。尤其是前两者经常在粪检中检到,若其包囊存在于水中则提示水源被粪便污染。在意大利精神病院的一项调查中发现这类原虫的存在与异食癖、食土癖、食粪癖等心理失常显著有关,提示不正常的饮食习惯是引起非致病性阿米巴感染的原因。

一、迪斯帕内阿米巴

迪斯帕内阿米巴(*Entamoeba dispar* Brumpt,1925)与溶组织内阿米巴形态相同、生活史相似。全世界约有 5 亿人感染阿米巴原虫,其中很大一部分为迪斯帕内阿米巴感染。迪斯帕内阿米巴与溶组织内阿米巴可通过同工酶分析、ELISA 和 PCR 进行鉴别,其中以检测编码 29/30kDa 多胱氨酸抗原的基因最为特异和可行。

二、结肠内阿米巴

结肠内阿米巴(*Entamoeba coli* Grassi,1879)是人体肠道常见的共栖原虫,其形态与溶组织内阿米巴相似,滋养体直径 15~50μm,核仁大,略偏位,核周染色质粒大小不一、排列不齐。胞质呈颗粒状,含空泡和食物泡,多内含细菌但不含红细胞。伪足短小,运动迟缓。包囊较溶组织内阿米巴的大,直径 10~35μm。核与滋养体的相似,成熟包囊具 8 个核,未成熟包囊胞质含糖原泡和草束状的拟染色体(图 9-4)。当包囊被人类宿主吞食后,在小肠内脱囊,经数次胞质分裂后形成 8 个后包囊滋养体,移行到结肠形成成熟滋养体并以二分裂法繁殖。该原虫在结肠寄生,不侵入组织,亦无临床症状。粪便检查发现包囊或滋养体即可诊断,生活史和流行情况与溶组织内阿米巴相似,成熟包囊经口感染宿主,除人外,鼠、猪、犬等动物肠内也有发现。

结肠内阿米巴呈世界性分布,但以热带与亚热带地区多见。人因食入包囊污染的水或食物而感染。据 1992 年调查资料,中国平均感染率为 3%~19%,估计感染人数为 3 556 万人。2015 年中国人体重要寄生虫病现状调查,共调查 484 210 人,结肠内阿米巴的加权感染率为 0.13%。粪便检查发现包囊或滋养体即可诊断,但应与溶组织内阿米巴相鉴别。

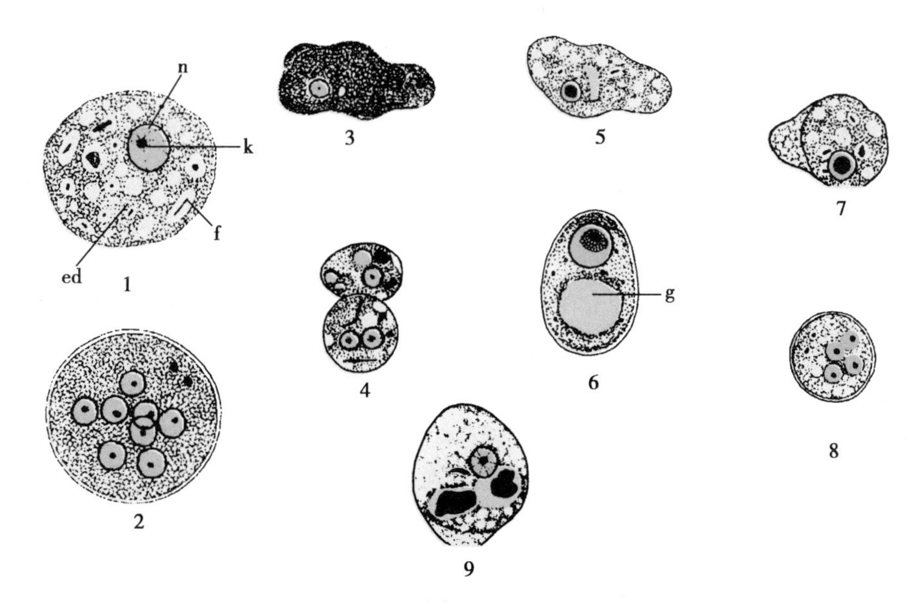

图 9-4　**消化道内非致病性阿米巴模式图**

1. 结肠内阿米巴滋养体；k. 核仁；n. 核周染粒；ed. 内质；f. 食物泡；2. 结肠内阿米巴包囊；3. 哈门内阿米巴滋养体；4. 哈门内阿米巴包囊；5. 布氏嗜碘阿米巴滋养体；6. 布氏嗜碘阿米巴包囊；g. 糖原泡；7. 微小内蜒阿米巴滋养体；8. 微小内蜒阿米巴包囊；9. 齿龈内阿米巴滋养体。

三、哈门内阿米巴

哈门内阿米巴（*Entamoeba hartmani* Von Prowazek，1912）的生活史和形态与溶组织内阿米巴的相似。因其虫体较小，故曾被称为小宗溶组织内阿米巴。滋养体直径约 4~12μm，胞质内不含吞噬的红细胞；包囊 4~10μm（图 9-4）。流行病学调查中，常以包囊小于 10μm 为特征，用于与溶组织内阿米巴相鉴别。但需要注意的是，溶组织内阿米巴包囊在治疗后或在营养不良的患者体内也可能会变小。该原虫对人不致病，滋养体不吞噬红细胞，仅在猫、狗引起阿米巴性结肠炎。为区别溶组织内阿米巴和哈门内阿米巴，可应用血清学或 DNA 扩增分析作为辅助诊断。哈门内阿米巴呈世界性分布，据 1992 年调查资料，中国的平均感染率为 1%~48%。感染多因食用或饮入了被包囊污染的食物或水。该原虫须注意与溶组织内阿米巴鉴别，以避免不必要的治疗。

四、微小内蜒阿米巴

微小内蜒阿米巴（*Endolimax nana* Wenyon et O'Connor，1917），是一种能寄生于人、猿、猴、猪等动物肠腔的小型阿米巴原虫。有滋养体和包囊期。滋养体直径 6~12μm。核有一粗大明显核仁，无核周染色质粒。胞质量少，颗粒状并含空泡。滋养体以其短小、钝性而透明的伪足而做迟缓运动。在大肠中成囊，成熟包囊含四核，直径 5~10μm（图 9-4）。通常认为是非致病性，虽也有慢性腹泻与其感染有关的报告，尚不足以说明微小内蜒阿米巴具致病性。该虫对甲硝唑敏感。

微小内蜒阿米巴的诊断以粪检为主，由于虫体较小，故粪检不易检出。本虫形态易与哈门内阿米巴和布氏嗜碘阿米巴相混淆。本虫体积比哈门内阿米巴小，且含粗大核仁；胞核与布氏嗜碘阿米巴相似，但包囊较小。

五、布氏嗜碘阿米巴

布氏嗜碘阿米巴（*Iodamoeba butschlii* Von Prowazek，1912）的滋养体直径 8~20μm，有大而明显核仁的胞核，核仁与核膜间绕有一层几乎无色的颗粒，这一结构是鉴别的主要特征之一，无核周染色质粒，胞质内含粗大的颗粒和空泡。包囊直径 5~20μm，呈不规则椭圆形，成熟包囊仅有一个核。包囊

NOTES

的主要特点是胞质含有大而圆形或卵圆形、边缘清晰的糖原泡，常把核推向一边，被碘染成棕色团块，铁苏木素染色为泡状空隙(图 9-4)。应注意与耐格里阿米巴的鉴别诊断。两者所分布的组织不同，布氏嗜碘阿米巴无致病性，特殊的糖原泡和核结构是鉴定本虫的主要依据。但结肠内阿米巴有时可含小糖原泡，微小内蜒阿米巴亦有小的胞核，也应注意鉴别。虽布氏嗜碘阿米巴原虫分布广泛，但在粪便中检出率偏低。

六、齿龈内阿米巴

齿龈内阿米巴(*Entamoeba gingivalis* Gros，1849)为人及多种哺乳类如犬、猫等口腔共栖型阿米巴，是第一个被报告的人体阿米巴原虫。生活史中仅有滋养体期。滋养体直径 5~15μm。伪足内、外质分明，活动迅速。食物泡常含细菌、白细胞，偶有红细胞。核仁明显，居中或略偏位，有核周染色质粒(图 9-4)。该虫可从牙垢、扁桃体隐窝中分离到，在口腔疾患患者或正常人口腔中均可检获，以前者检出率较高。在牙周病、牙周炎的患者口腔中检出率达 50% 以上，但病理切片中不曾发现虫体侵入组织。也曾在子宫置避孕器的妇女阴道及宫颈涂片中查见该原虫。目前认为齿龈内阿米巴为非致病性，虽然其在 HIV 感染者中寄生率较高，但与免疫缺陷的程度似无关。

齿龈内阿米巴呈世界性分布。据 1992 年报告(近年无更新数据)，中国平均感染率为 47.25%，其中健康人平均感染率为 38.88%，口腔门诊患者平均感染率为 56.90%。因无包囊期，以直接接触感染为主或由飞沫传播。

(程训佳)

第三节 | 致病性自生生活阿米巴

在自然界存在着多种自生生活的阿米巴，广泛存在于水体、淤泥、尘土和腐败植物中。其生活史较简单，滋养体以细菌为食，行二分裂繁殖，并可形成包囊。其中有些是潜在的致病源，可以侵入人体的中枢神经系统、眼部和皮肤，引起严重损害甚或死亡，如耐格里属(*Naegleria*)、棘阿米巴属(*Acanthamoeba*)和狒狒巴拉姆希阿米巴(*Balamuthia mandrillaris*)等。这些致病性自生生活阿米巴多存在于淤泥、池塘或游泳池中。人们通过接触受污染的水体或在其中游泳而感染。耐格里属阿米巴中致病的主要是福氏耐格里阿米巴(*N. fowleri*)，被称为一种"吃脑"的阿米巴，往往引起儿童或未成年者的原发性阿米巴性脑膜脑炎(primary amebic meningoencephalitis，PAME)，全世界自 1961 年首报至 2019 年约有 430 例。棘阿米巴中的致病虫种主要是卡氏棘阿米巴(*A. castellanii*)，感染主要发生在抵抗力低下的人群，例如虚弱、营养不良、应用免疫抑制剂或获得性免疫缺陷综合征(AIDS)人群。一般认为可经损伤的皮肤和眼角膜、呼吸道或生殖道侵入人体，引起肉芽肿性阿米巴性脑炎(granulomatous amebic encephalitis，GAE)、阿米巴性皮肤损害和阿米巴角膜炎(amebic keratitis，AK)。狒狒巴拉姆希阿米巴主要引起 GAE，尤其在衰弱、器官移植后的免疫抑制治疗或 AIDS 患者中多见。

【形态和生活史】

这类阿米巴有滋养体和包囊期。

1. 耐格里属阿米巴 滋养体有阿米巴型和鞭毛型。在人体组织中寄生的为阿米巴型滋养体。此型狭长或椭圆形，直径最长可达 10~35μm，一端有钝性的伪足，虫体形状可以快速连续变化。滋养体有一泡状核，核仁大而居中。胞质颗粒状，内含食物泡等，侵入组织的滋养体可见吞噬的红细胞。二分裂繁殖可形成包囊。在不适环境中或在蒸馏水中阿米巴型滋养体从一端长出 2 根或多根鞭毛呈鞭毛型(图 9-5)。运动活泼，不取食，不分裂，亦不直接形成包囊，常在 24 小时后又转为阿米巴型。扫描电镜下可见滋养体表面不规则，有褶皱，具多个吸盘状结构。该结构与虫体的毒力、侵袭力和吞噬力有关。包囊呈圆形，直径 7~10μm，囊壁光滑有孔，核与滋养体的核相似。滋养体在外界可因干燥形成包囊。

2. 棘阿米巴属阿米巴 滋养体呈长圆形，15~45μm，体表有细小的棘刺状伪足（acanthopodia），做无定向缓慢运动。胞核呈泡状，无鞭毛型。包囊圆形，外壁有皱纹，内壁光滑而呈多形性（图 9-6）。棘阿米巴在外界不良条件下形成包囊，在利于生长的条件下脱囊而成滋养体，经损伤的皮肤黏膜或角膜侵入人体，寄生在眼、脑等部位，血行播散至中枢神经系统。

3. 狒狒巴拉姆希阿米巴 滋养体有指状伪足，直径 12~60μm，泡状核，核仁居中。成熟包囊呈圆形，直径 6~30μm。具不规则外壁和圆形内壁（图 9-7）。该阿米巴除必须在哺乳动物细胞内培养外，其他与棘阿米巴相似。

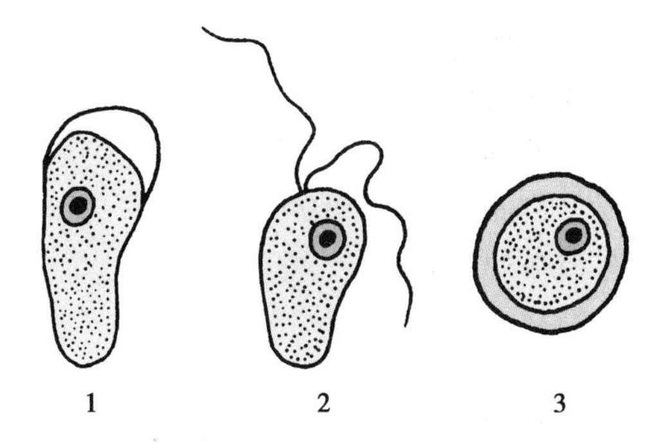

图 9-5 耐格里属阿米巴模式图

1. 滋养体（阿米巴型）；2. 滋养体（鞭毛型）；3. 包囊。

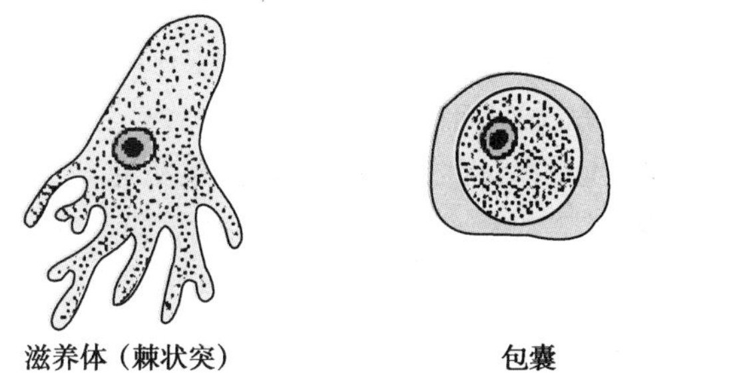

图 9-6 棘阿米巴模式图

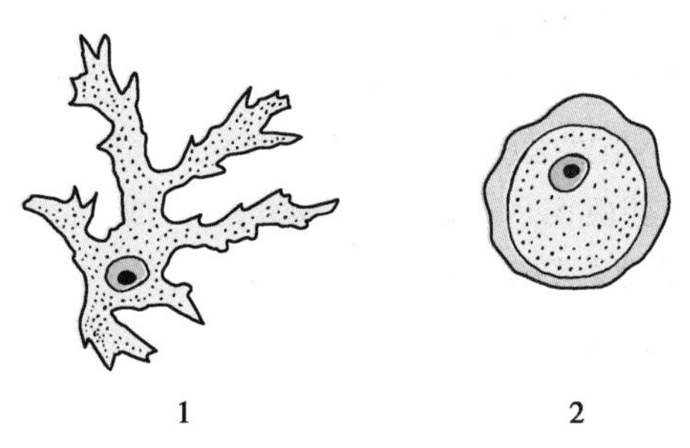

图 9-7 狒狒巴拉姆希阿米巴模式图

1. 滋养体；2. 包囊。

【致病】

自生生活致病性阿米巴具有突破人体防御功能，侵入人体并在人体内繁殖并致病的能力。耐格里属阿米巴中致病的主要虫种是福氏耐格里阿米巴（*N.fowleri*）。人们在接触受污染的水体时，滋养体可侵入鼻腔黏膜增殖，沿嗅神经通过筛状板入颅内引起 PAME。此病有 1~7 天潜伏期，早期以上呼吸道症状为主，伴高热、呕吐，1~2 天即出现脑水肿征象，迅速转入瘫痪、谵妄、昏迷，患者常在 1 周内死亡。PAME 病症凶险，病程短，预后差，死亡率高。多见于健康儿童与青壮年。病理切片可见类似细菌性脑膜炎的特征，以中性粒细胞浸润为主，少数为嗜酸性粒细胞、单核细胞或淋巴细胞，宿主组织中仅可检出滋养体而无包囊。

棘阿米巴中的致病虫种主要是卡氏棘阿米巴（*A. castellanii*），感染主要发生在抵抗力低下的人群，例如虚弱、营养不良、应用免疫抑制剂或 AIDS 病患者。棘阿米巴在外界不良条件下形成包囊，在利于生长的条件下脱囊而成滋养体。滋养体可经损伤的皮肤黏膜、眼角膜或呼吸道吸入等途径侵入人体，寄生在眼、脑等部位，血行播散至中枢神经系统引起肉芽肿性阿米巴性脑炎。病程呈亚急性或慢性过程，临床以脑部肉芽肿性占位性病变为主。潜伏期较长，脑脊液中以淋巴细胞为主。病灶中滋养体和包囊可同时存在。棘阿米巴引起的阿米巴性皮肤损害主要是慢性溃疡，75% 的 AIDS 患者有此并发症。棘阿米巴引起的角膜炎主要发生在健康人群，与戴角膜接触镜（隐形眼镜）有关。由于虫体包囊耐干燥，可存在于空气的浮尘中，亦可污染角膜接触镜或镜片冲洗液，而致慢性或亚急性角膜炎症和溃疡。患者眼部有异物感，畏光，流泪，视力模糊等症状，反复发作可致角膜溃疡甚至角膜穿孔。近年来随着角膜接触镜使用的增多，该病的发病率逐渐增高。

狒狒巴拉姆希阿米巴引起 GAE 与棘阿米巴相似，多见于身体衰弱、器官移植后的免疫治疗或 AIDS 患者。非免疫缺陷的儿童、幼儿或婴儿亦可患病，往往经破损的皮肤侵入，经皮肤感染阿米巴数周内可以出现阿米巴脑炎的症状，且呈急性过程。

【实验诊断】

询问病史结合病原学检查为主。

1. 病原检查 穿刺可见血性脑脊液和中性粒细胞数增多,湿片中可见活动的滋养体。可取脑脊液、眼的排泄物、角膜刮取物或活检的病变角膜直接镜检,或在涂布有大肠杆菌的无营养琼脂平板上进行培养,一般3~7天可见滋养体或包囊。

2. 血清诊断 常规血清学方法无法作出早期诊断,但用免疫荧光或免疫组化技术在组织切片中可检测到滋养体。

3. 核酸诊断 应用PCR技术检测患者眼分泌物中的棘阿米巴DNA,具有很高的敏感性和实用性。

【流行与防治】

1961年澳大利亚报告了首例由自生生活阿米巴引起的原发性阿米巴性脑膜脑炎,1965年Fowler和Carter首次详细报告了4例澳大利亚自生生活阿米巴致死性病例,至2019年全世界累计报道了约430例,主要在美国,其余分布于捷克斯洛伐克、澳大利亚、新西兰、尼日利亚、英国、墨西哥、委内瑞拉和印度等国家。国内曾报告阿米巴性脑膜脑炎5例,其中2例为耐格里阿米巴所致。关于棘阿米巴,迄今已报告肉芽肿性阿米巴脑炎170余例及致盲性角膜炎800余例。角膜炎病例美国和英国较多;国内各地也有棘阿米巴角膜炎数百例的报告,发病率在过去几十年里一直呈上升趋势。阿米巴性皮肤损害在AIDS患者中十分常见。此类疾病原属罕见寄生虫病,现已对人类健康构成新的威胁,引起医学界广泛重视。

对自生生活阿米巴引起的中枢神经系统感染,用两性霉素B静脉给药,可缓解临床症状,但死亡率仍在95%以上。也有报告利福平可以治疗患者。慢性中枢神经感染也可以用喷他脒(pentamidine)合并磺胺药治疗。而阿米巴性角膜炎的治疗可用抗真菌和抗阿米巴的眼药(诸如氯己定、聚六甲基双胍、新霉素、多黏菌素B、克霉唑等)。

为预防感染这类阿米巴,在温泉浸泡洗浴时应避免鼻腔接触水;启用长期未用的自来水时应首先放去水管内的积水;对于角膜接触镜佩戴者需加强自我防护意识,游泳、淋浴时应摘去角膜镜片,防止污水溅入眼内;对婴幼儿和免疫力低下者或AIDS患者应及时治疗。此外,及时治疗皮肤、眼部的棘阿米巴感染,有助于防止诱发肉芽肿性阿米巴性脑炎。

(程训佳)

Summary

Lobosia includes order Amoebida and order Schizopyrenida. The structural character of the organisms in this class are pseudopods as the locomotory organelles. Lobosia usually reproduce asexually and the basic developmental stages in the life cycle are the trophozoite and the cyst. Of many families of amebas, only the Entamoebidae have species of great medical or economic importance, and four genera contain known parasites or commensals of human and domestic animal: *Entamoeba*, *Endolimax*, *Iodamoeba* and *Dientamoeba*. The species *Entamoeba histolytica*, *Entamoeba coli*, *Entamoeba gingivalis* and *Entamoeba hartmanni* are common in humans.

Entamoeba histolytica causes amoebiasis which may be asymtomtic or develop to a variety of clinical manifestations, including colitis and extraintestinal abscesses. On the basis of biochemical, immunologically and genetic findings, *E. histolytica* has been reclassified into two species, *E. histolytica* and *E. dispar*. The two species are morphologically inseparable, but only *E. histolytica* is responsible for invasive amebiasis.

The Acanthamoeba group also causes keratitis and corneal ulceration. This opportunistic normally asymptomatic infection may however cause disease in individuals with AIDS.

第十章 鞭毛虫

鞭毛虫属肉足鞭毛门（Phylum Sarcomastigophora）中的动鞭纲（Class Zoomastigophorea），是以鞭毛作为运动细胞器的原虫，少数种类呈阿米巴型，可有或无鞭毛。具有泡状细胞核1个。鞭毛虫种类繁多，分布很广，生活方式多种多样。营寄生生活的鞭毛虫主要寄生于宿主的消化道、泌尿道、血液及组织内，以纵二分裂法繁殖。多数虫种仅有滋养体阶段，而有些种类还可以形成包囊，如蓝氏贾第鞭毛虫。

寄生人体的鞭毛虫常见的有十余种，其中利什曼原虫、锥虫、蓝氏贾第鞭毛虫及阴道毛滴虫对人体危害较大。

第一节 杜氏利什曼原虫

利什曼原虫属于动基体目（Order Kinetoplastida），锥体亚目（Suborder Trypanosomatina），锥虫科（Family Trypanosomatidae），利什曼属（Genus *Leishmania*）。生活史有前鞭毛体（promastigote）和无鞭毛体（amastigote）两个时期。前者寄生于白蛉的消化道内，后者寄生于人和脊椎动物的单核巨噬细胞内，通过白蛉吸血传播。寄生人体的利什曼原虫可引起3种类型的利什曼病（leishmaniasis）：①内脏利什曼病（visceral leishmaniasis，VL），主要由杜氏利什曼原虫感染引起。早在1890年，Leishman在一名印度士兵尸体的脾脏内查见一种“小体”；随后在1903年，Donovan又在一名印度发热致死的病人尸体内查见同样的“小体”。这些病人的皮肤常有暗的色素沉着，并伴有发热，故称为kala-azar，即黑热病。随后，英国学者Ross于1903年将该病的病原体定名为杜氏利什曼原虫［*Leishmania donovani*（Laveran & Mesnil，1903）Ross，1903］。②黏膜皮肤利什曼病（mucocutaneous leishmaniasis，MCL），由巴西利什曼原虫（*Leishmania braziliensis*）所致。③皮肤利什曼病（cutaneous leishmaniasis，CL），主要由热带利什曼原虫（*Leishmania tropica*）和墨西哥利什曼原虫（*Leishmania mexicana*）所致。利什曼原虫的分类较复杂，在中国，杜氏利什曼原虫是主要的致病虫种。

【形态】

无鞭毛体简称利杜体（Leishman-Donovan body，LD body），寄生于人和其他哺乳动物的单核吞噬细胞内。虫体卵圆形，大小为（2.9~5.7）μm×（1.8~4.0）μm。经瑞特染液染色后，细胞质呈淡蓝或淡红色。内有一个较大而明显的圆形核，呈红色或淡紫色。动基体（kinetoplast）位于核旁，着色较深，细小、杆状（图10-1）。在更高倍数放大时，可见虫体前端从颗粒状的基体（basal body）发出一根丝体（rhizoplast）。基体及根丝体在普通显微镜下难以区分。

前鞭毛体寄生于白蛉消化道内。成熟的虫体呈梭形或长梭形，前端有一根伸出体外的鞭毛，为虫体运动器官。虫体大小为（14.3~20）μm×（1.5~1.8）μm，核位于虫体中部，动基体在前部。基体在动基体之前，鞭毛即由此发出。活的前

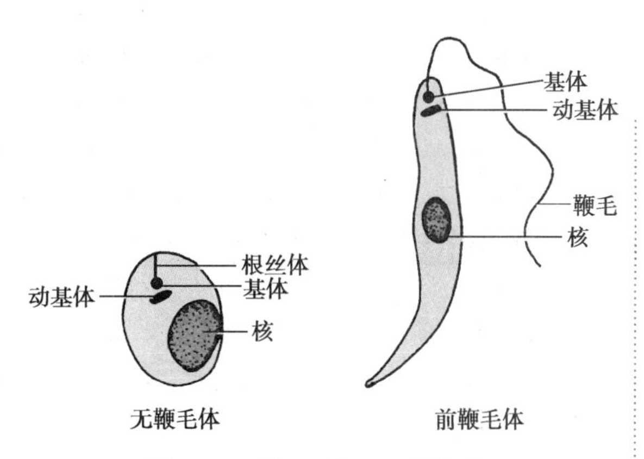

图10-1　杜氏利什曼原虫模式图

鞭毛体运动活泼，鞭毛不停地摆动，常以虫体前端聚集成团，排列成菊花状。体外培养的虫体有时也可见到粗短形前鞭毛体和梭形前鞭毛体，这与虫体的发育程度有关（图 10-1）。

【生活史】

杜氏利什曼原虫的生活史需要两个宿主，分别是白蛉和人或哺乳动物。犬是其重要保虫宿主。前鞭毛体寄生在白蛉胃内，是杜氏利什曼原虫的感染阶段。无鞭毛体寄生在人或哺乳动物的巨噬细胞内，是杜氏利什曼原虫的致病阶段。感染的主要方式是雌性白蛉通过叮咬吸血来传播病原体。

1. 在白蛉体内的发育 当雌性白蛉叮刺病人或受感染的动物宿主时，血液或皮肤内含无鞭毛体的巨噬细胞被吸入胃内。24 小时后，无鞭毛体发育为早期前鞭毛体。此时虫体呈卵圆形，鞭毛也开始伸出体外。48 小时后发育为粗短的前鞭毛体或梭形前鞭毛体，体形从卵圆形逐渐变为宽梭形或长度超过宽度 3 倍的梭形，此时鞭毛亦由短变长。第 3、4 天出现大量成熟前鞭毛体，活动力明显加强，并以纵二分裂法繁殖。在数量剧增的同时，虫体逐渐向白蛉前胃、食管和咽部移动。1 周后，具感染力的前鞭毛体大量聚集在口腔及喙。此时，当雌性白蛉叮刺健康人时，前鞭毛体即随白蛉唾液进入人体。

2. 在人体内的发育 当感染有前鞭毛体的雌性白蛉叮刺人体吸血时，前鞭毛体随白蛉分泌的唾液进入人体的皮下组织。一部分前鞭毛体可被多形核白细胞吞噬消灭，一部分则被吞噬进入巨噬细胞。进入巨噬细胞的前鞭毛体逐渐变圆，失去其鞭毛的体外部分，向无鞭毛体期转化。此时巨噬细胞内形成纳虫空泡（parasitophorous vacuole）。无鞭毛体在巨噬细胞内不但可以存活，还能进行分裂繁殖。无鞭毛体的大量繁殖，最终导致巨噬细胞破裂并释放无鞭毛体。游离的无鞭毛体又进入其他巨噬细胞，重复上述增殖过程（图 10-2）。

关于杜氏利什曼原虫侵入巨噬细胞的机制，有体外研究证明，利什曼原虫首先黏附于巨噬细胞，再进入该细胞内。黏附的途径主要可分为两种：一种为配体-受体结合途径，前鞭毛体质膜中的分子

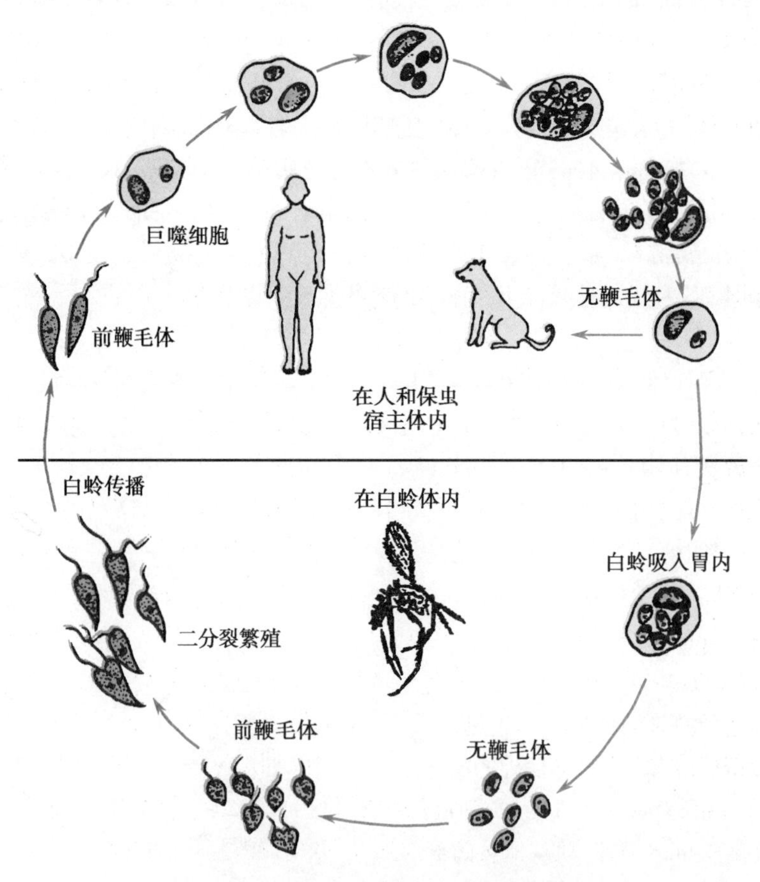

图 10-2 杜氏利什曼原虫生活史示意图

量为 63kDa 的糖蛋白（GP63）是巨噬细胞上 C3b 受体的配体，利什曼原虫前鞭毛体可通过 GP63 多肽链上的 Arg-Gly-Asp，即所谓的"黏性"序列，与巨噬细胞上的 C3b 结合，从而介导前鞭毛体入侵巨噬细胞。另一种黏附结合途径为：前鞭毛体吸附的抗体或补体分别与巨噬细胞表面的 Fc 或 C3b 受体结合后进入巨噬细胞。在调整或封闭这些受体后，可大大减少前鞭毛体与巨噬细胞的结合。黏附后原虫随巨噬细胞的吞噬活动进入巨噬细胞。前鞭毛体的能动性只增加了接触机会，并不具有主动入侵巨噬细胞的能力。利什曼原虫前鞭毛体还可从体表脱落一种糖耦合物，称排泄因子（excretory factor，EF），EF 也能与巨噬细胞表面结合，从而帮助前鞭毛体侵入巨噬细胞。

【致病】

无鞭毛体是致病阶段。

1. 内脏利什曼病（visceral leishmaniasis，VL）　内脏利什曼病是利什曼病中最严重的类型，通常表现为三大症状：长期不规则发热，脾大（95% 以上）、肝大、淋巴结肿大和全血细胞减少性贫血。若未经适当治疗，病人大都在发病后 1~2 年内病情恶化而死亡。人体感染杜氏利什曼原虫后，经 4~7 个月或最长 10~11 个月的潜伏期，即可出现全身性症状和体征。

（1）发热：典型的病例通常表现为缓慢起病，多为长期不规则发热，常呈双峰热型，病程可达数月，但全身中毒症状不明显。

（2）脾大、肝大、淋巴结肿大：脾大是内脏利什曼病最主要的体征，这是由于无鞭毛体在巨噬细胞内繁殖，导致巨噬细胞大量破坏和增生。巨噬细胞增生主要发生在脾、肝、淋巴结、骨髓等器官，此外，浆细胞也会大量增生。细胞增生是脾大、肝大、淋巴结肿大的主要原因。一般在初次发热半月后即可触及脾大，并随病程进展而增大，至 2~3 个月时，在左肋缘下 10cm 左右可触及。也有脾大超过肚脐，甚至接近耻骨上方的病例，后期则因网状纤维结缔组织增生而变硬。大多肝大者在 1~3 个月后在右肋缘下或剑突下可触及。

（3）贫血：这是内脏利什曼病的重要症状。由于脾功能亢进，大量血细胞在脾内被破坏，白细胞、红细胞及血小板减少，造成全血细胞减少性贫血（pancytopenic anaemia）。此外，免疫性溶血也是导致贫血的重要原因。通常在发病初期，贫血并不明显，但会随着病程的发展而逐渐加重，晚期病人多有严重的贫血。病人逐渐消瘦，脉率加快，常在 100 次/min 以上，血压偏低，心悸、气短。颜面与四肢有时水肿。女性病人大多闭经等。红细胞计数多在 2×10^{12}/L 以下或更低，血红蛋白明显下降。由于肝脏受损，白蛋白合成减少；此外，肾小球淀粉样变和肾小球内免疫复合物沉积而致病人出现肾功能受损，使得由尿排出的白蛋白增加，进而导致血浆白蛋白减少。由于浆细胞大量增生，导致球蛋白增加，故出现白蛋白/球蛋白比倒置。同时，还伴有白细胞及血小板减少。病人的血清丙种球蛋白明显增高，还会出现蛋白尿和血尿。病人常因血小板减少而发生鼻出血和齿龈出血，晚期病人面部两颊可出现色素沉着。

内脏利什曼病成人病人的病程较长，白细胞及白蛋白降低明显，儿童的 B 细胞升高显著，其他临床表现差别无显著性。

（4）常见的并发症：由于全血细胞减少、免疫功能受损，病人易并发各种感染性疾病。如合并肺炎、坏死性口腔炎（亦称"走马疳"）和急性粒细胞缺乏症，这是导致内脏利什曼病死亡的重要原因。

WHO 在 1996 年将合并 HIV 感染的内脏利什曼病称为免疫低下的内脏利什曼病。这类病人的临床症状与无合并感染的内脏利什曼病相似，均有发热，体重减轻，肝大、脾大及淋巴结肿大，白细胞减少和贫血等症状，但其表现更为严重。有些病人因利什曼原虫的异位寄生而出现其他症状，此时，利什曼原虫除寄生于内脏外，在病人的皮肤和血液内的检出率也很高，分别达 88.7% 和 68.7%。HIV 病人被传播媒介白蛉叮咬后极易获得感染。据 WHO 对欧洲发生的 867 例 HIV 合并利什曼原虫感染病人的统计，具有典型内脏利什曼病症状的占 85%，不典型或无明显症状的占 10%~15%。合并感染 HIV 的内脏利什曼病，由于机体免疫系统的全面崩溃和利什曼原虫在体内的广泛寄生，病人的预后极差，常因并发其他疾病而死亡。

NOTES

2. 淋巴结型内脏利什曼病(lymph gland visceral leishmaniasis,LGVL) 该类病人无内脏利什曼病病史,病变局限于淋巴结,故称为淋巴结型利什曼病。本病在北京、新疆先后有过报道,在内蒙古额济纳旗荒漠黑热病疫区内较常见。临床表现主要是全身多处淋巴结肿大,尤以腹股沟和股部最多见,其次是颈部、腋下和滑车上,再次是耳后、锁骨上和腋窝,局部无明显压痛或红肿。摘取淋巴结做连续切片常可查见利什曼原虫。病人的一般情况大多良好,少数可有低热和乏力,肝、脾很少触及,嗜酸性粒细胞常增多。本病多数病人可以自愈。

3. 黑热病后皮肤利什曼病(post-kala-azar dermal leishmaniasis,PKDL) 部分内脏利什曼病病人在用锑剂治疗过程中,或治愈后数年甚至十余年后,可发生黑热病后皮肤利什曼病。病人面部、四肢或躯干等部位出现许多含有利什曼原虫的皮肤结节,呈大小不等的肉芽肿,或呈暗色丘疹状,常见于面部及颈部,有的酷似瘤型麻风。黑热病后皮肤利什曼病在中国多出现在平原地区。最早由姚永政等报告在苏北发现 3 例,自 20 世纪 50 年代至今已报道 100 余例。据统计,有 55.0% 的病例同时发生皮肤与内脏损害,35% 发生在内脏病变消失多年之后,另有 10% 既未查见内脏感染,也无内脏利什曼病病史。

4. 皮肤利什曼病(cutaneous leishmaniasis,CL) 皮肤利什曼病是利什曼病中最常见的类型,它会导致面部、手臂和腿部的溃疡。虽然溃疡会自行愈合,但它们会导致严重的残疾,并留下严重的、永久性的毁容瘢痕。皮肤利什曼病病人在面部或四肢具有 1 个或多个皮肤损害,在皮损中均可查见利什曼原虫。病人的临床表现大体可分为丘疹或斑块、软性结节或脓肿、溃疡及硬性结节这 4 种皮损。本病病程 10 个月至 14 个月不等,有些可长达数年。病人以青壮年为主,媒介为硕大白蛉吴氏亚种,其病原体为婴儿利什曼原虫(*L. infantum*)或称杜氏利什曼原虫婴儿亚种(*L. donovani infantum*)。中国新疆克拉玛依地区的皮肤利什曼病不同于热带利什曼原虫所致的东方疖(oriental sore),东方疖多发于上下肢或面部,在白蛉叮咬处形成丘疹,逐渐增大,并在丘疹中央部位形成溃疡;也不同于墨西哥利什曼原虫所致的胶工溃疡(Chiclero's ulcer),胶工溃疡多发于耳轮,耳部软骨可遭破坏而导致耳轮残缺。

【免疫】

利什曼原虫在巨噬细胞内寄生和繁殖,其抗原可在巨噬细胞表面表达。宿主对利什曼原虫的免疫应答属细胞免疫,其效应细胞为激活的巨噬细胞,通过细胞内产生的活性氧杀伤无鞭毛体,同时也使含有无鞭毛体的巨噬细胞坏死并清除虫体,这种现象在皮肤利什曼病表现明显。近年来的研究结果提示,抗体也参与到宿主对利什曼原虫的免疫应答。

人体对杜氏利什曼原虫无先天免疫力,但利什曼病治愈后可产生稳固的获得性免疫,能够抵抗同种利什曼原虫的再感染。据报道,利什曼病病人治愈后,利什曼素皮内试验(LDT)阳性呈一平稳上升的曲线,20~29 年后达到高峰,以后呈下降趋势,该阳性反应可保持 50 余年之久,反应强度并不减弱。由此可见,病人治愈后可获得终身免疫。

【实验诊断】

1. 病原学检查 检出病原体即可确诊,常用的方法有以下几种。

(1)穿刺检查

1)涂片法:骨髓穿刺涂片法最为常用。髂骨穿刺简便安全,原虫检出率为 80%~90%。淋巴结穿刺通常选择肿大的淋巴结,如腹股沟、肱骨滑车上、颈淋巴结等,检出率约为 46%。也可进行淋巴结活检。脾脏穿刺检出率较高,达到 90%~99.3%,但不安全,因此一般较少使用或不用。

2)培养法:用无菌方法将上述穿刺物接种到 NNN 培养基中,置 22~25℃温箱内培养。约 1 周后,若在培养物中查见运动活泼的前鞭毛体,即可判定为阳性结果。

3)动物接种法:将穿刺物接种到金黄地鼠等易感动物体内,1~2 个月后,取动物的肝、脾进行印片涂片,用瑞特染液染色后镜检。

(2)皮肤活组织检查:用消毒针头刺破皮肤结节,取少许组织液;或用手术刀刮取少许结节组织

NOTES

做涂片，染色后镜检。

2. 免疫学诊断法

（1）抗体检测：可采用ELISA、IHA、对流免疫电泳（CIE）、间接免疫荧光抗体试验（IFAT）等进行抗体检测。斑点ELISA的阳性率也较高。但抗体检测方法常与其他疾病出现交叉反应，在诊断利什曼病方面有局限性。且抗体短期内不易消失，不宜用于疗效考核。

（2）循环抗原检测：单克隆抗体-抗原斑点试验（McAb-AST）诊断内脏利什曼病的阳性率可达97.03%，假阳性率仅0.2%。该方法敏感性、特异性、重复性均很好，且具有简易可行、仅需微量血清等优点，必要时还可做定量测定。该法还具有确定现症感染、可用于疗效考核等优点。

（3）快速试纸法（dipstick assay）：将利什曼原虫重组抗原rk39制备成试纸条（dipstick），用于美洲内脏利什曼病的诊断，阳性率高达100%。该法简便易行、携带方便，操作易行，2~5分钟内即可获得结果。

3. 分子生物学方法　PCR技术用于检测利什曼原虫效果好，敏感性、特异性均高。以动基体小环DNA基因序列设计的特异性引物均可用于利什曼病的诊断，理论上可检测0.1个原虫/ml血液。本方法特别适用于合并HIV感染的利什曼病的诊断。

利什曼病的诊断应根据病史、临床表现以及病原学检查、免疫学或分子生物学检测结果进行综合分析：①利什曼病流行区内的居民，或曾在白蛉活动季节（5~9月）在流行区居住过的人员；②长期不规则发热，脾脏呈进行性肿大，肝脏轻度或中度肿大，白细胞计数降低，贫血，血小板减少或有鼻出血及齿龈出血等症状；③免疫学方法检测特异性抗体呈阳性反应，或应用其他方法（包括应用单克隆抗体和分子生物学技术等）检测呈阳性反应；④在骨髓、脾或淋巴结等穿刺物涂片上查见利什曼原虫无鞭毛体，或穿刺物培养出利什曼原虫前鞭毛体。根据2017年的专家共识，临床诊断分为以下三类：符合①条和②条为疑似病例；符合①条、②条和③条为临床诊断病例；符合①条、②条、③条和④条为实验室确诊病例。

本病病原体检查应注意与播散型组织胞浆菌鉴别。该菌是一种经呼吸道传播、多见于热带和亚热带的真菌。临床诊断还需与儿童白血病和恶性组织细胞病（恶性组织细胞增生症）鉴别。

【流行】

利什曼病在世界上分布很广。在亚洲主要流行于印度、中国、孟加拉国和尼泊尔等国家。东非、北非、欧洲的地中海沿岸国家和地区，中亚地区，中、南美洲的部分国家也有该病的流行。1949年以前，中国利什曼病流行广泛，疫区范围包括山东、河北、河南、江苏、安徽、陕西、甘肃、新疆、宁夏、青海、四川、山西、湖北、辽宁、内蒙古等省、自治区及北京市郊。据1951年的调查估计，中国共有53万利什曼病病人，之后开展了大规模防治工作，取得了显著的效果。据20世纪90年代的调查资料显示，甘肃、四川、陕西、山西、新疆、内蒙古6个省、自治区尚有43个县为利什曼病流行县。四川省利什曼病散发于川北的汶川、九寨沟、茂县、理县、北川和黑水6县（市）。在甘肃省，陇南市的文县、武都和舟曲的病人较多。上述地区的犬感染率都很高，是主要的传染源。自1996年以来，新疆有33个县（市）仍陆续出现新发病例，主要分布在喀什三角洲及其周围的农场，涉及喀什、疏附、疏勒、巴楚、伽师和阿图什等县（市），其余27县呈散发。2017—2021年，中国共上报利什曼病1 019例，其中山西、甘肃、陕西的病例数最多。近年来，利什曼病的流行病学特征发生了变化，出现了一些新的疫区，寄生虫随媒介散布到了新的地区。特别是犬利什曼病迅速蔓延到以前的无疫区，非传统传播方式的证据也已经出现。中国利什曼病防治形势仍然严峻，传染源种类多且数量大，荒漠地带利什曼病的野生动物传染源尚待进一步证实。另外，随着国际交流的日益频繁，输入性病例数呈上升趋势，应加以重视。

根据传染来源的不同，内脏利什曼病在流行病学上可大致分为三种不同的类型：人源型、犬源型和自然疫源型。

（1）人源型：又称为平原型，多见于平原地区，分布在黄淮地区的苏北、皖北、鲁南、豫东以及冀南、鄂北、陕西关中和新疆南部的喀什等地。病人以青少年为主，婴儿少，犬很少感染。病人为主要传染源。传播媒介为家栖型中华白蛉和新疆长管白蛉。这些地区利什曼病已被控制，近年未再发现新病例，但偶可发现皮肤型黑热病。

（2）犬源型：又称为山丘型，多见于山丘地区，分布于甘肃、青海、宁夏、川北、陕北、冀东北、辽宁和北京市郊某些县。病人散在，绝大多数病人为儿童，婴儿的感染率较高，成人很少得病。犬为主要的传染源，感染率较高。传播媒介为近野栖型中华白蛉。这类地区为中国目前利什曼病主要流行区。

（3）自然疫源型：又称为荒漠型，多分布于新疆和内蒙古的某些荒漠地区。当地病人主要是婴幼儿，2 岁以下占 90% 以上。进入这类地区的外地成人常患淋巴结型利什曼病。这类疫区病例散发，传染源可能是野生动物。传播媒介为野栖蛉种，主要是吴氏白蛉，其次为亚历山大白蛉。动物宿主尚需进一步证实。

【防治】

在利什曼病流行区采取查治病人、杀灭病犬和消灭传播媒介白蛉的综合防治措施，效果较好。

1. 治疗病人　五价锑剂葡萄糖酸锑钠，国产制剂为葡萄糖酸锑钠（斯锑黑克，stibiihexonas），具有较好的疗效。对于少数经锑剂反复治疗无效的病人，可用喷他脒（pentamidine）或二脒替（stilbamidine）等芳香双脒剂进行治疗，或与五价锑合并使用，效果更佳。

米替福新（miltefosine）是一种新开发的口服药，化学名为十六烷基磷酸胆碱。实验证明，该药在体内外对利什曼原虫有杀灭作用，同时对 T 细胞和巨噬细胞具有免疫调节作用，并能使白细胞及血小板数量上升。临床使用证实，米替福新对利什曼病具有良好疗效。

2. 杀灭病犬　由于治疗病犬十分困难，所以需要对犬进行定期检查，做到早发现、早捕杀。捕杀病犬是犬源型利什曼病流行区防治工作的关键。

3. 传播媒介的防制　可根据白蛉的生态习性，采取适当的对策消灭传播媒介白蛉。其次，应加强个人防护，正确使用防蛉设施，如纱窗、纱门、蚊帐、灭蛉器、驱避剂等，以防止白蛉的叮咬。在疫区内，可用杀虫剂溴氰菊酯（12.5~25mg/m^2）对人口居住集聚地和发病较集中的村落进行滞留喷洒灭蛉，以有效阻断传播途径。

4. 建议对献血者加做利什曼原虫的病原学检查。

（陈达丽）

第二节 | 锥　虫

锥虫（Trypanosoma）属血鞭毛原虫（hemoflagellate protozoa），寄生于人体的锥虫有两种。一种是布氏冈比亚锥虫与布氏罗得西亚锥虫，它们是非洲锥虫病（African trypanosomiasis，AT）或称非洲昏睡病（African sleeping sickness）的病原体。其中，97% 左右的非洲锥虫病病例是由布氏冈比亚锥虫（*Trypanosoma brucei gambiense* Dutton，1902）引起的慢性感染，剩余约 3% 是由罗得西亚锥虫（*T. b. rhodesiense* Stephens & Fanthan，1901）引起的急性感染。另一种为枯氏锥虫，引起美洲锥虫病（American trypanosomiasis），又称恰加斯病（Chagas disease）。

一、布氏冈比亚锥虫与布氏罗得西亚锥虫

布氏冈比亚锥虫与布氏罗得西亚锥虫同属布氏锥虫复合体（*Trypanosoma brucei* complex），是人体涎源性锥虫，其媒介昆虫是舌蝇（*Glossina spp.*）。布氏冈比亚锥虫分布于西非和中非河流或森林地带，而布氏罗得西亚锥虫主要分布于东非和南非的热带草原及湖岸的灌木和丛林地带。这两种锥虫在形态、生活史、致病及临床表现等方面有共同特征。目前，中国没有锥虫病流行。近年来已有 4 例输入性非洲锥虫病病例报告，值得高度重视。

【形态】

在人体内寄生的是锥鞭毛体（trypomastigote），具多态性，可分为细长和短粗两种类型（图 10-3）。

经吉姆萨液或瑞特液染色后，锥鞭毛体胞质呈淡蓝色，有细胞核1个，居中，呈红色或红紫色。动基体为深红色，点状。波动膜为淡蓝色。细胞质内有深蓝色的异染质颗粒。细长型长20~40μm，宽1.5~3.5μm，前端较尖细，有一游离鞭毛可长达6μm，动基体位于虫体后部近末端。粗短型长15~25μm，宽3.5μm，游离鞭毛短于1μm，或鞭毛不游离。动基体位于虫体近后端，为腊肠形，内含DNA，一端常生出细而长的线粒体。鞭毛起自基体，伸出虫体后，与虫体表膜相连。当鞭毛运动时，表膜伸展，即成波动膜。

【生活史】

在病程的早期，锥鞭毛体存在于血液、淋巴液内，晚期可侵入脑脊液。各型锥鞭毛体中，仅粗短型锥鞭毛体对舌蝇具感染性。舌蝇吸入病人血液内锥鞭毛体后，在其肠内以二分裂法增殖，发育为细长型锥鞭毛体。在感染后的约10天，锥鞭毛体从中肠经前胃到达下咽，然后进入唾液腺，附着于细胞上，并转变为上鞭毛体（epimastigote）。经过增殖后，最终转变为循环后期锥鞭毛体（metacyclic trypomastigote），该阶段的锥鞭毛体外形短粗，无鞭毛，对人具感染性。当受染的舌蝇刺吸人血时，循环后期锥鞭毛体随涎液进入人体皮下组织，转变为细长型，繁殖后进入血液（图10-3）。

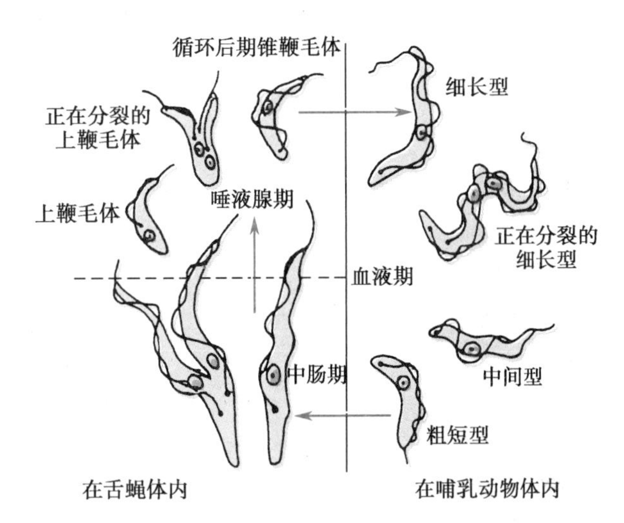

图10-3 布氏锥虫生活史示意图

【致病】

布氏冈比亚锥虫与布氏罗得西亚锥虫感染导致的病程有所不同。布氏冈比亚锥虫病呈慢性过程，病程可达数月至数年；布氏罗得西亚锥虫病则呈现出急性过程，病程常为3~9个月。有些病人在中枢神经系统未受侵犯以前就已经死亡。锥虫侵入人体后，其病理过程和临床表现包括以下几个阶段：

1. **初发反应期** 人被舌蝇叮咬后，锥鞭毛体在局部增殖，引起淋巴细胞、组织细胞及少量嗜酸性粒细胞和巨噬细胞浸润，导致局部红肿，称锥虫下疳（trypanosomal chancre）。锥虫下疳约在感染后第6天出现，初为结节，之后肿胀，形成硬结，伴有痛感，约3周后消退。

2. **血淋巴期**（haemo-lymphatic phase） 一旦锥虫进入血液和组织间淋巴液后，就会引发全身淋巴结肿大，淋巴结中的淋巴细胞、浆细胞和巨噬细胞增生。感染后的5~12天，会出现锥虫血症。病人出现发热、头痛、关节痛、肢体痛等症状。颈后三角部淋巴结肿大（Winterbottom征）是冈比亚锥虫病的特征，其他体征包括深部感觉过敏（Kerandel征）等。此外，心肌炎、心外膜炎及心包积液等也可能发生。

3. **脑膜脑炎期**（meningo-encephalitic phase） 锥虫侵入中枢神经系统可在发病后几个月或数年后才出现。常见病变为弥漫性软脑膜炎，脑皮质充血和水肿，神经元变性，胶质细胞增生。病人主要表现为个性改变，精神淡漠。此后还可能出现异常反射，包括深部感觉过敏、共济失调、震颤、痉挛、嗜睡，甚至最后进入昏睡状态。

【实验诊断】

在进行病原学检查时，可取病人血液进行涂片染色镜检。当血中虫数多时，锥鞭毛体以细长型为主，血中虫数因宿主免疫反应而减少时，则以粗短型居多。也可取淋巴液、脑脊液、骨髓穿刺液、淋巴结穿刺物进行涂片检查。此外，动物接种也是一种实用的检查方法。免疫学方法和分子生物学方法可作为辅助诊断。

【流行与防治】

布氏冈比亚锥虫病的主要传染源为病人及带虫者，而牛、猪、山羊、绵羊、犬等动物可能是保虫宿主。主要传播媒介为须舌蝇（*Glossina palpalis*、*Glossina tachinoides* 和 *Glossina fuscipes*），这类舌蝇主要在沿河流或植物稠密地带滋生。布氏罗得西亚锥虫病的传染源为人（猎人、渔民和采集工人），非洲羚羊、牛、狮、鬣狗等动物为其保虫宿主。主要传播媒介为刺舌蝇（*G. morsitans*）、淡足舌蝇（*G. pallidipes*）及丝舌蝇（*G. swynnertoni*），这类舌蝇滋生在东非热带草原和湖岸矮林地带及草丛地带，嗜吸动物血，在动物中传播锥虫，人因进入上述地区而感染。

WHO 推荐用于治疗 AT 的药物有 4 种，分别是苏拉明（suramin）、喷他脒（pentamidine）、美拉胂醇（melarsoprol）和 NELT［依氟鸟氨酸（eflornithine）和硝呋替莫（nifurtimox）联合用药］。非洲锥虫病的治疗依据锥虫的分型和疾病的分期而不同。喷他脒和苏拉明分别是治疗第一阶段的布氏冈比亚锥虫感染和布氏罗得西亚锥虫感染的一线药物，美拉胂醇和 NELT 主要用于第二阶段的 AT。此外，非昔硝唑（fexinidazole），是一种 DNA 合成抑制剂，用于口服治疗人类 AT，既可以治疗病程的第一阶段，也可以治疗虫体越过血脑屏障、导致患者出现神经精神症状的第二阶段，且几乎没有任何非特异性细胞毒性。临床试验表明，非昔硝唑治愈了 91% 重度昏睡病患者，99% 的早期患者。AT 的规范治疗完成后还需经过 1~2 年的随访以确定患者有无复发。

有效的防治措施包括改变媒介昆虫舌蝇的滋生环境，例如，清除灌木林和喷洒杀虫剂等能消灭媒介，控制疾病的传播。

二、枯氏锥虫

枯氏锥虫（*Trypanosoma cruzi* Chagas，1909）主要分布于南美和中美，故又称美洲锥虫，属人体粪源性锥虫，是美洲锥虫病（American trypanosomiasis）即恰加斯病（Chagas disease）的病原体，由吸血昆虫锥蝽（*Panstrongylus megistus*）传播。

【形态】

枯氏锥虫在其生活史中，因寄生环境不同，有三种不同的形态：无鞭毛体、上鞭毛体和锥鞭毛体。无鞭毛体（amastigote）存在于细胞内，呈圆形或椭圆形，大小为 2.4~6.5μm，有核和动基体，无鞭毛或有很短的鞭毛。上鞭毛体（epimastigote）存在于锥蝽的消化道内，纺锤形，长约 20~40μm，动基体在核的前方，游离鞭毛自核的前方发出。锥鞭毛体（trypomastigote）存在于宿主血液或锥蝽（triatomine）的后肠内（循环后期锥鞭毛体），大小（11.7~30.4）μm×（0.7~5.9）μm，游离鞭毛自核的后方发出。在血液内，虫体弯曲如新月状。

【生活史】

枯氏锥虫的发育包括在人体或其他哺乳动物（如狐、松鼠、犬、猫、家鼠等）体内和传播媒介锥蝽体内这两个阶段。当锥蝽自人体或哺乳动物吸入含有锥鞭毛体的血液后，锥鞭毛体在锥蝽肠道内发育和增殖，最后发育至循环后期锥鞭毛体，此为感染阶段。循环后期锥鞭毛体随锥蝽粪便排出于哺乳动物体表，此时的虫体细长且高度活跃，可经破损的皮肤或经被叮咬的伤口而进入宿主体内，也可通过口腔、鼻腔黏膜或眼结膜而侵入。侵入宿主局部的锥鞭毛体进入末梢血液或附近的吞噬细胞或者非吞噬细胞，转变为无鞭毛体，随后进行二分裂增殖并形成假包囊（其内含数百个无鞭毛体）。约 5 天后，部分无鞭毛体经上鞭毛体转变为锥鞭毛体，锥鞭毛体破假包囊而出，进入血液，再侵入新的组织细胞。此外，宿主还可通过输血、母乳、胎盘或食入被传染性锥蝽粪便污染的食物而获得感染。

【致病】

无鞭毛体是主要的致病阶段，致病过程分急性期和慢性期。

1. 急性期 锥虫侵入部位的皮下结缔组织出现炎症反应，叮咬局部出现结节，称为恰加斯肿（Chagoma）。如侵入部位在眼结膜时，会出现一侧性眼眶周围水肿、结膜炎及耳前淋巴结炎（Romana 征），此为急性恰加斯病的典型特征。锥虫侵入组织后的主要临床表现为头痛、倦怠、发热、广泛的淋巴结肿大以及肝大脾大，还可出现呕吐、腹泻或脑膜炎症状，心脏症状为心动过缓、心肌炎等。这一阶段可持续 4~5 周，大多数病人自急性期恢复后进入隐匿期，有些病人则转为慢性期。部分急性期病人可因发生心力衰竭和脑膜脑炎而死亡。

2. 慢性期　常出现在感染 10~20 年后，主要病变为心肌炎，食管与结肠肥大和扩张，继之形成巨食管和巨结肠。在慢性期，血中及组织内很难找到锥虫。心脏病变是慢性期最常见的后遗症和致死原因。慢性期恰加斯心脏病病人可有附壁血栓形成，可继发肺、脑等器官栓塞。巨食管病人可有继发性肺炎，唾液腺肥大等。巨结肠病人可有排便极度困难等症状。

【实验诊断】

在病原学检测方面，因急性期的血中锥鞭毛体数量多，可采用血涂片确诊。在隐匿期或慢性期，血中锥虫少，可用血液接种动物或用 NNN 培养基培养，或试用接种诊断法，即用人工饲养的未受感染的锥蝽幼虫饲食受检者血液，10~30 天后检查锥蝽幼虫肠道内有无锥虫。另外，敏感性较高的 PCR 等分子生物学技术，可用于检测虫数极低的血液标本。间接免疫荧光抗体试验（IFAT）、间接血凝实验（IHA）、ELISA 和免疫层析试条法等可以辅助诊断，一旦抗枯氏锥虫 IgM 抗体阳性则提示急性感染；而 IgG 抗体阳性则无确诊现症病人的意义。

恰加斯心脏病需与产后心力衰竭、高排血量心力衰竭、心瓣膜病、急性风湿热、急性心肌炎及先天性畸形等相鉴别，心电图、超声心动图及枯氏锥虫特异性抗体检测有助于鉴别。慢性期出现的巨食管、巨结肠需与食管癌和先天性巨结肠相鉴别。

【流行与防治】

每年的 4 月 14 日是世界恰加斯病日。在过去的几十年里，美国、加拿大、许多欧洲国家以及一些西太平洋国家中都发现了越来越多的恰加斯病病例。全世界共有 44 个国家发现了恰加斯病病例，这在很大程度上与人口流动的增加有关。 据 2023 年 WHO 的数据，估计全世界现有 600 万~700 万人感染了枯氏锥虫，每年导致约 1.2 万人死亡，约 7 500 万人面临感染风险。

枯氏锥虫可寄生于多种哺乳动物，如狐、松鼠、食蚁兽、犰狳、蝙蝠、雪貂、犬、猫、家鼠、猴等，故本病是自然疫源性疾病和人兽共患寄生虫病。

美洲锥虫病的治疗主要是采用抗寄生虫药物和支持治疗。苯硝唑（benznidazole）或硝呋莫司（nifurtimox）是有效抗枯氏锥虫药，对急性期有一定效果。支持治疗主要包括心衰的治疗、置入起搏器及抗心律失常药的使用、心脏移植、食管扩张术、食管括约肌下端的肉毒杆菌毒素注射及巨结肠症的胃肠道外科手术治疗等。非昔硝唑（fexinidazole）也可用于治疗枯氏锥虫病。

预防本病的重要措施包括：改善居住条件和房屋结构，如安装纱门、纱窗，以防锥蝽在室内滋生与栖息；采用拟除虫菊酯等杀虫剂滞留喷洒方法杀灭室内锥蝽；尽量消灭保虫宿主；使用蚊帐或驱避剂防止叮咬；加强孕妇、献血者、器官捐献者的锥虫病原学检查，或血清抗锥虫抗体检查等。

（陈达丽）

第三节　蓝氏贾第鞭毛虫

蓝氏贾第鞭毛虫（*Giardia duodenalis*，亦称 *G. lamblia*，*G. intestinalis*），简称贾第虫，是一种呈全球性分布的肠道寄生原虫，主要寄生于人和某些哺乳动物的小肠，引起以腹泻和消化不良为主要症状的蓝氏贾第鞭毛虫病（giardiasis），简称贾第虫病。寄生于十二指肠内的滋养体偶可侵犯胆道系统造成炎性病变。贾第虫有 8 个集群（assemblages A~H），寄生人体的以 A 和 B 为主。1681 年，荷兰学者 van Leeuwenhoek 首先在他自己腹泻的粪便内发现本虫。贾第虫易在旅游者中引起感染，导致腹泻和体重下降，故本病也称"旅游者腹泻"。目前，贾第虫病已被列为全世界危害人类健康的十种主要寄生虫病之一。由于贾第虫可与 HIV 合并感染，因而近年引起了人们越来越多的重视。

【形态】

1. 滋养体　呈纵切的倒置梨形，长 9~21μm，宽 5~15μm，厚 2~4μm。两侧对称，前端宽钝，后端尖细，腹面扁平，背部隆起。虫体缺乏线粒体、过氧化物酶体和高尔基体。一对细胞核位于虫体前端

1/2 靠近吸盘的位置。至于核内是否具有核仁,学者们曾争论不一,但最近的研究表明核内确有核仁结构。虫体有前侧、后侧、腹侧和尾部鞭毛 4 对,均由位于两核间靠前端的基体(basal body)发出。1 对前鞭毛向前伸出体外,其余 3 对发出后在两核间分别向虫体两侧、腹侧和尾部伸出体外。以前曾认为贾第虫有 1 根由前到后沿中线连接尾鞭毛的 1 对平行的"轴柱",但目前认为这种结构实际是尾鞭毛从虫体前端基体发出后,从前到后延伸过程中的部分,并将虫体分为均等的两半。活虫体借助鞭毛摆动做活泼的翻滚运动,似落叶。1 对呈爪锤状的中体(median body)与轴柱 1/2 处相交(图 10-4)。

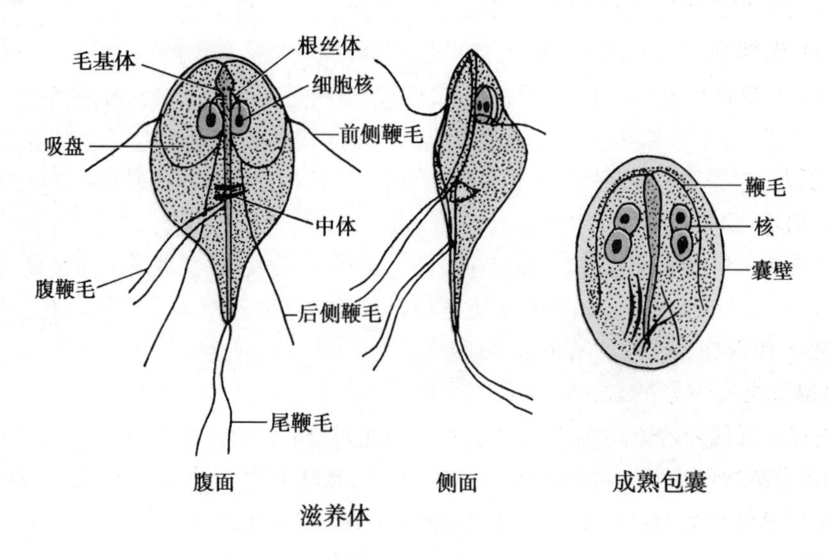

图 10-4 蓝氏贾第鞭毛虫模式图

2. **包囊** 呈椭圆形,长 8~14μm,宽 7~10μm,囊壁较厚,与虫体间有明显的间隙。未成熟包囊内含 2 个细胞核,成熟包囊内含 4 个核。胞质内可见中体和鞭毛的早期结构。

【生活史】

贾第虫生活史简单,包括滋养体和包囊两个阶段。包囊为感染期,人或动物因摄入被包囊污染的水或食物而感染。在十二指肠内,包囊脱囊形成 2 个滋养体,后者主要寄生于十二指肠或小肠上段。滋养体借助吸盘吸附于小肠绒毛表面,以二分裂方式进行繁殖。在外界环境不利时,滋养体分泌成囊物质形成包囊并随粪便排出体外。包囊在水中和凉爽环境中可存活数天至 1 个月之久。

【致病】

1. **致病机制** 贾第虫的致病机制目前尚不完全清楚,可能与下列因素有关。

(1)虫株致病力:贾第虫有多种基因型或分离株,如波兰株、比利时株、GS 株和 ISR 株等。人吞入包囊后能否感染或发病,与虫株致病力密切相关。有报告发现 GS 株具有较强的致病力,接受 GS 株包囊的 10 名志愿者均获得感染,其中 5 人出现临床症状;而 ISR 株的致病力较弱,接受 ISR 株包囊的 5 名志愿者无一人感染。

(2)丙种球蛋白缺乏:先天或后天丙种球蛋白缺乏者不仅对贾第虫易感,而且感染后易出现慢性腹泻和吸收不良等严重临床症状。有学者认为,IgA 缺乏是导致贾第虫病的重要因素。胃肠道分泌的 IgA 与胃肠道内原虫的清除有关。人群中有 10% 的人缺乏 IgA,这些人群对贾第虫易感。有研究表明,贾第虫滋养体能分泌降解 IgA 的蛋白酶,因而得以在小肠内寄生和繁殖。

(3)二糖酶缺乏:这是导致宿主腹泻的原因之一。在贾第虫病人和动物体内,二糖酶均有不同程度缺乏。动物实验显示,在二糖酶水平降低时,滋养体可直接损伤小鼠的肠黏膜细胞,造成小肠微绒毛变短甚至扁平,从而提示此酶水平降低可能是小肠黏膜病变加重的原因,也是造成腹泻的重要因素。

(4)其他:大量的虫体对小肠黏膜表面的覆盖(图 10-5),吸盘对肠黏膜的机械性损伤,原虫分泌与代谢产物对肠黏膜微绒毛的化学性刺激，以及虫体与宿主竞争基础营养等因素均可影响肠黏膜的吸收功能，导致维生素 B_{12}、乳糖、脂肪和蛋白质的吸收障碍。

2. **病理组织学改变**　小肠黏膜呈现典型的卡他性炎症病理组织学改变。主要表现为黏膜固有层急性炎性细胞（中性粒细胞和嗜酸性粒细胞）和慢性炎性细胞浸润，上皮细胞有丝分裂象数目增加，绒毛变短变粗，长度与腺腔比例明显变小，上皮细胞坏死脱落，黏膜下派尔集合淋巴结（Peyer patches）明显增生等。这些病理改变是可逆的，治疗后即可恢复。

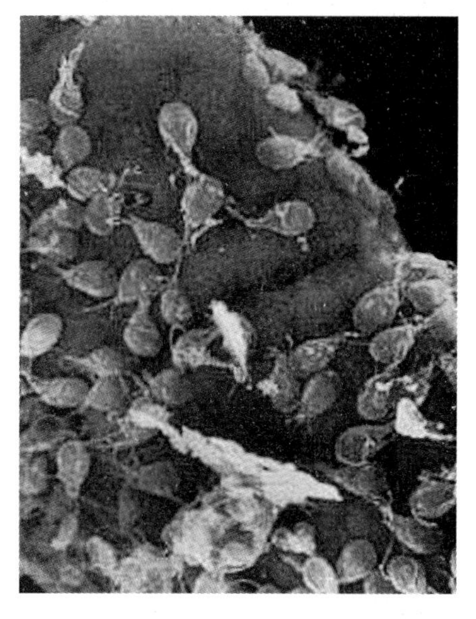

图 10-5　吸附于小肠黏膜表面的滋养体扫描电镜图

3. **临床表现**　大多数感染包囊者无明显临床症状，仅呈带虫状态。出现症状者主要表现为急、慢性腹泻，后者常伴有吸收不良综合征。潜伏期平均为 1~2 周，最长者可达 45 天。

急性期症状有恶心、厌食、上腹及全身不适，或伴低热或寒战，还会出现突发性恶臭水泻、胃肠胀气、呃逆和上中腹部痉挛性疼痛。粪便内偶见黏液，但极少带血。幼儿患病后，病程可持续数月，并出现吸收不良、脂肪泻、衰弱和体重减轻等症状。部分未得到及时治疗的急性期病人可转入亚急性或慢性期。亚急性期的症状包括间歇性排恶臭味软便（或呈粥样），伴有腹胀、痉挛性腹痛，或有恶心、厌食、嗳气、头痛、便秘和体重减轻等。慢性病人比较多见，表现为周期性排稀便，甚臭，病程可达数年而不愈。严重感染且得不到及时治疗的患儿病程很长，常导致营养吸收不良和发育障碍。贾第虫偶可侵入胆道系统，引起胆囊炎或胆管炎。

【免疫】

宿主的非特异性免疫，如乳汁内的游离脂肪酸和肠黏膜本身，对贾第虫感染均具有不同程度的防御作用。

贾第虫的抗原主要有表面抗原和分泌性抗原两种。前者为细胞表面的蛋白质，后者为虫体的排泄-分泌物。表面抗原多为富含半胱氨酸的蛋白（cysteine rich proteins），为表面变异蛋白（variant surface protein）。表面抗原发生变异可能是虫体逃避宿主免疫攻击的一种方式。一些虫株的表面抗原可通过抵抗宿主蛋白水解酶的水解作用来逃避宿主的免疫攻击。

宿主的体液和细胞免疫效应对贾第虫感染均有不同程度的保护作用。血中特异性 IgG 和 IgM 抗体通过补体 C1 和 C9 依赖的细胞毒作用可杀伤滋养体；肠道内特异性分泌型 IgA 抗体对虫体有清除作用；受感染母亲的乳汁内特异性 IgG 和 IgA 抗体对婴儿有保护作用。宿主体内的细胞免疫反应可能是通过抗体依赖细胞介导的细胞毒作用（antibody-dependent cell-mediated cytotoxicity，ADCC）来完成的。

【实验诊断】

1. **病原学检查**　查到滋养体或包囊即可确诊。

（1）粪便检查：急性期取新鲜粪便标本做生理盐水涂片镜检查滋养体。亚急性期或慢性期，可用直接涂片碘液染色、硫酸锌浮聚或醛-醚浓集等方法查包囊。由于包囊排出具有间断性，隔日查一次、1 周内连续查三次的方法，可大大提高检出率。

（2）小肠液检查：用十二指肠引流或肠检胶囊法（entero-test capsule）采集标本。前者用于多次粪便检查阴性，而临床又不能排除本虫感染的病例，在引流液内查到滋养体即可确诊。后者的具体做法是：禁食后，嘱病人吞下一个装有尼龙线的胶囊。3~4 小时后，缓缓拉出尼龙线，挤出尼龙线上的黏附物镜检查滋养体。

（3）小肠活体组织检查：借助内镜在小肠 Treitz 韧带附近钳取黏膜组织。标本可先做压片，或用吉姆萨染色后镜检查滋养体。本法临床很少应用。

2. 免疫学检查 血清抗贾第虫抗体检测对诊断意义不大。酶联免疫吸附试验（ELISA）或者快速免疫试纸条检测粪便中贾第虫抗原有助于诊断。

3. 分子生物学方法 目前多采用 PCR 方法扩增贾第虫的某个基因片段进行诊断，应用 PCR 可检出 2pg 的贾第虫滋养体基因组 DNA 和低至 100μl 粪便标本中 10 个贾第虫包囊。环介导等温扩增检测（loop mediated isothermal amplification，LAMP）也被用于该病的诊断。此法是在 60~65℃等温条件下，短时间（通常是一小时内）内进行核酸扩增，不依赖任何专门的仪器设备即可实现现场高通量快速检测的基因扩增方法。

【流行】

贾第虫病呈全球性分布，据 WHO 估计，全世界感染率为 1%~20% 左右。本虫不仅流行于发展中国家，如美国、加拿大、澳大利亚等发达国家也有流行。仅 2012—2017 年，美国 26 个州就上报贾第虫病病例 111 例，本虫被认为是美国最常见的肠道寄生虫感染。在中国，各地人群感染率不等，农村高于城市。近年来，贾第虫合并 HIV/AIDS 感染及其在同性恋者中流行的报道不断增多。一些家畜和野生动物也常为本虫的保虫宿主，故本病也是一种人兽共患病。

1. 传染源 从粪便排出包囊的人和动物均为贾第虫病的传染源。保虫宿主包括家畜（如牛、羊、猪、兔等）、宠物（如猫、狗）和野生动物（如河狸）。包囊对外界抵抗力强，人及动物对其高度易感。

2. 传播途径 水源传播是感染贾第虫的重要途径，也可以通过人际、性和食物进行传播。一般自来水中的余氯不能杀死包囊。包囊通过污染食物或者水源经口感染，在贫穷、人口过度拥挤、用水不足以及卫生状况不良的地区更为普遍。人际传播多见于小学、托儿所和家庭成员之间；同性恋者的肛交常导致包囊的间接“粪-口”传播。

3. 易感人群 任何年龄段的人群均对本虫易感，儿童、年老体弱者和免疫功能缺陷者尤其易感。曾有报道，在 720 例 HIV 感染伴有腹泻综合征的病人中，有 25 例合并贾第虫感染。

【防治】

贾第虫病的防治需要积极治疗病人和无症状带虫者，加强人和动物宿主的粪便管理，防止水源污染。搞好环境卫生、饮食卫生和个人卫生也非常重要，共用的儿童玩具应定期消毒。对艾滋病病人和其他免疫功能减退者，应采取预防和治疗措施，以防止贾第虫感染。

常用的治疗药物有甲硝唑（灭滴灵）、呋喃唑酮（痢特灵）和替硝唑（tinidazole）。巴龙霉素（paromomycin）多用于治疗有临床症状的贾第虫病人，尤其是感染本虫的妊娠期妇女。

（陈达丽）

第四节 阴道毛滴虫

阴道毛滴虫（*Trichomonas vaginalis* Donne，1837）是寄生在人体阴道和泌尿生殖道的鞭毛虫，由其引起的滴虫性阴道炎、尿道炎或前列腺炎，是以性传播为主的一种传染病（性传播疾病，sexually transmitted disease，STD）。

【形态和生活史】

阴道毛滴虫仅有滋养体一个形态阶段，活体无色透明，有折光性，体态多变，活动力强。固定染色后虫体呈梨形，体长可达 30μm，宽 10~15μm。前端有一个泡状核，核上缘有 5 颗排列成环状的毛基体，由此发出 5 根鞭毛，分别为 4 根前鞭毛和 1 根后鞭毛。滋养体有轴柱 1 根，纤细透明，纵贯虫体，自后端伸出体外。虫体外侧前 1/2 处，有一波动膜，其外缘与向后延伸的后鞭毛相连。虫体借助鞭毛摆动前进，并借助波动膜的波动做旋转式运动。胞质内有深染的颗粒，为该虫特有的氢化酶体（hydrogenosome）（图 10-6）。

阴道毛滴虫生活史简单，仅有滋养体期。主要寄生于女性阴道，尤以后穹窿为多见，偶可侵入尿道。男性感染者一般寄生于尿道、前列腺，也可侵及睾丸、附睾及包皮下组织。虫体以纵二分裂法繁殖。滋养体既是繁殖阶段，也是感染和致病阶段。该虫通过直接或间接接触方式在人群中传播。

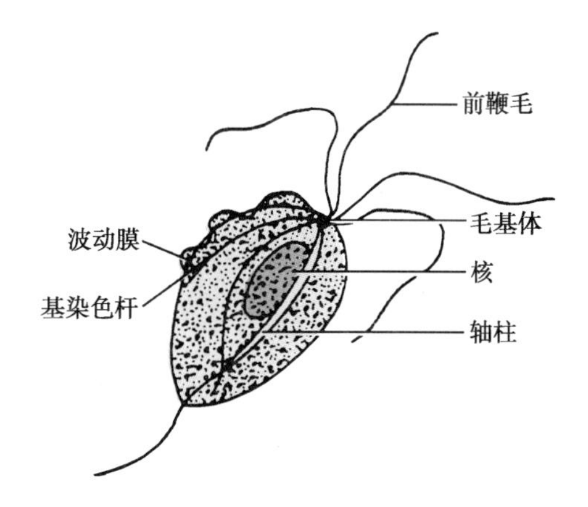

图 10-6　阴道毛滴虫模式图

【致病】

阴道毛滴虫的致病力随宿主生理状态而变化。正常情况下，健康女性阴道的内环境因乳酸杆菌的作用而保持酸性（pH 3.8~4.4），可抑制虫体及细菌的生长繁殖，这称为“阴道的自净作用”。当滴虫寄生阴道时，随着糖原的消耗，乳酸杆菌的酵解作用被抑制，乳酸浓度降低，阴道的 pH 由原来的酸性转变为中性或碱性，从而破坏了阴道的自净作用，使得滴虫得以大量繁殖并促进继发性细菌感染，加重炎症反应。当泌尿生殖系统出现生理变化，如妊娠期或月经后，阴道 pH 接近中性，也有利于滴虫和细菌的生长和繁殖。

体外试验表明，本虫对阴道上皮细胞的破坏是一种接触依赖性细胞病变效应（contact dependent cytopathic effect）。虫体通过接触并黏附于靶细胞后发挥杀伤作用。实验证明，虫体表面至少有 4 种蛋白参与致病的细胞黏附过程。其次，虫体吞噬阴道上皮细胞也是其致病因素之一。此外，鞭毛还能分泌细胞离散因子（cell-detaching factor），该因子可促使靶细胞离散。这种现象与临床上观察到的阴道黏膜病变上皮细胞脱落相似。由于离散因子的生成量与感染严重程度一致，因此有学者推测离散因子可能是阴道毛滴虫的毒力标志。另有实验研究表明，滴虫性阴道炎的临床表现还与阴道内的雌激素浓度有关。雌激素浓度越高，症状越轻，反之亦然。

许多女性虽有阴道毛滴虫感染，但无临床症状或症状不明显；有些感染者则有明显的阴道炎症状和体征。患者最常见的主诉为阴部瘙痒或烧灼感，白带增多。阴道内镜检查可见分泌物增多，呈灰黄色、泡状、臭味，也有呈乳白色的液状分泌物。当伴有细菌感染时，白带呈脓液状或粉红状。当滴虫侵及尿道时，可有尿频、尿急和尿痛等症状。男性感染还可引起尿痛、夜尿、前列腺炎及附睾炎等症状。有的学者认为阴道毛滴虫可吞噬精子，感染后分泌物增多影响精子活力，导致不育症。

【实验诊断】

取阴道后穹窿分泌物、尿液沉淀物或前列腺分泌物，直接涂片或涂片染色镜检，若查见滋养体即可确诊。也可采用培养法，将分泌物加入肝浸液培养基，37℃孵育 48 小时后镜检滋养体。一些免疫学诊断方法，如酶联免疫吸附试验（enzyme linked immunosorbent assay，ELISA）、直接荧光抗体（direct fluorescent antibody，DFA）试验和乳胶凝集试验（latex agglutination test，LAT），以及分子生物学方法，如 DNA 探针等均可用于滴虫感染的辅助诊断。

【流行】

阴道毛滴虫呈世界性分布，在中国的流行也很广泛。各地感染率不一，以 16~35 岁年龄组的女性感染率最高。滴虫性阴道炎患者或无症状带虫者或男性带虫者均为传染源。传播途径包括直接和间接传播两种方式。前者主要通过性交传播，为主要的传播方式；后者主要通过使用公共浴池、浴具、共用游泳衣裤、坐式马桶等传播。滋养体在外界环境中可保持较长时间的活力，在半干燥环境下可存活 14~20 小时，潮湿的毛巾、衣裤中可存活 23 小时，−10℃的环境中至少存活 7 小时，40℃水中可存活 102 小时，2~3℃水中可存活 65 小时，甚至在普通肥皂水中也可存活 45~150 分钟。由此可见，人体可通过间接方式获得感染。

【防治】

应及时治疗无症状的带虫者和病人以减少和控制传染源。夫妻或性伴侣双方应同时治疗，以达到根治的目的。临床上常用的口服药物为甲硝唑(灭滴灵)。局部治疗可用乙酰胂胺或 1∶5 000 高锰酸钾溶液冲洗阴道;也可用甲硝唑和扁桃酸栓,后者效果较好且安全。预防方面,应注意个人卫生和经期卫生;不共用泳衣裤和浴具;在公共浴室提倡使用淋浴;慎用公共马桶。

(彭鸿娟)

第五节 | 其他毛滴虫

一、人毛滴虫

人毛滴虫(*Trichomonas hominis* Daraine,1860)寄生于人体盲肠和结肠,其生活史仅有滋养体阶段,无包囊。滋养体呈梨形,形似阴道毛滴虫,有 3~5 根前鞭毛和 1 根后鞭毛。后鞭毛与波动膜外缘相连,游离于尾端。波动膜的内侧借助一弯曲、薄杆状的肋与虫体相连。

肋与波动膜等长,染色后的肋是重要的诊断依据。活虫体可做急速而无方向的运动。波动膜在运动中起旋转作用,而前鞭毛起推动作用。胞核单个,位于前端,核内染色质分布不均匀。胞质内含有食物泡和细菌。一根纤细的轴柱由前向后贯穿整个虫体(图 10-7)。

虫体以纵二分裂法繁殖。滋养体在外界有较强的抵抗力,为感染阶段。目前尚无证据表明人毛滴虫对人体有致病作用。有调查表明,人毛滴虫在腹泻患者中的检出率是健康人的数倍,故认为本虫可导致腹泻。但也有人认为,腹泻系与本虫感染相伴,并非本虫感染所致。可采用粪便直接涂片法镜检滋养体或用人工培养基(Boeck 和 Drobhlav 二氏培养基)分离虫体。

本虫呈世界性分布,以热带和亚热带较为常见。感染率各地不同,中国为 0.2%~9.4%,以儿童较为常见。本虫感染途径为粪-口传播。误食被滋养体污染的饮用水和食物均可感染。治疗首选药物为甲硝唑(灭滴灵),中药雷丸疗效也较好。

二、口腔毛滴虫

口腔毛滴虫(*Trichomonas tenax* Muller,1773)寄生于人体口腔,定居于齿龈脓溢袋和扁桃体隐窝内,常与齿槽化脓同时存在。生活史仅有滋养体阶段,外形似阴道毛滴虫,呈梨状,有 4 根前鞭毛和 1 根无游离端的后鞭毛。体侧的波动膜稍长于阴道毛滴虫。核单个,位于虫体前部中央,含丰富染色质粒。轴柱较纤细,沿虫体末端伸出(图 10-8),以纵二分裂法繁殖。

本虫是否致病尚无定论。有学者认为口腔毛滴虫为口腔共栖性原虫,但另有学者认为与牙周炎、牙龈炎、龋齿等口腔疾病有关。曾有呼吸道感染及扁桃体隐窝内查见本虫的报道。实验诊断可用牙

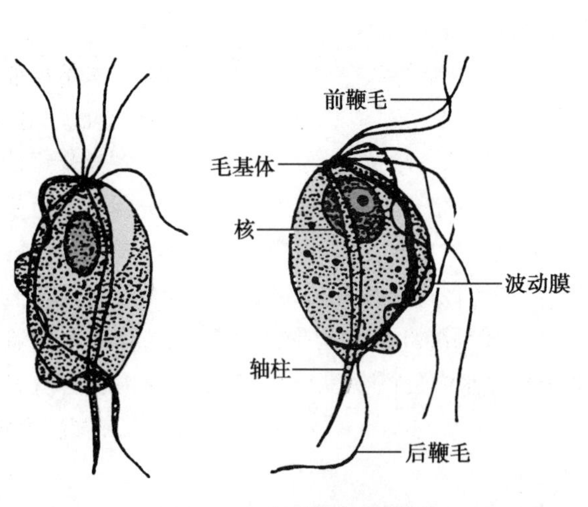

图 10-7 人毛滴虫模式图

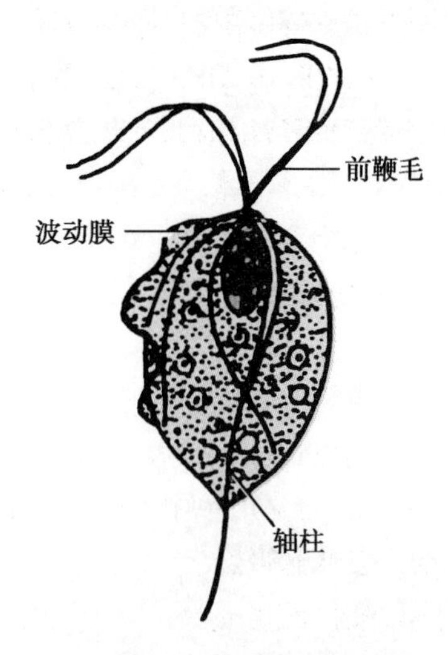

图 10-8 口腔毛滴虫模式图

龈刮拭物做生理盐水涂片镜检或做培养。滋养体在外界有较强抵抗力，室温下可存活 3~6 天。接吻是本虫的直接传播方式，也可通过飞沫、食物、餐具等传播。平时注意口腔卫生是预防本虫感染的最有效方法。

三、脆弱双核阿米巴

脆弱双核阿米巴（*Dientamoeba fragilis* Jepps & Dobell，1918）因其结构和抗原特性与鞭毛虫相似，生物学分类将其归入鞭毛虫纲，为结肠的阿米巴型鞭毛虫。该虫寄生在人及灵长目动物的消化道内，可以引起消化道功能紊乱，是“旅游者腹泻”、慢性腹泻、营养不良或生长发育缓慢的重要原因之一。

【形态和生活史】

脆弱双核阿米巴生活史中只有滋养体期一个发育阶段。滋养体直径为 7~12μm。虫体大多处于双核状态，也有 3 核或 4 核的形式，但比较少见。典型的核结构为：核仁大而居中，核膜缺如，无核周染色质粒，核中央可见由 4~8 个相互分开且呈对称排列的染色质粒组成的大团块。在铁苏木素染色良好的标本中，分开的染色质颗粒清晰可见，胞质内有多个含有细菌碎片的空泡和一些大而均匀的颗粒状结构，伪足宽大透明，叶状，边缘呈锯齿状（图 10-9）。虫体以二分裂繁殖，以伪足运动，以吞噬方式摄食，代谢产物以胞外分泌的形式排出虫体。

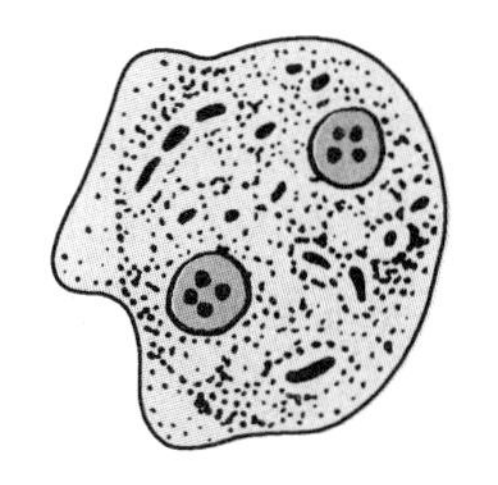
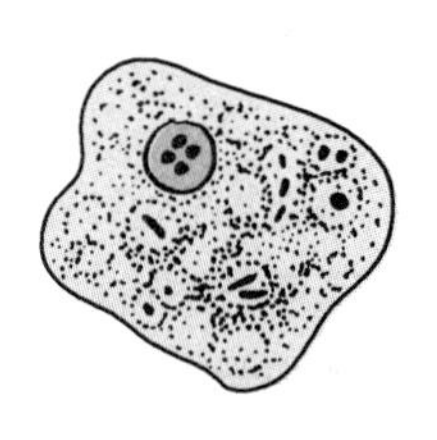

图 10-9　脆弱双核阿米巴滋养体模式图

虫体寄生于宿主的盲肠和结肠上段，常与人芽囊原虫（*Blastocystis hominis*）合并存在。人及灵长目动物为该虫的适宜宿主。由于没有包囊期，所以目前尚不清楚确切的传播途径。滋养体聚集在结肠黏膜的隐窝内，偶然可以吞噬宿主红细胞，但几乎从不侵犯宿主组织。在新鲜粪便标本内，滋养体运动活跃，一旦遇冷后便迅速变成圆形。

【致病】

资料显示，15%~27% 的感染者会出现临床症状。尤其是儿童，会有间歇性腹泻、腹痛、厌食、不适、体重减轻和不明原因的嗜酸性粒细胞增多等表现。

【实验诊断】

病原学诊断常用粪便涂片法，需连续查 3 次。该虫体外只能存活 24~48 小时，所以必须快速涂片和固定。采用含米粉的培养基进行滋养体培养也是较为敏感的方法。血清学检测可采用免疫荧光和免疫印迹法检测患者血清中的抗体。PCR 扩增虫体特异基因片段具有较高的诊断敏感性和特异性。对临床上高度怀疑病例，可做结肠镜检查。

【流行与防治】

该虫呈世界性分布。国内江苏、浙江、山东、台湾、北京等省、直辖市有病例报道。尽管目前其传播机制尚不十分清楚，但较差的卫生条件会增加感染概率。在一些特殊人群，例如智力低下者、精神病患者中感染率较高。此外，该虫常合并其他寄生虫感染，尤以合并蛲虫感染为常见。治疗可选用甲硝唑、巴龙霉素、喹碘方等。保持良好的卫生习惯仍是预防该虫感染的重要措施。

四、蠊缨滴虫

蠊缨滴虫（*Lophomomas blattarum*）隶属原生动物门，鞭毛虫纲，超鞭毛虫目，缨滴虫科的缨滴虫属（*Lophomomas spp.*），是寄生于白蚁和蜚蠊（蟑螂）消化道的单细胞原虫，可通过食入或吸入等方式侵入人体的上呼吸道及肺组织，引起呼吸道及肺部感染。中国于 1992 年报道了首例人体蠊缨滴虫感染，目前累计病例已超过 150 例。

【形态】

滋养体呈圆形或椭圆形，半透明，体长 10~45μm，一端有成簇的多根鞭毛，做旋转或左右摆动。

经染色后，高倍镜下可见大小不等、类圆形、有一侧膜状波动的活体多鞭毛原虫，胞质呈紫红色，细胞核大而明显，呈紫褐色，泡状，位于虫体前端。虫体前端的鞭毛长 5~18μm，有 40~80 根，染成深紫红色，呈环状排列。旁基体（parabasal body）排列呈环状、无胞口。一束原纤维从体部向后延伸形成一个结构，称萼体（calycial body），继续向后延伸形成轴柱（axostyle）。萼体呈环领状，像一层保护性的包壳包裹着细胞核。虫体基底部呈伞状，有 1 个细胞核。在无性繁殖过程中，虫体常纵向分裂繁殖，细胞核分裂产生子细胞，而其他结构均消失（图 10-10）。

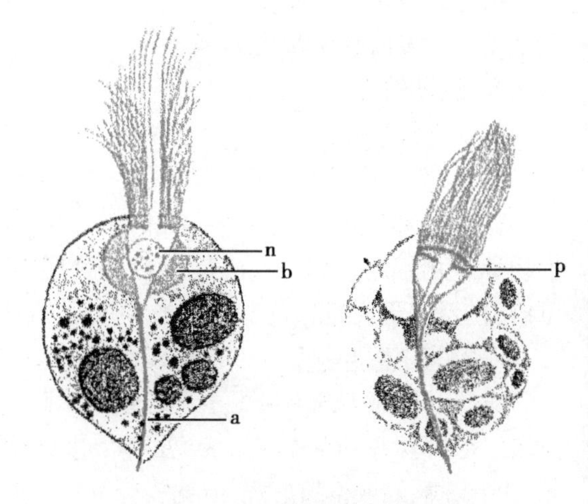

图 10-10 蠊缨滴虫滋养体模式图
a. 轴柱；b. 萼体；n. 核；p. 旁基体。

【生活史】

目前蠊缨滴虫的生活史尚不完全清楚。原虫以纵二分裂繁殖，可形成包囊。当虫体发育进入囊前期时，可伸缩的轴柱通常被吸收。

蠊缨滴虫主要寄居于蜚蠊和白蚁的消化道内。病原体可随蜚蠊和白蚁粪便及呕吐物排出，污染食物或周围环境（空气）等，可能通过食入或吸入造成人体的感染。原虫经咽部进入气管、支气管后，主要黏附于支气管黏膜上，在此生长繁殖。蠊缨滴虫主要侵袭人体的呼吸系统，以支气管、气管、肺等组织多见，但亦有在咽喉、鼻窦和上颌窦等处发现，罕见于尿液。

【致病】

蠊缨滴虫进入支气管腔后，分泌一些特殊物质，使虫体紧紧黏附在支气管黏膜上。当人体抵抗力下降或在支气管或肺部原有病变的情况下，这些虫体在支气管腔内迅速繁殖。虫体及其分泌物可使宿主 IgE、分泌型 IgA 和嗜酸性粒细胞明显增高，从而引发Ⅰ型超敏反应，导致呼吸道及肺组织炎症反应。通过病例观察发现，虫体在支气管内可形成黄白色团状物，造成支气管部分或完全阻塞。如果合并其他细菌感染，可进一步导致支气管扩张或肺脓肿形成。

蠊缨滴虫寄生的部位不同，患者的临床表现也有所不同：寄生在呼吸道时，患者常表现为低热、咳嗽、黏液泡沫痰、量多、色黄，肺部呼吸音粗，可闻及少许细湿啰音；寄生在支气管及肺部时，患者表现为剧烈咳嗽、胸闷、气急、窒息，每次发作持续 10~60 分钟，似重症哮喘发作，无明显胸痛，肺部可闻及哮鸣音，严重时双肺满布哮鸣音；寄生在上颌窦时，患者表现为上颌窦持续性钝痛，窦腔内充满暗褐色干酪样物。

在已报道的蠊缨滴虫病例中，中、老年患者占大多数，皆因抵抗力较低而易感，且发病急、病程长，常合并有细菌、病毒和真菌的感染。另外，在长期使用抗生素、免疫抑制剂或皮质激素和进行器官移植的人群中，容易出现蠊缨滴虫的肺部感染，其原因可能与免疫功能受到严重抑制有关。因此，蠊缨滴虫可能是一种尚未完全认识的机会性致病原虫。

【实验诊断】

1. 病原学诊断方法

（1）取材：取痰液、咽拭子，或用支气管镜采取可疑组织和分泌物，或支气管肺泡灌洗液等。

（2）检查方法：主要采用生理盐水涂片法（加盖玻片湿涂法），在显微镜下找到蠊缨滴虫是确诊依据。没有染色的蠊缨滴虫在光镜下观察有圆形衣壳和盒状内容物，在生理盐水中可见活虫鞭毛有节律地摆动；痰液黏稠时活动能力明显减弱，稀痰或经生理盐水稀释后，虫体鞭毛摆动迅速，并有翻滚运动。在瑞特或吉姆萨染色后，蠊缨滴虫呈椭圆形，核为紫黑色，鞭毛为深紫红色。如固定或染色不好，会导致虫体变形，则难以辨认。经支气管镜检和肺泡灌洗液取材的确诊病例多于痰液检查，但应注意样本要送检及时、保温、避光等。

2. 辅助检查

（1）支气管镜检查：镜下可见黏膜炎性改变、支气管口狭窄或阻塞，在支气管腔内有时可见成团的黏性分泌物，取材后在显微镜下可查见蠊缨滴虫。

（2）影像学检查：大多数病人 X 线及 CT 检查显示肺部支气管影增粗，有不同程度肺间质改变及肺泡液渗出，散在大小不等斑片状影，边缘模糊，肺门密度增高。病情严重患者可出现支气管扩张或肺脓肿、胸腔积液等。

【流行与防治】

蠊缨滴虫的分布和感染可能与昆虫宿主（蜚蠊、白蚁）的广泛分布、人与动物间的密切接触等因素有关。据美国的调查，德国小蠊的蠊缨滴虫感染率高达 47%~62%。我国南方地区温暖潮湿，四季都适宜蜚蠊、白蚁生长繁殖，很容易造成蠊缨滴虫的传播和流行。目前国内报道的病例主要分布于江苏、广东、浙江和上海等地，这些感染者可能为食入或吸入蜚蠊或白蚁的污染物所致。本虫生命力强，离体后在痰液中仍可存活 70 小时。

治疗患者可用甲硝唑或替硝唑静脉注射，或复方磺胺甲噁唑口服治疗，可达到有效的杀虫目的。在治疗的同时，应注意给予患者抗生素治疗，以防止其他病原体的并发感染。对感染严重的患者，应行气管切开术，加呼吸机辅助通气治疗，采用持续气道正压通气（continuous positive airway pressure，CPAP）。

白蚁、蜚蠊等昆虫宿主携带原虫的包囊污染食物，或通过飞沫及空气灰尘，或人与动物间的密切接触可能是传播本病的重要途径。注意饮食、饮水卫生和开展灭蜚蠊和白蚁活动等对防治本病有着重要的意义。

（彭鸿娟　刘登宇）

Summary

This chapter discusses human protozoan parasites belonging to several different genera *Leishmania* and *Trypanosoma*; *Giardia* and *Trichomonas* as well as the diseases caused by these protozoa.

Numerous species of *Leishmania* cause forms of leishmaniasis in various geographic areas, including visceral leishmaniasis (*L.donovani*), mucocutaneous leishmaniasis (*L.braziliensis*) and cutaneous leishmaniasis (both *L. tropica* and *L.mexicana*). *Leishmania* occurs as an intracellular amastigote in the mammalian host and as promastigote in the intestine of the sand flies, which act as vectors. The severity of disease depends on the infecting species and on the host's immune response.

Trypanosoma is the pathogen of Trypanosomiasis, in which *T.brucei* causes African trypanosomiasis (African sleeping sickness) and *T.cruzi* causes American trypanosomiasis (Chagas disease).

Giardiasis, caused by *Giardia lamblia*, may be asymptomatic or may cause a variety of intestinal symptoms, including chronic diarrhea, steatorrhea, cramps, fatigue and weight loss. There is evidence that some animal *Giardia* strains may infect humans.

Trichomonas vaginalis is the pathogen of trichomoniasis, which is a common urogenital disease in women. Vaginitis, with foul smelling discharge and small hemorrhagic lesions, may be present; frequency of urination and painful urination are common symptoms.

Another trichomonad parasite inhabits the intestinal tract in the area of the cecum. This parasite is called *T.hominis*. *Trichomonad tenax* inhabits the human oral cavity, occurring particularly in tartar, cavities, and at the gingival margins. Although considered nonpathogenic, it has been reported, rarely, in lung or thoracic abscesses. *Lophomomas blattarum* may infect human respiratory system.

Dientamoeba fragilis inhabits the human colon, causing some intestinal symptoms such as diarrhea and colitis.

第十一章　孢子虫

孢子虫属顶复门的孢子虫纲（Class Sporozoa），均营寄生生活，生活史较复杂，生殖方式包括无性和有性生殖两类。无性生殖有裂体增殖（schizogony）及孢子生殖（sporogony）；有性生殖是通过雌雄配子结合进行的配子生殖（gametogony）。以上两种生殖方式可以在一个宿主或分别在两个不同宿主体内完成，但无性发育的类型和数量及有性分化的差异在各个虫种之间有明显不同。对人体危害较严重的孢子虫有疟原虫（*Plasmodium*）、弓形虫（*Toxoplasma*）、隐孢子虫（*Cryptosporidium*）和巴贝虫（*Babesia*）等；此外还有少数肉孢子虫（*Sarcocystis*）和等孢球虫（*Isospora*）寄生于人体。

本章目标测试

第一节　疟原虫

第一节
疟原虫

疟原虫是导致人类疟疾（malaria）的病原体，属于顶复门，真球虫目（Order Eucoccidiida）、血孢子虫亚目（Suborder Heamosporina），疟原虫科（Family Plasmodidae）。

疟原虫种类繁多，在自然界中，不同疟原虫可寄生于两栖类、爬行类、鸟类和哺乳动物体内，但对宿主具有严格的特异性。寄生于人类的疟原虫主要有 4 种，即间日疟原虫（*Plasmodium vivax*）、恶性疟原虫（*Plasmodium falciparum*）、三日疟原虫（*Plasmodium malariae*）和卵形疟原虫（*Plasmodium ovale*），分别引起间日疟、恶性疟、三日疟和卵形疟。间日疟原虫、卵形疟原虫和恶性疟原虫均专性寄生于人体，但三日疟原虫除感染人外，也可感染非洲猿类。另外，几种感染猴的诺氏疟原虫（*Plasmodium knowlesi*）和吼猴疟原虫（*Plasmodium simium*）、食蟹猴疟原虫（*Plasmodium cynomolgi*）、许氏疟原虫（*Plasmodium schwetzi*）和猪尾猴疟原虫（*Plasmodium inui*）等，偶尔也可感染人体。其中，感染猕猴的诺氏疟原虫已导致东南亚，特别是马来西亚的多次疟疾暴发流行，因此被列为能感染人的第 5 种疟原虫。目前的研究提示，人疟原虫是由猴疟原虫演变而来的。中国主要有间日疟原虫和恶性疟原虫，三日疟原虫少见，卵形疟原虫罕见。

疟疾是人类的一种古老的疾病，人类对疟疾的记载可追溯到公元前几千年。在中国，远在公元前 1401—前 1122 年间，殷墟甲骨文中已出现“疟”字。随后，《周礼》《黄帝内经》《金匮要略》《诸病源候论》《千金方》《痎疟论疏》《瘴疟指南》和《肘后备急方》等古代医书，均对疟疾的症状、流行和治疗作过较详尽的描述。其中，东晋的葛洪在《肘后备急方》中记录“青蒿一握，以水二升，绞取汁，尽服之”，这个关于青蒿治疗疟疾的记录，为中国科学家屠呦呦最终能成功提取青蒿素提供了宝贵的资料。在古亚述国和印度的远古文献中，也可看到对疟疾发病基本特征的描述。古代的中外医学家均认为，此病是因吸入来自沼泽和湿地的某种恶浊气体——“瘴气”所引起的。17 世纪中叶，意大利人正式使用 malaria（疟疾）一词，也认为疟疾是吸入不良气体（mal=bad，aria=air）所致，这一观念曾经存在两千多年。

直到 19 世纪末期，人类才揭开导致疟疾的病因。1880 年，法国外科军医 Charles Louis Alphonse Laveran（1845—1922 年）在检查一名患重症间歇热士兵的血涂片时，在显微镜下观察到红细胞内有含色素颗粒的月牙形小体（雌配子体），并在血中发现雄配子的出丝现象（上述发现于 1892 年被 Marchiafava 和 Bignami 证实为恶性疟原虫的配子体）。随后，Marchiafava 和 Celli 在 1882—1884 年间，Golgi 在 1885—1886 年间，也相继在病人的血液中观察到疟原虫，并发现疟原虫在红细胞内的发育（即裂体增殖）过程可分为不同阶段，并进一步观察到恶性疟原虫、三日疟原虫和间日疟原虫在形态上的区别。1884年，Gerhardt将疟疾病人的血液注射给健康人后造成感染，并在受血者体内查到同样的寄生虫，从而证实了疟疾确实是由疟原虫的感染所引起的。也正是因为揭示了疟疾的病原体，Laveran于1907年获得了诺贝尔生理学或医学奖。1897年，英国军医Ronald Ross（1857—1932年）在吸过含有“新月体”病人血的按蚊胃内观察到卵囊，首次证明疟原虫是通过雌性按蚊叮咬而感染宿主的，并描述了其传播的基本过程。Ross也因此于1902年获得诺贝尔生理学或医学奖。

1934年，Raffaele等通过对鸟类疟疾的研究，首次在疟原虫的生活周期中发现红细胞外期。20年后，相似的阶段在猿类和人类的肝脏中也被证实。1977年，Lysenlko等发现同一时间进入肝细胞内的间日疟原虫子孢子，其发育速度并不相同，从而提出子孢子“休眠学说”。随后，Krofoski等也证实，在猴类疟原虫和间日疟原虫的灵长类动物肝细胞内确实存在休眠子。综上所述，人类对疟原虫生活周期的全部认识经过一个世纪的努力后才基本完成。

【形态】

疟原虫的基本结构包括细胞核、胞质和胞膜。疟原虫在人体内的发育包括肝细胞内和红细胞内的发育。红细胞内的疟原虫以血红蛋白为食，环状体以后各期尚有消化分解血红蛋白后的最终产物——疟色素。血片经吉姆萨或瑞特染液染色后，核呈紫红色，胞质为天蓝至深蓝色，疟色素呈棕黄色、棕褐色或黑褐色。五种人体疟原虫的基本结构相同，但发育各期的形态又各有不同，可资鉴别。除了疟原虫本身的形态特征不同之外，被寄生的红细胞在形态上也可发生变化。被寄生红细胞的形态有无变化，以及变化的特点，对鉴别疟原虫种类很有帮助（文末彩图1，表11-1）。

1. 疟原虫在肝细胞内发育时期的形态 随蚊虫叮咬进入人体内的子孢子形状细长呈梭形，长约11μm，直径为1.0μm，常弯曲呈C形或S形，细胞核一个，长形。表膜由一外膜、双层内膜和一层表膜下微管组成，2/3的外膜覆有环子孢子蛋白（circumsporozoite protein，CSP），后者与子孢子入侵肝细胞密切相关，膜下微管自极环（polar ring）向后延伸至核或稍越过核而终止，虫体的微弱运动可能是膜下微管的伸缩引起的。子孢子的前端顶部有一向内凹入的顶杯（anterior cup），即顶突，在顶突的周围有3~4个极环。顶突内含有一对电子致密的棒状体（rhoptry），可能开口于顶杯。在核的前方或后方，有数量很多的微线体（microneme），呈圆形、卵圆形或长形（图11-1）。顶突的棒状体和微线体分泌的蛋白在子孢子入侵肝细胞过程中发挥重要作用。

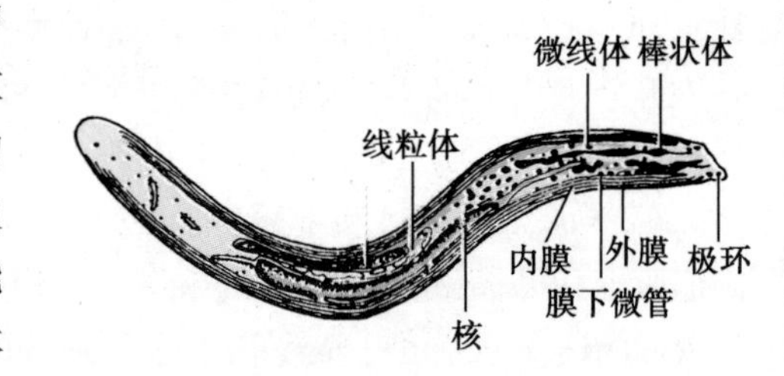

图11-1 疟原虫子孢子模式图

侵入肝细胞的梭形子孢子逐渐转变为圆形并不断变大转变为滋养体（trophozoite），随后滋养体的核开始分裂，但虫体的胞质尚未分裂，此时虫体进入早期裂殖体时期或称为未成熟裂殖体时期；核经反复分裂后，胞质也随之分裂，每一个核都被部分胞质包裹，形成裂殖子（merozoite），此时即为成熟裂殖体（mature schizont）。最后，裂殖子从肝细胞中以裂殖子小体（merosome）的形式释放入血，侵入红细胞并开始红内期疟原虫的发育。

2. 疟原虫在红细胞内发育各期的形态 疟原虫在红细胞内生长、发育、繁殖，形态变化很大。一般分为三个主要发育期。

（1）滋养体（trophozoite）：为疟原虫在红细胞内摄食和生长、发育的阶段。按发育先后，滋养体有早、晚期之分。早期滋养体胞核小，胞质少，中间有空泡，虫体多呈环状，故又称之为环状体（ring form）。此后虫体长大，胞核亦增大，胞质增多，有时伸出伪足，胞质中开始出现疟色素（hemozoin）。间日疟原虫和卵形疟原虫寄生的红细胞可以变大、变形，颜色变浅，常有明显的红色薛氏点（Schüffner's dots），这是一种由纳虫空泡延伸到红细胞膜的囊泡状结构；被恶性疟原虫寄生的红细胞有粗大的紫褐色茂氏点（Maurer's dots）；被三日疟原虫寄生的红细胞可有齐氏点（Ziemann's dots）。此时，虫体称为晚期滋养体（late trophozoite），亦称大滋养体。

表 11-1　薄血膜中 5 种疟原虫的主要形态比较

	间日疟原虫	恶性疟原虫	三日疟原虫	卵形疟原虫	诺氏疟原虫
被寄生红细胞的变化	除早期滋养体外，其余各期均胀大，色淡；大滋养体期开始出现较多鲜红色、细小的薛氏小点	正常或略小；可有数颗粗大、稍紫红色的茂氏点	正常或略小；偶见少量、淡红色、微细的齐氏点	正常或略胀大、色淡；多数卵圆形，边缘呈伞矢状；常见较多红色粗大的薛氏点，且早期滋养体期已出现	似三日疟原虫
早期滋养体(环状体)	胞质薄，淡蓝色；环较大，约占红细胞直径的 1/3；核 1 个，偶有 2 个；无疟色素	环状体较小，约为红细胞直径的 1/5；大环状体与间日疟原虫的相似；核 1~2 个；红细胞内可含 2 个以上原虫，原虫常位于红细胞边缘	胞质深蓝色，环较粗壮，约为红细胞直径的 1/3；核 1 个；红细胞内很少含有 2 个原虫	似三日疟原虫	似恶性疟原虫，但环稍大、稍粗，为红细胞直径的 1/5~1/4
晚期滋养体(大滋养体)	核 1 个；胞质增多，形状不规则，呈阿米巴样，空泡明显；疟色素棕黄色，细小杆状，分散在胞质内	体小，圆形；胞质深蓝色，空泡不明显；疟色素黑褐色，集中	体小，圆形或带状，空泡小或无，亦可呈大环状；核 1 个；疟色素深褐色、粗大、颗粒状，常分布于虫体边缘	体较三日疟原虫大，圆形，空泡不显著；核 1 个；疟色素似间日疟原虫，但较少，粗大	似三日疟原虫
未成熟裂殖体	核开始分裂，为 2 个以上；胞质随着核的分裂渐呈圆形或不规则；空泡消失；疟色素开始集中	较小，圆形，空泡消失或虫体仍似大滋养体，但核开始分裂；疟色素黑褐色，集中	体小，圆形，空泡消失；核开始分裂；疟色素深褐色，分布不匀	体小，圆形或卵圆形，空泡消失；核开始分裂；疟色素棕黄色，分布不匀	似三日疟原虫
成熟裂殖体	虫体充满胀大的红细胞，裂殖子 12~24 个，常为 16~18 个，排列不规则；疟色素黄褐色，常聚集一侧	虫体小于红细胞；裂殖子 8~32 个，常为 16 个；排列不规则；疟色素黑色、集中成团	裂殖子 6~12 个，排成菊花状；疟色素深褐色、常集中在中央	裂殖子 4~16 个，通常 8 个，排列不规则；疟色素棕黄色集中在中央或一侧	似三日疟原虫，但裂殖子可多至 16 个
雌配子体	虫体圆形或卵圆形，占满胀大的红细胞，胞质蓝色；核小致密，深红色，偏向一侧；疟色素分散	新月形，两端较尖，胞质蓝色；核结实，深红色，位于中央；疟色素黑褐色，分布于核周围	如正常红细胞大，圆形；胞质深蓝色；核较小致密，深红色，偏于分布一侧；疟色素多而分散	虫体似三日疟原虫，疟色素似间日疟原虫	似间日疟原虫，疟色素呈黑色颗粒状
雄配子体	虫体圆形，胞质蓝而略带红色；核大，疏松，淡红色，位于中央；疟色素分散	腊肠形，两端钝圆，胞质蓝而略带红色；核疏松，淡红色，位于中央；疟色素分布核周	略小于正常红细胞，圆形；胞质浅蓝色；核较大，疏松，淡红色，位于中央；疟色素分散	虫体似三日疟原虫，疟色素似间日疟原虫	似间日疟原虫，疟色素呈黑色颗粒状

注：* 疟原虫的显微镜下形态见文末彩图 1。

（2）裂殖体：晚期滋养体发育成熟后，核开始分裂但胞质尚未分裂，即称为未成熟裂殖体（immature schizont）。然后，未成熟裂殖体的胞质开始分裂，每一个核都被部分胞质包裹，即发育为成熟裂殖体（mature schizont）。成熟裂殖体内含有一定数量的裂殖子，且疟色素已经集中成团。成熟裂殖体最终导致红细胞破裂，裂殖子被释放到血液中，随即侵入新的红细胞，开始下一轮的生长繁殖。上述过程为无性增殖，称为裂体增殖（schizogony）。裂殖子是入侵红细胞的时期。其外形呈卵圆形，大小随虫种而略有不同，平均长1.5μm，平均直径1μm。虫体由表膜复合物（pellicular complex）包绕，表膜（pellicle）由一层质膜和两层紧贴的内膜组成。质膜厚约7.5nm，内膜厚约15nm，并有膜孔。紧靠内膜下的是一排起于顶端极环并向后部放射的表膜下微管。内膜和表膜下微管起到细胞骨架的作用。游离裂殖子的外膜被厚约20nm的表被覆盖，由电子致密、坚实的纤丝组成。在裂殖子侧面，表膜有一胞口（cytostome），处于红内期各发育阶段的原虫均通过胞口摄取宿主的细胞质。裂殖子顶端是一圆锥形突起，称为顶突，含三个极环。此区还可见两个电子致密的棒状体和数个微线体。裂殖子后部可见一个线粒体。内质网很少，但胞质内有丰富的核糖体。高尔基氏复合体不明显。裂殖子的核大而圆，位于虫体后半部，沿核膜可见核孔，无核仁（图11-2）。

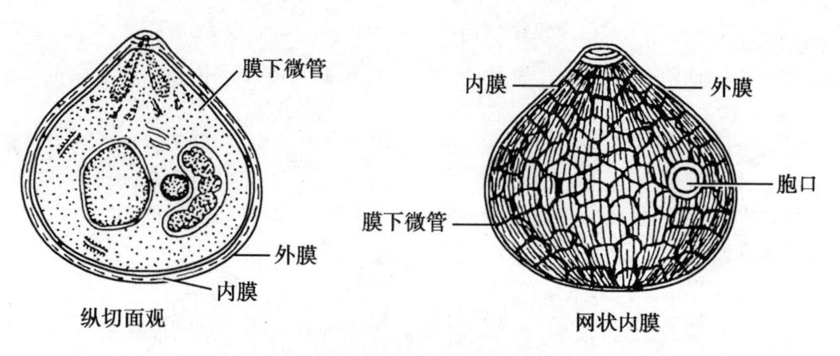

图11-2 鸡疟原虫裂殖子模式图

（3）配子体（gametocyte）：疟原虫经过数次裂体增殖后，部分裂殖子侵入红细胞中发育长大，核增大而不再分裂，胞质增多而无伪足，最后发育为圆形（间日疟原虫）、卵圆形或新月形（恶性疟原虫）的个体，称为配子体。配子体有雌、雄（或大小）之分：雌（大）配子体虫体较大，胞质致密，疟色素多而粗大，核致密而偏于虫体一侧或居中；雄（小）配子体虫体较小，胞质稀薄，疟色素少而细小，核质疏松、核较大、位于虫体中央。

【生活史】

寄生于人体的5种疟原虫生活史基本相同，需要人和按蚊两个宿主。在人体内先后寄生于肝细胞和红细胞内，进行裂体增殖。在红细胞内，除进行裂体增殖外，部分裂殖子形成配子体，开始有性生殖的初期发育。在蚊体内，完成配子生殖（gametogony），继而进行孢子增殖（sporogony）（图11-3）。

1. 在人体内的发育 分肝细胞内的发育和红细胞内的发育两个阶段：

（1）红细胞外期（exo-erythrocytic stage）：简称红外期，也称红细胞前期（pre-erythrocytic stage），简称红前期。当唾液腺中含有感染性子孢子的雌性按蚊刺吸人血时，子孢子随唾液进入人体。进入人体的子孢子可在皮下滞留若干小时，随后，绝大多数的子孢子直接进入毛细血管，一小部分的子孢子则可侵入毛细淋巴管。进入血管内的子孢子在肝血窦内可从血窦内皮细胞间隙，或直接穿越库普弗细胞（Kupffer cells）进入肝实质。在肝实质内，子孢子借助其表面蛋白CSP与肝细胞表面的硫酸肝素蛋白聚糖（heparan sulfate proteoglycans，HSPGs）结合，才能在入侵的肝细胞内形成纳虫空泡并开始发育。血管中的子孢子大约在30~60分钟内消失并侵入肝实质，而在靶肝细胞内的发育之前，子孢子通常需要穿越若干肝细胞。位于肝细胞纳虫空泡内的子孢子先后发育为红细胞外期滋养体、未成熟

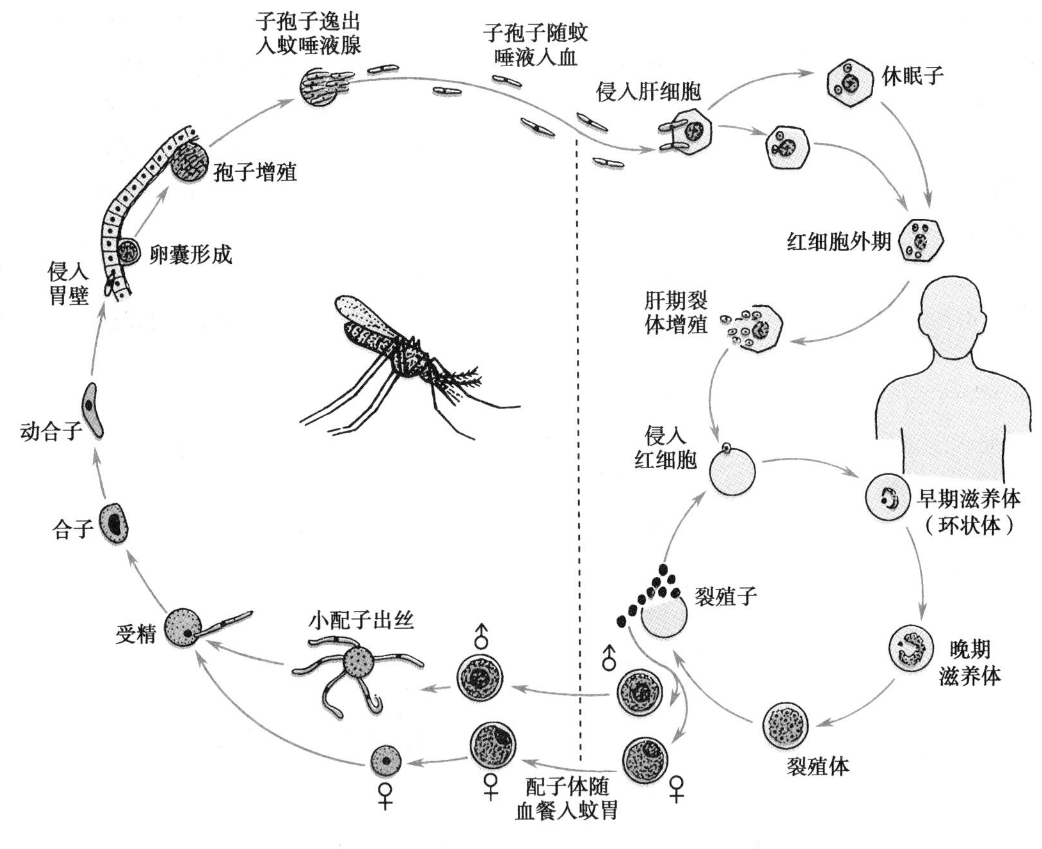

图11-3　疟原虫生活史示意图

裂殖体和成熟裂殖体。成熟的红细胞外期裂殖体直径为45~60μm，内含1万~3万个（不同疟原虫数量不同）卵圆形的裂殖子，并以裂殖子小体的形式，通过出芽方式从肝细胞中逸出。裂殖子小体进入外周血后，释放出裂殖子，一部分裂殖子被巨噬细胞吞噬，其余部分侵入红细胞，开始红细胞内期的发育。间日疟原虫完成红细胞外期约需8天，恶性疟原虫约6天，三日疟原虫为11~12天，卵形疟原虫为9天。

一般认为间日疟原虫和卵形疟原虫的子孢子具有遗传学上不同的两种类型，即速发型子孢子（tachysporozoites）和迟发型子孢子（bradysporozoites）。当子孢子进入肝细胞后，速发型子孢子继续发育完成红细胞外期的裂体增殖，而迟发型子孢子视虫株的不同，需经过一段或长或短（数月至年余）的休眠期后，才完成红细胞外期的裂体增殖。处于休眠期的子孢子被称为休眠子（hypnozoite）。恶性疟原虫、三日疟原虫和诺氏疟原虫无休眠子。

（2）红细胞内期（erythrocytic stage，blood stage）：简称红内期。红细胞外期的裂殖子进入血流后，很快侵入红细胞，全程仅需约30秒。裂殖子入侵红细胞是一个多步骤、序贯的紧密调控过程，期间，其胞内的棒状体、微线体和致密颗粒（dense granules）所分泌的蛋白发挥着重要作用。整个过程包括以下步骤：①裂殖子顶端膜分子识别红细胞膜表面受体，在多种配对分子的介导下，裂殖子在红细胞表面重定位并与红细胞膜形成紧密黏附（tight attachment）；②紧密黏附刺激裂殖子的棒状体分泌棒状体颈部蛋白2（rhoptry neck protein 2，RON2），并注入至红细胞膜上，与裂殖子表面的顶膜抗原1（merozoite apical membrane antigen 1，AMA1）结合形成紧密连接（tight junction）；③处于紧密连接的裂殖子在自身肌动蛋白作用下，不断侵入红细胞，红细胞膜随之内陷、封闭并转变为纳虫空泡（parasitophorous vacuole），入侵的裂殖子在纳虫空泡内发育。

侵入的裂殖子先形成环状体，摄取营养，生长发育，经晚期滋养体、未成熟裂殖体，最后形成含有一定数量裂殖子的成熟裂殖体。红细胞破裂后，裂殖子释出，其中一部分被巨噬细胞吞噬，其余则侵入其他正常红细胞，重复其红细胞内期的裂体增殖过程（图 11-4）。完成一代红细胞内期裂体增殖，间日疟原虫约需 48 小时，恶性疟原虫约需 36~48 小时，三日疟原虫约需 72 小时，卵形疟原虫约需 48 小时。恶性疟原虫的早期滋养体在外周血液中经十几小时的发育后，逐渐隐匿于微血管、血窦或其他血流缓慢处，继续发育成晚期滋养体及裂殖体，这两个时期的虫体在外周血液中一般不易见到。

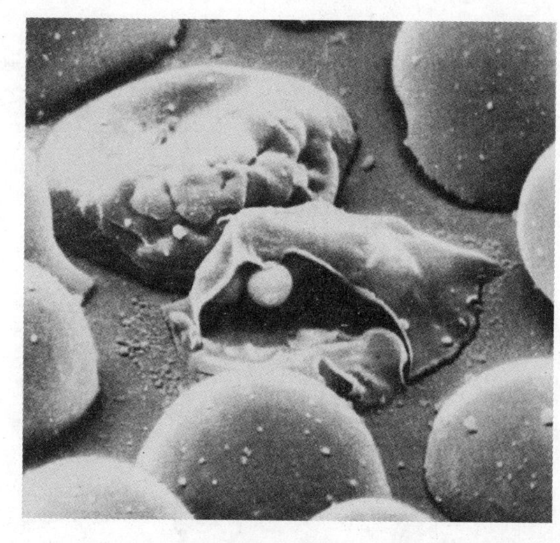

图 11-4　疟原虫感染的红细胞及裂殖子释出电镜图

疟原虫经几代红细胞内期裂体增殖后，部分裂殖子侵入红细胞后不再进行裂体增殖，而是发育成雌、雄配子体。恶性疟原虫的配子体主要在肝、脾、骨髓等器官的血窦或微血管内发育，成熟后才出现于外周血中，约在无性体出现后的 7~10 天。配子体的进一步发育需在蚊胃中进行，否则，在人体内经 30~60 天即衰老变性而被清除。

不同种的疟原虫寄生于不同发育阶段的红细胞内。间日疟原虫和卵形疟原虫主要寄生于网织红细胞，三日疟原虫多寄生于较衰老的红细胞，而恶性疟原虫可寄生于各发育期的红细胞。

2. 疟原虫在按蚊体内的发育　当雌性按蚊刺吸病人或带虫者血液时，在红细胞内发育的各期原虫随血液进入蚊胃，但仅雌、雄配子体能在蚊胃内继续发育，其余各期原虫均被消化。在蚊胃内，雄配子体核分裂成 4~8 块，胞质也向外伸出 4~8 条细丝；不久，每一小块胞核进入一条细丝中，细丝脱离母体，在蚊胃中形成雄配子（male gamete）。雄配子在蚊胃中游动，此后，钻进雌配子（female gamete）体内，受精形成合子（zygote）。合子变长，能动，成为动合子（ookinete）。动合子穿过胃壁上皮细胞或其间隙，在蚊胃基底膜下形成圆球形的卵囊（oocyst）。随着卵囊长大，囊内的核和胞质反复分裂进行孢子增殖，成孢子细胞（sporoblast）以芽生方式，形成数以万计的子孢子（图 11-5）。子孢子随卵囊破裂释出或由囊壁钻出，经血淋巴汇集于按蚊的唾液腺，发育为具有感染性的成熟子孢子。当受染蚊再吸血时，子孢子即可随唾液进入人体，又开始在人体内的发育。在最适条件下，疟原虫在按蚊体内发育成熟所需时间分别是：间日疟原虫约为 9~10 天，恶性疟原虫约为 10~12 天，三日疟原虫约为 25~28 天，卵形疟原虫约为 16 天。

疟原虫在蚊体内发育受多种因素影响，如配子体的感染性与活性、密度及雌雄配子体的比例，蚊体内生化条件与蚊体对入侵疟原虫的免疫反应性，以及外界温、湿度变化等。

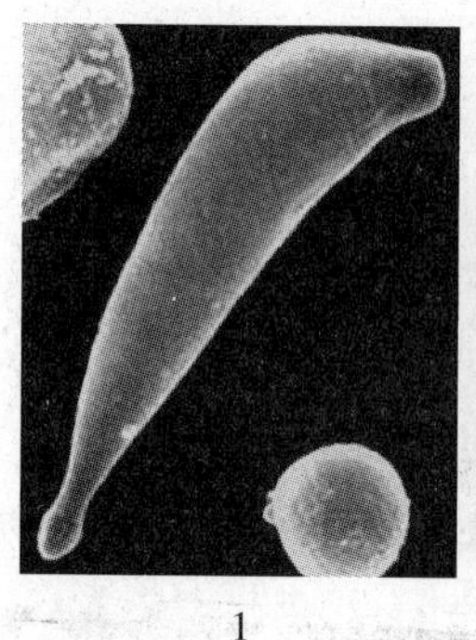

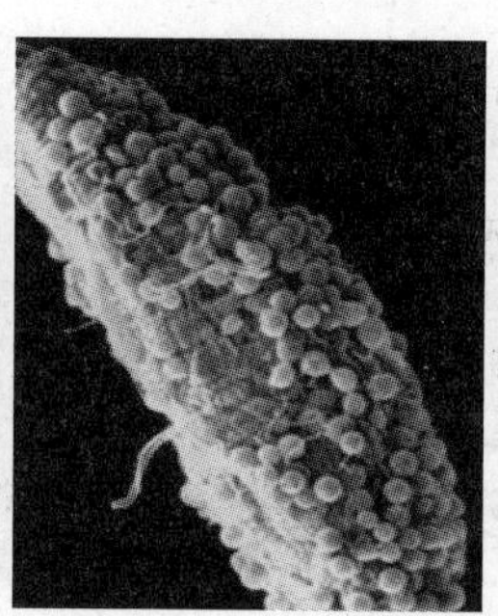

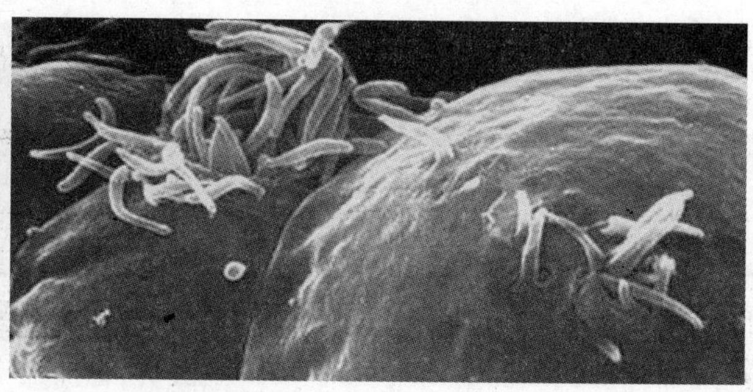

1　　2　　3

图 11-5　疟原虫动合子和卵囊扫描电镜图

1. 动合子；2. 卵囊；3. 含有子孢子的成熟卵囊。

【营养代谢】

疟原虫可通过表膜的渗透，或经胞口以胞吞方式摄取营养。在肝细胞内寄生的红细胞外期疟原虫，以肝细胞的胞质为营养。

1. 葡萄糖代谢　红细胞内期疟原虫的糖原储存很少，葡萄糖是疟原虫红细胞内期主要的能量来源。疟原虫的寄生使红细胞膜发生变化，增强了葡萄糖的转运，也可除去某些抑制转运的因子，从而使疟原虫可不断从宿主的血浆中获得葡萄糖以供其代谢之用。葡萄糖-6-磷酸脱氢酶（G-6-PD）是磷酸戊糖途径的限速酶，当G-6-PD缺乏时，红细胞内疟原虫分解葡萄糖会受到影响，导致虫体发育障碍。G-6-PD缺乏的病人对恶性疟原虫有选择抗性是否与此有关尚待进一步研究。

2. 蛋白质代谢　疟原虫获得的游离氨基酸主要是来自红细胞内的血红蛋白的水解产物，以及宿主的血浆和红细胞内的氨基酸及有机物碳。血红蛋白从疟原虫胞口被吞入后，由胞口基部长出食物泡，胞口孔被膜封闭。血红蛋白在食物泡内的酸性肽链内切酶和氨基肽酶的协同作用下，被消化分解为珠蛋白和血红素。珠蛋白在酶的作用下再进一步分解为几种氨基酸，以供合成虫体本身的蛋白质。血红素对虫体有毒，但疟原虫可将可溶性血红素聚集成为一种无毒的、不可溶的复合物，即疟色素。疟色素不被溶解和吸收，而留在食物泡的壁上。在红细胞内裂体增殖过程中，疟色素逐渐融合成团，随着裂体增殖的完成而被排入血流。

3. 核酸代谢　疟原虫没有从头合成嘌呤的途径，仅依靠一个补救途径直接利用现成的嘌呤碱或嘌呤核苷酸合成嘌呤。参与嘌呤补救途径的酶包括腺嘌呤磷酸核糖转移酶（adenine phosphoribosyl transferase，APRT）、次黄嘌呤-鸟嘌呤磷酸核糖转移酶（hypoxanthine-guanine phosphoribosyl transferase，HGPRT）和腺苷激酶（adenosine kinase）。与嘌呤正好相反，疟原虫能从头合成嘧啶核苷酸。在疟原虫的多种生物合成途径中，对氨基苯甲酸（PABA）、四氢叶酸等都是很重要的辅助因子。如果宿主的食物中缺乏PABA，则影响四氢叶酸的生成，其体内寄生的疟原虫的生长繁殖发生障碍，因而感染被抑制。

4. 脂类代谢　疟原虫无脂类储存，也不能合成脂肪酸与胆固醇，完全依赖于宿主提供，如从宿主血浆中获得游离脂肪酸和胆固醇。胆固醇对维持疟原虫及受染细胞的膜的完整性都具有重要作用。红细胞内疟原虫所需的脂类可由摄入的葡萄糖的代谢产物转化而来，主要为磷脂，磷脂增多与疟原虫膜的合成需要有关。

【致病】

疟原虫的主要致病阶段是红细胞内期的裂体增殖期，致病力强弱与虫种、原虫数量，以及人体免疫状态和遗传特性有关。正常人群感染疟原虫，在经历一定潜伏期后，会出现疟疾发作等典型临床症状，并可能引起贫血、脾大、凶险疟疾等并发症，初产孕妇感染疟原虫后，还会出现妊娠疟疾。然而，一些特殊的人群具有对疟疾的先天抵抗力，不会感染疟疾或感染后临床症状相对较轻。

1. 潜伏期（incubation period）　指从疟原虫侵入人体到出现临床症状的间隔时间，包括红细胞外期原虫发育的时间和红细胞内期原虫经几代裂体增殖达到一定数量所需的时间。潜伏期的长短与进入人体的原虫种株、子孢子数量和机体的免疫力有密切关系。恶性疟的潜伏期为7~27天；三日疟的潜伏期为18~35天；卵形疟的潜伏期为11~16天；间日疟的短潜伏期株为11~25天，长潜伏期株为6~12个月或更长。早期，对我国河南、云南、贵州、广西和湖南等省（自治区）志愿者进行多次感染间日疟原虫子孢子的实验观察发现，各地均兼有间日疟的长、短潜伏期两种类型，而且二者出现的比例有短潜伏期比例由北向南增高的趋势。由输血诱发的疟疾，因无红外期发育阶段，其潜伏期一般较短且无复发现象。

2. 疟疾发作（paroxysm）　疟疾的一次典型发作表现为周期性寒战、高热和出汗退热三个连续阶段。发作是由红细胞内期的裂体增殖所致，当经过几代红细胞内期裂体增殖后，血中原虫的密度达到发热阈值，如间日疟原虫为10~500个/μl血，恶性疟原虫为500~1 300个/μl血。红细胞内期成熟裂殖体胀破红细胞后，大量的裂殖子、原虫代谢产物及虫体的功能或结构蛋白、变性的血红蛋白及红细胞碎片进入血流，其中一部分被巨噬细胞、中性粒细胞吞噬，刺激这些细胞产生内源性热原质，它和疟原虫的代谢产物共同作用于宿主下丘脑的体温调节中枢，引起发热。一般在典型疟疾发作之前，患者会首先出现疲乏、头痛、全身不适、食欲减退、畏寒等前期症状。之后进入寒战期，患者全身发抖，颜面苍白，伴头痛、恶心，寒战可持续2~6小时；随后体温骤升，出现高热，可达39~40℃，颜面绯红，全身酸痛，头痛加剧，恶心、呕吐，发热可持续2~6小时。恶性疟初发仅有恶寒感觉，但发热期可长达20~36小时。随着血内刺激物被吞噬和降解，机体通过大量出汗使体温逐渐恢复正常，进入发作的间歇阶段。由于红细胞内期裂体增殖是疟疾发作的基础，因此发作具有周期性，此周期与红细胞内期裂体增殖周期一致。典型的间日疟和卵形疟隔日发作1次；三日疟为隔2天发作1次；恶性疟隔36~48小时发作1次。若寄生的疟原虫增殖不同步，则发作间隔无规律，如初发患者。不同种疟原虫混合感染时，或有不同批次的同种疟原虫重复感染时，发作周期也多不典型。疟疾发作次数主要取决于患者治疗适当与否及机体免疫力增强的速度。随着机体对疟原虫产生的免疫力逐渐增强，大量原虫被消灭，发作可自行停止。

3. 疟疾的再燃和复发 疟疾初发停止后，患者若无再感染，仅因体内残存的少量红细胞内期疟原虫在一定条件下重新大量繁殖而引起的疟疾发作，称为疟疾的再燃（recrudescence）。再燃与宿主免疫力的下降及疟原虫的抗原变异有关。疟疾复发（relapse）是指疟疾初发患者红细胞内期疟原虫已被消灭，也未经蚊媒传播感染，经过数周至年余，又出现疟疾发作，称复发。复发的机制目前仍未阐明清楚，其中子孢子休眠学说认为，复发是由肝细胞内的休眠子复苏进行红外期发育，产生的裂殖子侵入红细胞内繁殖引起的疟疾发作。恶性疟原虫和三日疟原虫无休眠子，因而只有再燃而无复发；由于间日疟原虫和卵形疟原虫存在休眠子，因此既有再燃，又有复发。

4. 并发症 疟疾导致的并发症可概括为以下几方面。

（1）贫血（anemia）：疟疾发作数次后，可出现贫血，尤以恶性疟为甚。怀孕妇女和儿童最常见，流行区的高死亡率与严重贫血有关。疟疾患者的贫血程度常超过疟原虫寄生直接破坏红细胞的程度，因此贫血的原因，除了疟原虫直接破坏红细胞外，还与下列因素有关：①脾功能亢进，吞噬大量正常的红细胞。②免疫病理的损害。疟原虫寄生于红细胞时，可使红细胞内隐匿的抗原暴露，刺激机体产生自身抗体。该抗体结合到正常红细胞膜上，一方面可促进巨噬细胞吞噬正常红细胞，另一方面则可通过所形成的抗原抗体复合物活化补体，从而溶解正常红细胞。③骨髓造血功能受到抑制。疟疾患者释放的多种炎症因子可抑制骨髓的造血功能，从而加重贫血。

（2）脾大（splenomegaly）：初发患者多在发作3~4天后，脾脏开始肿大，长期不愈或反复感染者，脾大十分明显，其边缘可达脐下。主要原因是脾充血和单核巨噬细胞增生。早期经积极抗疟治疗，脾脏可恢复正常大小。慢性患者，由于脾包膜增厚，组织高度纤维化，质地变硬，虽经抗疟根治，也不能恢复到正常。

在非洲或亚洲某些热带疟疾流行区，会出现“热带巨脾综合征”，可能是由疟原虫感染诱导的免疫应答所引起的。患者多伴有肝大、门静脉高压、脾功能亢进、巨脾症、贫血等症状，血中IgM水平增高。

（3）凶险型疟疾（severe malaria）：包括脑型疟疾（cerebral malaria，CM）、急性肾衰竭、呼吸窘迫综合征和严重贫血、低血糖症等。凶险型疟疾来势凶猛，若不及时治疗，死亡率很高。此型疟疾多发生于流行区儿童、无免疫力的旅游者和流动人口。在不同疟疾流行区，凶险型疟疾的高发人群和临床表现都很不同。在稳定的高度疟疾流行区，出生几个月的婴儿和5岁以下的幼童是凶险型疟疾的高发人群，主要的临床表现是恶性贫血。在中度疟疾流行区，脑型疟疾和代谢性酸中毒是儿童常见的凶险型疟疾。在低度疟疾流行区，急性肾衰竭、黄疸和肺水肿是成年人常见的临床表现。贫血、低血糖症和惊厥在儿童中比较多见，而脑型疟疾和代谢性酸中毒在所有的年龄组都可有。

脑型疟疾（cerebral malaria，CM）是最严重的凶险型疟疾，大多数发生于恶性疟患者，偶尔也可由间日疟引起，是儿童和无免疫力成人患者的主要死亡原因。脑型疟为渐进性或突发性，常有剧烈头痛、呕吐和烦躁不安等先兆，继而以谵妄和昏迷为主要症状，并可出现不同程度的抽搐、定向力障碍、嗜睡等。偶有瞳孔变小或不等大，光反应迟钝。病程中可出现肢体瘫痪、失语、失听和脑膜刺激征等。外周血中的原虫密度很高，或出现数量较多的晚期滋养体和裂殖体。绝大多数病例经及时治疗后，上述症状可完全消失，少数可残留震颤、共济失调、吞咽困难、失语、失听、失明、舞蹈病样运动或精神性多语等神经精神后遗症，通常可在 4 个月内完全恢复正常。凡并发呼吸衰竭、心力衰竭、肺水肿、外周循环衰竭、急性肾衰竭或深度黄疸者，预后不良。昏迷程度深、持续时间长、抢救过迟或不力者预后亦差。

早期的研究认为，脑型疟的发生是由感染疟原虫的红细胞（parasitized red blood cells，pRBCs）黏附于脑部微血管内皮细胞，导致血管的阻塞以及周围脑组织的缺氧和出血引起的。然而，随后的研究发现，pRBCs 在脑血管内皮上的黏附并不一定导致脑型疟的发生，部分脑型疟患者的脑部微血管并未见 pRBCs 阻塞血管，却可见淋巴细胞的浸润，提示免疫细胞所介导的免疫病理也是脑型疟发生的重要机制之一。因此，现在的观点认为，pRBCs 阻塞脑血管和疟原虫感染引起的免疫病理协同促进脑型疟的发生。首先，恶性疟原虫 pRBCs 借助其表面的恶性疟原虫红细胞膜蛋白 1（*Pf*EMP1）与脑血管内皮的黏附分子、内皮细胞蛋白受体 C（endothelial protein C receptor，EPCR）等结合黏附于脑血管内皮；随后，黏附的 pRBCs 刺激浸润到脑血管的 NK 和巨噬细胞分泌和释放 IFN-γ、TNF-α 等炎症因子，进一步诱导脑血管内皮相关黏附分子和趋化因子受体的表达上调，不但促进更多的 pRBCs 黏附于脑血管内皮，还可募集脾脏活化的 $CXCR3^+CD8^+T$ 细胞等到脑血管；最后 $CD8^+T$ 细胞可识别脑血管内皮细胞表面的 MHC Ⅰ类分子与疟原虫抗原复合物，然后释放穿孔素和颗粒酶，导致脑部微血管内皮组织的损伤，破坏血脑屏障（blood-brain barrier，BBB），使疟原虫成分和其他潜在损伤分子通过 BBB 进入脑实质，从而引起脑水肿和颅内高压。

（4）胃肠型疟疾：疟疾感染还可引起胃肠道症状，包括胃部不适、胀气、恶心、呕吐、腹泻和便秘。有些症状类似于痢疾，可出现黏液便，故称为痢疾型疟疾；有时会出现大量的水样腹泻，又称为霍乱样腹泻。当由于广泛的溶血以及肝脏因疟色素沉积而出现肝损伤时，患者会出现肝脏肿大、压痛和黄疸。临床上类似病毒性肝炎，但未见肝衰竭，经适当治疗，肝功能可以在数周内恢复。

（5）妊娠期疟疾（pregnancy malaria）：由于妊娠时孕妇的免疫力降低，在妊娠期或原先体内带有疟原虫但不发病的隐性疟疾的孕妇，在妊娠后期、临产期、产褥期可转为显性感染，出现临床发作。发作时，血中原虫密度较高，症状一般较重，贫血也很显著，不易自愈。另外，还可促发先兆子痫或子痫，引起流产、早产或死胎，足月顺产儿体重也较轻。因此，妊娠期罹患疟疾应及时给予抗疟治疗。

（6）特殊人群对疟疾的先天抵抗力：这种抵抗力与宿主的疟疾感染史无关，是疟原虫对非洲等流行区人群自然选择的结果，主要与宿主的遗传特性有关。如 90% 以上的西非黑人为 Duffy 抗原阴性血型，而 Duffy 血型抗原是间日疟原虫裂殖子入侵红细胞的主要受体，因而间日疟原虫不能入侵 Duffy 抗原阴性人群的红细胞。在非洲，患镰状细胞贫血的儿童感染恶性疟的概率明显低于正常儿童，且前者的重症疟疾的发病率及死亡率远低于后者。这是因为疟原虫入侵及在镰状红细胞内的发育能力均有不同程度的下降，且感染疟原虫的镰状红细胞更易被吞噬清除。最近的研究提示，镰状细胞贫血的疟疾患者死亡率低的原因很可能还与其体内高水平的血红素加氧酶 1（heme oxygenase 1，HO-1）有密切关系。HO-1 能分解血红素产生 CO，防止其不断累积对机体产生毒性。另外，具有镰状红细胞贫血表型的小鼠能抑制疟原虫特异性 $CD8^+T$ 细胞的活化和扩增（$CD8^+T$ 细胞被认为是介导脑型疟发生的重要免疫细胞），从而防止实验脑型疟疾的发生。

葡萄糖-6-磷酸脱氢酶（G-6-PD）缺乏者对疟原虫也具有先天抵抗力。临床研究证实，非洲 G-6-PD 缺乏的儿童可抵抗重症恶性疟的发生，其机制与 G-6-PD 缺乏后，不能提供还原型辅酶Ⅱ（NADPH）给疟原虫，抑制了疟原虫的核酸合成，或影响了疟原虫的氧化还原状态，导致虫体发育障碍有关。

【免疫】

疟原虫的感染与免疫不但影响疟疾患者的临床转归，而且可为有效疟疾免疫干预手段和疫苗的研制提供重要的理论依据。

1. 人体抗疟原虫免疫 人体外周循环的固有免疫细胞主要通过模式识别受体（pattern recognition receptor，PRR）识别侵入人体的疟原虫，从而激活机体的固有免疫应答。其作用一方面表现为在感染早期抑制疟原虫的增殖和扩散，另一方面则可指导后续适应性免疫的活化及其类型。适应性免疫更有效、更持久，是机体控制和清除疟原虫的最主要效应机制。

（1）固有免疫（innate immunity）：近年来对于固有免疫识别及抗疟原虫的研究取得了较大进展。在疟原虫的红外期感染阶段，随按蚊叮咬侵入皮下的子孢子能被宿主固有免疫细胞表面的 TLR2 所识别，诱导促炎因子的分泌，从而抑制红外期疟原虫的发育。另外，寄生于肝细胞内的疟原虫还能被其胞内的识别受体黑色素瘤分化相关基因 5（melanoma differentiation-associated gene 5，Mda5）所识别，诱导 IFN-α/β 的分泌，IFN-α 作用于固有免疫细胞（如 γδT、NK 和 NKT）表面的 IFN-α 受体后，则可刺激分泌 IFN-γ，而 IFN-γ 作用于肝细胞表面的 IFN-γ 受体后，能杀灭肝细胞中的疟原虫，从而抑制疟原虫红细胞外期的发育。在红内期感染过程中，巨噬细胞、DC 等固有免疫细胞表面的 TLR2/4、TLR9 能分别识别疟原虫的糖基磷脂酰肌醇（glycosylphosphatidylinositol，GPI）、疟色素或疟色素/疟原虫 DNA 复合物，并释放 IL-12、TNF-α 和 IL-6 等炎症因子，从而增强巨噬细胞对感染疟原虫的清除，是机体抵御红内期疟原虫的第一道防线。另外，疟原虫感染早期活化的 DC 等抗原递呈细胞，能递呈疟原虫抗原并表达共刺激分子，从而活化疟原虫特异性的 $CD4^+T$ 细胞；并在其分泌的细胞因子的作用下，诱导 $CD4^+T$ 细胞的极化方向，决定后续的适应性免疫类型。

（2）适应性免疫（adaptive immunity）：这是机体控制疟原虫感染的主要效应机制。针对不同时期的疟原虫，宿主会采取不同的效应机制发挥其免疫保护作用。例如，在红外期阶段，机体通过抗体中和游离的子孢子，以阻断其侵入肝细胞；但对于已经侵入肝细胞的疟原虫，则需要通过诱导特异性 $CD8^+T$ 细胞的产生，来清除感染疟原虫的肝细胞。针对红内期疟原虫，机体同样是通过抗体中和游离的裂殖子；但是针对已侵入红细胞的疟原虫，机体则是通过活化疟原虫特异的 $CD4^+Th1$ 细胞，及其分泌的 IFN-γ 来增强巨噬细胞对胞内疟原虫的杀伤作用。早期的观点认为，虽然红内期疟原虫同样能活化特异性 $CD8^+T$ 细胞，但由于成熟红细胞并不表达 MHC Ⅰ类分子，因此不能有效识别靶细胞发挥其细胞毒作用。然而，近年的研究证实，间日疟患者体内存在疟原虫特异性的 $CD8^+T$ 细胞，且能识别感染网织红细胞（能表达 MHC Ⅰ类分子）的疟原虫，但 $CD8^+T$ 细胞在抗间日疟原虫感染中是否发挥关键作用还不是很清楚。

2. 疟原虫逃避和抑制机体免疫 宿主虽有产生各种体液免疫和细胞免疫应答的能力，以抑制疟原虫的发育增殖，但疟原虫也有强大的适应能力来对抗宿主的免疫杀伤作用。疟原虫逃避宿主免疫攻击的机制十分复杂，与之有关的主要因素包括：

（1）寄生部位：由于成熟红细胞不表达 MHC Ⅰ类分子，能逃避疟原虫特异性 $CD8^+T$ 细胞的攻击，因此疟原虫红细胞内的寄生被认为是其逃避机体免疫攻击的重要策略。为了躲避脾脏免疫细胞的识别和攻击，某些疟原虫，如恶性疟原虫，在经过几个裂体增殖周期后，会黏附在内脏微血管内皮不再进入脾脏，以逃避脾脏的清除作用。

（2）抗原变异（antigenic variation）和抗原多态性（polymorphism）：疟原虫抗原种类繁多，可以来源于虫体表面或内部，包括裂殖子形成过程中疟原虫残留的胞质、含色素的膜结合颗粒、死亡或变形的裂殖子、疟原虫空泡内容物及其膜、裂殖子分泌物及疟原虫侵入红细胞时被修饰或脱落的表被物质。在选择压力的作用下，同一种属红内期疟原虫入侵红细胞相关成分会发生明显的变异，从而导致不同疟原虫地理株之间的表面蛋白（如 MSP-1 和 AMA-1 等）出现高度的多态性，以逃避宿主的免疫攻击。编码恶性疟原虫红细胞膜蛋白 1（PfEMP1）的 Var 基因有 60 多个不同拷贝，而某种疟原虫在每一个裂体增殖周期只有一个 Var 基因拷贝得以表达，甚至导致不同疟原虫克隆之间所表达的 Var

基因也不尽相同，因此，针对某一种 Var 基因所产生的抗体不能识别新的 Var 基因，从而使疟原虫能逃避宿主的免疫攻击。另外，疟原虫不同发育阶段的抗原也存在明显的差异，因此机体抗疟原虫免疫应答具有一定的期特异性。

（3）抑制机体的免疫应答：在红内期感染过程中，疟原虫能明显抑制 DC 的交叉递呈能力，且毒力不同的疟原虫株具有不同程度地抑制 DC 活化 $CD4^{+}T$ 细胞的能力。对恶性疟和间日疟患者外周血的分析发现，患者的DC明显表现为失能甚至凋亡，从而抑制后续抗疟原虫适应性免疫的活化。另外，红内期疟原虫甚至能通过其诱导宿主产生的 IFN-γ 来诱导活化了的疟原虫特异 $CD4^{+}T$ 细胞的凋亡。另外，恶性疟原虫的慢性感染能诱导 T、B 细胞的耗竭。

3. 带虫免疫（premunition） 疟原虫的反复多次感染能诱导机体产生一定的免疫力，以清除体内大多数疟原虫，患者不再出现明显的临床表现，即进入临床免疫（clinical immunity）状态。疟原虫感染诱导机体产生的这种免疫应答，能一定程度上抵抗同种疟原虫的再感染，但同时其血液内又可保持低水平的原虫血症，这种免疫状态称为带虫免疫。疟原虫这种带虫免疫的存在与其很强的免疫逃避和抑制宿主免疫系统的能力密切相关，这在一定程度上解释了流行区疟疾患者反复感染而不能获得完全免疫的现象。

【实验诊断】

1. 病原学诊断 厚、薄血膜染色镜检仍然是目前最常用的病原学诊断方法，但该法对镜检者有较高的专业要求。最好在服药前取受检者外周血液制作厚、薄血膜，经吉姆萨或瑞特染液染色后镜检查找疟原虫。薄血膜中疟原虫完整、形态典型，容易识别和鉴别虫种，但原虫密度低时，容易漏检。厚血膜由于原虫比较集中，易检获，但染色过程中红细胞溶解，原虫形态有所改变，鉴别虫种较困难。因此，最好一张玻片上同时制作厚、薄两种血膜，如果在厚血膜中查到原虫而鉴别有困难时，可再检查薄血膜。

恶性疟在发作开始时，间日疟在发作后数小时至 10 余小时采血能提高检出率。恶性疟原虫的晚期滋养体和裂殖体通常黏附在内脏毛细血管内皮上，并不出现在外周血中，血涂片一般只能检测到环状体和配子体时期。

另外，在进行疟疾的病原学诊断时，一定要注意与巴贝虫病相鉴别。巴贝虫和疟原虫在形态上比较相似，但巴贝虫也有自身的主要形态特征：形态和大小多变，可能含有食物泡，但没有疟色素；而且巴贝虫的裂殖子尖端相连后通常会构成特征性的十字形。

2. 免疫学诊断

（1）循环抗体检测：常采用间接免疫荧光抗体试验、间接血凝试验和酶联免疫吸附试验等检测受检对象外周血中的疟原虫特异性抗体。然而，抗体 IgG 在患者治愈后仍能持续一段时间，因此，检测抗体很难区分现症和既往感染，主要用于疟疾的流行病学调查、防治效果评估及输血对象的筛选，而在临床上仅作辅助诊断用。

（2）循环抗原检测：目前主要采用快速免疫诊断试剂（rapid diagnostic tests，RDTs）检测受检对象外周血的疟原虫循环抗原，如富组氨酸蛋白-2（HRP-2）和乳酸脱氢酶（LDH），可以鉴定不同种属疟原虫的感染及混合感染情况。该法从取血、反应到结果判断，只需要 5~10 分钟，而且多个样本可同时进行检测，不需要特殊仪器，非常适合在基层医院、防疫部门及边远落后地区应用；且其敏感性、特异性已经接近薄、厚血膜染色镜检法，因此，为 WHO 高度重视并大力推广。常用的 RDTs，如检测恶性疟原虫的 ParaSight-F 和 ICT Malarial *P.f*，以及能同时检测恶性疟原虫和非恶性疟原虫的 ICT Malarial *P.f* /*P.v* 等。

3. 分子生物学技术 采用 PCR 技术特异性扩增不同种属疟原虫基因，如 18S rRNA 和编码 HRP-2 的基因，可以有效鉴定不同种属疟原虫的感染及混合感染。该法最突出的优点是敏感性高，但对于实验室设备有一定的要求。目前主要用于流行区无症状感染者体内疟原虫的检测，以及镜检阴性的疑似患者或镜检难以区分疟原虫虫种时的检测。

【流行】

1. 流行概况 疟疾是严重危害人类健康的疾病之一，也是全球广泛关注的重要公共卫生问题。降低疟疾发病率，减轻疟疾疾病负担已列入“联合国千年发展目标”。根据世界卫生组织发布的《2022年世界疟疾报告》，在过去的20年中，有21个国家消灭了疟疾，其中10个国家被世界卫生组织正式认证为无疟疾。世界卫生组织估计，2021年全球疟疾病例总数达到2.47亿，有61.9万人死于疟疾。全球疟疾主要流行于热带和亚热带地区，其中90%以上的病例发生在非洲，7%在东南亚地区，2%在地中海地区东部。

疟疾也是严重危害中国人民身体健康和生命安全、影响社会经济发展的重要虫媒传染病。中国自2010年启动消除疟疾工作以来，成效显著。2017年以来，已经连续四年无本地病例的报道，并已被世界卫生组织正式认定为无疟疾国家。然而，中国每年仍然有近千例的境外输入性疟疾。例如，2022年全国报告疟疾病例845例，境外输入性病例844例，长期潜伏病例1例。如果防控不当的话，很可能导致境外疟疾病例在境内的局部暴发流行。

2. 流行环节

（1）传染源：外周血中有配子体的患者和带虫者是疟疾的传染源。间日疟原虫的配子体常在原虫血症2~3天后出现，恶性疟原虫配子体在外周血中出现较晚，要在原虫血症后7~11天才出现，血中带红细胞内期疟原虫的献血者也可通过供血传播疟疾。及时治疗疟疾患者是控制传染源的重要措施。然而，抗疟药的长期使用导致针对多种抗疟药，甚至包括青蒿素的抗性疟原虫虫株的出现和蔓延，是控制疟疾流行的重要障碍之一。

（2）传疟媒介：传疟按蚊是疟疾的传播媒介，中国最早由冯兰洲于1933年在厦门发现微小按蚊传播疟疾。目前已证实的中国传疟按蚊还有中华按蚊、嗜人按蚊和大劣按蚊。不同蚊种对各种疟原虫的敏感性各异，而同一蚊种对不同种疟原虫的敏感性也有差别，如中华按蚊对间日疟较敏感，嗜人按蚊传播恶性疟原虫的能力则远比中华按蚊强。控制蚊媒是防控疟疾的重要手段，然而，抗性株按蚊的出现和蔓延，使疟疾的传播途径无法被控制。

（3）易感人群：除了因某些遗传因素对某种疟原虫表现出不易感的人群及高疟区婴儿可从母体获得一定的抵抗力外，其他人群对人疟原虫普遍易感。反复多次的疟疾感染可使机体产生一定的保护性免疫力，因此疟区成人发病率低于儿童，而在外来的无免疫力的人群中，常可引起疟疾暴发。

疟疾的流行除需具备上述三个基本环节外，传播强度还受自然因素和社会因素的影响。自然因素中温度和雨量最为重要，适合的温度和雨量影响着按蚊的数量和吸血活动及原虫在按蚊体内的发育。全球气候变暖，不但拓展了蚊媒的分布范围，而且延长了蚊媒的传播季节。社会因素如政治、经济、文化、卫生水平及人类的社会活动等，直接或间接地影响了疟疾的传播与流行。例如，疟疾流行区各国面临的经济和社会等方面的问题，包括政治动乱、通货膨胀造成的经济困难，防治疟疾的运动管理不善，严重缺乏稳定的技术队伍和基层卫生组织等；对疟疾的基础性研究和应用性研究在相当长时间内都得不到足够的重视，缺乏必要的经费支持，各大医药集团对开发新型抗疟药物的投入也微乎其微，因此相关研究远远落后于其他疾病。

【防治】

20世纪初期，在明确蚊是疟疾的传播媒介后，人类就开始通过消灭蚊媒来控制疟疾的传播。1946年DDT杀灭成蚊的试验取得成效，使得消灭疟疾成为可能，1955年第8届世界卫生大会把以前的控制疟疾策略改为消灭疟疾策略。随着时间的推移，人们发现利用杀虫剂消灭媒介按蚊面临着越来越多的问题，诸如耐药蚊种的出现，杀虫剂造成的环境污染以及生态平衡等，最终使得全球灭疟规划受到严重挫折。1978年第31次世界卫生大会决定放弃全球限期灭疟的规划，把对疟疾的防治对策改回到控制的策略。20年间经历的这两次策略大转变，不仅反映了疟疾问题的复杂性，同时亦体现了人们对与疟疾作斗争的认识在不断提高。2000年以来，随着青蒿素联合治疗方案和经杀虫剂处理蚊帐等蚊媒控制手段的推广应用，非洲地区的疟疾死亡病例减少了44%。2007年，在比尔及梅琳

NOTES

达·盖茨基金会的倡议下，世界卫生大会第60届会议再次提出全球消除疟疾的宏伟目标，并将每年的4月25日定为世界疟疾日（world malaria day）。然而，按照《2016—2030年全球疟疾技术战略》要求，到2020年，疟疾病例发病率应至少降低40%，死亡率至少降低75%，但这一关键的里程碑目标未能实现。

在中国共产党的坚强领导下，中国的疟疾防控取得了举世瞩目的成效。中华人民共和国成立前，中国有3 000万疟疾病例，但到2017年中国已经实现零病例的目标，且连续四年没有本地病例报告。在建党100周年前夕，世界卫生组织宣布，中国正式获得世界卫生组织消除疟疾认证，认为中国消除疟疾是一项了不起的壮举。

中国的疟疾防控经验为全球消除疟疾提供了非常重要的模式。中国在不同的阶段采取不同的防治策略。例如，在防治初级阶段，采取因地制宜、分类指导的防治策略；在防治中期阶段，采取综合性防治措施，对重点地区、重点人群采取综合性干预；在消除阶段，采取线索追踪、清点拔源的防治策略。这些防治策略成效显著，其中，"1-3-7"规范效果尤为显著。"1-3-7"是依据世界卫生组织的经验和指南，然后结合中国实际情况，形成的既有科学性，又有落地可行性、可操作性的有效措施。"1"是指所有的医疗机构必须在疟疾病例诊断1天内上报国家传染病信息报告系统，该病例信息通过系统完成对县—市—省—国家四级的信息通报，以实现逐级实时响应；"3"是指由疾控中心工作人员在3天内对报告的疟疾病例进行流行病学个案调查与核实，包括感染地点、是否为本地传染病例、疟疾类型等信息；同时开展实验室复核，确认病例诊断结果；"7"指的是在7天内要采取综合性措施将疫点进行清除，包括要筛查病例周围人群、进行蚊虫滋生地清除工作等，同时还应开展健康教育工作。目前，"1-3-7"工作模式作为全球消除疟疾工作模式，被正式写入世界卫生组织的技术文件向全球推广。

青蒿素的发现和成功提取是中国为全球的疟疾防控作出的另一非常重要的贡献。20世纪70年代，中国科学家屠呦呦成功地从黄蒿中提取了青蒿素，并证明了其高效的杀灭疟原虫作用。目前，以青蒿素为基础的复方药物已经成为疟疾的标准治疗方案，拯救了几百万疟疾患者的生命。青蒿素的发现和研制是人类防治疟疾史上的一件大事，也是继喹啉类抗疟药后的一次重大突破。因此，屠呦呦于2011年获美国拉斯克奖临床研究奖，并于2015年获诺贝尔生理学或医学奖，表彰她在青蒿素的发现及其应用于治疗疟疾方面所做出的杰出贡献。

然而，随着中国改革开放和援非政策的推行以及"一带一路"国家经济倡议的实施，将有越来越多的中国相关人员进入疟疾流行区，面临被感染的威胁；同时还将面临境外输入性疟疾的危险。因此，中国仍然面临输入性疟疾的防控任务。

1. 预防　包括蚊媒防制、预防服药和疫苗研制。

（1）蚊媒防制：主要采取个人涂抹驱避剂、使用杀虫剂浸泡的蚊帐和室内喷洒杀虫剂，以及清除蚊虫滋生环境、杀灭蚊成虫和幼虫等手段，防止蚊虫叮咬和控制蚊媒，切断疟疾的传播途径。

（2）预防服药：预防服药是保护易感人群的重要措施之一。目前可杀灭肝期疟原虫和休眠子的预防药物只有伯氨喹（primaquine），由于该药物对G-6-PD缺乏人群有很大的不良反应，因此，常通过服用长半衰期的抗红内期药物进行预防。预防性抗疟药有氯喹（chloroquine），在抗氯喹的恶性疟流行的区域，则可用甲氟喹（mefloquine）。为了维持体内的血药浓度，一般在进入疟疾流行区前2周服用，并在流行区逗留期间每周服用1次，离开流行区后仍需继续服用4周。对于在恶性疟高度流行区的孕妇和5岁以下小孩，WHO则推荐使用磺胺多辛-乙胺嘧啶（sulfadoxine-pyrimethamine）进行疟疾季节性化学预防（seasonal malaria chemoprevention，SMC）。不论个体或群体进行预防服药，每种药物的用药期不宜超过半年。

（3）疫苗的研制：疫苗接种是疟疾防治的最经济、最有效的手段。根据作用时期，疟疾疫苗分为红外期疫苗、红内期疫苗和蚊期传播阻断疫苗。根据疫苗种类，主要有亚单位疫苗和全虫减毒疫苗。在过去的20年里，每年有约10个候选疟疾疫苗申请进入临床试验。其中，以红外期亚单位和子孢子全虫减毒疟原虫，以及针对蚊期的传播阻断候选疫苗居多，而注册进入临床试验的红内期疟疾候选疫苗在近20年来呈明显的下降趋势，可见疟疾疫苗的研制逐渐由治疗性为主转向预防和阻断传播为主，以期实现在全球范围内控制和消除疟疾的最终目的。可控性人感染恶性疟原虫试验（controlled human malaria infection，CHMI）结果显示，化学减毒恶性疟原虫子孢子（chemo-attenuated *P.f* SPZ）疫苗是目前最有效的疟疾疫苗，对同源和异源的子孢子攻击均具有理想的保护效果。然而，受子孢子来源和冷链运输的限制，这种疫苗很难大规模地推广和应用。亚单位疫苗仍然是疟疾疫苗的首选形式，其中，以基于恶性疟原虫子孢子表面蛋白CSP的RTS，S/AS01效果最好。2019年起，该疫苗在加纳、肯尼亚和马拉维这些中、重度疟疾流行区开展了大规模的试点接种。2021年10月，为期两年的现场试验效果评估显示该疫苗具有良好的安全性。基于此，世界卫生组织批准给较高疟疾传播风险地区的儿童接种RTS，S/AS01疫苗，以降低非洲5岁以下儿童因感染疟疾而导致的死亡率。2023年10月，在RTS，S基础上进行改进的R21/Matrix-M疫苗也获得了世界卫生组织的批准。RTS，S/AS01和R21/Matrix-M疫苗的成功研制也因此入选为2023年*Science*的十大科技突破之一。然而，上述两种疟疾亚单位疫苗并不能有效地预防疟疾的感染，只能降低疟疾患者的临床发病率和死亡率，而且随着时间的推移，免疫保护效果也会出现明显的下降趋势。

为了加快疟疾疫苗的研究进程，WHO和“Roll back malaria”（“击退疟疾”）国际组织制定了疟疾疫苗研究的路标，争取到2030年研制出第二代更有效的疟疾疫苗（临床保护效率>75%，持续时间2年，且加强免疫不超过1次/年）。然而，研制高效、安全并能推广应用的疟疾疫苗依然任重道远。

2. 治疗 药物仍然是治疗疟疾的最主要手段。根据所针对的疟原虫不同虫期，抗疟药可分为杀灭红细胞外期裂殖体及休眠子的抗复发药，如伯氨喹；杀灭红细胞内裂体增殖期的抗临床发作药，如氯喹、咯萘啶（pyronaridine）、青蒿素（artemisinin）类。

疟疾治疗应包括对现症病人的治疗（杀灭红细胞内期疟原虫）和疟疾发作休止期的治疗（杀灭红细胞外期休眠子）。休止期的治疗是指在疟疾传播休止期，对1~2年内有疟疾史和带虫者的治疗，以控制间日疟的复发和减少传染源。目前抗疟药的使用基本遵循WHO推荐的青蒿素联合用药策略（artemisinin-based combination therapies，ACTs），以延长抗疟药的使用寿命。

对间日疟和卵形疟患者，选用磷酸氯喹加磷酸伯氨喹进行治疗，以防止复发；如上述疟原虫已对氯喹产生了抗性，则采用青蒿素加磷酸伯氨喹。对三日疟和诺氏疟患者，首选磷酸氯喹；如出现氯喹抗性，则选用磷酸哌喹或青蒿素联合用药；恶性疟可单服磷酸氯喹，抗氯喹的恶性疟则采用青蒿素联合用药，如蒿甲醚加本芴醇（artemether+lumefantrine）、青蒿酯加阿莫地喹（artesunate+amodiaquine）、青蒿酯加甲氟喹（artesunate+mefloquine）、二氢青蒿素加磷酸哌喹（dihydroartemisinin+piperaquine）、青蒿酯加磺胺多辛/乙胺嘧啶（artesunate+sulfadoxine-pyrimethamine）。重症疟疾（如脑型疟）首选青蒿素类或磷酸咯萘啶注射液。此外，青蒿素类药物的栓剂适用于不能口服药物的患者。上述各种抗疟药物必须足量并服完全程才能达到根治疟疾的目的。

（徐文岳）

第二节 刚地弓形虫

第二节 刚地弓形虫

刚地弓形虫（*Toxoplasma gondii* Nicolle & Manceaux，1908）为顶复门原虫。该虫呈世界性分布，猫科动物为其终末宿主，但人和许多动物都能感染，引起人兽共患的弓形虫病（toxoplasmosis），在宿主免疫功能减退时，可致严重后果，是一种重要的机会性致病原虫（opportunistic protozoan）。

【形态】

弓形虫发育的全过程有5种不同的形态：滋养体、包囊、裂殖体、配子体和卵囊。其中滋养体、包囊和卵囊与传播和致病有关。

1. 滋养体（trophozoite） 指在除终末宿主肠上皮细胞外的宿主细胞内营分裂繁殖的虫体，包括速殖子（tachyzoite）和缓殖子（bradyzoite）。游离的速殖子呈香蕉形或半月形，一端较尖，一端钝圆；一

NOTES

边扁平,另一边较膨隆。速殖子长 4~7μm,最宽处 2~4μm。经吉姆萨染剂染色后可见胞质呈蓝色,胞核呈紫红色,位于虫体中央。细胞内寄生的虫体呈纺锤形或椭圆形,以内二芽殖法繁殖,一般含数个至 20 多个虫体,这种由宿主细胞膜包绕的快速增殖的虫体集合体称假包囊(pseudocyst),内含的虫体称速殖子(图 11-6)。

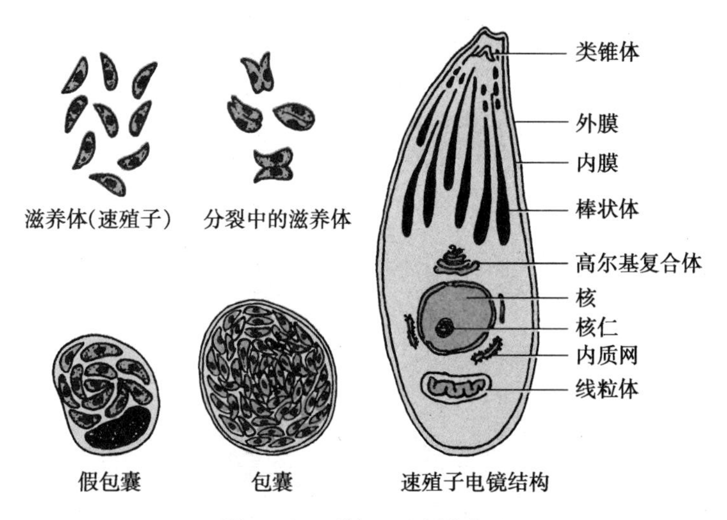

图 11-6　刚地弓形虫模式图

2. **包囊**(cyst)　圆形或椭圆形,直径 5~100μm,具有一层富有弹性的坚韧囊壁。囊内含数个至数百个滋养体,囊内的滋养体称缓殖子,可不断缓慢增殖,其形态与速殖子相似,但虫体较小,核稍偏后。包囊可长期在组织内生存(图 11-6)。

3. **裂殖体**(schizont)　在猫科动物小肠绒毛上皮细胞内发育增殖,成熟的裂殖体为长椭圆形,内含 4~29 个裂殖子,一般为 10~15 个,呈扇状排列,裂殖子为新月形,前尖后钝,较滋养体为小(图 11-6)。

4. **配子体**(gametocyte)　游离的裂殖子侵入另外的肠上皮细胞发育形成配子母细胞,进而发育为配子体。配子体有雌雄之分,雌配子体直径可达 10~20μm,核染成深红色,较大,胞质深蓝色;雄配子体较小,成熟后形成 12~32 个雄配子,其两端尖细,长约 3μm。雌雄配子结合后发育为合子(zygote),而后发育成卵囊。

5. **卵囊**(oocyst)　圆形或椭圆形,大小为 10~12μm,具两层光滑透明的囊壁,其内充满均匀小颗粒。成熟卵囊内含 2 个孢子囊,后者又分别含有 4 个新月形的子孢子。

【生活史】

弓形虫生活史比较复杂,全过程需要两个宿主,分别进行无性生殖和有性生殖。在猫科动物(例如家猫)体内完成有性生殖,同时也进行无性生殖,因此猫是弓形虫的终宿主兼中间宿主。在人或其他动物体内只能完成无性生殖,为中间宿主。有性生殖只限于猫科动物小肠上皮细胞内,称肠内期发育;无性生殖阶段可在肠外其他组织的有核细胞内进行,称肠外期发育。弓形虫对中间宿主的选择极不严格,除哺乳动物外,鸟类、爬行类等都是中间宿主,实验条件下,可感染几乎所有的有核细胞(图 11-7)。

1. **终宿主体内的发育**　猫或猫科动物食入动物内脏或肉类组织时,将带有弓形虫滋养体的包囊或假包囊吞入消化道而感染。此外,食入或饮入被成熟卵囊污染的食物或水也可获得感染。包囊内的缓殖子、卵囊内的子孢子以及假包囊内的速殖子在小肠腔内逸出,主要在回肠部侵入小肠上皮细胞发育增殖。经 3~7 天,上皮细胞内的虫体经裂体增殖形成裂殖体,成熟后释出裂殖子,侵入新的肠上皮细胞形成第二、三代裂殖体。经数代增殖后,部分裂殖子侵入肠上皮细胞后发育为雌、雄配子体,再继续发育为雌、雄配子。雌、雄配子结合成为合子,最后形成卵囊。卵囊破上皮细胞进入肠腔,随粪便

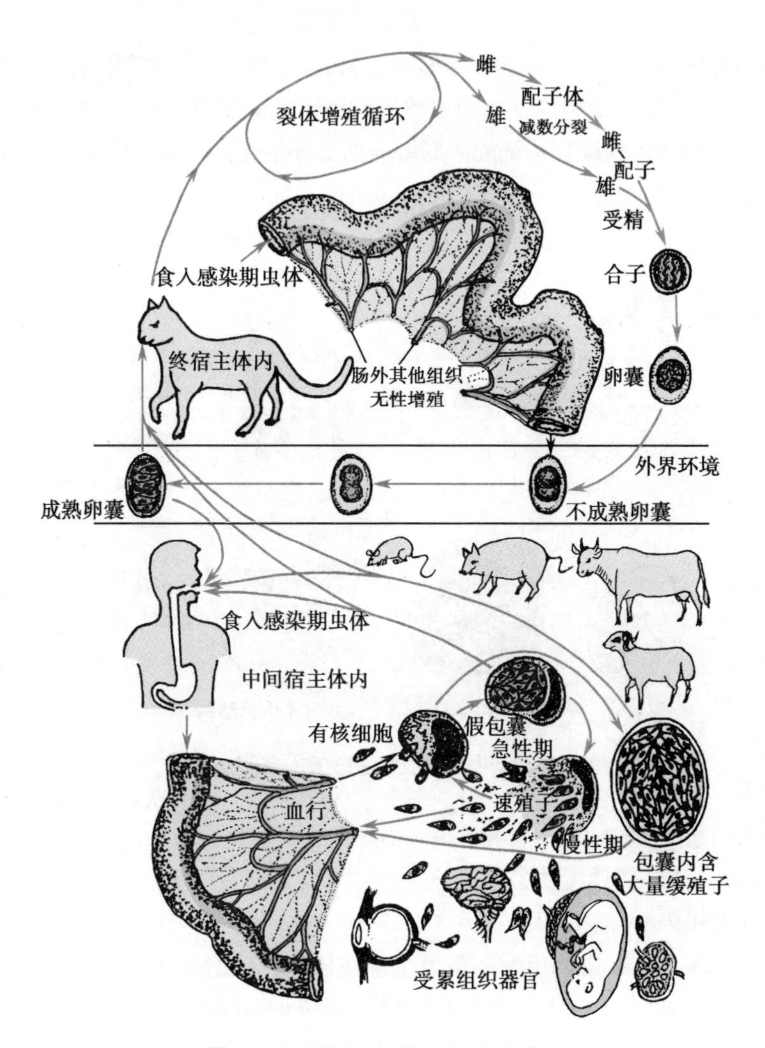

图 11-7 刚地弓形虫生活史示意图

排出体外。在适宜的温度、湿度环境中，经 2~4 天即发育为具有感染性的成熟卵囊。猫吞食不同发育阶段的虫体后，排出卵囊的时间也不同。通常，吞食包囊后约 3~10 天就能排出卵囊，而吞食假包囊或卵囊后约需 19~48 天才会排出卵囊。感染弓形虫的猫每天可排出约 1 000 万个卵囊，持续 10~20 天。成熟卵囊是重要的感染阶段。此外，弓形虫在猫科动物除肠上皮细胞外的其他组织器官中寄生时，其增殖与发育的方式和在中间宿主体内是一样的。

2. 中间宿主体内的发育 当猫科动物粪中的卵囊或动物组织中的包囊或假包囊被中间宿主如人、牛、羊、猪等吞食后，在其肠内分别逸出子孢子、缓殖子或速殖子，随即侵入肠壁经血或淋巴进入单核巨噬细胞系统的细胞内寄生，并扩散至全身各器官组织，如脑、淋巴结、肝、心、肺、舌、肌肉等。侵入细胞后，虫体继续发育增殖，形成假包囊。当速殖子增殖到一定数量后，宿主细胞膜破裂，速殖子释放并侵入新的细胞中，反复增殖。速殖子侵入宿主细胞是一个主动的过程，包括黏附、穿入和纳虫泡形成三个阶段。在免疫功能正常的宿主，部分速殖子侵入宿主细胞后（特别是脑、眼、骨骼肌细胞），虫体在免疫压力下转化为缓殖子，增殖速度减慢，并分泌成囊物质，形成包囊。包囊在宿主体内可存活数月、数年或更长时间。当宿主免疫功能减退或长期使用免疫抑制剂时，组织内的包囊可破裂释出缓殖子，缓殖子侵入其他新的组织细胞继续发育增殖成为速殖子。速殖子和包囊是中间宿主之间或中间宿主与终宿主之间互相传播的主要感染阶段。

【致病】

弓形虫的致病作用与弓形虫的虫株毒力和宿主的免疫状态有关。

虽然在分类学上，弓形虫只有一个种，即刚地弓形虫（*Toxoplasma gondii*），但通过对世界各地的虫株进行遗传结构分析发现，弓形虫具有丰富的基因结构差异，亦即基因型（genotype）。例如欧洲和北美的人、畜分离株为Ⅰ、Ⅱ和Ⅲ型，野生动物体内的多为12型；非洲多见Ⅱ、Ⅲ和 Africa 1型。欧美人群的感染以Ⅱ型弓形虫居多。南美洲从人及动物分离的弓形虫具有极为复杂的基因型别，毒力较强。据近年来的研究报道，中国大陆人及动物分离虫株的基因型以 Chinese 1 占优势，并具有独特的调控宿主免疫的效应分子。不同基因型虫株的毒力、诱导宿主免疫应答的机制及致病机制都不尽相同。

1. 致病机制　如前所述，根据虫株在小鼠体内的侵袭力、增殖速度、包囊形成与否以及对宿主的致死率等，刚地弓形虫可分为Ⅰ型（强毒株，如 RH 株）、Ⅱ型（毒力较弱，如 Pru 株）和Ⅲ型（毒力最弱，如 VEG 株）。哺乳动物包括人及家畜等，都是弓形虫的易感中间宿主，而感染后的结局则因虫株毒力、宿主的种类和免疫状态不同而有较大差异。

速殖子是弓形虫急性感染的主要致病阶段，在细胞内寄生并迅速增殖，破坏细胞，速殖子逸出后又侵犯邻近的细胞，如此反复而引起组织的炎症反应、水肿、单核细胞及少数多核巨细胞浸润。

包囊内缓殖子是慢性感染的主要阶段。包囊因缓殖子增殖而体积增大，挤压器官，可致功能障碍。包囊可破裂，释放出缓殖子。释出的缓殖子多数被宿主免疫系统清除，一部分缓殖子可侵入新的细胞并形成包囊。游离的虫体可诱导机体产生迟发型超敏反应，形成肉芽肿、纤维钙化灶等，这些病变多见于脑、眼等部位。宿主感染弓形虫后，正常情况下可产生有效的保护性免疫，抑制虫体的增殖，机体一般无明显症状，当机体免疫缺陷或免疫功能减退时才引起弓形虫病。

2. 临床表现　弓形虫感染通常是无症状的，但先天性感染和免疫功能减退者的获得性感染常引起严重的弓形虫病。

先天性弓形虫病（congenital toxoplasmosis）：孕妇在孕期初次感染弓形虫，虫体可经胎盘传播给胎儿。在妊娠期的前3个月内感染，可造成流产、早产、畸胎或死胎，其中畸胎发生率最高，如出现无脑儿、小头畸形、脊柱裂等。若孕妇于妊娠后期感染，受感染的胎儿多数表现为隐性感染，有的在出生后数月甚至数年才出现症状。有研究表明，出生时已出现症状或发生畸形的婴儿，其病死率为12%；而存活者中，90%有神经系统发育障碍，典型临床表现为脑积水、大脑钙化灶、脑膜脑炎和运动障碍，其次为弓形虫眼病，如视网膜脉络膜炎。此外，患儿还可伴有发热、皮疹、呕吐、腹泻、黄疸、肝脾大、贫血、心肌炎、癫痫等。巴西的孕妇和儿童弓形虫血清抗体阳性率最高，先天弓形虫病多表现为眼病和听力障碍。近年也有研究指出，弓形虫感染导致的孕妇母胎界面免疫耐受的失衡，而非虫体的直接入侵，是导致不良妊娠结局的原因之一。因此，中国已将弓形虫感染的免疫检测作为产前感染性疾病（TORCH 综合征）的筛查内容之一。

获得性弓形虫病（acquired toxoplasmosis）：在免疫功能正常的个体，感染者一般无明显的临床表现，亦无特异的症状与体征，病程呈自限性，需与有关疾病相鉴别。但近年来日益增多的报道显示，这种所谓“无症状”的感染可能与精神疾病有关，如感染者常伴有精神分裂症或抑郁症等。急性感染阶段的患者常表现为低热、头痛、浅表淋巴结肿大等，多见于颌下和颈后淋巴结。弓形虫常累及脑和眼部，引起中枢神经系统损害，如脑炎、脑膜脑炎、癫痫和精神异常。弓形虫眼病以视网膜脉络膜炎为多见，成人表现为突发的视力下降，婴幼儿可见手抓眼症，对外界事物反应迟钝，也可出现斜视、虹膜睫状体炎、葡萄膜炎等，且多为双侧性病变。

隐性感染者若患有艾滋病等免疫缺陷性疾病，或因恶性肿瘤、器官移植等而长期接受化疗或免疫抑制剂治疗，可诱发隐性感染活化，转变为急性或亚急性感染，从而出现严重的全身性弓形虫病，其中一些病人多因并发弓形虫脑炎而死亡。

【免疫】

弓形虫是一种机会性致病原虫，机体的免疫状态，尤其是细胞免疫状态与感染的发展和转归密切相关。致敏的T细胞能产生多种细胞因子发挥免疫调节作用。弓形虫感染可诱导巨噬细胞和Th1细胞产生抗感染免疫的细胞因子。其中，IFN-γ是抗弓形虫免疫中起主导作用的细胞因子，可活化巨噬细胞产生一氧化氮杀伤虫体。在弓形虫感染后，抗感染的细胞因子例如 IL-12 和 IFN-γ 等表达水平及出现时间有所不同，这会直接影响宿主的免疫力，从而导致不同的感染结局。

免疫功能健全的宿主感染弓形虫后，细胞免疫起了主要的保护性作用。巨噬细胞、Th1 细胞、NK 细胞、中性粒细胞及树突状细胞（DC）等介导的免疫应答起主导作用。其中，固有免疫的激活以及随后的适应性免疫均发挥了极为重要的抗虫作用。虫体入侵时，其表膜的大分子（如 GPI、profilin）经 TLR2 和 TLR4 激活巨噬细胞以及经 TLR11 活化 DC；其分泌的 IL-12 和肿瘤坏死因子（TNF-α），还可活化 Th1、NK 细胞并表达 IFN-γ。后者促进单核巨噬细胞分泌高水平的一氧化氮（NO）以及活性氧（ROS），可有效杀伤细胞内虫体。IFN-γ 是防止脑和其他组织内包囊破裂的关键细胞因子。因此，任何免疫功能缺陷（例如 HIV/AIDS 患者）或长期使用免疫抑制性药物（例如肿瘤化疗、器官移植等）均可显著抑制 IFN-γ 的水平，从而诱导隐性感染的复发。

人类感染弓形虫后能诱导特异性抗体的产生。感染早期表现为 IgM 和 IgA 升高，前者在 4 个月后逐渐消失，但也有较长时间呈阳性者；IgA 则消失较快。感染 1 个月后，IgM 逐渐被高滴度的 IgG 所替代，并维持很长时间，这种 IgM 和 IgG 抗体的此消彼长称为血清学转换。动态监测 IgM 和 IgG 抗体滴度和 IgG 的亲和力，有助于判别孕妇弓形虫感染的时间和胎儿受累的概率，为临床治疗提供重要依据。IgG 能通过胎盘传至胎儿，因此新生儿血清检查常可出现阳性结果，这种抗体通常在出生后 5~10 个月消失。无论是成人还是新生儿，抗体在抗弓形虫感染的免疫保护中作用均不明显。但也有研究证实，特异性抗体与速殖子结合后，在补体参与下可使虫体溶解或促进速殖子被巨噬细胞吞噬。

【实验诊断】

主要包括病原学和血清学检查。

1. 病原学检查 具有确诊意义。

（1）涂片染色法：可取急性期患者的腹腔积液、胸腔积液、羊水、脑脊液、骨髓或血液等，离心后取沉淀物做涂片；或取活组织穿刺物涂片，经吉姆萨染液染色，镜检弓形虫滋养体。本法操作简便，但阳性率不高，易漏检。此外，也可取切片用免疫酶或荧光染色法，可提高虫体检出率。

（2）动物接种分离法或细胞培养法：将待检样本接种于小鼠腹腔，1 周后取腹腔液，镜检滋养体，若阴性需盲传至少 3 次；待检样本亦可接种于离体培养的单层有核细胞。动物接种分离法和细胞培养法是目前比较常用的病原学检查法。

2. 血清学检查 由于弓形虫病原学检查比较困难且阳性率不高，所以血清学检查是目前广泛应用的重要辅助诊断手段。几种常用的方法简要介绍如下：

（1）染色试验（dye test，DT）：利用活的弓形虫速殖子检测血清样本，在致活因子的参与下，虫体与样本的特异性抗体作用，使虫体表膜破坏而不为亚甲蓝所染。镜检时 60% 虫体不着色者为阳性；如测定滴度，则以 50% 虫体不着色者为阳性判断的阈值，着色比例超过 50% 则为阴性。此法为经典血清学检测方法，具有良好的特异性、敏感性和重复性。

（2）间接血凝试验（indirect hemagglutination assay，IHA）：将弓形虫可溶性抗原致敏于红细胞表面，当其与相应的抗体产生反应时，可肉眼观察到红细胞的凝集现象。该法有较好的特异性和敏感性，操作简易，适用于流行病学调查，应用广泛。

（3）间接免疫荧光抗体试验（indirect immunofluorescent antibody test，IFAT）：以完整虫体为抗原来检测血清中的抗体，并用荧光标记的二抗识别特异性抗体。该法可测同型及亚型抗体。检测 IgM 对早期诊断和判定新生儿先天性弓形虫感染具有意义。

（4）酶联免疫吸附试验（enzyme-linked immunosorbent assay，ELISA）：用于检测宿主的特异抗体或循环抗原，已有多种改良法广泛用于早期急性感染和先天性弓形虫病的诊断。由于孕妇在感染早期呈现 IgM 和/或 IgA 抗体阳性，可作为急性感染的血清标志。此后 IgM 逐渐降低，IgG 抗体在感染 12~16 周后逐渐升高，但此时亲和力较低，随着感染时间的延长，IgG 滴度逐渐升高，亲和力逐渐增强。因此，每 3 周检测孕妇 IgM 和 IgG 抗体转化，以及 IgG 抗体亲和力变化，有助于判别急性感染或慢性感染，用于评估胎儿宫内先天性感染的风险，并为临床治疗提供重要参考。

（5）免疫酶染色试验（immunoenzyme staining test，IEST）：效果与 IFAT 相似，用一般光学显微镜观察，便于在基层推广应用。

（6）改良凝集试验（modified agglutination test，MAT）：制备的弓形虫整虫抗原可以识别不同动物的抗体，还可用于弓形虫 IgG 抗体滴度的测定，目前该方法被广泛用于弓形虫感染的诊断。

3. 分子生物学诊断（molecular diagnosis）　敏感性高、特异性强且有早期诊断价值的实时荧光定量 PCR 方法已被广泛用于临床实验室诊断，常用的诊断靶标为 B1 基因。该法常用于疑似弓形虫先天性感染的羊水标本的检测。

【流行病学】

1. 流行概况　该虫呈世界性分布，广泛存在于多种哺乳动物体内，人群感染也较普遍。据血清学调查，人群弓形虫抗体阳性率为 5%~50%，但绝大多数属隐性感染。巴西的孕妇和儿童弓形虫血清抗体阳性率最高。流行病学调查资料显示，中国弓形虫感染和弓形虫病的分布亦十分广泛。至今，发现人、畜弓形虫感染和病例的地区有 30 个省（自治区、直辖市），但人群弓形虫血清阳性率多在 10% 以下。弓形虫感染常与生活习惯、生活条件、接触流浪猫等因素有关。弓形虫感染的家养动物有猪、猫、牛、羊、犬、马、兔、鸡等；野生动物有猩猩、狼、狐狸、野猪等至少 32 种，还曾在 52 种啮齿类动物体内发现弓形虫。家畜的感染率可达 10%~50%，可食用的肉类感染较普遍，严重影响了畜牧业的发展，亦威胁人类的健康。

2. 流行环节

（1）传染源：动物是本病的传染源，家猫尤其是流浪猫是重要传染源。孕妇经胎盘的垂直传播也具有传染源的意义。

（2）传播途径：食入未煮熟的含各期弓形虫的肉制品、蛋品、乳类或被卵囊污染的食物和水可致感染；肉类加工人员和实验室工作人员有可能经口、鼻、眼结膜或破损的皮肤、黏膜感染；输血或器官移植也可能引起感染；节肢动物携带卵囊也具有一定的传播意义。

（3）易感人群：人对弓形虫普遍易感。胎儿易经胎盘感染，肿瘤和免疫功能缺陷或受损患者常因隐性感染的活化而罹患弓形虫病。人的感染风险随暴露机会增多而上升，但无性别上的差异。

【防治】

针对弓形虫感染的防治工作需加强对家畜、家禽和可疑动物的监测和隔离，加强对饮食卫生的管理和肉类食品的卫生检疫。包囊对热敏感，在 50℃下 30 分钟或 56℃下 10~15 分钟即丧失活力；卵囊具有双层囊壁，对酸、碱、消毒剂均有相当强的抵抗力，在室温下可存活 3~18 个月，在猫粪内可存活 1 年，但对干燥和高热的抵抗力较差，80℃ 1 分钟即可杀死。因此，加热是防止卵囊经口传播的最有效方法。

另外，还应加强卫生宣传教育，不吃生或半生的肉、蛋和未经消毒的奶制品。孕妇应避免与猫、猫粪和放养动物的生肉接触，并定期做弓形虫血清学检查，以减少弓形虫感染所致的不良妊娠结局的发生。对于艾滋病患者、恶性肿瘤化疗前患者，以及需要长期使用免疫抑制剂的患者，治疗开始前应进行弓形虫血清学检查，以防隐性感染转变为继发性弓形虫病。

对急性期患者应及时治疗，但至今尚无特效药物。乙胺嘧啶、磺胺类如复方磺胺甲噁唑对弓形虫速殖子阶段有抑制作用。这两类药物联合应用并辅以叶酸可提高疗效，减少不良反应。

孕妇感染的首选药物是螺旋霉素，乙胺嘧啶因对胎儿有致畸作用而被禁用。疗程中适当佐用免疫增强剂，可提高疗效。

（彭鸿娟）

第三节　隐孢子虫

第三节
隐孢子虫

隐孢子虫（*Cryptosporidium* Tyzzer，1907）属孢子虫纲（Sporozoa），真球虫目（Eucoccidida），隐孢子虫科（Cryptosporidiidae），隐孢子虫属（*Cryptosporidium*），为体积微小的球虫类寄生虫，广泛存在于多种脊椎动物体内。经分子遗传学和生物学研究表明，隐孢子虫属有多个不同的种，已确认的有 20 种，

NOTES

另有60多种尚待进一步确定。目前发现只有微小隐孢子虫（*C.parvum*）和人隐孢子虫（*C.hominis*）对人有致病性，但小鼠隐孢子虫（*C.muris*）、猫隐孢子虫（*C.felis*）、犬隐孢子虫（*C.canis*）、火鸡隐孢子虫（*C.meleagridis*）、猪隐孢子虫（*C.suis*）和安氏隐孢子虫（*C.andersoni*）等6种隐孢子虫也有人体自然感染的报道。由隐孢子虫引起的疾病称隐孢子虫病（cryptosporidiosis），是一种以腹泻为主要临床表现的人兽共患原虫病。

【形态】

卵囊呈圆形或椭圆形，直径4~6μm，成熟卵囊内含4个裸露的子孢子和残留体（residual body）。子孢子呈月牙形，残留体由颗粒状物和一空泡组成(图11-8)。在改良抗酸染色标本中，卵囊为玫瑰红色，背景为蓝绿色，对比性很强，囊内子孢子排列不规则，形态多样，残留体为暗黑(棕)色颗粒状。

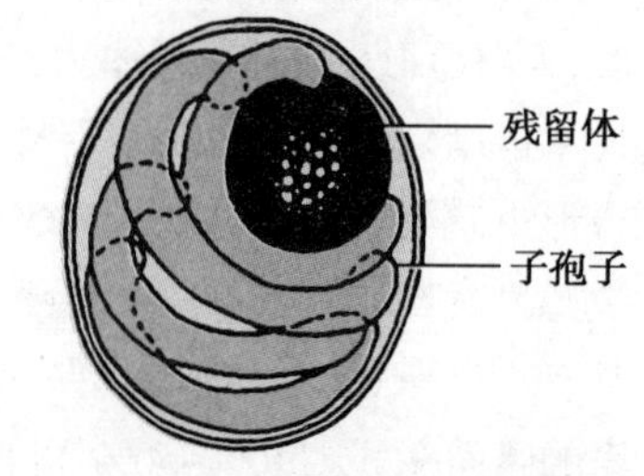

图11-8 隐孢子虫卵囊模式图

【生活史】

隐孢子虫完成生活史只需要一个宿主。生活史简单，可分为裂体增殖、配子生殖和孢子生殖三个阶段。虫体在宿主体内的发育时期称为内生阶段，随宿主粪便排出的成熟卵囊为感染阶段。

人和多种脊椎动物都是本虫的易感宿主。当宿主吞食成熟卵囊后，在消化液的作用下，子孢子在小肠脱囊而出，先附着于肠上皮细胞，再侵入其中，在被侵入的胞膜下与胞质之间形成纳虫空泡。虫体在空泡内开始无性繁殖，先发育为滋养体，经3次核分裂后发育为Ⅰ型裂殖体。成熟的Ⅰ型裂殖体含有8个裂殖子。裂殖子被释出后侵入其他上皮细胞，发育为第二代滋养体。第二代滋养体经2次核分裂发育为Ⅱ型裂殖体。成熟的Ⅱ型裂殖体含4个裂殖子。此裂殖子释出后侵入肠上皮发育为雌、雄配子体，进入有性生殖阶段，雌配子体进一步发育为雌配子，雄配子体产生16个雄配子，雌、雄配子结合形成合子，合子发育为卵囊，进入孢子生殖阶段。卵囊有薄壁和厚壁两种类型，薄壁卵囊约占20%，仅有一层单位膜，其子孢子逸出后直接侵入宿主肠上皮细胞，继续无性繁殖，形成宿主的自体内重复感染。厚壁卵囊约占80%，有两层囊壁，具抵抗性，在宿主细胞内或肠腔内孢子化，形成子孢子。孢子化的卵囊随宿主粪便排出体外，即具感染性(图11-9)。完成生活史约需5~11天。

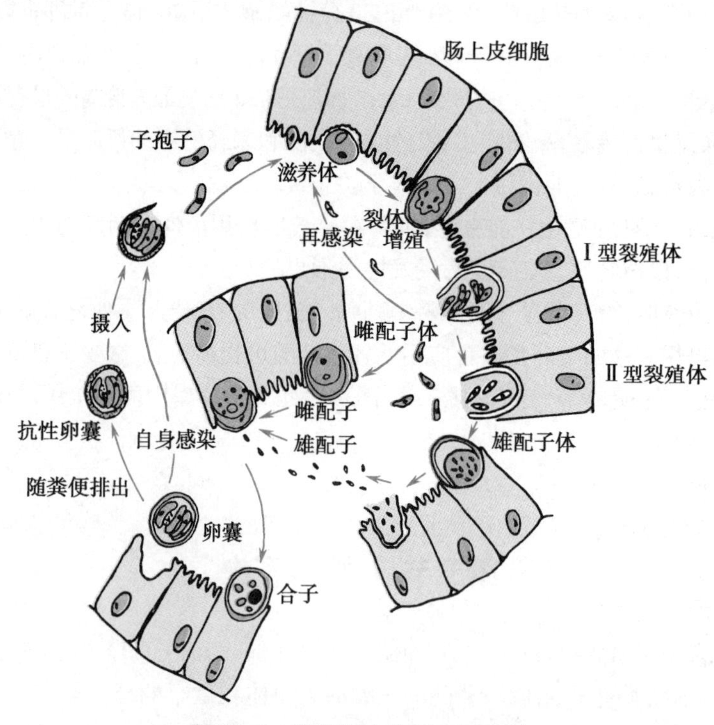

图11-9 隐孢子虫生活史示意图

【致病】

本虫主要寄生于小肠上皮细胞的刷状缘纳虫空泡内。空肠近端是虫体寄生数量最多的部位,感染严重时可扩散到整个消化道。虫体亦可寄生在呼吸道、肺、扁桃体、胰腺、胆囊和胆管等器官。

寄生于肠黏膜的虫体,可使黏膜表面凹陷,或呈火山口状。寄生数量多时,可导致广泛的肠上皮细胞的绒毛萎缩、变短、变粗,或融合、移位和脱落,上皮细胞老化和脱落速度加快。固有层粒细胞、淋巴细胞和浆细胞浸润。此外,艾滋病患者并发隐孢子虫性胆囊炎、胆管炎时,除呈急性炎症改变外,尚可引起坏疽样坏死。

隐孢子虫的致病机制尚不完全清楚,很可能与多种因素有关。由于虫体的侵犯,宿主小肠黏膜的受损,肠黏膜表面积减少,影响了肠道的吸收功能,特别是脂肪和糖类的吸收明显下降,导致患者严重而持久的腹泻,大量水及电解质从肠道丢失。此外,肠黏膜表面积的缩小,还使得多种黏膜酶明显减少,例如乳糖酶,这也是引起腹泻的原因之一。

临床症状的严重程度与病程长短亦取决于宿主的免疫功能。免疫功能正常宿主的症状通常较轻,潜伏期一般为3~8天,急性起病,腹泻为主要症状,大便呈水样或糊状,一般无脓血,日排便2~20余次。严重感染的幼儿可出现喷射性水样便,量多,常伴有痉挛性腹痛、腹胀、恶心、呕吐、食欲减退或厌食、口渴和发热。病程多为自限性,持续7~14天,但症状消失后数周,粪便中仍可带有卵囊。少数病人的病程可迁延1~2个月或转为慢性反复发作。免疫缺陷宿主的症状严重,常为持续性霍乱样水泻,每日腹泻数次至数十次,量多,可达数升至数十升。常伴有剧烈腹痛,水、电解质紊乱和酸中毒,病程可迁延数月至1年。病人常并发肠外器官隐孢子虫病,如呼吸道和胆道感染,可使得病情更为严重和复杂。隐孢子虫感染常为艾滋病病人并发腹泻而死亡的原因之一。

【实验诊断】

1. 病原学检查　粪便(水样或糊状便为好)直接涂片染色,检出卵囊即可确诊。要注意与环孢子虫(*Cyclospora cayetanensis*)及微孢子虫鉴别。有时呕吐物和痰也可作为受检标本。检查方法有:

(1)金胺-酚染色法:新鲜或甲醛固定后的标本均可用此法,染色后在荧光显微镜下观察。卵囊圆形,呈明亮的乳白-黄绿色荧光。低倍镜下为圆形小亮点,周边光滑,虫体数量多时可遍布视野,犹如夜空中的繁星。高倍镜下卵囊壁薄,中央淡染,似环状。本法简便、敏感,适用于批量标本的过筛检查。

(2)改良抗酸染色法:染色后背景为蓝绿色,卵囊呈玫瑰色,圆形或椭圆形,囊壁薄,内部可见1~4个梭形或月牙形子孢子,有时可见棕色块状的残留体。但粪便标本中多存在红色抗酸颗粒,形同卵囊,难以鉴别。

(3)金胺-酚改良抗酸染色法:先用金胺-酚染色,再用改良抗酸染色复染,用光学显微镜检查。卵囊形态同抗酸染色所示,但非特异性颗粒呈蓝黑色,颜色与卵囊不同,有利于查找卵囊。此法优化了改良抗酸染色法,可提高检出率。

(4)基因检测:采用PCR和DNA探针技术检测隐孢子虫特异DNA,具有特异性强、敏感性高的特点。在PCR中使用相应的引物,可扩增出隐孢子虫DNA特异的片段,其敏感性可达0.1pg的水平,即相当于可以检测出每克粪便中含有5个卵囊的水平。此法也可用于虫株基因型分析。

2. 免疫学检查　隐孢子虫病的免疫学诊断近年发展较快,能部分弥补粪检的不足。

(1)粪便标本的免疫学检查:需采用与卵囊具高亲和力的单克隆抗体。在间接荧光抗体试验(IFAT)的检测中,卵囊在荧光显微镜下呈明亮的黄绿色荧光,特异性高、敏感性好,适用于对轻度感染者的诊断和流行病学调查。采用ELISA技术检测粪便中的卵囊抗原,敏感性、特异性均好,无需显微镜。流式细胞计数法可用于卵囊计数,考核疗效。

(2)血清标本的免疫学检查:常采用IFAT和ELISA等技术,特异性、敏感性均较高,可用于隐孢子虫病的辅助诊断和流行病学调查。

【流行】

1. 分布　大洋洲、北美洲、南美洲、亚洲和非洲的隐孢子虫病病人以人隐孢子虫(*C.hominis*)感染为主，而欧洲的微小隐孢子虫（*C.parvum*）感染更普遍。人隐孢子虫主要通过人与人接触传染，其感染性与人隐孢子虫的宿主特异性有关。发展中国家和发达国家腹泻病人的隐孢子虫感染率分别为 4%~20% 和 0.6%~20%。高危人群如婴幼儿、免疫功能抑制者、免疫功能缺陷者的感染率高达 15%~49%。1986 年，WHO 将隐孢子虫感染作为艾滋病患者的一项怀疑指标。2004 年 WHO 和美国疾病控制中心将该病列入新发传染病。

在我国，韩范于 1987 年在南京首先发现了人体隐孢子虫病病例。此后安徽、内蒙古、福建等至少 19 个省（自治区）也相继报道了一些病例，近年感染率有上升趋势。调查发现，我国腹泻患者中隐孢子虫感染率为 0.31%~15.21%。

很多研究认为，隐孢子虫的发病率与当地的空肠弯曲菌、沙门菌、志贺菌、致病性大肠杆菌和蓝氏贾第鞭毛虫相近，隐孢子虫感染所引起的腹泻在寄生虫性腹泻中占首位。同性恋中的艾滋病患者，有近半数感染隐孢子虫。在与病人、病牛接触的人群和在幼儿集中的机构，隐孢子虫腹泻的暴发流行时有发生。

隐孢子虫病的流行具备下列特点：2 岁以下的婴幼儿发病率较高，男女间无明显差异；温暖潮湿季节发病率较高；农村多于城市，沿海港口多于内陆地区；经济落后、卫生状况差的地区多于发达地区；畜牧地区多于非牧区；旅游者多于非旅游者。

2. 流行环节

（1）传染源：隐孢子虫病人的粪便和呕吐物中含大量卵囊，多数患者在症状消退后仍有卵囊排出，可持续数天至 5 周，是主要的传染源，而健康带虫者和恢复期带虫者也是重要的传染源。交叉试验证实，牛、羊、猫、犬和兔等动物的隐孢子虫卵囊亦可感染人，由此成为畜牧地区和农村重要的动物源性传染源。

（2）传播途径：隐孢子虫病的传播主要是经“粪-口”途径，通过人—动物，人—人和人—环境（包括水源、食物源和空气源）之间的接触而误食了隐孢子虫卵囊而受到感染。在病人、畜禽的粪便中含有大量的卵囊，含有卵囊的粪便通过污染水源、食物等经口进入人体而造成感染。在拥挤的家庭、幼儿园或托儿所以及医院接触传播率也很高；同性恋者的口交、肛交行为（特别是在艾滋病患者中）也是感染隐孢子虫的重要途径；痰中有卵囊者可通过飞沫传播。隐孢子虫对臭氧和加氯消毒有很强的抵抗力。一般自来水厂的加氯消毒基本无效，隐孢子虫比其他寄生虫更易突破供水系统的过滤和消毒环节而造成隐孢子虫病的水源性暴发。英、美等国均有水源污染引起暴发流行的报道。

3. 易感人群 人对隐孢子虫普遍易感。婴幼儿、艾滋病患者、接受免疫抑制剂治疗的病人以及免疫功能减退者更易感染。大量应用多种抗生素、患水痘、麻疹和经常感冒者等均易感本虫。美国每年大约 15 万名腹泻患者中，就有 3 万人感染有隐孢子虫。调查发现，1%~2% 艾滋病患者的死亡是由隐孢子虫感染造成的。

【防治】

应防止病人、病畜及带虫者的粪便污染食物和饮水，注意粪便管理和个人卫生。保护免疫功能缺陷或低下的人，增强其免疫力，避免与病人、病畜接触。凡接触病人、病畜者，应及时洗手消毒。因卵囊的抵抗力强，病人用过的便盆等用具必须在 3% 漂白粉中浸泡 30 分钟后，再行清洗。10% 甲醛溶液和 5% 氨水可将卵囊杀灭。此外，65~70℃加热 30 分钟可杀死卵囊，因此应提倡喝开水。饮用牛奶也要彻底消毒。

至今尚无理想的针对隐孢子虫的特效药物。治疗主要包括对症治疗、抗虫治疗和免疫治疗等方法。一般认为对免疫功能正常患者，采用对症和支持疗法，纠正水、电解质紊乱即可取得良好的效果。对免疫功能受损者，恢复其免疫功能、及时停用免疫抑制剂则是主要措施，否则治疗大多无效。硝唑尼特（nitazoxanide，NTZ）是美国食品药品监督管理局批准的唯一可以用于治疗婴儿隐孢子虫感染的药物，但不适合免疫缺陷患者隐孢子虫感染的治疗。螺旋霉素、巴龙霉素、阿奇霉素、红霉素等抗感染药物可减轻腹泻症状，缩短腹泻时间，减少隐孢子虫卵囊排出量，缩短排出时间。用人工高免疫牛初乳(hyperimmune bovine colostrum)、牛乳球蛋白、牛转移因子治疗可改善临床症状。国内用大蒜素治疗,也有一定效果。

(徐文岳)

第四节 其他孢子虫

第四节
其他孢子虫

一、肉孢子虫

肉孢子虫(*Sarcocystis*)属于真球虫目,肉孢子虫科,种类较多。目前已知寄生人体的肉孢子虫至少有三种:林氏肉孢子虫(*S. lindemanni* Rivolta,1878),也称为人肌肉肉孢子虫,人为中间宿主,终宿主未确定;牛人肉孢子虫[*S. bovihominis*(Railliet & Lucet,1891)Dubey,1976],又名人肉孢子虫(*S. hominis*);猪人肉孢子虫(*S. suihominis* Tadzos & Laarman,1976)。后两种的中间宿主分别是牛和猪,人、猕猴、黑猩猩为终宿主。因牛人肉孢子虫和猪人肉孢子虫的形态与生活史基本相同,且均寄生于人体小肠,统称为人肠肉孢子虫。

【形态与生活史】

成熟的卵囊(oocyst)为长椭圆形,大小约9~16μm,内含2个孢子囊(sporocyst),常在肠内自行破裂,孢子囊即脱出。孢子囊呈椭圆形或卵圆形,壁双层而透明,其内各含4个子孢子。肉孢子囊(sarcocyst)呈圆柱形或纺锤形,长径为1~5cm,横径0.1~1cm,囊壁内有许多间隔把囊内的缓殖子分隔成簇。

牛或猪等中间宿主食入随终宿主粪便排出的卵囊或孢子囊而感染。终宿主则是由于食入中间宿主肌肉内的肉孢子囊而感染。

肉孢子虫卵囊壁薄,破裂后可释出孢子囊。终宿主粪便中的卵囊或孢子囊可被牛或猪等食入,在其小肠内,子孢子脱囊而出并穿过肠壁侵入血流,在多数器官的血管内皮细胞内行裂体增殖,经几代裂体增殖后,裂殖子即向肌细胞内移行,发育成肉孢子囊,囊内的滋养母细胞增殖生成缓殖子。一旦含肉孢子囊的肉类被终宿主(包括人)摄入后,囊内的缓殖子可侵入终宿主小肠固有层,无须经过裂体增殖而直接形成配子。雌、雄配子结合形成合子,最终形成卵囊(图11-10),并在小肠固有层逐渐发育成熟。肉孢子囊破裂时,缓殖子可循血流到达肠壁并进入肠腔随粪便排出体外,也可见于鼻涕或其他分泌物中。因此,肉孢子虫也可由缓殖子通过粪便或分泌物而传播。除了人以外,猴、猩猩等动

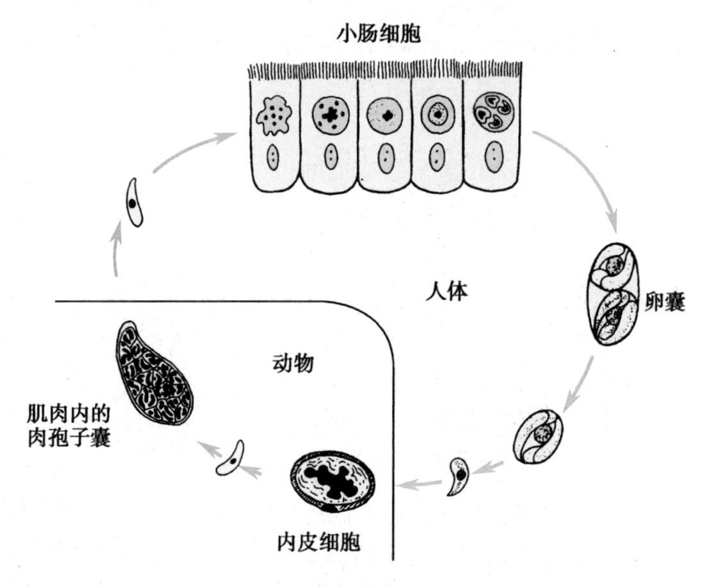

图11-10　肉孢子虫生活史示意图

物也可成为人肠肉孢子虫的终宿主。人偶可作为人肌肉肉孢子虫的中间宿主，在肌组织内形成肉孢子囊。

【致病】

人因生食或误食含有人肠肉孢子囊的肉类而感染，囊内的缓殖子侵入肠壁细胞而致病。肉孢子虫病的严重程度取决于宿主感染肉孢子囊的数量。感染者一般无明显症状，有的可出现食欲减退、腹痛、腹泻、恶心、呕吐等非特异性的消化道症状。感染猪人肉孢子虫后除了上述症状外，还可出现血性腹泻。严重感染可引起贫血、坏死性肠炎等。一般免疫功能正常的人群没有或仅有轻微症状，但是免疫受累的宿主则可出现严重症状。

人肌肉肉孢子虫病的临床表现与虫体的寄生部位有关，寄生于重要部位可引起相应组织器官的明显症状。如寄生于喉头肌时，可引起支气管痉挛或声音嘶哑；寄生于心肌时，可引起心肌炎。此外，肉孢子囊可破坏所侵犯的肌细胞，并造成邻近细胞的压迫性萎缩，肌肉可因水肿而出现疼痛。一旦囊壁破裂，释放出的肉孢子毒素（sarcocysin）可作用于神经系统、心、肾上腺、肝和小肠等脏器，严重时可致宿主死亡。感染林氏肉孢子虫的人，其心肌、舌肌、膈肌和骨骼肌可存在肉孢子囊，并出现相应症状。肉孢子囊崩解后释出的肉孢子毒素也可引起过敏反应，严重时会导致宿主死亡。

【实验诊断】

有消化道症状的病人，可采用直接涂片法、蔗糖浮聚法或硫酸锌浮聚法等，从粪便中检出囊卵或孢子囊即可确诊。肌肉内的肉孢子虫可利用常规活检诊断，同时可发现有肌炎甚至肌坏死。

【流行与防治】

人肉孢子虫为世界性分布，欧洲人体肉孢子虫病较其他地区普遍。肌肉寄生的肉孢子虫有许多尚未知晓的野生动物作为保虫宿主，许多类型的肉孢子虫均称为林氏肉孢子虫，对其研究尚未完全，全世界虽仅有 40 余例报告，但危害较大。目前除了应用肾上腺皮质激素减轻过敏反应外，治疗上尚无特效药物，可试用磺胺嘧啶、复方磺胺甲噁唑（磺胺甲噁唑与甲氧苄啶复方制剂，SMZ-TMP）等。预防感染以不生食牛肉、猪肉或其他肉类，加强肉类检疫，加强牛、羊、猪等动物的科学饲养为主。

二、贝氏囊等孢球虫

贝氏囊等孢球虫［*Cystoisospora belli*（Woodcock，1915）Wenyon，1923］为寄生于人体的一种肠道寄生虫。根据 Bush 等（2001）等孢球虫分类体系，贝氏囊等孢球虫隶属于艾美球虫科囊等孢球虫属，但之前的教材或文献多将其归为等孢球虫属，因此与贝氏等孢球虫（*Isospora belli*）是同物异名。主要寄生于小肠，引起囊等孢球虫病（cystoisosporiasis），除免疫受累的宿主外，本病常呈自限性。囊等孢球虫病的易感者主要见于免疫功能减退者或旅行者。

【形态与生活史】

人类小肠上皮细胞内可存在贝氏囊等孢球虫的裂体增殖期和孢子生殖期虫体。雌、雄配子体结合形成合子，进而发育为卵囊，卵囊脱入肠腔可经粪便排出体外。卵囊呈圆形或长圆形，约（20~33）μm×（10~19）μm（图 11-11）。出现在粪便中的卵囊仅含 1 个孢子体，经 48 小时后形成内含 2 个孢子体的成熟卵囊，每个孢子体中含 4 个半月形子孢子。成熟的卵囊为感染期，卵囊污染食物或饮用水，继而经口进入人体，在小肠中脱囊，释出子孢子，后者侵入肠黏膜细胞。在肠黏膜上皮细胞内，子孢子发育成为滋养体，经裂体增殖形成裂殖体，裂殖体成熟后释放出的裂殖子可侵入邻

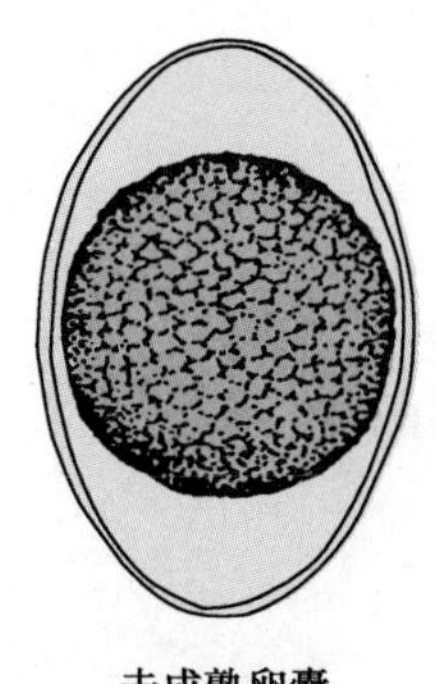

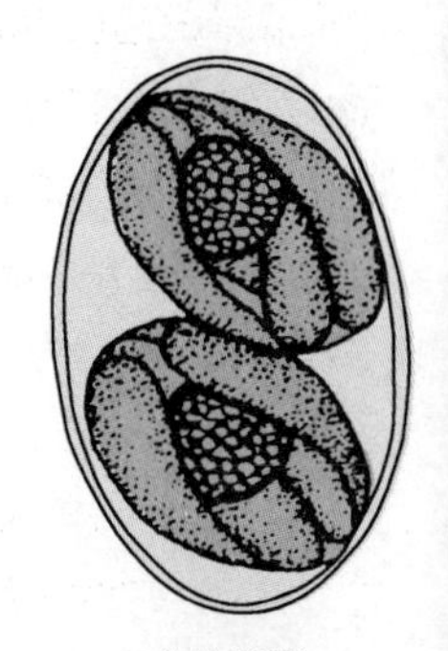

图 11-11 贝氏囊等孢球虫卵囊模式图

近的上皮细胞，进而继续裂体增殖或形成雌、雄配子体。雌、雄配子体结合形成合子，最终形成卵囊，排出体外，完成其生活史（图 11-12）。卵囊排放时限尚未明了，推测短于 15 天，但在慢性感染者可持续排卵囊数月至数年之久。

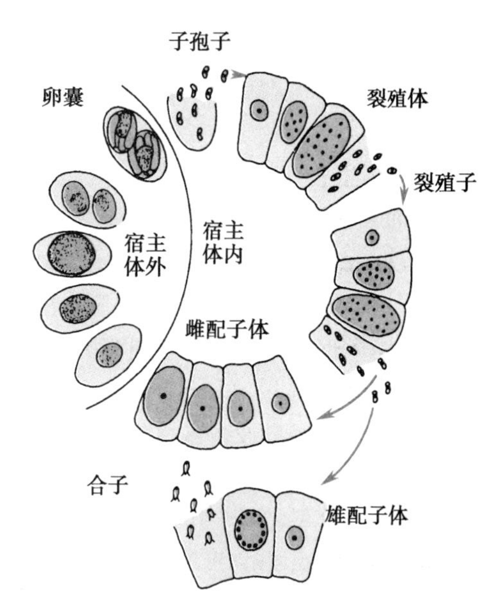

图 11-12　贝氏囊等孢球虫生活史示意图

【致病】

贝氏囊等孢球虫的滋养体侵袭肠黏膜，导致增生性肠炎，但出现临床症状或被明确诊断者较少，有无临床症状及其严重程度与机体免疫状况密切相关。免疫功能正常者感染后，经 7~11 天的潜伏期后病人可有发热、持续数月至数年的腹泻、体重减轻等。腹泻每天 6~10 次，呈水样便或软便。免疫受累的宿主或艾滋病患者可出现持续腹泻，伴虚弱、厌食和体重减轻。艾滋病患者可发生肠外感染，有些患者有进行性呼吸困难和发热，同时伴有吞咽困难、恶心、呕吐、水样便。典型的病理表现有肠绒毛变平、变短、融合、变粗、萎缩，隐窝增生肥大，肠上皮细胞增生，固有层中有大量嗜酸性粒细胞、浆细胞、淋巴细胞和中性粒细胞浸润等。

【实验诊断】

该病的诊断主要是依靠粪便中检测卵囊，方法包括直接涂片或浓缩后涂片法。但由于卵囊较小容易漏诊。在感染早期，即使症状很严重，但由于原虫仍处于无性生殖阶段，粪检亦呈阴性，只有在有性生殖阶段方可检获卵囊。应用抗酸染色或改良抗酸染色可以比较清晰地检出卵囊。若在粪便中未能检查到卵囊但怀疑此虫感染者，可做十二指肠黏膜活组织检查。

【流行与防治】

囊等孢球虫病为世界性分布，但热带和亚热带地区比较普遍，如中南美洲、非洲和东南亚，中国海南、云南、贵州、新疆、福建、湖南、黑龙江、广东、广西、浙江、山西及台湾等省、自治区有病例报道。随着艾滋病发病率的上升，囊等孢球虫病在艾滋病病人或同性恋男性中的发病率也在升高。贝氏囊等孢球虫被认为是仅引起人类感染的等孢球虫，无其他保虫宿主。人因摄入成熟卵囊污染的水或食物而感染，亦可通过粪-口途径直接感染。卵囊对外界的抵抗力很强，在寒冷或潮湿的环境中可存活数月。

预防本虫传播应注意饮水、饮食的卫生，并阻断粪-口传播途径等。治疗可选用复方磺胺甲噁唑（磺胺甲噁唑与甲氧苄啶复方制剂，SMZ-TMP）进行治疗，疗程 1 个月，一般在用药 2 天内即可控制腹泻。对磺胺过敏者单用乙胺嘧啶治疗亦有效。

三、微孢子虫

微孢子虫（*Microsporidium*）为单细胞真核生物，其生物学分类地位尚存争议。既往将其列属于孢子虫，但在形态与生物学特性上介于原虫与真菌之间。后来也许多学者根据分子生物学水平的鉴定结果，将其定为真菌。微孢子虫有 1 000 多种，广泛寄生于节肢动物、鸟类、哺乳动物和人类。迄今已发现至少有 8 个属约 15 种微孢子虫可感染人体。主要有匹里虫属（*Pleistophora*）、脑炎微孢子虫属（*Encephalitozoon*）、肠上皮细胞微孢子虫属（*Enterocytozoon*）和微粒子虫属（*Nosema*），可引起人类微孢子虫病（microsporidiosis）。最早有关人体感染微孢子虫的报道见于 1959 年，随后陆续又有十几例报道。1985 年，Desportes 在法国 HIV 感染者体内发现微孢子虫。之后，越来越多的报道表明，微孢子虫是引起 HIV 感染者或艾滋病患者腹泻的重要病原体，因而应引起重视。

【形态与生活史】

微孢子虫发育过程包括裂殖体，也称分裂体、孢子体、成孢子细胞和孢子等阶段。孢子是其典型的阶段，为微孢子虫的感染期，也是微孢子虫生活史中唯一可在宿主细胞外生存的发育阶段。成熟的孢子呈圆形或椭圆形，长约2.0~3.0μm，宽约1.5~5.0μm，但不同属微孢子虫的孢子大小各异。孢子在光镜下有折光，呈绿色。成熟的孢子内含有极管（polar tube），亦称极丝（polar filament）。极管呈螺旋状从孢子前端的固定盘（anchoring disc）连至虫体末端，并缠绕胞核（图11-13），后端有一空泡。极管的螺旋数依不同属的微孢子虫而异。

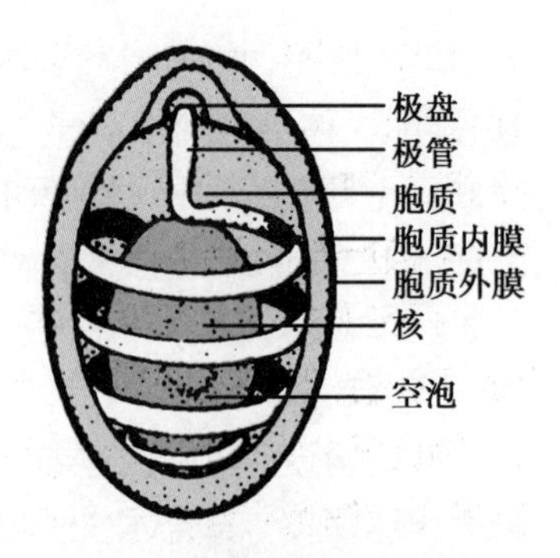

图11-13 微孢子虫孢子模式图

不同微孢子虫的发育周期有所不同，但一般认为，其生活史过程主要包括裂体生殖和孢子生殖两个阶段，且在同一宿主体内进行。成熟孢子经口被宿主吞食后，孢子内的极管伸出，刺入宿主细胞膜，然后将感染性的孢子质（sporoplasm）注入宿主细胞而使其受染。孢子质在宿主细胞核附近的空泡内形成分裂体，分裂体以二分裂或多分裂方式增殖，再扩散到其他细胞或经血液循环播散到肝、肾、脑、肌等组织器官，此为裂体生殖阶段。孢子生殖阶段时，分裂体在宿主细胞内转化成孢子体，再以二分裂或多分裂方式成为成孢子细胞，形成大量孢子，逐渐发育为成熟的感染性孢子，再感染其他细胞并开始新的周期。也可随坏死脱落的肠细胞排出宿主体外，被释放到外界环境中的孢子可再感染新的宿主（图11-14）。在孢子生殖过程中形成的厚壁孢子，是对外界环境具有较强抵抗力的感染阶段。

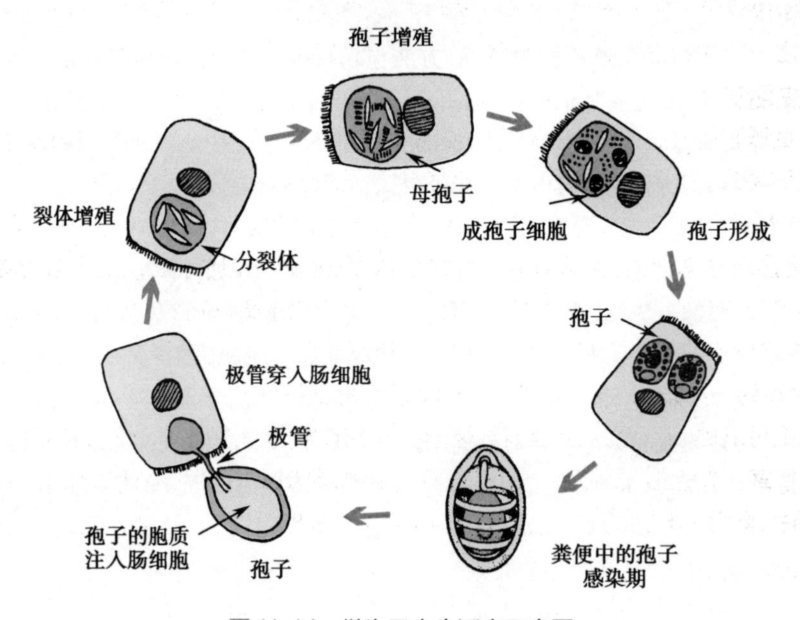

图11-14 微孢子虫生活史示意图

【致病】

不同种的微孢子虫对人体的致病力不同，感染后是否出现临床症状也与宿主的免疫状态有关。微孢子虫感染引起的临床症状和体征一般无特异性，如感染脑炎微孢子虫属的虫种后，患者出现头痛、喷射性呕吐，多见于艾滋病病人；微粒子微孢子虫属的虫体，寄生在内脏组织，主要累及肝脏、肾脏、眼等器官，可表现为肝炎、肾炎等；肠上皮细胞微孢子虫属的虫体主要累及小肠，主要症状是慢性腹泻、水样便，伴恶心、腹痛等，但无脓血便，亦可累及胆囊、角膜等部位引起病变。

免疫功能正常的宿主往往出现慢性或持续性感染，或仅有少量的体征和症状，而免疫受累的宿主可致严重疾病，甚至死亡。

【实验诊断】

可采集粪便直接涂片，或检查尿液、十二指肠液、胆汁等标本。用吉姆萨染色法、韦伯染色法（改良三色法）和 Uvitex 2B 等染色法进行染色镜检；组织电镜检查可鉴定虫种，但其敏感性稍低。血清抗体检测法，如 ELISA 和 IFAT 亦已开始应用。此外，细胞培养技术，分子生物学方法等也可试用，目前已建立了 PCR 结合限制性内切酶酶切法，这是一种用于快速检测微孢子虫属的特异性诊断方法。

【流行与防治】

微孢子虫病为人兽共患病，呈世界性分布。人类感染来源尚未完全明了，可能是人-人传播或动物-人传播，主要通过宿主吞食成熟孢子污染的水或食物或性接触等途径感染。随着艾滋病患者的增加，微孢子虫病在 HIV 感染者中的感染率日趋升高，达 7%~67% 不等。我国的发病率也有增加，故微孢子虫病作为一重要的机会性致病原虫病应得到更多的重视。目前，在有关该病的传染源及传播模式尚未完全明了的情况下，注意个人卫生应该是重要的预防措施。

对此病尚无满意的治疗方法，目前常用的药物包括阿苯达唑和烟曲霉素。阿苯达唑可抑制微孢子虫微管蛋白的聚合，干扰细胞的分裂和营养的摄取，但治疗后仍存在复发现象。烟曲霉素对脑炎微孢子虫引起的结膜炎的局部治疗十分有效，但全身给药可能会引起患者的中性粒细胞及血小板减少。

四、人芽囊原虫

人芽囊原虫（*Blastocystis hominis*）由 Perroncito 于 1899 年首次报道；1911 年 Alexieff 将其命名为 *Blastocystis enterocola*，并归属于人类肠道内的酵母菌；随后，Brumpt 在 1912 年确认其为新物种，并将其更名为 *Blastocystis hominis*，这一命名被广泛接受并沿用至今。此后，该虫一直被认为是对人体无害的酵母菌，直到 1967 年，Zerdt 根据其超微结构等方面的特点将其归为原虫类，并指出其为引起人类腹泻的病原体之一。1993 年江静波等将其归入芽囊原虫新亚门（Blastocysta）。

【形态与生活史】

人芽囊原虫形态多样，在体外培养时可见空泡型、颗粒型、阿米巴型、复分裂型、包囊型。空泡型虫体呈圆形或卵圆形，直径为 2~200μm 不等，多为 4~15μm，虫体中央有一透亮的大空泡，核呈月牙形或块状，数目 1~4 个不等，一般位于虫体周缘。颗粒型由空泡型发育而成，虫体中心内充满圆形颗粒状物质，在更换培养基种类、提高培养基中血清浓度、无菌化或加入某种抗生素诱导时可见此型。阿米巴型外形多变，有伪足突起，虫体可做缓慢移动，胞质中含细菌或颗粒状物质。复分裂型虫体含多个核，核与核之间有胞质相连。包囊圆形或卵圆形，直径 3~5μm，胞质中含有 1~4 个核，外覆一层厚的囊壁，囊壁厚约 5~100nm，因此包囊对外界有较强的抵抗力。

人芽囊原虫可利用伪足运动，行二分裂和孢子增殖，富含空泡，厌氧代谢，可摄取细菌和其他微生物。该虫主要寄生在人体的回盲部，在成形的人粪中，典型形态为空泡型虫体，大小为 6~40μm；而在腹泻水样便中，则可发现阿米巴型虫体。致病期为阿米巴型虫体，但生活史的详尽过程尚未明了（图 11-15）。

【致病】

人芽囊原虫致病性尚有争议。多数学者认为该虫是一种机会性致病原虫，其致病力较弱，感染后是否发病主要与机体免疫力有关。但也有学者认为，人芽囊原虫是否致病，或致病的强弱，与该原虫的基因型有关。人芽囊原虫病的发病机制尚未阐明，其可能的致病机制包括诱导细胞凋亡、破坏紧密连接蛋白导致肠黏膜屏障通透性增高，以及诱导促炎因子分泌增加等。体外研究发现，虫体本身及其溶出液可使中华仓鼠卵巢细胞和人结肠癌细胞株 HT-29 等出现损害；*B.hominis* 的半胱氨酸蛋白酶可降解分泌型 IgA。免疫抑制的 BALB/c 小鼠经感染后，仅出现体重减轻或反应淡漠，组织病理检查显示小鼠的盲肠和结肠壁均有炎症细胞浸润、绒毛水肿等病变，在肠黏膜细胞边缘可见虫体，但虫体未侵入肠壁，亦未见引起溃疡。

患者的临床表现轻重不一。多数感染者无任何症状，部分感染者则可出现腹泻、痉挛性腹痛、腹胀、呕吐等，也可出现低热、乏力等全身症状，症状会反复出现，持续数周、数月或更长。急性病例较少，往往呈慢性迁延病程。一般来说，免疫功能减退者、精神障碍者及热带地区旅游者更易感染本虫。

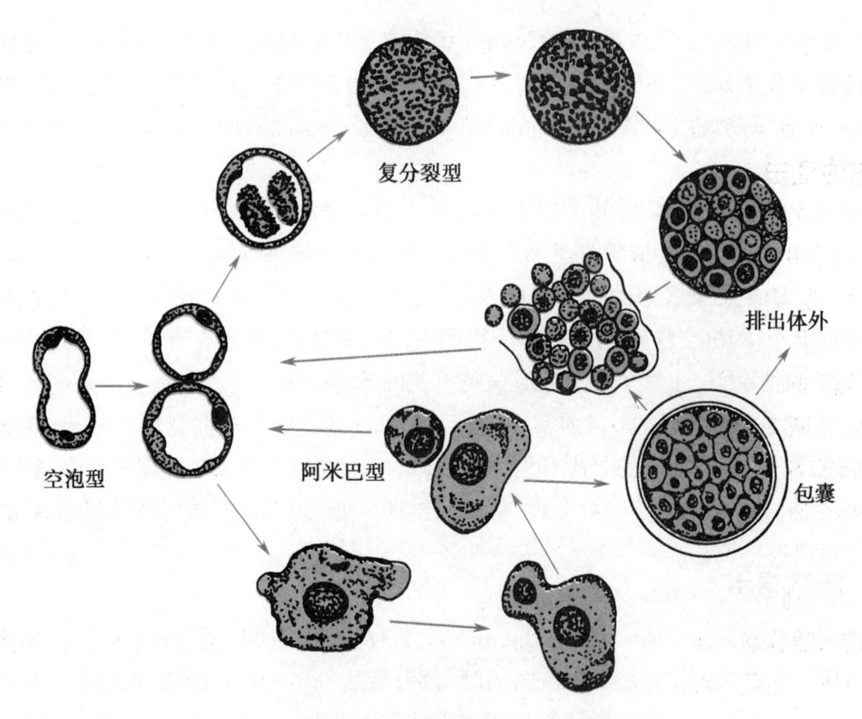

图 11-15 人芽囊原虫生活史示意图

【实验诊断】

常规的粪便检查可检测虫体，包括直接涂片法、碘液染色法和培养法等方法。有时由于水的混入等可破坏虫体而造成假阴性，亦应与溶组织内阿米巴、哈门内阿米巴、微小内蜒阿米巴、微小隐孢子虫、真菌等相鉴别。目前，临床已有用特异性引物扩增人芽囊原虫核糖体小亚基（SSU-rDNA）基因的 PCR 技术诊断人芽囊原虫感染。血清学诊断方法有酶联免疫吸附试验（ELISA）和间接免疫荧光抗体试验（IFAT）等，但尚未用于临床。

【流行与防治】

人芽囊原虫呈世界性分布，在东南亚、南美洲等地的发展中国家中尤为多见。在免疫功能减退、智力障碍、精神障碍、衰弱病人或热带地区旅游者中最常见。国内人群感染率多在 10% 以下，正常人群的感染率 0.6%~5.8%，腹泻患者的检出率则为 8.5%~34.9%，曾有报道安徽省阜阳市 HIV 阳性者合并人芽囊原虫感染率为 17.11%。该虫也可以寄生在猴、猩猩、狗、猫、猪、鼠等多种动物体内。能排出该虫的人或保虫宿主均是感染源，主要通过污染食物或水经粪-口途径传播。此外，接触动物（宠物）可引起粪-口途径感染。个人卫生习惯、环境卫生条件等均与传播有关。昆虫在传播中亦起到了一定作用。

预防的关键是消除传染源和切断传播途径。发现带虫者或患者应及时治疗。甲硝唑是目前最常用的药物，服用 7~10 天，症状可完全消失，但有复发现象。对甲硝唑有抗性的虫株可用复方磺胺甲噁唑、呋喃唑酮（痢特灵）等。

五、巴贝虫

巴贝虫（*Babesia*）在分类学上属于顶复门（Phylum Apicomplexa）、孢子虫纲（Class Sporozoa）、梨形虫亚纲（Subclass Prioplasmasina）、梨形虫目（Order Piroplasmida）、巴贝虫科（Family Babesiidae）。该虫主要寄生于各种家养和野生哺乳动物（牛、马、羊、猪、啮齿类等）的红细胞内，引起红细胞破坏溶解。该虫感染人体可引起巴贝虫病（babesiasis）。常见可感染人的巴贝虫有四种，即田鼠巴贝虫（*Babesia microti*）、猎户巴贝虫（*B. venatorum*）、分歧巴贝虫（*B.divergens*）和邓肯巴贝虫（*B.duncani*，以前称为 WA1），也曾有牛巴贝虫（*B.bovis*）和犬巴贝虫（*B.canis*）感染人的报告。巴贝虫病是一种由蜱传播的人兽共患寄生虫病。巴贝虫病主要通过蜱虫叮咬传播，也可通过血液交换和母体胎盘传播。自 1957 年南斯拉夫报告了人类第一例病例以来，全球已经报道了数千例人感染巴贝虫的病例。我国在黑龙江、广西、河南、云南、台湾等 14 个省、自治区亦有巴贝虫病病例报道。

【形态与生活史】

巴贝虫根据大小分为两型：大型虫体长 2.5~5.0μm；小型虫体长 1.0~2.5μm。红细胞内的虫体形态多样，可呈逗点状、阿米巴状、环状、梨形、圆形、卵圆形等，单个或成对排列（双梨形，尖端互相靠近，钝端互成角度），也可为四联形（分成 4 个，排列成十字形小体）。虫体的核呈点、球或块状，紫红色。一个红细胞内可有多个虫体寄生，以 1~4 个居多，并表现为不同发育期。

巴贝虫生活史尚未完全明了。该虫生活史包括在媒介蜱体内的有性繁殖阶段和哺乳动物红细胞内的无性发育两个阶段。幼蜱叮人吸血时，吸入宿主外周红细胞内的雌雄配子体，后者进入蜱的小肠上皮细胞等各个器官内发育繁殖。两周后，幼蜱唾液腺内即出现含许多子孢子的孢子母细胞（sporoblast）或卵囊。子孢子通过幼蜱叮咬进入哺乳动物红细胞内。幼蜱具有持续感染宿主的能力，即使发育为若虫仍保持感染性。另外，有些巴贝虫尚存在经卵传递的现象，主要是动合子可进入蜱的卵巢，并通过卵传递至子代，并可经卵传递数代。

子孢子进入哺乳动物红细胞后，虫体自纳虫空泡内逸出，消化宿主的血红蛋白，但不产生任何色素或其他残留体。在宿主红细胞内，大多数裂殖子发育为滋养体，并以二分裂法增殖。当红细胞破裂后，裂殖子逸出，再侵入新的红细胞，重复分裂增殖。某些滋养体发育为配子体，红细胞内的配子体除体积增大外并不增殖，只有当其进入蜱肠后才会继续发育，并进行有性生殖。巴贝虫除了通过蜱媒传播以外还可通过输血传播。

【致病】

人巴贝虫病的临床表现是由宿主红细胞内无性繁殖期虫体的作用及宿主红细胞溶解所致，并与宿主免疫状态有关。

巴贝虫病的潜伏期为 1~4 周。免疫功能正常的宿主多呈自限性，即症状仅持续 2~4 周。症状主要包括发热、不适、疲劳、肌痛、头痛、食欲减退等，偶有心动过缓。重症感染者可突然起病，伴高热、寒战，体温可高达 40℃，症状类似疟疾。患者可出现不同程度的贫血、黄疸及血红蛋白尿，也可有肝大、脾大。危重患者可出现肝、肾衰竭、昏迷甚至死亡。

此外，脾切除者往往起病突然，出现血尿、黄疸及严重贫血，伴有肾衰竭、肺水肿等。血清中转氨酶、碱性磷酸酶、未结合胆红素以及乳酸脱氢酶等水平升高。患者死亡率可超过 50%。另外，被蜱叮咬而发病的患者还可能合并螺旋体、立克次体等其他病原体的感染，使症状更为严重。艾滋病患者感染巴贝虫后易转化成慢性感染。

【实验诊断】

末梢血涂片吉姆萨染色镜检是诊断该病最常用的方法。红细胞感染率往往高达 49.8%，甚至 85%。不同感染者，其血涂片中所见虫体在形态上可有很大差异。血涂片中可查见原虫的持续时间为 3~12 周。血清学检测已被广泛应用于流行地区人感染巴贝虫病的诊断，如间接免疫荧光抗体试验（IFAT）、酶联免疫吸附试验（ELISA）等。分子生物学方法适用于低感染率的虫体检测，如 PCR 等，可用于辅助诊断。此外，动物腹腔接种是诊断巴贝虫病的敏感方法之一，但无法满足临床大批量、快速检测的需求。

【流行与防治】

巴贝虫的宿主非常广泛，多种家畜如牛、马、羊、犬、猫等和野生动物均可感染，人类可感染其中的某些虫种。例如，欧洲主要流行牛源性分歧巴贝虫，美国主要流行田鼠巴贝虫。我国迄今有超过 317 例的病例报道，涉及田鼠巴贝虫、猎户巴贝虫、分歧巴贝虫等至少 6 个虫种。巴贝虫病的传播途径包括蜱叮咬、器官移植、输血和经胎盘传播等。传播巴贝虫病的主要蜱种有草原革蜱、森林革蜱、银盾革蜱、中华革蜱、镰形扇头蜱和长角血蜱等。

目前常用的有效药物为克林霉素和奎宁,阿托伐醌(atovaquone)和阿奇霉素(azithromycin)等可作为二线药物。联合用药效果好,但可能出现听力障碍、低血压、胃肠不适等。严重感染者首选克林霉素和奎宁治疗,中度患者可选择阿托伐醌和阿奇霉素治疗。在免疫抑制者、HIV感染者或严重巴贝虫感染者中,有时药物治疗不能奏效,则需采用其他疗法。本病的预防措施主要包括:防止被蜱叮咬,加强公共卫生设施管理,消灭蜱的滋生环境,灭鼠,以及发展免疫预防等。已研制用于牛和其他动物的疫苗,包括减毒疫苗、体外培养的可溶性抗原疫苗以及重组疫苗等。

(刘登宇)

Summary

The Phylum Apicomplexa consists of numerous genera, several of which are pathogens of considerable medical, veterinary and economic importance. The phylum includes parasites of humans (*Plasmodium*, *Toxoplasma*, *Cryptosporidium*, *Isospora*, *Babesia*), cattle (*Babesia*) and poultry. The Phylum Apicomplexa includes over 4 600 species of protozoa that all are obligatory parasites and all of which have a unique complex of organelles specialized for movement and invasion of host cells and tissues.

Toxoplasma gondii and *Cryptosporidium* are major opportunistic pathogens in immunocompromised patients. Others cause economically important animal diseases such as babesiosis. Some are important causative agents of human and animal diseases, the most potent of which is *Plasmodium*, the agent of malaria, recognized by the World Health Organization as being in the top three killers in the world. The incidence of diseases caused by medically important pathogens is expected to rise as a result of widespread resistance to chemotherapeutic agents and also due to the increasing in number of humans with AIDS, in whom infections by coccidia such as *Toxoplasma gondii* and *Cryptosporidium parvum* are potentially fatal.

Sporozoa alternate between asexual and sexual development in one or more vertebrate or invertebrate hosts.They are transmitted to the new host in various ways: some, such as the malaria parasite, are transmitted by infected mosquitoes, whereas others are transmitted in the feces of an infected host or when a predator eats infected prey.

NOTES

第十二章　纤毛虫

本章数字资源

本章目标测试

纤毛虫隶属纤毛门（Phylum Ciliophora）动基裂纲，其最显著的特征是大多数纤毛虫在生活史的各个阶段都有纤毛（cilia），即便有些虫种在生活史的某阶段缺失纤毛，也普遍存在表膜下纤毛系统。纤毛短而密，覆盖整个虫体或位于虫体的部分表面，呈略倾斜的纵向排列，在虫体表面有节律地顺序摆动，形成波状运动，推动虫体以螺旋形旋转的方式向前运动。虫体也可依靠纤毛逆向摆动而改变运动方向，如向后移动等。纤毛为其运动细胞器，并兼有协助摄食的功能。

纤毛虫有大核和小核各一个，偶尔也可见数个小核。前者进行无丝分裂，后者为有丝分裂。接合生殖时，遗传特征由小核传递，但也有证据表明大核可能含有决定虫体表型特征的因子。虫体近前端有一明显的胞口，下接胞咽，后端有一个较小的胞肛。多数纤毛虫营自生生活，但也有不少虫种可在脊椎动物和非脊椎动物消化道内以共栖的方式存在。与医学有关的仅结肠小袋纤毛虫一种。

结肠小袋纤毛虫

结肠小袋纤毛虫（*Balantidium coli* Malmsten，1857）属动基裂纲，毛口目，小袋科，是人体最大的寄生性原虫。Malmsten 于 1857 年首次从两名痢疾患者的粪便中发现了该虫，当时定名为结肠草履虫（*Paramecium coli*）。Stein 于 1862 年将该虫种归于小袋属（*Balantidium*），更名为结肠小袋纤毛虫。该虫寄生于人体结肠内，可侵犯宿主的肠壁组织，引起结肠小袋纤毛虫病（balantidiasis），也称为结肠小袋纤毛虫痢疾（balantidial dysentery）。该虫的流行特征和致病与溶组织内阿米巴相似。

【形态与生活史】

结肠小袋纤毛虫有滋养体和包囊两个生活史阶段。滋养体呈椭圆形或卵圆形，无色透明或淡灰略带绿色，大小为（30~150）μm ×（25~120）μm。虫体外被表膜，有许多斜纵形的纤毛，活的滋养体可借助纤毛的摆动做快速旋转式运动。虫体富弹性，极易变形。滋养体前端有一凹陷的胞口，下接漏斗状胞咽，颗粒状食物借胞口纤毛的运动进入虫体，形成食物泡经消化后，残渣经虫体后端的胞肛（cytopyge）排出体外。虫体中、后部各有一伸缩泡（contractile vacuole），具有调节渗透压的功能。苏木素染色后可见一个肾形的大核和一个圆形的小核，后者位于前者的凹陷处。包囊圆形或卵圆形，直径为 40~60μm，淡黄或浅绿色，囊壁厚而透明，染色后可见一明显的腊肠形大核（图 12-1）。

包囊随食物或水经口进入宿主体内，在胃肠道脱囊逸出滋养体。滋养体在结肠内定居，以淀粉、细菌及肠壁脱落的细胞为食，迅速生长，以横二分裂法进行繁殖，在分裂早期虫体变长，中部形成横缢并收缩，后部的个体另长出胞口，小核首先分裂，大核延长并在中部收缩形成两个核，然后从横缢处分开。前面的伸缩泡进入前面的子体，后端的伸缩泡则进入另一子体。刚形成的子体较母体小，通过接合生殖逐渐恢复原来大小。在一定的条件下滋养体还可侵犯肠壁

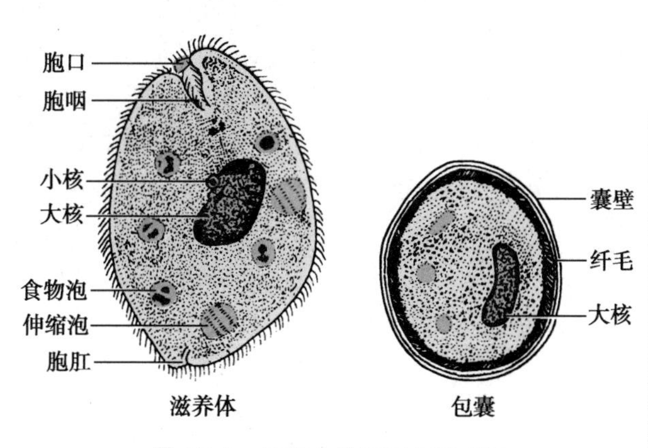

图 12-1　结肠小袋纤毛虫模式图

组织。由于肠内理化环境的变化，一部分滋养体变圆，同时分泌囊壁将虫体包围成囊，包囊随粪便排出体外，包囊在外界不再进行分裂增殖。滋养体若随粪便排出，也有可能在外界成囊。猪肠腔内的滋养体可形成大量包囊，而人体肠腔内的滋养体较少形成包囊。

【致病与实验诊断】

滋养体寄生于结肠，大量增殖，可引起宿主消化功能紊乱。虫体分泌透明质酸酶并借助机械运动侵犯结肠黏膜甚至黏膜下层，引起溃疡。严重病例可出现大面积结肠黏膜的破坏和脱落，病理变化类似溶组织内阿米巴痢疾。临床表现可分为三型，多数感染者为无症状型，但粪便中可有包囊排出，因此，这部分感染者在流行病学上具有重要意义；慢性型患者表现为周期性腹泻，大便呈粥样或水样，常伴有黏液，但无脓血；急性型亦称痢疾型，患者表现为突然发病，可有腹痛、腹泻和黏液血便，并伴有里急后重，有的出现脱水、营养不良及消瘦。本虫滋养体偶可经淋巴管侵袭肠外组织，如肝、肺或泌尿生殖器官等。

粪便直接涂片查到滋养体或包囊可确诊，标本宜新鲜。由于虫体较大，一般不易漏检。因虫体排出呈间歇性，故反复送检可提高检出率。必要时亦可采用乙状结肠镜进行活组织检查或用阿米巴培养基进行培养。

【流行与防治】

结肠小袋纤毛虫呈世界性分布，以热带、亚热带地区较多，已知 30 多种动物能感染此虫，其中猪的感染较普遍，感染率为 14.2%~72.2%，是最重要的传染源。一般认为人体的结肠环境不适合该虫的生长，因此人体的感染较少，呈散在发生。我国云南、广西、广东、福建、四川、湖北、河南、河北、山东、山西、陕西、吉林、辽宁、台湾等地都有病例报道。通常认为人的感染来源于猪，不少病例有与猪的接触史。有的地区人的发病率与猪的感染率一致，故认为猪是人体结肠小袋纤毛虫病的主要传染源。但也有的地区猪的感染率很高，而在人群中的感染率极低，或只发现猪感染。人体感染主要是通过食入被包囊污染的食物或饮水。包囊的抵抗力较强，在室温下可存活 2 周至 2 个月，在潮湿环境里能存活 2 个月，在干燥而阴暗的环境里能存活 1~2 周，在直射阳光下 3 小时后死亡，对于化学药物也有较强的抵抗力，在 10% 福尔马林中能存活 4 小时。

本虫的防治原则与溶组织内阿米巴相同。结肠小袋纤毛虫病的发病率不高，重点在于预防，应加强卫生宣传教育，注意个人卫生和饮食卫生，管好人粪、猪粪，避免虫体污染食物和水源。治疗可用甲硝唑或小檗碱等。

（李士根）

Summary

Balantidiasis is worldwide, with pigs as an animal reservoir of *Balantidium coli*, and human infection occurs more frequently in regions where pigs are raised. *Balantidium coli* is the largest parasitic protozoan in human. Cysts are the parasite stage responsible for transmission. The trophozoites establish their colonization in large intestine by binary fission, during which conjugation may also occur. Some trophozoites invade the wall of the colon, but the infection is normally asymptomatic. Symptoms, when present, can be severe in debilitated persons, including persistent diarrhea, dysentery, abdominal pain, and weight loss. Laboratory diagnosis is usually based on detection of trophozoites in stool specimens or in tissue collected during endoscopy. The principle of prevention refers to *Entamoeba histolytica*.

第三篇
医学蠕虫学

蠕虫(helminth)是多细胞的无脊椎动物,由于这些动物依赖肌肉的收缩进行蠕动状运动,所以通称为蠕虫。蠕虫不是动物分类学上的概念。蠕虫包括环节动物门(Phylum Annelida)、扁形动物门(Phylum Platyhelminthes)、棘头动物门(Phylum Acanthocephala)和线形动物门(Phylum Nemathelminthes)中的动物。由蠕虫引起的疾病统称蠕虫病(helminthiasis),以寄生蠕虫为研究对象的科学称蠕虫学(helminthology)。本篇主要涉及有医学意义的吸虫、绦虫和线虫。

第十三章 吸虫

本章目标测试

吸虫(trematode)属于扁形动物门的吸虫纲(Trematoda)。该纲下包括3个目,即单殖目(Monogenea)、盾腹目(Aspidogastrea)和复殖目(Digenea)。单殖目吸虫为水生冷血脊椎动物的寄生虫,特别是鱼类寄生虫。盾腹目吸虫为软体动物、鱼类和龟、鳖等动物的寄生虫。寄生人体的吸虫都属复殖目,称为复殖吸虫(digenetic trematode)。寄生人体的常见吸虫有裂体吸虫、华支睾吸虫、布氏姜片吸虫、卫氏并殖吸虫等。

第一节
概论

第一节 概 论

寄生人体的复殖吸虫种类繁多,生活史复杂,具有世代交替现象,无性世代在淡水螺软体动物中寄生,有性世代大多在脊椎动物体内寄生。除裂体科吸虫为雌雄异体外,其他吸虫均为雌雄同体。

【形态】

复殖吸虫成虫大多背腹扁平、呈叶状或舌状,少数呈扁锥形或近圆柱形,虫体大小因种而异。虫体表面光滑或覆盖有小棘的角质层。吸盘为附着器官,通常有2个,体前端的1个吸盘包围着口孔,称口吸盘,体后1个吸盘位于腹面,称腹吸盘。生殖孔开口于腹吸盘的前缘或后缘处,个别虫种具生殖吸盘。排泄孔位于虫体的末端(图13-1)。

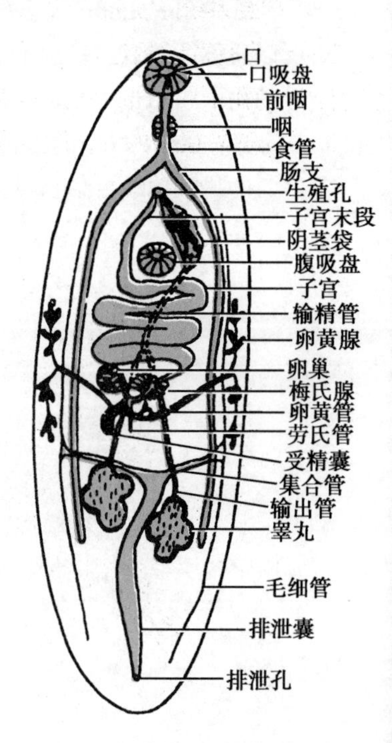

图13-1 复殖吸虫成虫形态结构模式图

1. 体壁 吸虫的体壁是由皮层(tegument)和皮层下的细胞体构成,系合胞体(syncytium)结构,覆盖于虫体的体表。皮层和细胞体之间有胞质小管相通。皮层整层为胞质性,无核也无细胞界线,由外质膜(external plasma membrane)、基质(matrix)和基质膜(basal plasma membrane)组成。感觉器位于基质中,有纤毛伸出体表之外,另一端有神经突(nerve process)与神经系统相连。基质膜之下为基层(basement layer),基层之下为外环肌和内纵肌。皮层细胞(tegumentary cell)位于肌层下,较大,内有胞核、内质网、核糖体、吞噬体(phagosome)、线粒体和高尔基体。有许多胞质通道与基质相通,也有的通到虫体内的实质细胞(parenchymal cell)。胞质内及胞质通道中均有许多分泌小体。吸虫的体壁具有保护、吸收营养和感觉等功能(图13-2)。

2. 消化系统 包括口、前咽、咽、食管及肠管。口由口吸盘围绕,位于虫体的前端或偏腹面。前咽短小或缺失。咽为肌质构造,呈球状。咽和肠管之间为细长的食管,食管的两侧常有若干个单细胞腺体,各有管道通向虫体前端。肠管分左、右2支向虫体后端延伸,绝大多数虫种的2条肠管在虫体后端形成封闭的盲端,不再汇合,少数吸虫(如裂体科)的2条肠管在体后部汇合成单一的盲管。吸虫无肛门,未被消化吸收的食物残渣经口排出体外。

3. 排泄系统 由焰细胞(flame cell)、毛细管、集合管、排泄囊和排泄孔等组成(图13-3)。焰细胞为凹形细胞,具有1个大的细胞核,显微镜下核仁明显可见,在凹入处有1束纤毛(图13-4)。焰细

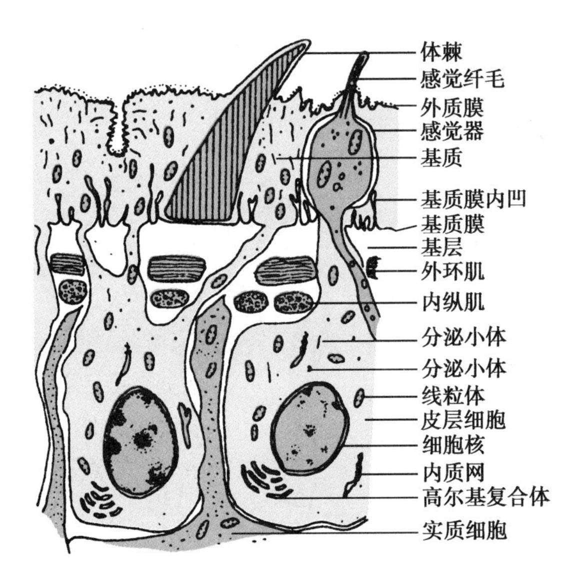

图 13-2 复殖吸虫成虫体壁结构模式图

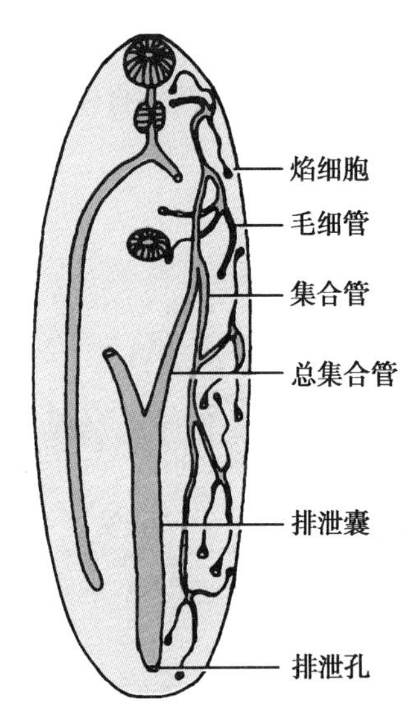

图 13-3 复殖吸虫排泄系统模式图

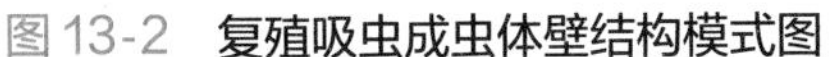

胞因其纤毛颤动时似火焰跳跃而得名。排泄液借纤毛的颤动而进入胞腔，然后经毛细管、集合管集中到排泄囊，最后从排泄孔排出体外。复殖目吸虫的排泄孔只有 1 个，位于虫体的后端。

4. 神经系统 复殖吸虫的神经系统不发达。在咽的两侧各有 1 个神经节，相当于神经中枢。神经节间彼此有背索相连。2 个神经节各发出前、后 3 条神经干，分布于背面、腹面及侧面。向后伸展的神经干，在不同水平上皆有横索相连。感觉末梢由前、后神经干发出到达口吸盘、咽、腹吸盘等器官，以及体壁外层中的许多感觉器（图 13-5）。

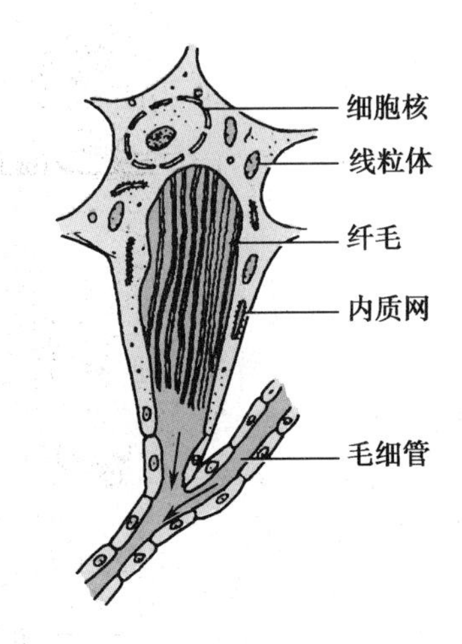

图 13-4 焰细胞结构模式图

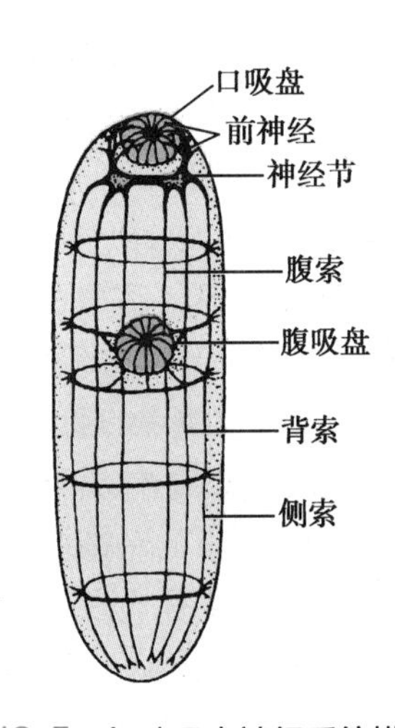

图 13-5 复殖吸虫神经系统模式图

5. 生殖系统 复殖吸虫中除了裂体科是雌雄异体外，其他均为雌雄同体。雄性生殖器官包括睾丸、输出管、输精管、贮精囊、射精管、阴茎袋、前列腺与阴茎。阴茎开口于生殖窦或生殖孔，交配时阴茎可经生殖孔伸出体外与雌性生殖器官的远端相交接。雌性生殖器官包括卵巢、输卵管、梅氏腺（Mehlis's gland）、卵模（ootype）、卵黄腺及子宫等。另外还有劳氏管（Laurer's canal），其一端接受精囊或输卵管，另一端向背面开口或成为盲管。卵黄腺由许多卵黄泡组成。卵黄细胞或卵黄球由卵黄泡经小管、上下纵管、横卵黄管、卵黄囊进入卵黄总管。卵黄总管与输卵管汇合后在子宫的起点前，其周围有一群单细胞腺即梅氏腺，被梅氏腺包围的部分称卵模。卵细胞由卵巢排出后在输卵管中与精子相遇而受精，然后与由卵黄管排出的卵黄细胞或卵黄球一同进入卵模。各虫种卵壳的特定形状为卵模收缩的结果。虫卵出卵模后经子宫逐渐向生殖孔移动，卵的成熟程度随移动而加深。子宫长短不一，靠近生殖孔的一段称为子宫远端（metraterm），为肌质结构，虫卵由此排出，子宫远端尚有阴道的作用。吸虫可进行异体受精或自体受精（图 13-6，图 13-7）。

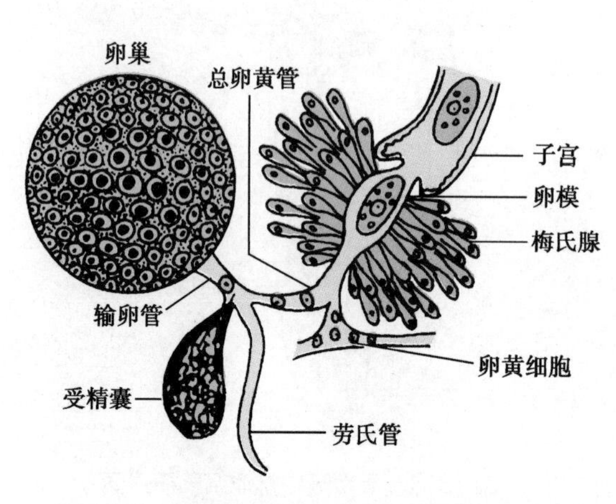

图 13-6 复殖吸虫成虫卵巢-卵模结构模式图

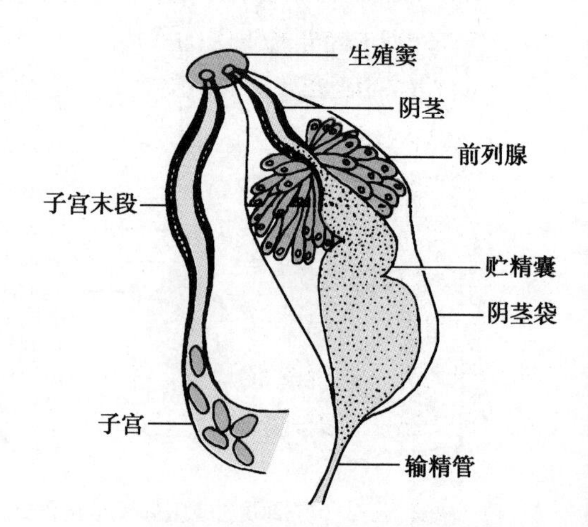

图 13-7 复殖吸虫成虫生殖系统末端结构模式图

【生活史】

复殖吸虫的生活史复杂，不但具有世代交替（即有性世代和无性世代的交替），还有宿主转换。宿主转换包括在有性世代寄生的宿主（终宿主）和无性世代寄生的宿主（中间宿主）间的转换。有些吸虫在无性世代还需转换宿主（第一中间宿主、第二中间宿主等）或通过转续宿主进入终宿主体内。复殖吸虫的第一中间宿主为淡水螺类或其他软体动物，第二中间宿主依虫种不同而异，有鱼类、甲壳类或节肢动物等。终宿主大多为人和其他脊椎动物。

复殖吸虫生活史较为复杂，各种吸虫也有差别，但生活史类型基本相同，生活史发育阶段主要包括卵（ovum，egg）、毛蚴（miracidium）、胞蚴（sporocyst）、雷蚴（redia）、尾蚴（cercaria）、囊蚴（encysted metacercaria）、后尾蚴（metacercaria）（从囊中脱出的幼虫）与成虫（adult）。复殖吸虫的生活史离不开水，虫卵必须入水或在水中被软体动物吞食后才能孵化出毛蚴，毛蚴进入中间宿主后发育为胞蚴，胞蚴体内的胚细胞经反复分裂后发育成许多雷蚴，最后从母体逸出。胞蚴和雷蚴可有多代，有的虫种可继续产生 3、4 代雷蚴。每个雷蚴内的胚细胞经无性分裂发育成许多尾蚴，这种现象称为幼体增殖或多胚增殖。尾蚴成熟后，在一定的外界条件影响下即可从母体逸出。通常 1 个受精卵或 1 个毛蚴进入螺体内，经过发育可形成大量的尾蚴。尾蚴借助尾部的摆动，在水中游动，在某些生物体表面结囊形成囊蚴，或进入第二中间宿主体内发育成囊蚴。囊蚴进入终宿主消化道后，后尾蚴即脱囊而出，在适宜的寄生部位发育为成虫。裂体科的吸虫（如血吸虫）的生活史无雷蚴和囊蚴期，但有 2 代胞蚴，由子胞蚴内的胚细胞分裂发育为许多尾蚴，尾蚴直接侵入终宿主经童虫发育为成虫。

【生理】

寄生吸虫在其种系演化过程中不仅在形态、结构上发生了一系列与寄生生活相适应的变化，而且也产生了适应寄生生活所需要的生理功能。

吸虫营养来源主要为宿主肠内容物、肠黏膜、血液或组织液，因虫种和寄生部位差异而不同，消化过程主要在吸虫的肠内进行，但有的吸虫兼有细胞外和细胞内消化。寄生吸虫与宿主体液间有一层动态的界面，这种界面既存在于虫体的体表，也存在于虫体消化管道的表面。气体（如氧）和小分子物质可经此界面直接进入虫体，如有的吸虫可以通过体表皮层吸收葡萄糖、氨基酸、维生素、核苷酸等。因此，此层界面可称为营养界面。吸虫的代谢产物、分泌物等也可经此界面排出体外。

吸虫主要通过有氧代谢和无氧代谢获得能量。葡萄糖和糖原等碳水化合物被认为是吸虫重要的能量来源。大多数寄生吸虫的成虫主要依靠糖的无氧酵解获得能量，但在某些吸虫的幼虫期，还需要从有氧代谢中获得一定的能量,以满足快速生长的需要。吸虫生活史过程中基本是需氧的,但吸虫缺呼吸系统,氧主要是由体表、消化道内壁或其他与氧接触的部位进入体内。在有些虫种,氧是随食物摄入到消化道,然后再向组织扩散。不同种类吸虫寄生部位各异,所处环境的氧含量差别也很大。即使同一种吸虫,不同发育阶段的虫体对氧的需求也不一样。因此,长期的适应性演化使得吸虫获得了良好的调节氧消耗率的能力,并能在氧分压低时更有效地利用氧。

吸虫体内的蛋白质主要为结构蛋白(包括胶原蛋白、硬蛋白、血红蛋白、收缩蛋白及弹蛋白等)、游离蛋白质和酶 3 大类。吸虫合成蛋白质的氨基酸从其所处组织周围通过其消化道或体表吸收。蛋白质与酶还参与吸虫各种酶促反应及维持虫体正常运转;构成吸虫的保护性因子、毒素、激素、氨基酸储备;参与渗透压调节及氧与二氧化碳运送。

吸虫组织中的脂类具有多种功能,既是细胞膜的主要结构组分,又是重要的能量储备形式,部分脂类组分还介导了吸虫细胞色素链和膜运转,类固醇在代谢调节中起着决定性作用。虫体所需的脂肪酸全部从宿主获得,吸虫本身只有延长某些脂肪链的功能,脂肪酸主要积存于虫体的组织和排泄系统中。

【分类】

我国常见的人体吸虫分类及寄生部位见表 13-1。

表 13-1 我国常见的人体吸虫分类及寄生部位

科	属	种	感染期	感染途径	寄生部位
后睾科 Opisthorchiidae	支睾属 *Clonorchis*	华支睾吸虫 *C. sinensis*	囊蚴	经口	肝胆管
异形科 Heterophyidae	异形属 *Heterophyes*	异形异形吸虫 *H. heterophyes*	囊蚴	经口	肠管
片形科 Fasciolidae	姜片属 *Fasciolopsis*	布氏姜片吸虫 *F. buski*	囊蚴	经口	小肠
	片形属 *Fasciola*	肝片形吸虫 *F. hepatica*	囊蚴	经口	肝胆管
并殖科 Paragonimidae	并殖属 *Paragonimus*	卫氏并殖吸虫 *P. westermani*	囊蚴	经口	肺
		斯氏并殖吸虫 *P. skrjabini*	囊蚴	经口	皮下或其他组织器官
裂体科 Schistosomatidae	裂体属 *Schistosoma*	日本裂体吸虫 *S. japonicum*	尾蚴	经皮肤	门脉系统
棘口科 Echinostomatidae	棘隙属 *Echinochasmus*	日本棘隙吸虫 *E. japonicus*	囊蚴	经口	小肠

(吕志跃)

第二节 华支睾吸虫

第二节
华支睾吸虫

华支睾吸虫[*Clonorchis sinensis*(Cobbold,1875)Looss,1907],又称肝吸虫(liver fluke)。成虫寄生于人体的肝胆管内,可引起华支睾吸虫病(clonorchiasis),又称肝吸虫病。本虫于 1874 年首次在印度加尔各答一华侨的胆管内发现,McConnel 1878 年报道了我国第一例华支睾吸虫感染者(香港一名厨师)。1910 年日本学者 Kobayashi 发现淡水鱼是其第二中间宿主,1918 年另一名日本寄生虫学家 Muto 证实了淡水螺是其第一中间宿主。1975 年先后在湖北江陵西汉古尸和战国楚墓古尸体内发现了本虫的虫卵，从而证明华支睾吸虫病在我国的流行至少已有 2 300 年的历史。

【形态】

成虫体形狭长，背腹扁平，前端稍窄，后端钝圆，形似葵花籽，雌雄同体。虫体大小一般为（10~25）mm×（3~5）mm。口吸盘略大于腹吸盘，前者位于体前端，后者位于虫体前 1/5 处。消化道简单，口位于口吸盘的中央，咽呈球形，食管短，其后为肠支。肠支分为两支，沿虫体两侧直达后端，不汇合，末端为盲端。排泄囊在体后为一略带弯曲的长袋，前端到达受精囊水平处，并向前端发出左右两支集合管，排泄孔开口于虫体末端。雄性生殖器官有睾丸 1 对，前后排列于虫体后部 1/3 处，呈分枝状。两睾丸各发出 1 条输出管，向前约在虫体中部汇合成输精管，与贮精囊相通，经射精管进入位于腹吸盘前缘的生殖腔，缺阴茎袋、阴茎和前列腺。雌性生殖器官有卵巢 1 个，浅分叶状，位于睾丸之前，输卵管发自卵巢，其远端为卵模，卵模周围为梅氏腺。卵模之前为子宫，盘绕向前开口于生殖腔。受精囊在睾丸与卵巢之间，呈椭圆形，与输卵管相通。劳氏管位于受精囊旁，也与输卵管相通，为短管，开口于虫体背面。卵黄腺呈滤泡状，分布于虫体的两侧，两条卵黄腺管汇合后，与输卵管相通。

虫卵形似芝麻，淡黄褐色，一端较窄且有盖，卵盖周围的卵壳增厚形成肩峰，另一端有小疣。卵甚小，大小为（27~35）μm×（12~20）μm。从粪便中排出时，卵内已含有毛蚴［图 13-8，文末彩图 2（1）］。

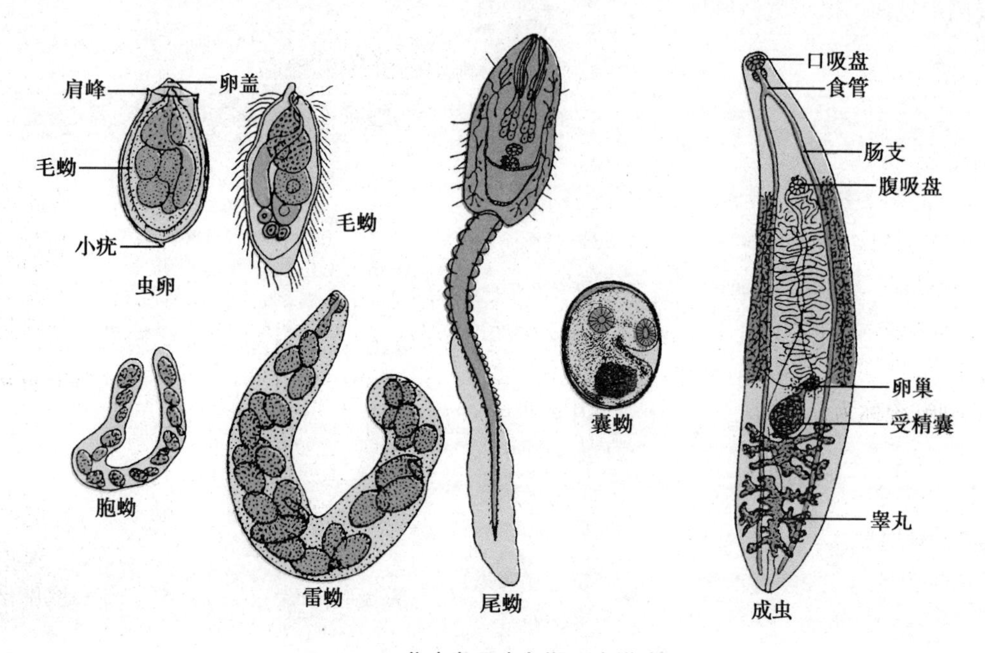

图 13-8 华支睾吸虫各期形态模式图

【生活史】

华支睾吸虫生活史为典型的复殖吸虫生活史（图 13-9），包括成虫、虫卵、毛蚴、胞蚴、雷蚴、尾蚴、囊蚴及后尾蚴等阶段。终宿主为人及肉食哺乳动物（狗、猫等），第一中间宿主为淡水螺类，如豆螺、纹沼螺、涵螺等，第二中间宿主为淡水鱼、虾。

成虫寄生于人和肉食类哺乳动物的肝胆管内，虫多时可移居至大的胆管、胆总管或胆囊内，也偶见于胰腺管内。成虫产出虫卵，虫卵随胆汁进入消化道随粪便排出，进入水中被第一中间宿主淡水螺吞食后，在螺类的消化道内孵出毛蚴。毛蚴穿过肠壁在螺体内发育成为胞蚴，再经胚细胞分裂，形成许多雷蚴。每个雷蚴又进一步分裂，发育为许多尾蚴，成熟的尾蚴从螺体逸出。尾蚴在水中遇到适宜的第二中间宿主淡水鱼、虾类，则侵入其肌肉等组织，经 20~35 天，发育成为囊蚴。囊蚴呈椭球形，大小平均为 0.138mm×0.15mm，囊壁分两层。囊内幼虫运动活跃，可见口、腹吸盘，排泄囊内含黑色颗粒。囊蚴在鱼体内可存活 3 个月到 1 年。囊蚴被终宿主（人、猫、狗等）吞食后，在消化液的作用下，囊壁被软化，囊内幼虫的酶系统被激活，幼虫活动加剧，在十二指肠内破囊而出。一般认为，脱囊后的幼

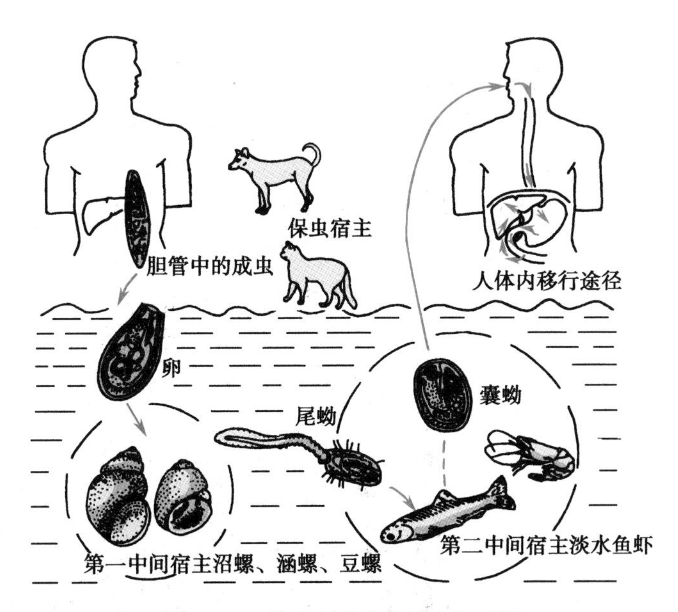

图 13-9　华支睾吸虫生活史示意图

虫进入胆总管循胆汁逆流而行，在几小时内部分幼虫即可到达肝内胆管，在此发育为成虫并产卵。但也有动物实验表明，幼虫可经血管或穿过肠壁到达肝胆管内。囊蚴进入终宿主体内至发育为成虫并在粪中检到虫卵所需时间随宿主种类而异，人体内约需 1 个月，犬、猫体内约需 20~30 天，鼠体内平均约需 21 天。人体感染的成虫数量差别较大，曾有多达 21 000 条成虫的报道。成虫寿命约为 20~30 年。

【致病】

1. 致病机制　华支睾吸虫病的危害性主要是患者的肝脏受损，病变主要发生在肝脏的次级胆管。成虫在肝胆管内破坏胆管上皮及黏膜下血管，虫体在胆管寄生时的分泌物、代谢产物和机械刺激等可引起胆管内膜及胆管周围的超敏反应及炎性反应，出现胆管上皮增生及胆管局限性的扩张，扩张多呈圆柱形或囊状。受累胆管多呈腺瘤样改变，感染严重时在门脉区周围可出现纤维组织增生和肝细胞的萎缩变性，甚至形成胆汁性肝硬化。由于胆管壁增厚，管腔相对狭窄和虫体堵塞胆管，引起胆汁流通不畅，往往容易合并细菌感染，可出现胆管炎、胆囊炎、阻塞性黄疸或胆管肝炎。

胆汁中可溶的葡糖醛酸胆红素在细菌性 β- 葡糖醛酸苷酶作用下变成难溶的胆红素钙，这些物质可与死亡的虫体碎片、虫卵、胆管上皮脱落细胞等形成胆管结石。因此华支睾吸虫感染常并发胆管感染和胆石症，胆石的核心往往可找到华支睾吸虫卵。

华支睾吸虫病的并发症很多，较常见的有胆囊炎、胆管炎、胆结石、肝胆管梗阻和胆管肝炎等。成虫偶尔寄生于胰腺管内，引起胰管炎和胰腺炎。

此外，华支睾吸虫的感染还可以引起胆管上皮细胞增生而致胆管癌，主要为腺癌。2009 年 2 月在法国里昂国际肿瘤中心（IARC）召开的世界卫生组织（WHO）有关生物致癌因素审定工作会议上提出“华支睾吸虫致人类胆管癌证据充分”。这是世界权威机构第一次对华支睾吸虫致癌证据充分做出评定。关于华支睾吸虫感染并发原发性胆管癌的发病机制目前还不十分清楚。WHO 于 2010 年发布了“全球被忽视的热带病首次报告”，华支睾吸虫病位列其中。

2. 临床表现　华支睾吸虫病的临床表现与寄生的虫数及患者的功能状态有关。潜伏期 1~2 个月。轻度感染时不出现临床症状或无明显临床症状。重度感染时，在急性期主要表现为过敏反应和消化道不适，包括发热、胃痛、腹胀、食欲减退、四肢无力、肝区痛、嗜酸性粒细胞明显增多等，但大部分病例急性期症状不是很明显。临床上见到的病例多表现为慢性症状，病人的症状往往经过几年才逐渐出现，一般以消化系统的症状为主，疲乏、上腹不适、食欲减退、厌油腻、消化不良、腹痛、腹泻、肝区隐痛、头晕等较为常见。常见的体征有肝大，多在左叶，质软，有轻度压痛，脾大较少见。严重感染者伴有头晕、消瘦、水肿和贫血等，在晚期可造成肝硬化、腹腔积液、胆管癌，甚至死亡。儿童和青少年感染华支睾吸虫后，临床表现往往较重，除消化道症状外，常有营养不良、贫血、低蛋白血症、水肿、肝大和发育障碍，以至肝硬化，极少数患者甚至可致侏儒症。

【实验诊断】

华支睾吸虫病的临床表现有时不够典型，应注意与病毒性肝炎，急、慢性胆囊炎，胆结石，胃、十二指肠溃疡病等相鉴别。注意询问病史，了解病人是否曾生活于或者到过流行区，有无生吃或半生吃淡水鱼虾史。

1. 病原学检查 粪检或者十二指肠液中查到华支睾吸虫卵是确诊依据，一般在感染后1个月可在大便中发现虫卵，常用的方法有：

（1）涂片法：直接涂片法操作虽然简便，但由于所用粪便量少，检出率不高，且虫卵甚小，容易漏诊。改良加藤厚涂片法（modified Kato-Katz technique），在大规模肠道寄生虫调查中，被认为是最有效的粪检方法之一，可用于虫卵的定性和定量检查。

（2）集卵法：此法检出率较直接涂片法高，常用沉淀集卵法，包括水洗离心沉淀法、乙醚沉淀法。

（3）十二指肠引流胆汁检查：引流胆汁进行离心沉淀检查也可查获虫卵。此法检出率接近100%，但操作较复杂，患者依从性差。临床上对病人进行胆汁引流治疗时，还可见活成虫，虫体表面光滑，蜷缩有蠕动，根据形态特征，可作为诊断的依据。

华支睾吸虫卵与异形吸虫卵在形态、大小上极为相似，容易造成误诊，应注意鉴别。另外也要注意与服用灵芝及其制品的患者粪便中的灵芝孢子相鉴别。

2. 免疫学诊断 近年来，随着酶、放射性核素、生物素、胶体金等标记技术和分子生物学技术等新方法的发展和应用，大大提高了检测血清抗体或抗原的敏感性和特异性，使华支睾吸虫病的检出率大幅度提高。目前，在临床辅助诊断和流行病学调查中，免疫学方法已被广泛应用。常用的方法有酶联免疫吸附试验（ELISA）、间接血凝试验（IHA）和间接免疫荧光抗体试验（IFAT）等方法。

3. 影像学诊断 用B型超声波检查华支睾吸虫病患者时，在超声显像图上可见多种异常改变。肝内胆管壁回声发生改变，胆管壁回声增多、增粗、增强、呈小等号样，肝内胆管轻度扩张或呈弥漫性扩张，胆管结石或局部见钙化点。肝脏轻度增大，肝内回声增粗、增强，分布不均匀。胆囊壁增厚，合并结石，胆囊息肉。胆囊内有可飘动、不伴声影的细管状高回声带，囊内出现粗大或细小的散在光点。对超声显像图有改变者，应高度怀疑此病的可能，应与流行病学、临床表现及实验室检查对比分析，做出诊断。B型超声波检查对于肝吸虫病的筛查具有重要的临床价值。

CT检查对华支睾吸虫病诊断也有较大价值。在CT影像上，华支睾吸虫病所致的肝内胆管的病变特征是：胆管扩张由周边小胆管向肝门区及Ⅲ级以下胆管发展，尤其是向被膜下小胆管发展，肝外胆管无明显扩张。肝边缘部小胆管细枝状、小囊状扩张是特异性征象。少数病例胆囊内可见不规则组织块影。因此认为CT检查是本病较好的影像学检查方法。

【流行】

华支睾吸虫病主要流行于亚洲，如中国、日本、朝鲜、越南等国家。中国除青海、宁夏、内蒙古、西藏等地未见报道外，其余省、自治区、直辖市均有过发现或流行。据第三次全国人体重点寄生虫病现状调查（2015年）显示，全国有18个省（自治区、直辖市）的农村和城镇地区发现华支睾吸虫感染，华支睾吸虫流行区主要集中在广东、广西、黑龙江和吉林等省（自治区）。此次调查还显示，全国华支睾吸虫加权感染率为0.47%，推算感染人数约为598万；其中农村华支睾吸虫加权感染率为0.23%，推算感染人数约为152万；城镇华支睾吸虫加权感染率为0.71%，推算感染人数约为446万。我国加权感染率最高的是广西，其次为广东和黑龙江。

华支睾吸虫病的流行，除需要粪便入水，水中有适宜的第一、第二中间宿主外，还与当地居民的饮食习惯等诸多因素密切相关。

1. 传染源 能排出华支睾吸虫卵的病人、感染者、受感染的家畜和野生动物均可作为传染源。主要保虫宿主为猫、狗和猪。另外还有报道，牛、鼠类、水貂、狐狸、野猫、獾、水獭、豺、狼、虎等30余种哺乳动物也是保虫宿主。在实验室，豚鼠、家兔、大鼠、海狸鼠、仓鼠等多种动物均可感染华支睾吸虫。有报道，2010—2012 年在广东珠三角地区检查家猫 516 只，其中 214 只感染华支睾吸虫，阳性率为 41.47%。华支睾吸虫有着广泛的保虫宿主，其感染率与感染度多比人体高，对人群具有潜在的威胁性。

2. 传播途径　华支睾吸虫病的传播有赖于粪便中的虫卵有机会入水，而水中存在第一、第二中间宿主以及当地人群有生吃或半生吃淡水鱼虾的习惯。作为华支睾吸虫第一中间宿主的淡水螺可归为 4 科 6 属 12 个种，最常见的有：纹沼螺、赤豆螺（傅氏豆螺）、长角涵螺。这些螺均为坑塘、沟渠中小型螺类，适应能力强。各种螺感染华支睾吸虫的程度各地报道不相同，而且感染率随季节变化。在螺体内，华支睾吸虫一般只发育至尾蚴阶段。但也有报道华支睾吸虫在螺体内能发育成为囊蚴，这可能是尾蚴成熟后因环境变迁，螺不能在水中生活，尾蚴不能逸出，而进一步发育为囊蚴。

华支睾吸虫对第二中间宿主的选择性不强，我国已证实的淡水鱼宿主有 15 科 57 属 101 种。但从流行病学角度看，起传播作用的主要是常见的经济鱼类和常见的野生鱼类。养殖的淡水鲤科鱼类，如草鱼（白鲩）、青鱼（黑鲩）、鲢鱼、鳙鱼（大头鱼）、鲮鱼、鲤鱼、鳊鱼和鲫鱼等特别重要，是居民最常食用的鱼类。有调查报告显示，2008—2009 年在广东佛山市等地采获的淡水鱼的囊蚴阳性率在 14.70%~56.25%。2009 年长春市市售淡水鱼中检测到的囊蚴感染率平均为 1.72%。2013 年 5~11 月的调查资料显示，我国嫩江流域采集的野生淡水鱼中，华支睾吸虫囊蚴总感染率为 51.2%（602/1 175）。另外，常见的野生小型鱼类如麦穗鱼、克氏鲦鱼的感染率也很高，部分地区可高达 100%，与儿童华支睾吸虫病有关。囊蚴可分布在鱼体的各部分，如肌肉、皮、头、鳃、鳍及鳞等，一般以肌肉最多，尤其在鱼体中部的背部和尾部较多。因鱼的种属不同，囊蚴的分布亦可不同。除淡水鱼外，淡水虾如细足米虾、巨掌沼虾、中华长臂虾和螯虾等也可有囊蚴寄生。

3. 易感人群　华支睾吸虫的感染无性别、年龄和种族之分，人群普遍易感。流行的关键因素是当地人群是否有生吃或半生吃鱼虾的饮食习惯。实验证明，厚度约 1mm 的鱼肉片内的囊蚴，在 90℃的热水中，1 秒钟即会死亡；75℃时 3 秒死亡；70℃及 60℃时分别在 6 秒及 15 秒内全部死亡。囊蚴在醋（醋酸浓度 3.36%）中可存活 2 小时，在酱油中（19.3% NaCl）可存活 5 小时。烧、烤、烫或蒸全鱼时，可因温度不够、时间不足或鱼肉过厚等原因，未能杀死全部囊蚴。成人感染方式以食生鱼或未煮熟的淡水鱼虾为多见，如在我国广东珠三角、广西、香港、台湾等地人群主要通过吃“鱼生”“鱼生粥”或烫鱼片而感染；东北朝鲜族居民主要是用生鱼佐酒吃，辽宁、吉林和黑龙江部分地区居民因有活吞小鱼、吃盐拌小生鱼的习惯而感染；福建省晋江地区南安县部分居民喜食生虾也曾有感染。儿童的感染则与他们在野外进食未烧烤熟透的鱼虾有关。此外，抓鱼后不洗手、使用切过生鱼的刀及砧板切熟食、用盛过生鱼的器皿盛熟食等也有使人感染的可能。

【防治】

1. 控制传染源　治疗病人和感染者。治疗药物目前应用最多的是吡喹酮（praziquantel）与阿苯达唑（albendazole）。家养的猫、狗如粪便检查阳性者应给予治疗。根据近年全国华支睾吸虫病综合防治示范区的防治经验，在重感染地区（感染率超过 40%），应全民服药；感染率低于 20% 的地区，对重点人群进行防治，措施为每年服药 1 次，经过连续 3 年的防治，可取得很好的防治效果。

2. 切断传播途径　加强粪便管理，不让未经无害化处理的粪便进入鱼塘。结合农业生产清理塘泥或进行药物灭螺，对控制本病也有一定的作用。本病是由于生食或半生食含有囊蚴的淡水鱼、虾所致，预防应抓住经口传染这一环节，防止食入活囊蚴是防治本病的关键。

3. 保护易感人群　做好宣传教育，使群众了解本病的危害性及其传播途径，自觉不吃生的及未煮熟的鱼肉或虾，改进烹调方法和饮食习惯，注意生、熟食的厨具要分开使用。不要用未经煮熟的鱼、虾喂猫等动物，以免引起感染传播。随着淡水养殖业迅速发展，还应加强鱼类等食品的卫生检疫工作。

（吴　翔）

第三节
布氏姜片吸虫

第三节 | 布氏姜片吸虫

布氏姜片吸虫[*Fasciolopsis buski*(Lankester,1857)Odhner,1902]简称姜片虫,是寄生于人、猪小肠内的大型吸虫,可致姜片虫病(fasciolopsiasis)。我国医书中早有“肉虫”“赤虫”等记述。姜片虫病的流行常常与人生食水生植物、猪食用水生植物饲料有密切关系。姜片虫病主要流行于亚洲,故又称为亚洲大型肠吸虫(giant asian intestinal fluke)。

【形态】

姜片虫成虫(图13-10)硕大、肉红色,肌肉丰富而肥厚,长椭圆形,背腹扁平,前窄后宽,长为20~75mm,宽8~20mm,厚为0.5~3mm,体表有微细体棘,雌雄同体,是寄生在人体中最大的吸虫。虫体两吸盘相距很近,口吸盘亚顶位,直径约0.5mm,腹吸盘呈漏斗状,肌肉发达,较口吸盘大4~5倍,肉眼可见。咽和食管短;肠支在腹吸盘前分叉,呈波浪状弯曲,向后延至体末端;睾丸2个,前后排列于虫体后半部,睾丸高度分支如珊瑚状;卵巢位于虫体中部稍前方,分3瓣,每瓣再分支;无受精囊,有劳氏管;子宫盘曲在腹吸盘和卵巢之间;卵黄腺较发达,分布于虫体两侧。两性生殖系统均开口于腹吸盘前缘的生殖腔。

虫卵呈长椭圆形(图13-10),大小为(130~140)μm×(80~85)μm,是人体常见寄生虫中最大的蠕虫卵。虫卵淡黄色,壳薄而均匀,一端有一不明显的小盖。卵内含有一个卵细胞和约20~40个卵黄细胞[文末彩图2(3)]。

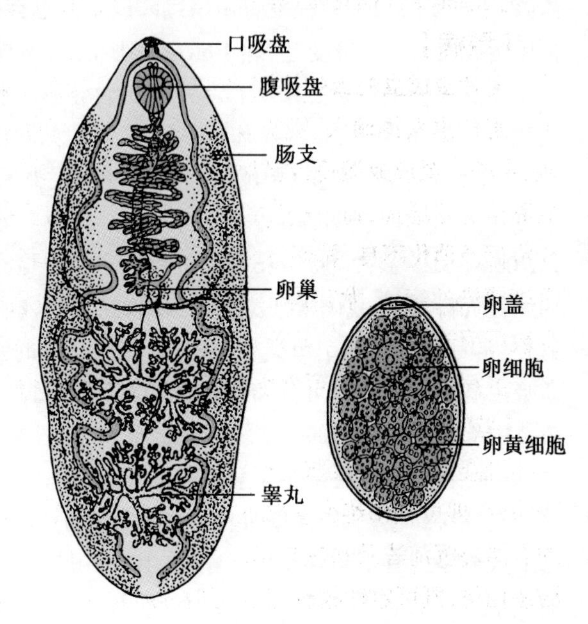

图13-10 姜片虫成虫和虫卵模式图

【生活史】

姜片虫需有两种宿主才能完成其生活史(图13-11)。中间宿主是扁卷螺(*Segmentina*),终宿主是

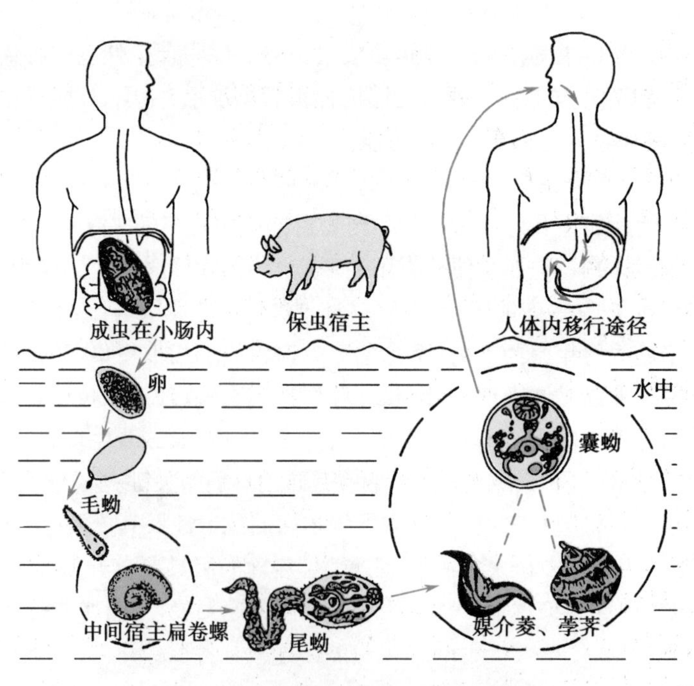

图13-11 布氏姜片吸虫生活史示意图

人及猪(或野猪)。以菱角、荸荠、茭白、水浮莲、浮萍等水生植物为传播媒介。

姜片虫成虫寄生在终宿主小肠上段,虫卵随终宿主粪便排入水中,在适宜温度26~32℃,经3~7周的发育孵出毛蚴。毛蚴侵入扁卷螺的淋巴间隙中发育为胞蚴,胞蚴经1~2个月完成母雷蚴、子雷蚴和尾蚴的发育和无性增殖,尾蚴自螺体陆续逸出。尾蚴在水中吸附于水生植物等物体的表面,分泌成囊物质包裹其体部,脱去尾部而成囊蚴。囊蚴呈扁圆形,光镜下见两层囊壁:外层草帽状,脆弱易破;内层扁圆形,透明而较坚韧。囊内后尾蚴的排泄囊两侧的集合管中含许多折光颗粒为其特征。宿主食入囊蚴,在消化液和胆汁作用下,后尾蚴逸出并附于十二指肠或空肠上段的黏膜上吸取营养,约经1~3个月发育为成虫。在猪体内,感染后5~7个月内产卵量最多,一天约可产25 000个卵,9个月后排卵数渐减少。据观察,姜片虫的寿命在猪体内不超过2年,在人体内最长可达4年半。

【致病】

姜片虫成虫的致病作用包括机械性损伤及虫体代谢产物引起的超敏反应。

姜片虫虫体硕大、吸盘发达,吸附力强,可使被吸附的黏膜坏死、脱落,肠黏膜发生炎症、点状出血、水肿以至形成溃疡或脓肿。病变部位可见中性粒细胞、淋巴细胞和嗜酸性粒细胞的浸润,肠黏膜的黏液分泌增加,血中嗜酸性粒细胞增多。轻度感染者可无明显症状。寄生虫数较多时常出现腹痛和腹泻及消化不良,排便量多、稀薄而臭,或腹泻与便秘交替出现,甚至发生肠梗阻。营养不良又反复重度感染的病例,尤其是儿童,可出现低热、消瘦、贫血、水肿、腹腔积液以及智力减退和发育障碍等,少数可因衰竭致死。

姜片虫成虫偶尔可寄生在胆道,患者可出现右上腹反复隐痛,伴低热、腹胀。

【实验诊断】

检查粪便中的虫卵是确诊姜片虫感染的主要方法。因姜片虫卵大,容易识别,直接涂片法检查3张涂片,即可查出绝大多数的患者。但轻度感染的病例往往漏检,采用浓集方法可提高检出率,常用的有离心沉淀法及水洗自然沉淀法;采用定量透明厚涂片法(即改良加藤厚涂片法),其检出效果与沉淀法相仿,既可定性检查,又可进行虫卵计数,以了解感染度。

姜片虫卵与肝片形吸虫卵和棘口类吸虫卵的形态十分相似,应注意鉴别。有时少数病人的呕吐物或粪便中偶可发现成虫。

用免疫学方法对感染早期或大面积普查,有较好的辅助诊断价值。常用的有ELISA和IFAT等。

【流行与防治】

姜片虫病是人、猪共患的寄生虫病,流行于亚洲的印度、孟加拉国、缅甸、越南、老挝、泰国、印度尼西亚、马来西亚、菲律宾、日本和中国。我国姜片虫病流行的地区有:浙江、福建、广东、云南、贵州、四川、湖南、湖北、江西、安徽、江苏、山东、河北、陕西、广西、上海、台湾等省、自治区、直辖市。姜片虫病主要流行于种植菱角等经济水生植物及其他可供生食的水生植物、地势低洼、水源丰富的地区;猪姜片虫病也流行于种植和喂饲水生青饲料的地区。含有姜片虫卵的粪便污染水源、中间宿主和水生植物媒介的存在以及居民生食水生植物的饮食习惯是姜片虫病传播的3个重要环节。近年来,由于生态环境的改变,如农村都市化,农业区变工业区,农作物种植的改变以及养猪饲料和条件的改变等,许多经济发展较快的地区感染率和感染度均迅速下降,如广东新会、浙江萧山和绍兴、江苏南通、江西南昌、安徽合肥、湖南长沙、山东微山等地,但也有一些地区出现新的流行点。目前就全国而言,姜片虫病流行区在缩小,人群感染率已明显降低。

人体姜片虫病一般以青少年为多见,但在严重流行区各年龄组的感染率均很高,这主要取决于感染姜片虫囊蚴的机会。生食菱角、茭白、荸荠等水生植物,尤其在收摘菱角时,边采边食易于感染。在城镇集市上购得的菱角也有活的囊蚴,曾有在一只菱角上找到688个囊蚴的报道。如经常在菱角上洒水,囊蚴生存力可保持较久。猪感染姜片虫较普遍,是最重要的保虫宿主。用含有活囊蚴的青饲料(如水浮莲、水莲萍、蕹菜、菱叶、浮萍等)喂猪是感染的原因。将猪舍或厕所建在种植水生植物的塘边、河旁,或用粪便施肥,都可提供粪内虫卵入水的机会。实验证实姜片虫尾蚴可在水面上成囊,如自然水体中存在此种情况，则饮生水可能受感染。

人、猪感染姜片虫有季节性，因虫卵在水中的发育及幼虫在扁卷螺体内的发育繁殖的快慢均与温度有密切关系。一般夏、秋季是感染的主要季节，江浙一带水生植物上发现囊蚴以8~10月为多。

姜片虫囊蚴具有一定抵抗力。实验证明，28~30℃时囊蚴在湿纸上可存活10天以上，5℃可活一年。囊蚴不耐高热，在沸水中1分钟或阳光下暴晒1天即死亡。囊蚴在干燥环境中也不易存活。

防治原则为在姜片虫病流行区大力开展卫生宣教，普及防治本病的知识。加强粪便管理，防止人、猪粪便通过各种途径污染水体；关键的措施是勿生食菱角、荸荠等水生植物，不喝河塘的生水，勿用被囊蚴污染的青饲料喂猪；流行区开展人和猪的姜片虫病普查普治工作。目前治疗病人和病畜最有效的药物是吡喹酮。

（吴　翔）

第四节
肝片形吸虫

第四节　肝片形吸虫

肝片形吸虫［*Fasciola hepatica*（Linn，1758）］是牛羊及其他哺乳动物肝胆管内的常见寄生虫。人体亦可被感染，引起肝片形吸虫病（fascioliasis hepatica）。

【形态与生活史】

肝片形吸虫与姜片虫同属片形科（Fasciolidae），是大型吸虫之一。虫体呈棕红色，长约30mm，宽约13mm，雌雄同体。

肝片形吸虫与姜片虫的形态相似（图13-12），其区别在于：①成虫较姜片虫狭长，体前端有一锥形突起称头锥；②腹吸盘较小，不甚明显，位于头锥基部水平；③肠支有许多侧分支；④睾丸2个，分支很细，前后排列于虫体中部、卵巢之后；⑤卵巢较小，分支细；⑥卵的纵径略长130~150μm，卵盖略大，卵壳周围可见胆汁染色颗粒，胚细胞较明显。

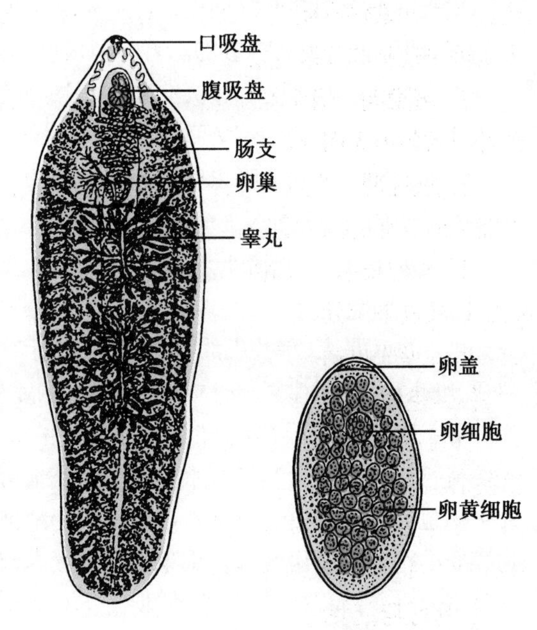

图13-12　肝片形吸虫成虫和虫卵模式图

肝片形吸虫的终宿主是牛、羊等哺乳动物，中间宿主为椎实螺类。成虫寄生在终宿主的肝胆管内。产出的虫卵随胆汁流入肠腔混在粪便中排出体外，虫卵入水后，在适宜的条件下孵出毛蚴，毛蚴侵入椎实螺，在螺体内的发育包括胞蚴、雷蚴（1~3代）和尾蚴。尾蚴自螺体逸出后附着在水生植物上形成囊蚴。囊蚴被终宿主食入后，在小肠内脱囊的后尾蚴穿过肠壁，经腹腔侵入肝脏并最终进入胆管，也可经肠系膜静脉或淋巴管进入胆管。在移行过程中，部分童虫可停留在其他脏器如肺、脑、眼眶、皮下等处异位寄生，造成损害。自感染囊蚴到发育为成虫产卵最短需10~11周。成虫每天可产卵约20 000个。在绵羊体内寄生的最长纪录为11年，在人体可达12~13年（图13-13）。

【致病】

肝片形吸虫引起的损害主要表现在两个方面：①童虫移行期对各器官特别是肝组织的破坏，引起肝脏炎症反应及脓肿，出现急性症状如高热、腹痛、荨麻疹、肝大及血中嗜酸性粒细胞增多等；②成虫在胆管寄生期间对胆管的机械性刺激和代谢物的化学性刺激而引起胆管炎症、胆管上皮增生及胆管周围的纤维化。胆管上皮增生与虫体产生大量脯氨酸有关。胆管纤维化可引起阻塞性黄疸，肝功能受损可引起低蛋白血症及高球蛋白血症，胆管增生扩大可压迫肝实质组织引起萎缩、坏死以至肝硬

NOTES

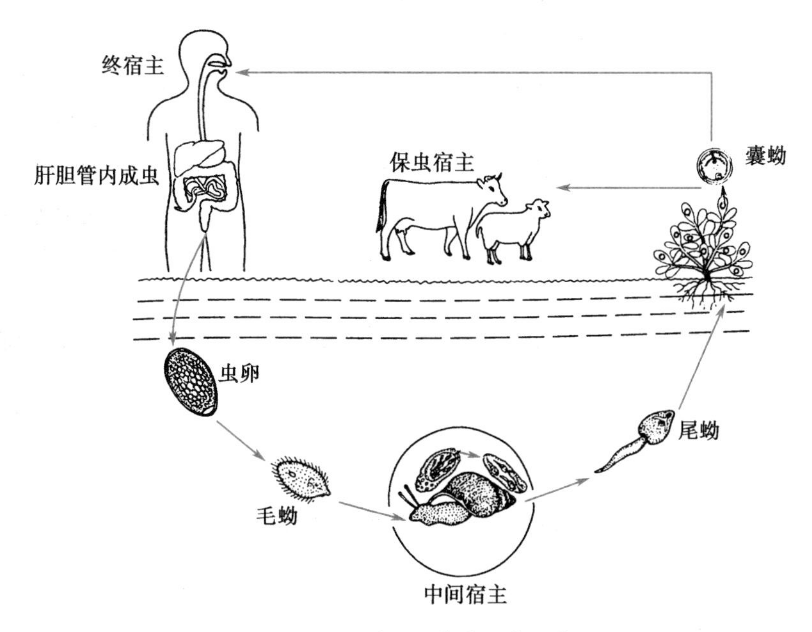

图 13-13　肝片形吸虫生活史示意图

化，还可累及胆囊引起相应的病变。肝片形吸虫感染者的临床表现可分为急性期、潜隐期和慢性期 3 个时期。也有少数为无症状带虫者。

1. 急性期　相当于童虫在组织中的移行过程，亦称侵袭期，发生在感染后 2~12 周不等，突发高热、腹痛，并常伴有胀气、呕吐、腹泻或便秘、肝大、贫血和血中嗜酸性粒细胞明显增高等表现。有些病人还可出现肺和皮肤超敏反应症状。此期持续 2~4 周。

2. 潜隐期　通常在感染后 4 个月左右，相当于虫体已进入胆管，患者的急性症状减退或消失，在数月或数年内无明显不适，或稍有胃肠不适症状，而病变在发展之中。

3. 慢性期　为成虫在胆管内寄生引起胆管炎和胆管上皮增生，亦称阻塞期，主要有乏力、右上腹疼痛或胆绞痛、恶心、厌食油腻食物、贫血、黄疸和肝大等表现。

4. 异位损害　又称肝外肝片形吸虫病。童虫在腹腔中移行时，可穿入或随血流到达肺、胃、脑、眼眶以及皮下等处，常在手术后检获确诊。在有生食牛、羊肝脏习惯的地方，虫体可寄生在咽部，引起咽部肝片形吸虫病。

【实验诊断】

粪便或十二指肠引流液镜检查获虫卵是确诊肝片形吸虫病的依据，但应与姜片虫卵、棘口吸虫卵相鉴别。

对急性期、胆管阻塞患者以及异位寄生的病例，采用免疫学检测有助于本病的诊断。如 ELISA、IHA 和 IFAT 等方法检测患者血清中的特异性抗体均有较高的敏感性。

【流行与防治】

肝片形吸虫病呈世界性分布，国外个别地区有局部流行区存在。我国人群的感染率为 0.002%~0.171%，散发于 15 个省市，其中以甘肃省的感染率为最高。迄今为止，全国共发现片形吸虫及巨片形吸虫感染者 200 余例。肝片形吸虫寄生的宿主甚为广泛，在牛、羊等家畜中感染率在 20%~60%。人体多因生食含囊蚴的水生植物如水田芹等的茎叶或喝生水而感染；半生食含肝片吸虫童虫的牛肝、羊肝等也可被感染。在低洼潮湿的沼泽地，牛、羊的粪便污染环境，又有椎实螺类的存在，牛、羊吃草时较易造成感染。

预防人体感染的措施主要是注意饮食卫生，勿生食水生植物或饮生水。治疗药物有三氯苯达唑（triclabendazol）。治疗动物的药物还有硝氯酚（niclofolan）、硫氯酚（别丁，bitin）等。

（吴　翔）

第五节
并殖吸虫

第五节 | 并殖吸虫

并殖吸虫属(*Paragonimus*)的成虫主要寄生于宿主的肺内,故又称肺吸虫(lung fluke)。并殖吸虫成虫首先于1828年在巴西水獭肺中发现。此后,Cobbold(1859)在印度灵豹及Westermani(1877)在荷兰阿姆斯特丹动物园的虎肺内发现成虫。英国医生Ringer于1879年在中国台湾一葡萄牙籍水手尸体的肺内检获成虫,这是第一例人体感染病例。次年Manson在福建厦门当地人的痰内检查到虫卵。并殖吸虫以种类繁多、致病性复杂为特征。目前已报道的并殖吸虫有50多种(包括同物异名),其中38种是在中国报道的。近年来,分子生物学及分子遗传学的研究认为独立、有效的种或亚种为20余种。其中,对人体具致病性的虫种至少有8种:卫氏并殖吸虫(*P. westermani*)、斯氏并殖吸虫(*P. skrjabini*)、异盘并殖吸虫(*P. heterotremus*)、宫崎并殖吸虫(*P. miyazakii*)、墨西哥并殖吸虫(*P. mexicanus*)、双侧宫并殖吸虫(*P. uterobilateralis*)、非洲并殖吸虫(*P. africanus*)和克氏并殖吸虫(*P. kellicotti*)。并殖吸虫所致的并殖吸虫病(paragonimiasis)也称肺吸虫病(lung fluke disease),是一种人兽共患寄生虫病,也被认为是重要的食源性寄生虫病之一。

一、卫氏并殖吸虫

卫氏并殖吸虫[*Paragonimus westermani*(Kerbert,1878)Braun,1899]是人体并殖吸虫病的主要病原,也是最早被发现的并殖吸虫,以在肺部形成囊肿为主要病变,以咯烂桃样血痰和咯血为主要症状。

【形态】

成虫虫体肥厚,活体为暗红色,体形随其伸缩蠕动而改变,静止时外形椭圆,背面稍隆起,腹面扁平;其长为7~12mm,宽4~6mm,厚2~4mm。成虫体表披细小单生型尖刀状皮棘。口、腹吸盘大小相近,口吸盘位于虫体前端,腹吸盘位于虫体腹面中线前缘。消化器官包括口、咽、食管及肠管。口位于口吸盘中央,连接球形咽部及短小的食管,其后分为两支肠管沿虫体两侧形成3~4个弯曲延伸至虫体后部,以盲端终。卵巢6叶,与子宫并列于腹吸盘之后。2个睾丸分支如指状,并列于虫体后1/3处。由浓密的卵黄滤泡组成的卵黄腺分布于虫体两侧,经卵黄管汇合于卵黄囊,通入输卵管。排泄管长袋形,向后延伸,开口于虫体末端。卵巢形态、口腹吸盘大小之比例、睾丸分支及长度是并殖吸虫形态鉴别的重要依据(图13-14)。

虫卵金黄色,椭圆形,左右多不对称,大小为(80~118)μm×(48~60)μm,前端较宽,有扁平卵盖,

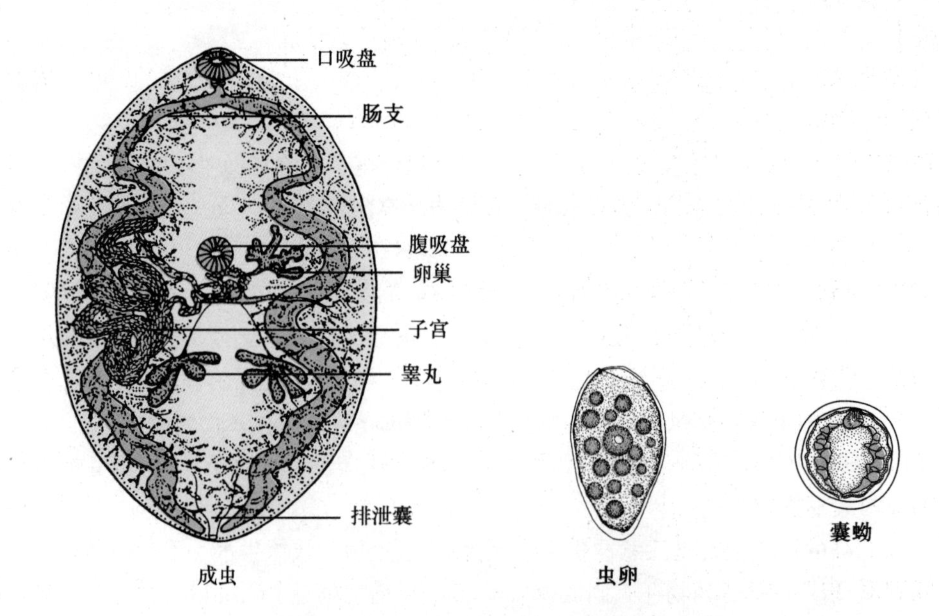

图13-14 卫氏并殖吸虫形态模式图

后端稍窄。卵壳厚薄不匀,后端往往增厚,卵内含有 1 个卵细胞和 10 多个卵黄细胞[图 13-14,文末彩图 2(2)]。

囊蚴乳白色,呈球形,具两层囊壁,外层较薄,内层较厚,囊蚴直径≤ 400μm。内含后尾蚴,光镜下可见虫体黑色的排泄囊和 2 根弯曲的肠支(图 13-14)。

【生活史】

卫氏并殖吸虫终宿主包括人和多种肉食类哺乳动物。第一中间宿主为淡水螺类的黑贝科和蜷科中某些属的螺,第二中间宿主为甲壳纲的淡水蟹和蝲蛄。生活史包括卵、毛蚴、胞蚴、母雷蚴、子雷蚴、尾蚴、囊蚴、后尾蚴、童虫和成虫阶段(图 13-15)。

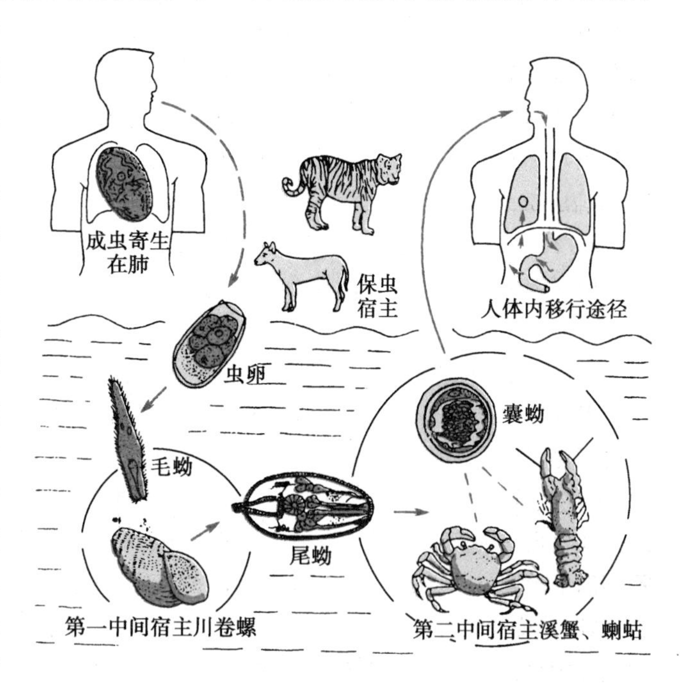

图 13-15　卫氏并殖吸虫生活史示意图

成虫主要寄生于终宿主的肺内,因所形成的虫囊可与支气管相通,虫卵经气管随痰排出或随痰吞咽后进入消化道随粪便排出。虫卵只有进入淡水中才可继续发育。在适宜的温度下,约经 3 周虫卵孵出毛蚴。毛蚴遇到第一中间宿主淡水螺类可主动侵入,经由胞蚴、母雷蚴、子雷蚴发育成尾蚴。尾蚴具球形的短尾,凭两个吸盘做尺蠖式运动,在水中主动侵入或被溪蟹、蝲蛄吞食,在第二中间宿主体内形成囊蚴。人或其他终宿主因食入含有活囊蚴的溪蟹、蝲蛄而感染。囊蚴进入终宿主消化道后,约经 30~60 分钟,在小肠上段经消化液作用,后尾蚴脱囊而出,靠两个吸盘做强有力的伸缩运动,并在前端腺分泌物的共同作用下,钻过肠壁,即为童虫。童虫在组织中移行并游走于各器官及腹腔间。1~3 周后由肝表面或经肝或直接从腹腔穿过膈肌至胸腔入肺,最后在肺内定居发育,约经 60~80 天成熟并产卵。有些童虫可终生穿行于宿主组织间直至死亡。成虫在宿主体内一般可存活 5~6 年,长者可达 20 年。

【致病】

卫氏并殖吸虫的致病主要是由童虫在组织器官中移行、窜扰和成虫寄居或移行所造成的机械性损伤及其代谢产物所致的免疫病理反应所引起的。

1. 致病机制　脱囊后的后尾蚴穿过肠黏膜形成出血性或脓性窦道。童虫若进入腹腔游走,早期可引起浆液纤维素性腹膜炎,诱发混浊或血性腹腔积液,内含大量嗜酸性粒细胞,后期腹壁及大网膜等可有粘连。虫体进入腹壁可致出血性或化脓性肌炎,如在腹内停留并发育亦可形成大小不等的囊肿,其内容物为果酱样黏稠液体。当侵入肝时,在经过处有纤维蛋白附着,肝表面呈虫蚀样。若虫体从肝穿过,则表面呈针点状小孔,肝局部有时出现硬变。若虫体在横膈、脾等处穿行,也可形成点状出血并引起炎症。虫体进入肺部并形成典型的虫囊是最具特征性的病变。通常 1 个虫囊内有 2 个虫体成双寄居。虫囊在肺内所引起的病理过程大致可分为 3 期:

(1)脓肿期:主要为虫体移行引起组织破坏、出血及继发感染。肉眼可见病变处呈窟穴状或隧道状,内有血液及中性粒细胞、嗜酸性粒细胞等炎性细胞渗出,继之病灶四周产生肉芽组织而形成薄膜状脓肿壁。

(2)囊肿期:由于渗出性炎症,大量炎性细胞浸润、聚集、死亡、崩解、液化,脓肿内充满赤褐色果酱样液体。镜下检查可见坏死组织、夏科-莱登结晶和大量虫卵。囊肿壁上皮本身就是宿主的细支气管上皮，故有人认为囊肿是虫体穴居引起细支气管扩张及炎性增厚所致。

（3）纤维瘢痕期：由于虫体死亡或转移至他处，囊肿内容物通过支气管排出或吸收，囊内由肉芽组织充填，继而纤维化形成瘢痕。

以上3期是连续变化的过程，可同时存在于同一患者肺部。

2. 临床表现 与感染的时间、程度及宿主的免疫力有关。

（1）急性期：急性期症状多出现在食入囊蚴后数天至1个月左右，偶有在第2天即出现症状，也有12个月后才出现症状。临床症状表现轻重不一，轻者仅表现为食欲减退、乏力、腹痛、腹泻、发热等一般症状。重者可有全身过敏反应、高热、腹痛、胸痛、咳嗽、气促、肝大并伴有荨麻疹。白细胞总数增多，嗜酸性粒细胞比例升高明显，一般为20%~40%，甚至可达80%以上。急性症状可持续1~3个月。

（2）慢性期：由于虫体的移行和窜扰，可造成多个器官受损，且受损程度轻重不一，故临床表现较复杂，临床上按器官损害主要可分为：

1）胸肺型：最常见，以咳嗽、胸痛、咳出果酱样或铁锈色血痰等为主要症状。血痰中可查见虫卵。当虫体在胸腔窜扰时，可侵犯胸膜导致渗出性胸膜炎、胸腔积液、胸膜粘连、心包炎、心包积液等。

2）腹肝型：约占1/3的病例，虫体穿过肠壁，在腹腔及各器官间游窜，出现腹痛、腹泻、大便带血等症状。腹痛部位不固定，多为隐痛。也可引起腹部器官广泛炎症、粘连，偶可引致腹膜炎及腹腔积液。较多病例在虫体侵及肝脏时引起肝损伤或肝大。

3）皮下型：约10%病例可出现皮下包块。包块大小不一，大多为1~3cm。表面皮肤正常，肿块触之可动，常呈单个散发，偶可见多个成串。一处包块消失后，间隔一些时日又在附近或其他部位出现。常发部位为腹壁、胸背、头颈等，亦可出现在腹股沟、腰背部、大腿内侧、眼眶和阴囊等处。皮下包块多数呈游走性，有时在包块内可检出成虫和/或虫卵。

4）脑脊髓型：占10%~20%的病例，多见于青少年，常同时合并肺或其他部位病变。虫体沿纵隔向上经颅底孔进入颅内，早期可形成隧道及渗出性炎症，后出现水肿、脓肿等病变，继而形成囊肿。可在脑内发现虫体或虫卵。由于虫体游窜，造成多处损伤，因此病变位置和范围多变，症状复杂。临床以出现阵发性剧烈头痛、癔症发作、癫痫、瘫痪等为主要表现，也可表现为颅内占位性病变、脑膜炎、视神经受损、蛛网膜下腔出血等症状。若虫体沿神经根移行或定居脊椎管，在脊髓旁形成囊肿，可造成脊髓损害或脊髓受压，出现下肢运动或感觉障碍，甚至截瘫等。

5）亚临床型：在流行区，有些感染者皮试及血清免疫学试验阳性，嗜酸性粒细胞数增高，有时伴肝功能损害。X线胸片可有典型改变，但无明显症状。这类患者可能为轻度感染者，也可能是感染早期或虫体已消失的感染者。

6）其他类型：因人体几乎所有器官均可受到侵犯，故除上述常见的几种类型外尚可有其他受损类型。如虫体窜入腹膜后侧可侵犯肾或膀胱，造成周围粘连或形成肾内囊肿；有的虫体在纵隔内游窜，进入心包导致心包炎；虫体进入眼眶可导致眼球突出、眼球运动障碍、视力受损甚至失明；虫体移行至阴囊可形成包块。

【实验诊断】

1. 病原学检查 在痰或粪便中找到虫卵或摘除的皮下包块中找到虫体或虫卵即可确诊。轻症患者应留24小时痰液，经10%氢氧化钠溶液处理后，离心后取沉淀镜检。

2. 免疫学检查 ELISA检测特异性抗体的敏感性高，是目前普遍使用的检测方法。近年也有应用酶联免疫吸附抗原斑点试验（AST-ELISA）检测循环抗原，该方法具有敏感性高和可考核疗效的优点。

X线、CT及MRI（核磁共振）等物理诊断适用于胸肺型及脑脊髓型患者的辅助诊断。

【流行与防治】

1. 地理分布 卫氏并殖吸虫的分布以亚洲地区为最多，并以中国为主。日本、朝鲜、韩国、俄罗斯、菲律宾、马来西亚、越南、老挝、泰国、印度均有病例报道。在非洲、美洲的一些国家和地区也有报道。中国除西藏、新疆、内蒙古、青海、宁夏未见报道外，目前至少有27个省、自治区、直辖市有本病的报道。

2. 流行区的类型　本病多见于丘陵或山岳地带。依第二中间宿主种类可将流行区分为两类，即溪蟹型流行区及只存在于东北3省的蝲蛄型流行区。目前溪蟹型流行区的特点是病人不多，呈点状分布，一经发现，易得到控制。蝲蛄型流行区也因当地蝲蛄数量的减少，感染率及发病率都明显降低。

3. 传染源　能排出虫卵的病人、带虫者和肉食类哺乳动物是本病传染源。本虫的保虫宿主种类较多，如虎、豹、狼、狐、豹猫、大灵猫、果子狸等多种野生动物以及猫、犬等家养动物均可感染此虫。在某些地区，如辽宁宽甸县，犬是主要传染源。感染的野生动物则是自然疫源地的主要传染源。

4. 中间宿主　第一中间宿主为生活在山区淡水中的一些川卷螺类。第二中间宿主为淡水蟹，如溪蟹、华溪蟹、拟溪蟹、石蟹、绒螯蟹等50多种蟹，以及东北的蝲蛄。有报道淡水虾也可作为第二中间宿主。这些第一、二中间宿主共同栖息于山区、丘陵的小河沟、小山溪中。

5. 转续宿主　野猪、恒河猴、食蟹猴、豚鼠、大鼠、小鼠、仓鼠、鸡、鸭、鹅、鹌鹑、刺猬等至少有15种动物已被证实可作为转续宿主，大型肉食类动物如虎、豹等常因捕食这些转续宿主而感染。转续宿主种类多、数量大、分布广，在流行病学上是一个不可忽略的重要因素。

6. 感染方式　流行区居民常有生吃或半生吃溪蟹、蝲蛄的习惯，如腌蟹、醉蟹、烤蝲蛄、蝲蛄酱、蝲蛄豆腐等，这些烹调方法不能完全杀死其中的囊蚴，是导致感染的主要原因。人也可因生食转续宿主的肉及其制品而感染，日本曾有因食野猪肉而感染的病例报道。中间宿主死后，囊蚴脱落水中，若生饮流行区含囊蚴的疫水也可导致感染。

7. 防治措施　预防本病最有效方法是不生食或半生食淡水蟹、蝲蛄及其制品，不饮生水。健康教育是控制本病流行的重要措施。目前常用治疗药是吡喹酮，该药具有疗效高、毒性低、疗程短等优点。对于脑型或较重型肺吸虫病，可能需要两个或更多疗程治疗。

二、斯氏并殖吸虫

斯氏并殖吸虫[*Paragonimus skrjabini*（Chen，1959）Chen，1963]系1959年陈心陶教授报道的新种，1963年陈心陶教授又将其置新建的狸殖属（*Pagumogonimus*）下，更名为斯氏狸殖吸虫（*Pagumogonimus skrjabini*）。2003年英国学者Cox FEG报道了人体寄生虫分类的新体系，在Cox的分类系统中，斯氏并殖吸虫被归属到并殖吸虫属中。

斯氏并殖吸虫一般在人体不能发育为成虫，主要由童虫寄生或移行引起幼虫移行症。

【形态与生活史】

1. 形态　成虫虫体窄长，呈梭形，长11.0~18.5mm，宽3.5~6.0mm。虫体最宽处约在虫体前1/3或稍后，腹吸盘位于体前约1/3处，略大于口吸盘。卵巢位于腹吸盘后侧，形如珊瑚。睾丸2个，左右并列，为长形且有分支(图13-16)。虫卵椭圆形，大多形状不对称，卵壳厚薄不均匀。虫卵大小及内部结构与卫氏并殖吸虫相似。囊蚴圆球形，直径≥420μm。

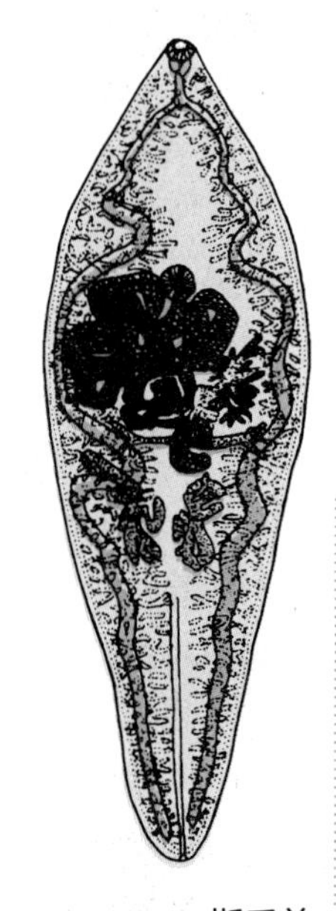

图13-16　斯氏并殖吸虫成虫模式图

2. 生活史　生活史与卫氏并殖吸虫相似。第一中间宿主属圆口螺科的小型及微型螺类，第二中间宿主为多种溪蟹和石蟹。多种动物，如蛙、鸟、鸡、鸭、鼠等可作为本虫的转续宿主。终宿主为多种猫科、犬科、灵猫科的野生或家养动物，如果子狸、猫、犬、豹猫等。人不是本虫的适宜宿主，绝大多数虫体在人体内一直处于童虫阶段，但也有虫体在肺中发育至成熟并产卵的报道。

【致病】

本虫是人兽共患、以兽为主的致病虫种。在动物体内，虫体在肺、胸腔等处结囊，发育至成熟并产卵，引起与卫氏并殖吸虫相似的病变。如侵入肝，在肝浅表部位可形成急性嗜酸性粒细胞脓肿，有时还能在肝中成囊并产卵。人为本虫非正常宿主。在人体内，侵入的虫体处于童虫状态，到处游窜，造成某些器官或全身损害，引起以肺外型肺吸虫病，或称幼虫型肺吸虫病为特征的幼虫移行症。并殖吸虫引起的幼虫移行症可分为皮肤型与内脏型。

皮肤型患者主要表现为游走性皮下包块或结节，常见于腹部、胸部、腰背部，也可见于四肢、臀部、腹股沟、头颈部、阴囊、腋窝等处。大小一般为1~3cm，也可大如鸡蛋。可单个或多个存在，形状呈球形或长条形，边缘不清，包块间有时可扪及条索状纤维块，皮肤表面正常。切开摘除的包块可见隧道样虫穴，有时可见童虫。镜检可见嗜酸性粒细胞肉芽肿、坏死渗出物及夏科-莱登结晶等。

内脏型患者因幼虫移行侵犯的器官不同而出现不同的损害及表现。侵犯肺时一般仅有咳嗽、痰中偶带血丝等表现，痰中通常无虫卵。胸腔积液较为多见，且量也较多，胸腔积液中可见大量嗜酸性粒细胞。近年来，屡有报道斯氏并殖吸虫进入肺并发育成熟产卵，所引起的胸、肺部症状和体征与卫氏并殖吸虫引起者基本相似。如侵犯肝，则出现肝痛、肝大、转氨酶升高、白蛋白/球蛋白比倒置、γ球蛋白增加等表现。如侵犯其他器官，可出现相应的症状和体征。在出现局部症状的同时，往往伴有低热、乏力、食欲减退等全身症状。血常规检查显示嗜酸性粒细胞比例明显增高，有时可高达80%以上。因本病损害器官不定，且可能同时有多个器官受损，因此临床上误诊率相当高，应特别注意与肺结核、肺炎、肝炎等鉴别。

【实验诊断】

在痰和粪中找不到虫卵。当有皮下包块出现时，切除并做活组织检查是最可靠的诊断方法。除此之外，免疫学检查是最常用的辅助诊断方法。

【流行与防治】

斯氏并殖吸虫目前发现分布在中国、越南及印度的东北部。国内主要分布于甘肃、山西、陕西、河南、四川、重庆、云南、贵州、湖北、湖南、浙江、江西、福建、广西、广东等15个省、自治区、直辖市。已发现自然感染斯氏并殖吸虫的动物有棘腹蛙、白枕鹤等。实验动物感染发现，豚鼠、小鼠、家兔、猴、鸭、鸡、鹌鹑、鹦鹉、虎纹蛙、黑斑蛙等多种动物可作为本虫的转续宿主，人如果生食或半生食这些动物的肉，有感染本虫的可能性。

流行因素与防治原则与卫氏并殖吸虫病相似。治疗首选药物吡喹酮，其疗效稍逊于卫氏并殖吸虫病。

（史俊岩）

第六节 | 裂体吸虫（血吸虫）

第六节
裂体吸虫
（血吸虫）

裂体吸虫（schistosome），亦称血吸虫或住血吸虫，成虫寄生于人或哺乳动物的静脉内，隶属于扁形动物门、吸虫纲、复殖目、裂体科、裂体属。

寄生人体的血吸虫主要有埃及血吸虫（*Schistosoma haematobium* Bilharz，1852），日本血吸虫（*S. japonicum* Katsurada，1904），曼氏血吸虫（*S. mansoni* Sambon，1907），间插血吸虫（*S. intercalatum* Fisher，1934），湄公血吸虫（*S. mekongi* Voge et al，1978）和马来血吸虫（*S. malayensis* Greer et al，1988）6种。人体感染血吸虫后可引起血吸虫病（schistosomiasis），常见的血吸虫病有埃及血吸虫病、曼氏血吸虫病和日本血吸虫病，主要分布在非洲、拉丁美洲和亚洲地区，在中国流行的是日本血吸虫病。血吸虫病是严重危害人类健康的寄生虫病。20世纪70年代，在湖南长沙马王堆的西汉女尸（公元前186年）和湖北江陵的西汉男尸（公元前163年）体内均发现有典型的日本血吸虫卵，由此证实，远在2 100多年前，中国已有日本血吸虫病流行。

【形态】

1. 日本血吸虫的形态

（1）成虫：雌雄异体。虫体呈圆柱形，外观似线虫。口、腹吸盘位于虫体前端。雄虫长10~20mm，宽 0.5~0.55mm，乳白色，背腹扁平，虫体自腹吸盘后两侧向腹面卷曲，故外观呈圆柱形，卷曲形成的沟槽称抱雌沟（gynecophoral canal）。雌虫圆柱形，前细后粗。虫体长 12~28mm，宽 0.1~0.3mm。腹吸盘不及雄虫的明显，因肠管内含较多的红细胞消化后残留的物质，故虫体呈灰褐色。雌虫常居留于抱雌沟内，与雄虫呈合抱状态（图 13-17）。

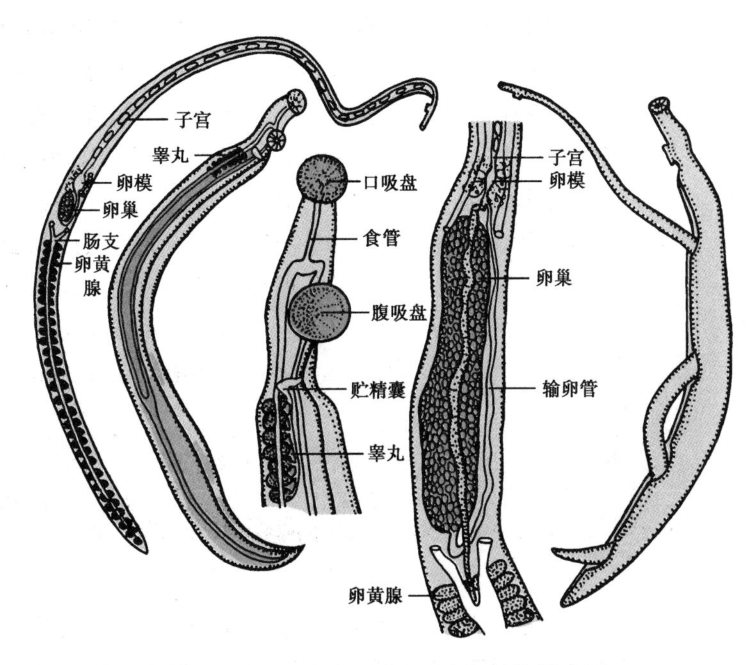

图 13-17　日本血吸成虫形态与结构模式图

1）消化系统：包括口、食管、肠管等。肠在腹吸盘后缘水平处分为左右 2 支，延伸至虫体中部之后汇合成单一的盲管。

2）生殖系统：雄虫由睾丸、输出管、输精管、贮精囊和生殖孔组成。睾丸多为 7 个，呈串珠状排列，每个睾丸发出一输出管，汇于输精管，向前延伸至贮精囊，雄性生殖孔开口于腹吸盘后方。雌虫有 1 个长椭圆形的卵巢，位于虫体中部，输卵管绕过卵巢向前，与来自虫体后部的卵黄管在卵巢前汇合连接卵模。卵模为虫卵的成形器官，被梅氏腺包绕，并与子宫相接。子宫开口于腹吸盘下方的雌性生殖孔。

排泄系统和神经系统参见吸虫概论部分。

（2）虫卵：成熟虫卵大小平均为 89μm × 67μm，淡黄色，椭圆形，卵壳厚薄均匀，无卵盖，卵壳一侧有一逗点状小棘。卵壳内侧有一薄层的胚膜，内含一成熟的毛蚴，毛蚴和卵壳间可见大小不等的圆形或椭圆形的油滴状毛蚴分泌物。电镜下可见卵壳有微孔与外界相通。

（3）毛蚴：平均大小为 99μm × 35μm，体表有纤毛，具运动功能；活动时毛蚴呈长椭圆形，静止或固定后呈梨形。毛蚴前端有一锥形的顶突，亦称钻孔腺。体前部中央有顶腺，开口于顶突；顶腺两侧稍后各有 1 个侧腺，开口于顶腺开口的两旁。毛蚴的腺体分泌物中含有中性黏多糖、蛋白质等物质，是可溶性虫卵抗原（soluble egg antigens，SEA）的主要成分，在毛蚴孵出前，此类物质可经卵壳的微孔释出。

（4）尾蚴：血吸虫的尾蚴属叉尾型，长约 280~360μm，分体部和尾部，尾部又分尾干和尾叉。尾蚴的外被是一层多糖膜，称糖萼（glycocalyx）。尾蚴体部前端为头器，内有一单细胞头腺。尾蚴的口孔位于虫体前端正腹面，腹吸盘位于体部后 1/3 处，由发达的肌肉组成，具有较强的吸附能力。尾蚴的腹吸盘周围有 5 对对称排列的单细胞腺体，称钻腺；位于腹吸盘前的 2 对称前钻腺，内含钙、碱性蛋白和多种酶类，具有粗大的嗜酸性分泌颗粒；腹吸盘后的 3 对称后钻腺，内含丰富的糖蛋白和酶，具较细的嗜碱性分泌颗粒。前、后钻腺分别由 5 对腺管向体前端分左右 2 束开口于头器顶端（图 13-18）。

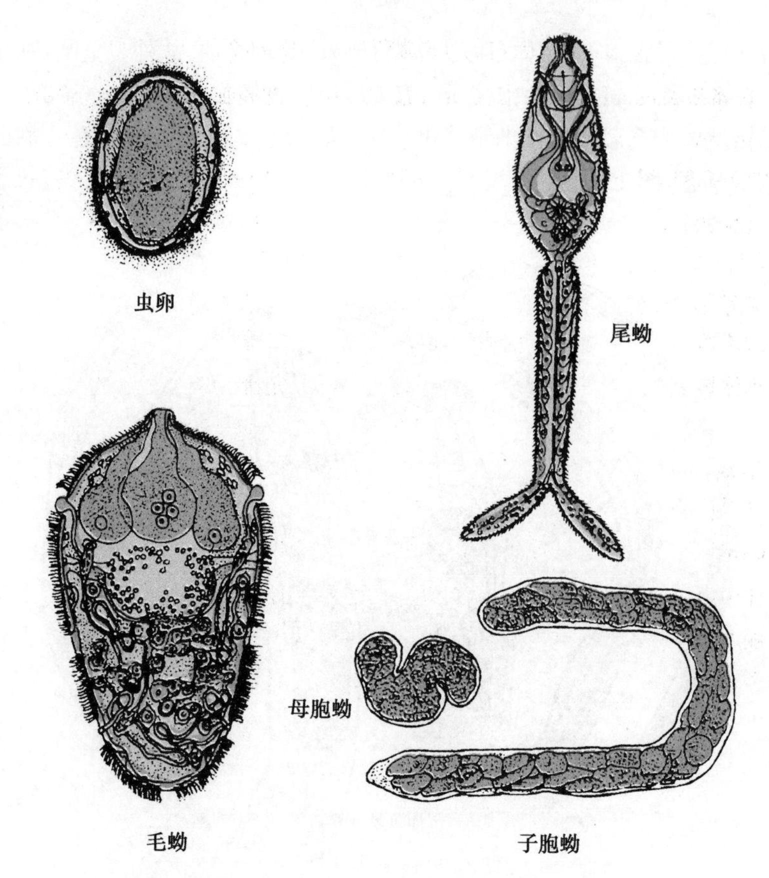

图 13-18 日本血吸虫虫卵及各期幼虫形态模式图

（5）童虫：尾蚴钻入宿主皮肤时脱去尾部，进入血流，在体内移行直至到达寄生部位，在发育为成虫之前均称为童虫（schistosomulum）。

2. 其他人体血吸虫成虫的形态 埃及血吸虫、曼氏血吸虫、间插血吸虫、湄公血吸虫和马来血吸虫的形态与日本血吸虫相似，但也存在一些差异。6 种人体血吸虫成虫、虫卵的形态区别见表 13-2。日本血吸虫、曼氏血吸虫、埃及血吸虫的虫卵分别见文末彩图 2（4）、文末彩图 2（5）、文末彩图 2（6）及图 13-19。

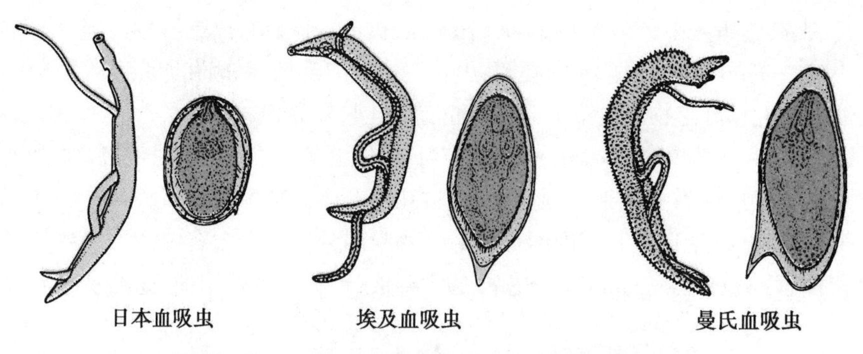

图 13-19 人体 3 种主要血吸虫和虫卵形态模式图

【生活史】

血吸虫的生活史包括虫卵、毛蚴、母胞蚴、子胞蚴、尾蚴、童虫和成虫等阶段。6 种人体血吸虫的生活史大致相同，终宿主为人或其他多种哺乳动物，中间宿主为淡水螺类。现以日本血吸虫为例，阐明血吸虫的生活史（图 13-20）。

表 13-2　6 种人体血吸虫成虫和虫卵形态的比较

	日本血吸虫	曼氏血吸虫	埃及血吸虫	间插血吸虫	湄公血吸虫	马来血吸虫
大小/mm（♂）	（10~20）×（0.5~0.55）	（6~14）×（0.8~1.1）	（10~15）×（0.75~1.0）	（11~14）×（0.3~0.5）	（15~17.8）×（0.2~0.41）	（4.3~9.2）×（0.24~0.43）
（♀）	（12~28）×0.3	（7~17）×0.25	（20~26）×0.25	（11~26）×0.25	（6.48~11.3）×0.25	（6.5~11.3）×0.21
表皮（♂）	无结节，有细尖体棘	结节明显，上有束状细毛	结节细小	有结节和细体棘	有细体棘	无结节，有细体棘
（♀）	小体棘	小结节	末端有小结节	光滑	小体棘	小体棘
肠支	体后半部汇合，盲管短	体前半部汇合，盲管长	体中部后汇合，盲管短	体后半部汇合，盲管短	体后半部汇合，盲管短	体中部后汇合，盲管短
睾丸/个	6~8	2~14	4~5	4~6	3~6	6~8
卵巢位置	体中部	体中线之前	体中线之后	体中线之后	体中部	体中线
虫卵	卵圆形或圆形，侧棘短、小	长卵圆形，侧棘长、大	纺锤形，一端有小棘	纺锤形，端棘长、细尖	卵圆形，侧棘短小	卵圆形，侧棘短小

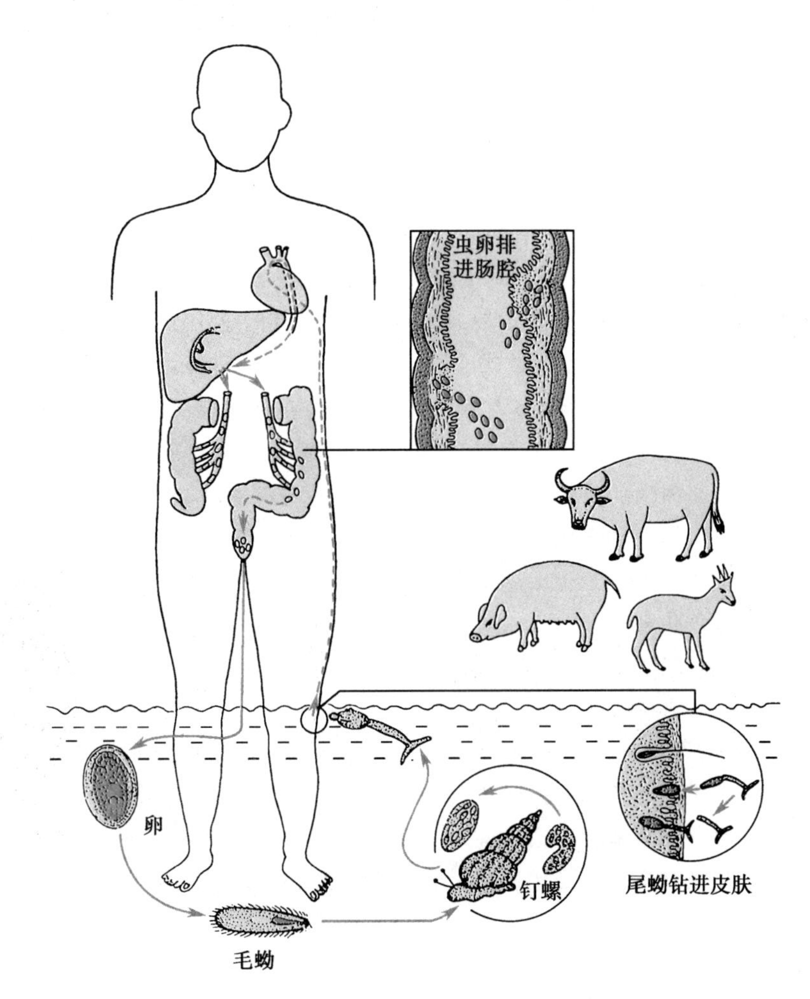

图 13-20　日本血吸虫生活史示意图

成虫寄生于人和其他多种哺乳动物的门脉-肠系膜静脉系统，雌虫在肠黏膜下层的静脉末梢内产卵。产出的虫卵一部分沉积于肠壁小静脉内，有些则可循门静脉系统流至肝门静脉并沉积在肝组织内。由于虫卵成簇分布，排列成串，故在终宿主的肝、肠血管内的虫卵多呈念珠状沉积。沉积于组织内的虫卵，经过约 11 天其内含毛蚴发育成熟，成熟虫卵在 10~11 天后死亡，故虫卵在组织内的寿命为 21~22 天。成熟虫卵内的毛蚴分泌物可透过卵壳释放并作用于血管壁及肠黏膜组织，可引起炎症及组织坏死，同时在血管内压、腹内压以及肠蠕动的作用下，坏死组织向肠腔溃破，虫卵可伴随肠壁坏死组织落入肠腔，随粪便排出体外。不能排出的虫卵，沉积在肝、肠等局部组织中逐渐死亡、钙化。有研究发现，在感染日本血吸虫大陆株的小鼠体内，22.5% 的虫卵沉积在肝组织，69.1% 的虫卵沉积在肠壁，0.7% 在其他组织，仅 7.7% 的虫卵可随粪便排出。

成熟的虫卵在血液、肠内容物或尿中不能孵化。排出体外的虫卵入水后，在一定的条件下才能孵化。毛蚴的孵出与渗透压、温度和光照等条件有关，其中水的渗透压被认为是孵化的主要条件。毛蚴在清水中（渗透压接近 12mOsm/L）的孵化率为 100%，在 1.4% 的盐水中孵化被完全抑制。适宜的温度和光照对孵化过程起促进作用。日本血吸虫毛蚴在温度低于 10℃或高于 37℃时，孵化被抑制，黑暗环境也可抑制日本血吸虫毛蚴的孵化。孵化的最适 pH 为 7.5~7.8，自来水中余氯含量大于 3×10^{-5}mg/L 时也可抑制毛蚴的孵化。

毛蚴孵出后，在水中一般能存活 15~94 小时。一个毛蚴侵入螺体后通过无性繁殖可产生成千上万条同性别的尾蚴。

日本血吸虫尾蚴常分布于水面，在水中游动时一旦与宿主皮肤接触，便以吸盘黏附于皮肤表面，同时，两组穿刺腺迅速分泌组织蛋白酶等物质，并借助体部的强烈伸缩和尾部的摆动钻入宿主皮肤。该过程非常迅速，实验发现，在 20~25℃时，日本血吸虫尾蚴最快 10 秒钟即可侵入小鼠和家兔的皮肤。

尾蚴侵入终宿主的皮肤到发育成熟前称为童虫。童虫的移行途径按先后可分为从皮肤到肺、从肺到肝内门静脉分支以及从肝至肠系膜静脉 3 个阶段。

通常认为尾蚴钻入皮肤时，尾部和体表的糖萼脱落，但近年来对曼氏血吸虫和日本血吸虫的研究均发现，少部分尾蚴钻入宿主皮肤时尾部并未脱落。钻入宿主体内的虫体在宿主皮下组织作短暂停留，约 24~72 小时。随后，童虫进入血管或淋巴管，随血流经右心到肺，再由左心进入体循环，到达肠系膜动脉的童虫可穿过毛细血管进入肝门静脉。最后，童虫移行到肝门静脉发育到性器官初步分化后，即雌、雄合抱，再移行到肠系膜静脉及直肠静脉寄居、交配、产卵。从尾蚴钻入皮肤到虫体发育成熟并产卵，日本血吸虫约需 24 天，曼氏血吸虫需 30~35 天，埃及血吸虫需 60~63 天。

不同种的血吸虫在人体内的寿命不一，日本血吸虫的平均寿命为 4.5 年，曼氏血吸虫为 3.5 年，埃及血吸虫为 3.8 年。曾有报道，在离开流行区到非流行区定居多年的血吸虫病患者中，其肠黏膜组织中也能检到活虫卵，据此推测埃及血吸虫的最长寿命可达 27 年，曼氏血吸虫为 32.5 年，日本血吸虫为 46 年，但这一结论还存在争议。

6 种人体血吸虫生活史的区别见表 13-3。

【营养与代谢】

血吸虫生长、发育所需要的营养来源于宿主。体壁和肠道是血吸虫吸收营养的主要界面。血吸虫经口部不断吞食宿主的红细胞，在蛋白分解酶的作用下，红细胞被降解为血红蛋白，其中的珠蛋白进一步被降解成多肽和游离氨基酸，供虫体利用。由红细胞中核苷酸分解而来的核苷，被虫体肠道上皮细胞所吸收。血吸虫肠道内的棕黑色物质是红细胞消化后的残存物。有研究证实，血吸虫具有能进一步降解血红素的血红素加氧酶和胆绿素还原酶。体壁是血吸虫吸收营养来源的另一重要途径，通过简单扩散、易化扩散和主动转运及胞饮等方式转运营养物质，主要摄取的营养物质是单糖和若干种氨基酸，如半胱氨酸和脯氨酸等。

血吸虫的物质代谢包括糖代谢、脂类代谢、氨基酸代谢及蛋白质合成、核酸代谢、神经递质代谢等。在终宿主体内，血吸虫的主要能量来源是依赖糖酵解，其次是三羧酸循环有氧代谢。血吸虫性成

表13-3 6种人体血吸虫生活史的区别

	日本血吸虫	曼氏血吸虫	埃及血吸虫	间插血吸虫	湄公血吸虫	马来血吸虫
成虫寄生部位	肠系膜下静脉，门脉系统	肠系膜小静脉，痔静脉丛，偶可寄生在肠系膜上静脉、膀胱静脉丛及肝内门脉	膀胱静脉丛，骨盆静脉丛，直肠小静脉，偶可寄生在肠系膜门静脉系统	肠系膜静脉，门脉系统	肠系膜上静脉，门脉系统	肠系膜静脉，门脉系统
虫卵在人体的分布	肠壁、肝	肠壁、肝	膀胱及生殖器官	肠壁、肝	肠壁、肝	肝、肠壁
虫卵排出途径	粪	粪，偶尔尿	尿，偶尔粪	粪	粪	粪
保虫宿主	牛、猪、犬、羊、鼠、猫等	猴、狒狒、啮齿类等	猴、狒狒、猩猩、猪等	羊、灵长类、啮齿类等	牛、猪、羊、犬、田鼠等	啮齿类
中间宿主	湖北钉螺	双脐螺	水泡螺	水泡螺	开放拟钉螺	小罗伯特螺
地理分布	中国、菲律宾、印度尼西亚	非洲、拉丁美洲、亚洲	亚洲、非洲及葡萄牙等欧洲国家	喀麦隆、加蓬、乍得、扎伊尔	柬埔寨、老挝	马来西亚

熟后，还需要大量合成卵壳的物质才能产生大量虫卵，这些物质属于醌鞣蛋白类，其前体是蛋白质、酚类及酚氧化酶，均存在于卵黄细胞的颗粒球中。由于血吸虫缺乏合成长链脂肪酸及胆固醇的途径，故只能利用细胞膜和质膜中的脂肪酸结合蛋白来结合和转运宿主血液中的脂肪酸，以合成磷脂和脂肪，进而实现血吸虫多种生物功能，如膜的形成等。

【致病】

在血吸虫感染过程中，尾蚴、童虫、成虫和虫卵均可对宿主造成损害，损害的主要原因是血吸虫不同虫期释放的抗原均能诱发宿主产生一系列免疫病理变化。因此，目前普遍认为血吸虫病是一种免疫性疾病。

1. 尾蚴所致的损害 尾蚴钻入宿主皮肤后可引起皮炎，表现为尾蚴入侵部位的小丘疹，伴有瘙痒。初次接触尾蚴，这种皮疹反应不明显，重复接触后反应逐渐加重，严重者可伴有全身水肿及多形红斑。病理变化为局部毛细血管扩张充血，伴有出血、水肿和中性粒细胞及单核细胞浸润。尾蚴引起的皮炎发生机制中既有速发型（Ⅰ型）超敏反应，也有迟发型（Ⅳ型）超敏反应。

2. 童虫所致的损害 童虫在宿主体内移行时，所经过的器官（特别是肺）可因机械性损伤而出现一过性的血管炎，毛细血管栓塞、破裂、局部细胞浸润和点状出血。在童虫发育为成虫前，患者可有潮热、背痛、咳嗽、食欲减退甚至腹泻、白细胞特别是嗜酸性粒细胞增多等症状，这可能与童虫机械性损害和其代谢产物引起的免疫病理损伤有关。

3. 成虫所致的损害 成虫寄生于血管内，成虫吸盘的吸附及短距离移动可引起静脉内膜炎。其代谢产物，分泌、排泄物和更新脱落的表膜，刺激机体产生抗体，并形成免疫复合物，引起免疫复合物型（Ⅲ型）超敏反应。

4. 虫卵所致的损害 虫卵是主要的致病虫期。成熟雌虫在终宿主的肠系膜静脉及直肠静脉内产卵，虫卵主要沉积在宿主的肝脏及肠壁等组织的小静脉内。在组织中沉积的虫卵发育成熟后，卵内毛蚴释放的可溶性虫卵抗原经卵壳上的微孔渗到宿主组织中，通过抗原递呈细胞，如巨噬细胞等呈递给辅助性T细胞（Th），致敏的Th细胞再次受到同种抗原刺激后产生各种淋巴因子，引起淋巴细胞、巨噬细胞、嗜酸性粒细胞、中性粒细胞及浆细胞趋向、集聚于虫卵周围，形成虫卵肉芽肿（egg granuloma）（Ⅳ型超敏反应），俗称虫卵结节。虫卵肉芽肿的形成有利于隔离虫卵所分泌的可溶性抗原，使其局限于虫卵周围，减少对邻近肝细胞的损害，避免局部或全身免疫性疾病的发生或加剧；而反复的炎性刺激及迁延不愈的病程，在虫卵周围形成肉芽肿及其纤维化又可不断破坏肝、肠组织结构，是导致慢性血吸虫病病变的主要原因。

日本血吸虫产卵量大，急性期的肉芽肿易液化而出现嗜酸性脓肿，虫卵周围出现许多浆细胞伴以抗原-抗体复合物沉着，称何博礼现象（Hoeppli phenomenon）。随着卵内毛蚴死亡，释放抗原逐渐停止，肉芽肿直径开始缩小，虫卵逐渐消失，代之以纤维化。在肝脏，由于虫卵沿窦前静脉分布，故纤维组织可沿小叶周围伸展而形成干线型结构，引起干线型肝纤维化（pipestem fibrosis of the liver）。虫卵肉芽肿位于门脉分支的终端，重度感染时门脉周围可出现广泛的纤维化。窦前静脉的广泛阻塞可导致门静脉高压，引起肝、脾大，腹壁、食管及胃底静脉曲张，上消化道出血及腹腔积液等症状，故称为肝脾型血吸虫病。有研究认为肝脾型血吸虫病的发生与人类白细胞抗原（HLA）的表型有关，晚期血吸虫病患者与 HLA-A1 有显著相关性，而与 HLA-B5 相关不显著；晚期血吸虫病肝硬化、巨脾腹腔积液型者的 HLA-A1 和 HLA-B13 出现频率显著增高。

【临床表现】

1. 急性血吸虫病 常见于初次感染者，慢性病人再次大量感染尾蚴后亦可发生。潜伏期长短不一，大多数病例于感染后 5~8 周出现症状，此时成虫大量产卵，卵内毛蚴释放的大量抗原引起特异性抗体水平急剧升高，在抗原过剩的情况下，形成抗原抗体复合物，引起血清病样综合征。少数病例潜伏期短于 25 天，最短者为 14 天，此时的临床症状可能是由童虫的代谢产物引起。临床上表现为：畏寒、发热、多汗、淋巴结肿大，常伴有肝区压痛、肝大，一般左叶较右叶明显，质地较软、表面光滑；脾大常见于重症感染；食欲减退、恶心、呕吐、腹痛、腹泻、黏液血便或脓血便等；呼吸系统症状多表现为干咳，偶可痰中带血丝，有气促、胸痛，X 线检查可见点状、云雾状或雪花状浸润性阴影，多在发病后月余出现，一般持续 2~3 个月消失。重症感染者可有神志迟钝、黄疸、腹腔积液、高度贫血、消瘦等症状。患者除有皮疹外，还可能出现荨麻疹、神经血管性水肿、出血性紫癜、支气管哮喘等过敏反应。

2. 慢性血吸虫病 急性期症状消失而未经病原治疗者，或经反复轻度感染而获得免疫力的患者常出现隐匿型间质性肝炎或慢性血吸虫性结肠炎，临床上可分为无症状（隐匿型）和有症状两类。隐匿型患者一般无症状，少数可有轻度的肝或脾大，但肝功能正常。有症状的患者主要表现为慢性腹泻或慢性痢疾，症状呈间歇性出现。肝大较为常见，表面光滑，质稍硬，无压痛。肝功能试验除丙种球蛋白可能增高外，其余均在正常范围内。脾脏多数呈轻度肿大。

3. 晚期血吸虫病 晚期血吸虫病是指肝硬化后出现的门静脉高压综合征、严重生长发育障碍或结肠显著肉芽肿性增生的血吸虫病患者。由于反复或大量感染，虫卵肉芽肿严重损害肝脏，最终导致干线型肝硬化，临床上出现肝脾大、门静脉高压和其他综合征。根据临床表现，中国将晚期血吸虫病分为巨脾型、腹腔积液型、结肠增殖型和侏儒型。巨脾型指脾大超过脐平线或横径超过腹中线。脾大达Ⅱ级，但伴有脾功能亢进、门静脉高压或上消化道出血者亦属此型。腹腔积液型是晚期血吸虫病门静脉高压与肝功能代偿失调的结果，常在呕血、感染、过度劳累后诱发。高度腹腔积液者可出现食后上腹部胀满不适、呼吸困难、脐疝、股疝、下肢水肿、胸腔积液和腹壁静脉曲张。此型容易出现黄疸。结肠增殖型是一种以结肠病变为突出表现的临床类型，表现为腹痛、腹泻、便秘，或便秘与腹泻交替出现，严重者可出现不完全性肠梗阻。本型可能并发结肠癌。侏儒型系患者在儿童时期反复感染血吸虫，引致慢性或晚期血吸虫病，影响内分泌功能，其中以腺垂体和性腺功能障碍最为明显。患者表现为身材矮小、面容苍老、无第二性征等临床征象。此型患者现已罕见。

晚期血吸虫病的主要并发症有上消化道出血和肝性昏迷。50% 以上的晚期病人死于上消化道出血，出血部位多位于食管下段或胃底静脉。肝性昏迷占晚期病人总数的 1.6%~5.4%，以腹腔积液型为最多。晚期病人若并发肝性昏迷，死亡率可达 70% 以上。

在中国，血吸虫病患者并发乙型肝炎的比率较高。有研究对 298 例晚期血吸虫病患者进行了肝细胞活检，发现 62.4% 的病例 HBsAg 阳性，这可能与晚期病人的免疫功能明显下降，因而感染乙型肝

NOTES

炎病毒的机会较多有关。当血吸虫病合并乙型肝炎时，常促进和加重肝硬化的发生与发展。

4. 异位血吸虫病　重度感染时，童虫也可能在门脉系统以外的器官或组织寄生并发育为成虫，此为异位寄生（ectopic parasitism）。异位寄生的成虫产出的虫卵也可引起相应组织的肉芽肿反应，由此造成的损害称异位血吸虫病。另外，当肝纤维化引起的门-腔静脉吻合支扩大时，肠系膜静脉内的虫卵也可能被血流带到肺、脑或其他组织，造成异位损害。人体常见的异位损害部位在肺和脑，其次为皮肤、甲状腺、心包、肾、肾上腺皮质、腰肌、疝囊、生殖器及脊髓等组织或器官。

【免疫】

1. 抗原　血吸虫生活史较为复杂，在人或哺乳动物等终宿主体内存在虫卵、尾蚴、童虫和成虫4个生活史阶段。因此，血吸虫抗原成分十分复杂，不同的虫株、虫期既具有共同抗原又具有各自阶段性或特异性抗原。其中，特异性抗原在血吸虫病的免疫诊断、免疫病理或诱导宿主的保护性免疫方面均具有重要作用。

血吸虫抗原成分复杂。按化学成分可以将其分为蛋白质、糖蛋白和多糖蛋白等。按照抗原的来源可分为排泄/分泌抗原和虫体抗原，这些抗原可直接接触并致敏宿主的免疫细胞，是血吸虫诱导机体免疫应答产生、维持和调控的重要因素之一。其中，排泄/分泌抗原来源于活的虫体，是活虫体存在的标志，可作为免疫诊断的生物标志物。宿主体内排泄/分泌抗原的含量与虫体的感染负荷呈正相关，感染一旦终止，排泄分泌抗原会很快在宿主体内消失。因此，血吸虫排泄/分泌抗原和抗循环抗原的短程抗体是血吸虫活动性感染诊断的重要靶标，且具有考核治疗效果的价值。循环抗原也可诱发宿主的保护性免疫，或形成抗原抗体复合物引起免疫病理变化，而虫体抗原则包括虫体的表面抗原和内部抗原，其中表面抗原常是免疫效应攻击的直接靶抗原，具有良好的免疫原性，而内部抗原主要指的是血吸虫虫体内部结构中的某些成分和抗原，如副肌球蛋白等，也具有一定免疫原性，可诱发宿主产生保护性免疫应答。

不同生活史阶段、不同来源的血吸虫抗原引起宿主的免疫应答不同，血吸虫不同感染阶段的免疫应答状态是众多不同抗原诱导的免疫应答的综合结果，通过研究血吸虫抗原也能够深入了解血吸虫与宿主之间的相互作用关系。

2. 免疫应答　血吸虫侵入宿主后，尾蚴、童虫、成虫和虫卵等各虫期抗原物质均可使宿主免疫系统致敏并引起免疫应答。宿主对血吸虫感染的免疫应答包括固有免疫和获得性免疫应答。其中固有免疫是宿主抵抗血吸虫感染的第一道屏障，反应迅速，但特异性较差。针对血吸虫感染的固有免疫包括：皮肤黏膜的屏障作用；抗原递呈细胞（如巨噬细胞和树突状细胞等）的吞噬作用和抗原递呈作用；一些体液因素如补体等对血吸虫的杀伤作用。目前认为，人类对血吸虫的获得性免疫机制可能主要为抗体依赖细胞介导的细胞毒性反应（ADCC），所涉及的抗体主要有IgG和IgE，效应细胞则主要包括嗜酸性粒细胞、巨噬细胞、中性粒细胞和肥大细胞。ADCC的主要作用对象是幼龄童虫，因此，再感染时童虫被清除的部位主要在皮肤和肺脏。

血吸虫感染早期产生的针对血吸虫特异性抗原的获得性免疫应答，与宿主抵抗再感染的免疫保护力有关，主要表现为对再次入侵的童虫具有一定的杀伤作用，而对原发感染的成虫不起杀伤作用，这种原发感染持续存在，而对再感染具有一定免疫力的现象称为伴随免疫（concomitant immunity）。中国的现场研究证实，反复感染是日本血吸虫病流行区人群获得保护性免疫力的前提和基础，其中日本血吸虫感染所诱导的保护性免疫力持续时间短，发展慢，更需要频繁地重复刺激。血吸虫感染的获得性免疫具有年龄依赖性，即再感染率和再感染强度随年龄增长而降低。而另一方面，血吸虫感染后，宿主体内逐渐增强的免疫应答在引起抗再感染的保护力的同时，也会对宿主造成免疫病理损害。与此同时，随着病程的延长，获得性免疫应答反应不是无限制地增强，而是逐渐受到抑制，从而有利于血吸虫的免疫逃避和感染的慢性化。

3. 免疫调节　与其他大多数的蠕虫病一样，血吸虫感染主要引起显著的Th2型免疫应答，从而造成宿主免疫下调，使感染出现慢性化。但比较特殊的是，在血吸虫尾蚴经皮肤入侵机体后，在感染的前5周，首先诱导机体的初始免疫应答主要是Th1型优势免疫应答，在此期间，尾蚴发育为童虫，并在体内移行，最后定居于门脉-肠系膜静脉内，同时逐渐发育为成虫。然而，当血吸虫雌雄成虫交配，开始产出虫卵之后，Th2型免疫应答逐渐增强，同时Th1型免疫应答逐渐减弱，最终Th1型优势免疫应答逐渐转换为Th2型优势免疫应答。Th1和Th2型免疫应答间的平衡，与血吸虫的生长发育阶段密切相关。新近的研究表明，Treg、Th17和Tfh细胞亚群也在血吸虫感染宿主后的免疫应答和免疫平衡的调节中发挥重要作用，机体的免疫调节效应既是保证血吸虫能够在宿主体内存活、生长和发育而不被宿主体内的免疫系统所损伤的关键，同时也对血吸虫造成的病理损害程度的控制具有重要的意义。

4. 血吸虫的免疫逃避 血吸虫能逃避宿主的免疫攻击，在免疫功能正常、并已建立获得性免疫应答的宿主血管内长期存活并产卵，表明血吸虫具有逃避宿主免疫攻击的能力，称为免疫逃避(immune evasion)。血吸虫逃避宿主免疫攻击的机制目前尚不完全清楚，可能包括诱导封闭抗体、抗原伪装和抗原模拟、表面受体和表膜改变、干扰补体作用、直接裂解抗体、虫源性分子的免疫调节作用等。

【实验诊断】

1. 病原学检查 从受检者粪便或组织中检获病原体(虫卵或毛蚴)，是确诊血吸虫病的依据。在中国，曾经使用过的病原学诊断方法包括厚涂片透明法(加藤法)、改良加藤厚涂片法(modified Kato-Katz technique)、重力沉淀法、离心沉淀法、过滤浓集法、改良氢氧化钠消化法、三角烧瓶毛蚴孵化法、塑料杯顶管孵化法、集卵透明法、尼龙绢袋集卵法等粪便检查法及直肠黏膜活组织检查、肝活组织检查等组织检查方法。但由于受到现场适应性、使用方便性及技术或条件的限制，目前人群查病常用的病原学方法仍是粪便检查法，主要为改良加藤厚涂片法和尼龙绢袋集卵法。然而粪便检查方法对轻度感染者、晚期病人及经过有效防治的疫区感染人群常易发生漏检。

(1)改良加藤厚涂片法：利用甘油的透明作用使粪便涂片薄膜透明，以便发现虫卵的一类方法。此类方法可做虫卵计数，因此可用于测定人群的感染度和考核防治效果，是目前我国血吸虫病病原学检查的基本方法之一。但由于该方法所取粪便量较少，并受粪便的新鲜度、干湿度、制片数量以及操作规范程度等多种因素的影响，在查病应用中存在一定的漏检率。

(2)尼龙绢袋集卵法：此法适用于大规模普查，是推荐使用的基本方法之一，但应防止因尼龙绢袋处理不当而造成的交叉污染。

(3)毛蚴孵化法：利用虫卵中的毛蚴在适宜条件下可破壳而出和毛蚴在水面做匀速直线运动等特点而设计。由于孵化法可采用全部粪便沉渣，因此发现虫卵的机会较直接涂片法大。

(4)直肠镜活组织检查：对慢性特别是晚期血吸虫病患者，从粪便中查找虫卵相当困难，直肠镜活组织检查有助于发现沉积于肠黏膜内的虫卵。但是，直肠镜活组织检查发现虫卵只能证明感染过血吸虫，至于体内是否有活虫，必须根据虫卵的死活进行判断。

2. 免疫学检查 血吸虫病患者血清中存在特异性抗体，包括IgM、IgG、IgE等，如受检者未经病原治疗，特异性抗体阳性对确诊意义较大。目前检测血吸虫抗体的方法很多，常用有以下几种。

(1)间接血凝试验(indirect hemagglutination assay，IHA)：该法与粪检阳性的符合率为92.3%~100%，假阳性率在2%左右，与肺吸虫、华支睾吸虫、旋毛虫抗体有交叉反应。由于IHA操作简便且用血量少，判读结果快，因此在中国仍广泛应用。

(2)酶联免疫吸附试验(enzyme-linked immunosorbent assay，ELISA)：该方法操作简便，具有较高的敏感性和特异性，并且可反映抗体水平，阳性检出率为95%~100%，假阳性率为2.6%，可作为血吸虫病人筛查、血清流行病学调查以及监测疫情趋势的较好方法。近年来，在载体、底物及抗原的纯化方面都作了改良，如快速ELISA等。

其他检测血吸虫特异抗体的方法还包括有：免疫酶染色试验(IEST)、间接免疫荧光抗体试验(IFAT)、胶乳凝集试验(LA)、酶标记抗原对流免疫电泳(ELACIE)等，这些方法各有优缺点。

NOTES

由于血清抗体在病人治愈后仍能存在较长的时间，因此，检测抗体的方法不能区分是现症感染还是既往感染。

3. 生物标志物检测　检测日本血吸虫的特异性DNA片段与病原学检测具有同样的确诊价值。应用PCR、LAMP（loop mediated isothermal amplification）法检测日本血吸虫病人的血清DNA，与粪检阳性的符合率可达95.5%，与其他吸虫及健康人血清无阳性交叉反应，并显示出较好的疗效考核价值。

【流行】

1. 地理分布和流行概况　曼氏血吸虫、埃及血吸虫和日本血吸虫是寄生人体的3种主要血吸虫，广泛分布于热带和亚热带的78个国家和地区。日本血吸虫病流行于亚洲，日本已消除了该病，目前仅有中国、菲律宾及印度尼西亚有该病流行。本节主要叙述日本血吸虫病流行病学的有关问题。

日本血吸虫病曾在中国长江流域及以南的湖南、湖北、江西、安徽、江苏、云南、四川、浙江、广东、广西、上海、福建12个省（自治区、直辖市）流行。据估计，在20世纪50年代，按当时的行政区划全国流行的县市有346个，累计感染者达1 130余万人，钉螺面积为142亿m^2，受威胁人口在1亿人以上。经过70余年的努力，中国的血吸虫病防治取得了巨大的成就。上海、浙江、福建、广东、广西等5个省（自治区、直辖市）早已达到并维持着血吸虫病消除状态，截至2023年底，四川、江苏、湖北、云南、湖南、安徽和江西等省都已先后达到传播阻断标准。目前，中国血吸虫病防治工作已跨入消除阶段，计划于2030年在全国范围内实现消除血吸虫病的目标。但是，部分新达标地区疫情尚不稳定，仍需加大血吸虫病防治与监测工作力度。此外，已达到传播阻断标准的地区也应加强疫情和螺情的监控。

2. 流行环节

（1）传染源：日本血吸虫的终宿主除人以外，还有多种家畜及野生哺乳动物。粪便中含有能孵化出毛蚴的活虫卵的血吸虫病患者或感染动物是传染源。其中，病人和病牛是最重要的传染源，其粪便是有螺地带虫卵污染的主要来源。

（2）传播途径：血吸虫卵从传染源排出体外，经过一定的传播方式，到达并侵入新的易感者的过程，称为传播途径，包括虫卵入水、毛蚴孵出、侵入钉螺、尾蚴从螺体逸出和侵入终宿主等一系列过程。在传播途径的各个环节中，含有血吸虫卵的粪便污染水体、水体中存在钉螺和人群接触疫水（含有尾蚴的水体）是3个重要的环节。

湖北钉螺（*Oncomelania hupensis*）属两栖淡水螺类，是日本血吸虫的唯一中间宿主。钉螺为雌雄异体，螺壳小，呈圆锥形，长约10mm，宽约3~4mm，壳口呈卵圆形，外缘背侧有一粗的隆起，称为唇嵴，有6~8个右旋的螺层。平原地区的钉螺螺壳表面有纵肋，称肋壳钉螺；山丘地区钉螺表面光滑，称光壳钉螺。钉螺在自然界生存的基本条件是适宜的温度、水、土壤和植物，食物包括腐败植物、藻类、苔藓等，寿命一般为1~2年。肋壳钉螺滋生于平原水网型地区和湖沼型地区的潮湿、有草、腐殖质多的泥岸，河道水线上下各约33cm内的岸上和水中。在水流缓慢、杂草丛生的小沟里钉螺密度较高，与有螺沟渠相通的稻田、水塘也有钉螺滋生。光壳钉螺滋生在山丘型地区的小溪、山涧、水田、河道及草滩等处。在流行区，钉螺的分布具有聚集性。钉螺主要在春季产卵，螺卵分布在近水线的潮湿泥面上，并在水中或潮湿的泥面上孵化。在自然界，幼螺出现的高峰时间多在温暖多雨的4~6月份。

（3）易感者：不同种族和性别的人对日本血吸虫均易感，但在流行区，人群对血吸虫再感染的感染度随年龄的增加而降低。

3. 流行因素　影响血吸虫病流行的因素主要包括自然因素和社会因素。自然因素主要是指与中间宿主钉螺滋生有关的地理、气温、雨量、水质及水位、土壤、植被等。社会因素除涉及社会制度、社会经济发展水平外，还包括暴露（接触疫水的频率，生产方式和生活习惯）、污染（含有血吸虫卵的人畜粪便污染有螺地带或水体）、易感地带的形成、人群流动和水利工程建设等。在控制血吸虫病流行过程中，社会因素起主导作用。

4. 流行区类型　根据流行病学特点和钉螺滋生地的地理环境，中国的血吸虫病流行区划分为3

个类型，即水网型、湖沼型和山丘型。

（1）水网型：又称平原水网型，主要指长江与钱塘江之间的长江三角洲的广大平原地区。这类地区气候温和，雨量充沛，河道纵横如蛛网，钉螺随网状水系而分布。该地区的有螺面积占全国钉螺总面积的 7.9%，人群主要因生产或生活接触疫水而感染。

（2）湖沼型：亦称江湖洲滩型，主要指于长江中下游的湖南、湖北、江西、安徽和江苏 5 省的沿江洲滩及与长江相通的大小湖泊沿岸。该地区水位有明显的季节性涨落，洲滩有冬陆夏水的特点。该地区有螺面积约占全国钉螺总面积的 82.1%，为中国血吸虫病流行的主要地区。

（3）山丘型：该型的地理环境复杂，包括平坝、丘陵和高山，主要分布在四川、云南的大山区。钉螺一般沿山区水系分布，水系以山峰为界，因此，钉螺分布的单元性较强。山丘型流行区有螺面积约占我国钉螺总面积的 10%，面积虽不大，但由于地形复杂、交通不便和当地经济水平的限制，血吸虫病的防治难度较大。

【防治】

中国防治血吸虫病的指导思想是：综合治理，科学防治，因地制宜，分类指导。要求目标可及，措施可行，效果可评。具体措施包括：

1. 控制传染源 人畜同步化疗是控制传染源的有效途径。吡喹酮是治疗血吸虫病的首选药物，具有安全有效和使用方便的特点。中国曾经的人群化疗措施分为全民化疗、选择性化疗和高危人群化疗 3 种。各地根据当地的流行现状，因地制宜。

2. 切断传播途径

（1）灭螺：灭螺是切断血吸虫病传播的关键，主要措施是结合农田水利建设和生态环境改造，改变钉螺滋生地的环境，并在局部地区配合使用灭螺药。目前世界卫生组织推荐使用的化学灭螺药为氯硝柳胺（niclosamide）。在短期内不易消灭钉螺的湖沼洲滩地区，可采用建立“安全带”的方法，即在人、畜常到的地带（称“易感地带”）反复灭螺，以达到预防和减少感染的目的。

（2）粪便管理：血吸虫感染的人或动物的粪便污染水体是血吸虫病传播的重要环节，因此，管好人、畜粪便在控制血吸虫病传播方面至关重要。在重疫区推广实施“以机代牛”，即用机械代替耕牛，可有效减少家畜粪便的污染。由于人尿和尿素分解后产生的氨能杀灭虫卵，因此，采用粪、尿混合贮存的方法杀灭粪便中的虫卵，也有助于控制血吸虫病的传播。

（3）安全供水：结合农村卫生建设规划，因地制宜地建设安全供水设施，可避免水体污染和减少流行区居民直接接触疫水的机会。尾蚴不耐热，在 60℃的水中即刻死亡，因此，家庭用水可采用加温的方法杀灭尾蚴。此外，漂白粉、碘酊及氯硝柳胺等对尾蚴也有杀灭作用。

3. 保护易感者 加强健康教育，引导人们改变自己的行为和生产、生活方式，对预防血吸虫感染具有十分重要的作用。对难以避免接触疫水者，可使用防护药具，如穿长筒胶靴、经氯硝柳胺浸渍过的防护衣或涂擦苯二甲酸二丁酯油膏等防护药物。由中国学者自行研制的青蒿素衍生物蒿甲醚和青蒿琥酯对童虫有很好的杀灭作用，对已接触过疫水者，在接触疫水后第 7 天至第 10 天服用青蒿琥酯，成人每次服 300mg，儿童按 6mg/kg 体重计算，以后每周服用 1 次，离开疫水后再加服 1 次，可达到早期治疗的目的。

目前，血吸虫疫苗的研究离实际应用尚有一定距离，需要进一步加强对血吸虫的生物学特性、血吸虫与宿主的相互关系以及诸如非表面抗原、混合抗原、细胞免疫及佐剂等基础方面的研究。随着血吸虫基因组和转录组计划等的完成，结合高通量抗原筛选等新型生物技术的应用，新型疫苗研究有望取得新的进展。

【附】 尾蚴性皮炎

裂体科下分 10 个属，仅裂体属的虫种能在人体寄生，其他属的虫种寄生于鸟类或哺乳动物，但有的虫种的尾蚴可钻入人体，尽管不能发育成熟，却常引起皮肤超敏反应。由禽类或兽类血吸虫尾蚴钻入人体皮肤引起的超敏反应称尾蚴性皮炎（cercarial dermatitis），尾蚴性皮炎为一种皮肤幼虫移行症。

尾蚴性皮炎在不少国家都有流行或病例报道，中国的吉林、辽宁、江苏、上海、福建、广东、湖南、四川等省、直辖市也有流行。人群主要在种植水稻、养鸭或捕鱼等活动中被感染。在中国的稻田区，尾蚴性皮炎又称稻田性皮炎，在国外，人多因游泳而感染，故称游泳者痒症（swimmer's itch）。

在中国引起尾蚴性皮炎的主要是寄生于鸭的多种毛毕吸虫（*Trichobilharzia*）和寄生于牛的东毕吸虫（*Orientobilharzia*）。其中间宿主为椎实螺，分布于稻田、水沟和池塘，人因接触疫水而发生皮炎。

尾蚴性皮炎属Ⅰ型或Ⅳ型超敏反应。在尾蚴侵入皮肤后1小时至2天，入侵部位出现刺痒，继而出现点状红斑和丘疹，反复感染者丘疹数量多且可融合成风疹块，如挠破皮肤，可出现继发性感染。反应一般在3~4天达高峰，1周左右消散。

尾蚴性皮炎属自限性疾病，若无继发感染，一般几天后即可自愈。治疗主要是止痒，局部止痒可用1%~5%的樟脑酒精、鱼黄软膏或复方炉甘石洗剂。症状严重的可用抗过敏药。

（刘文琪）

第七节　其他人体寄生吸虫

第七节
其他人体
寄生吸虫

一、异形吸虫

异形吸虫（*Heterophyid trematodes*）是指属于异形科（Heterophyidae）的一类小型吸虫。成虫寄生于鸟类、哺乳动物，也可寄生人体引起异形吸虫病（heterophydiasis），为人兽共患病。我国常见的异形类吸虫有十多种，其中已有人体感染报道的有11种，即：异形异形吸虫（*Heterophyes heterophyes* V.Siebold，1852）、横川后殖吸虫（*Metagonimus yokogawai* Katsurada，1912）、微小后殖吸虫（*Metagonimus minutus* Katsuta，1932）、扇棘单睾吸虫（*Haplorchis taichui* Katsuta，1932）、钩棘单睾吸虫（*Haplorchis pumilio* Looss，1899）、多棘单睾吸虫（*Haplorchis yokogawai* Katsuta，1932）、犬棘带吸虫（*Centrocestus caninus* Leiper，1912）、台湾棘带吸虫（*Centrocestus formosanus* Nishigori，1924）、长棘带吸虫（*Centrocestus longus* Onji and Nishio，1916）、尖端棘带吸虫（*Centrocestus cuspidatus* Looss，1896）和镰刀星隙吸虫（*Stellantchasmus falcatus* Onji & Nishio，1924）。

【形态】

虫体微小（图13-21），成虫体长一般为0.3~0.5mm，大的也不超过3mm，体表具有鳞棘，雌雄同体。

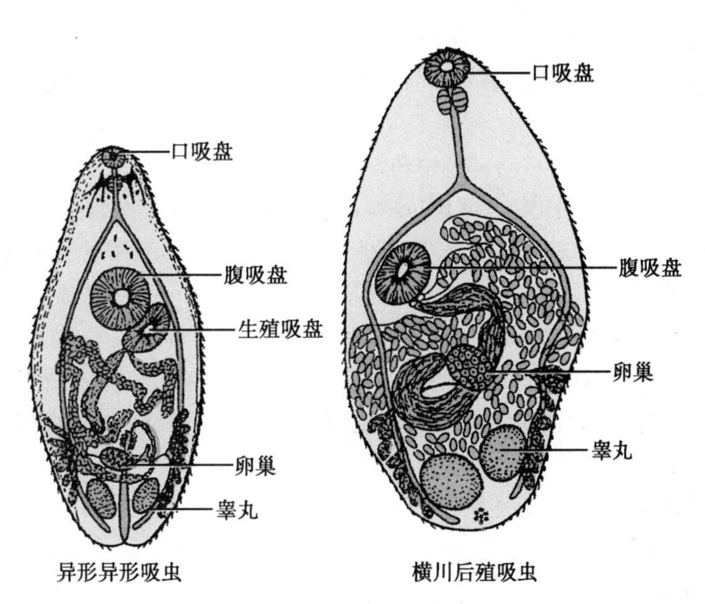

图13-21　异形异形吸虫与横川后殖吸虫模式图

虫体呈椭圆形，前半略扁，后半较肥大，除口、腹吸盘外，很多种类还有生殖吸盘。生殖吸盘或单独存在或与腹吸盘相连构成腹殖吸盘复合器（ventro genital sucker complex）。前咽明显，食管细长，肠支长短不一。睾丸1~2个，贮精囊明显，卵巢位于睾丸之前，受精囊明显。卵小，各种异形吸虫的虫卵形态相似，自宿主体内排出时卵内已含成熟的毛蚴。除台湾棘带吸虫的卵壳表面有格子状花纹外，其他异形吸虫卵与后睾科吸虫（如华支睾吸虫）和微茎科吸虫的虫卵形态相似，鉴别有一定困难。

【生活史】

各种异形吸虫的生活史基本相同，成虫寄生于终宿主鸟类及哺乳动物的肠道，产出的虫卵需随宿主粪便进入水体才能进一步发育。虫卵被第一中间宿主淡水螺类吞食，毛蚴在其体内孵出，历经胞蚴、雷蚴（1~2代）和尾蚴阶段后，尾蚴从螺体逸出，侵入第二中间宿主淡水鱼或蛙体内，发育为囊蚴。终宿主因吞食含有囊蚴的淡水鱼或蛙而感染，囊蚴在终宿主消化道内脱囊，在小肠发育为成虫并产卵。

【致病】

成虫体小，在肠道寄生时有钻入肠壁的倾向，因而虫卵可进入肠壁血管。异形吸虫在小肠一般只引起轻度炎症反应，如侵入肠壁则可造成组织脱落、压迫性萎缩与坏死，可导致腹泻或其他消化功能紊乱，重度感染者可出现消化道症状和消瘦。

成虫深入组织时，肉眼可见到微小的充血及黏膜下层的瘀点。虫体的周围组织可见炎症反应，出现组织增生和不同程度纤维化。进入肠黏膜下层肠壁血管的虫卵有可能进入小静脉，也可能从门静脉通过肝小叶叶间小静脉进入血窦，经血流进入体循环，虫卵也就可被带至人体各种组织或器官，如脑、脊髓、肝、脾、肺、心肌等，引起急性或慢性损害。成虫也可能异位寄生于人体其他组织器官引起相应症状。

临床表现因寄生的虫数多少及是否有异位寄生而异。虫数少时症状轻微或无明显表现，虫数多时可引起消化功能紊乱，如有异位寄生则视虫卵沉积的部位而定。若虫卵沉积于脑、脊髓，则可有血栓形成、神经细胞及灰白质退化等病变，甚至导致血管破裂而致死；如虫卵沉积在心肌及心瓣膜，可致心力衰竭。若虫体异位寄生在大脑，可导致颅内感染，患者可出现面部抽搐、语言不利、肢端麻木等神经受损的临床症状。

【诊断】

常规的病原学检查方法是用粪便涂片法及沉渣法镜检虫卵，但要注意与华支睾吸虫、后睾吸虫、微茎吸虫等虫卵鉴别，还需与灵芝孢子区别。异形吸虫多在十二指肠以下的肠道寄生，华支睾吸虫则寄生于胆管系统。如十二指肠引流液未找到虫卵而粪便出现虫卵，应考虑到异形吸虫的可能。异形吸虫在人体内寄生虫数少，产卵量也不多，而华支睾吸虫产卵量较大，因此每个视野有多个虫卵时华支睾吸虫感染的可能性大，当然也不排除两类吸虫混合感染的可能。此外，了解一个地区的吸虫流行种类，特别是该地区有无异形吸虫存在，将有助于鉴别诊断。若能获得成虫，可根据成虫形态进行判断。

【流行与防治】

异形吸虫病在亚洲地区的中国、菲律宾、日本、韩国、朝鲜、印度尼西亚、土耳其、以色列、俄罗斯西伯利亚地区等都有流行，欧洲一些地区、非洲尼罗河流域的国家、澳大利亚也有流行。异形吸虫病例在中国分布在广东、海南、安徽、福建、湖北、江西、湖南、浙江、山东、广西、新疆、上海和台湾等省（自治区、直辖市）。迄今为止，中国大陆报道的病例有300多例，广东省病例较多，约占50%。

异形吸虫病流行因素和防治原则与华支睾吸虫病相似，在一些华支睾吸虫病流行区，常出现异形吸虫混合感染。异形吸虫囊蚴在酱油、醋和5%的盐水中分别可存活13小时、24小时和4天。50℃水中7分钟，80℃水中3分钟，开水中20秒，囊蚴即可被杀死。因此，注意饮食卫生，不吃生的或未煮熟的淡水鱼肉和蛙肉是避免异形吸虫感染的重要环节。目前治疗的首选药物为吡喹酮。

二、棘口吸虫

棘口科（Echinostomatidae）吸虫种类繁多，全世界已报道的有600多种。宿主主要是鸟类和禽类，

NOTES

其次是哺乳类、爬行类，少数可寄生于鱼类。有的棘口吸虫可在多种动物宿主内寄生。棘口吸虫也可寄生于人类引起棘口吸虫病（echinostomiasis）。

寄生于人体的棘口吸虫主要分布于亚洲，特别是东南亚地区，已知的有38种。我国已报道的可在人体寄生的棘口吸虫有16种，主要有：圆圃棘口吸虫（*Echinostoma hortense* Asada，1926），马来棘口吸虫（*Echinostoma malayanum* Leiper，1911），接睾棘口吸虫（*Echinostoma paraulum* Dietz，1909），卷棘口吸虫（*Echinostoma revolutum* Frohlich，1802），卷棘口吸虫日本变种（宫川棘口吸虫）（*Echinostoma revolutum var japonica*，Kurisu，1932），曲领棘缘吸虫（*Echinoparyphium recurvatum* Linstow，1873），日本棘隙吸虫（*Echinochasmus japonicus* Tanabe，1926），抱茎棘隙吸虫[*Echinochasmus perfoliatus*（Ratz，1908）Dietz，1910]，九佛棘隙吸虫（*Echinochasmus jiufoensis* Liang & Ke，1988），藐小棘隙吸虫（*Echinochasmus liliputanus* Looss，1896）和福建棘隙吸虫（*Echinochasmus fujianensis* Chen et al，1992），埃及棘口吸虫（*Echinostoma aegyptica* Khalil and Abaza，1924）。

【形态与生活史】

棘口吸虫为肠道寄生的小型吸虫。如日本棘隙吸虫（*E. japonicus*）虫体大小为（1.16~1.76）mm×（0.33~0.50）mm（图13-22），虫体长形，体表有棘，雌雄同体。

口吸盘位于体前端亚腹面，周围有环口圈或头冠，环口圈或头冠之上有1或2圈头棘。腹吸盘发达，位于体前部或中部的腹面。睾丸2个，一般前后排列在虫体的后半部。卵巢位于睾丸之前。虫卵较大，椭圆形，壳薄，有卵盖。成虫寄生于肠道，偶尔也可侵入胆管。第一中间宿主为淡水螺类，毛蚴侵入螺体后经胞蚴和2代雷蚴阶段后发育成尾蚴。尾蚴侵入第二中间宿主，第二中间宿主包括淡水鱼、蛙或蝌蚪。但棘口吸虫对第二中间宿主的要求不是很严格，尾蚴逸出后侵入其他螺蛳或双壳贝类体内结囊也较常见。尾蚴有时可在原来的螺体内结囊，甚至在子雷蚴体内结囊；有的还可在植物上结囊。人或动物因食入含囊蚴的第二中间宿主而感染，囊蚴在小肠脱囊，7~9天即可发育为成虫。

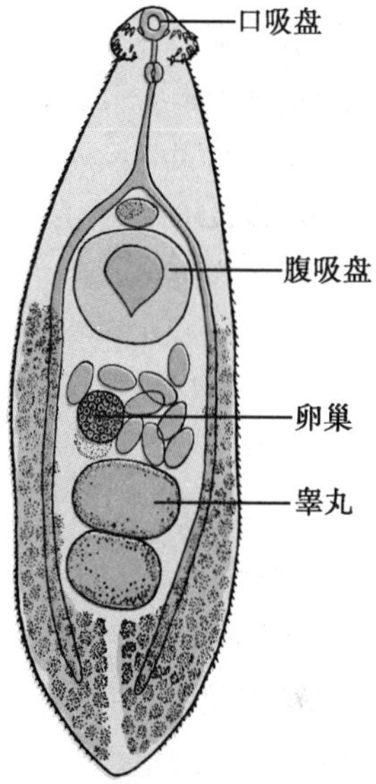

口吸盘
腹吸盘
卵巢
睾丸

图13-22 日本棘隙吸虫成虫模式图

【致病】

成虫多寄生于小肠上段，以头部插入黏膜，引起局部炎症，轻度感染者常无明显症状，或者仅出现腹痛、腹泻或其他胃肠道症状，严重感染者可有厌食、下肢水肿、贫血、消瘦、发育不良，甚至死亡。

【诊断】

实验室诊断常用粪便检查方法，如直接涂片法、沉淀法等，但由于多种棘口吸虫的卵在形态上都很相似，因此不易区分，若能获得成虫，则有助于定种。

【流行与防治】

人体棘口吸虫病主要见于亚洲的朝鲜、韩国、日本、中国、泰国、印度尼西亚、菲律宾和印度等国家和地区，多为散发病例。在我国主要分布于湖南、广东、新疆、安徽、海南、湖北、福建、江西、四川、云南、浙江、黑龙江、辽宁和台湾等地。棘口吸虫病是人兽共患病，在我国动物体内很常见，因此有感染人的可能性，实际上的病例可能更多。

人多因食入含囊蚴的淡水鱼、蛙及螺类而感染，生吃囊蚴污染的水生植物和喝生水也可感染。已证实泥鳅为圆圃棘口吸虫的第二中间宿主，我国感染的病例多为用偏方吃生泥鳅治疗肝炎和去肝火，或食入烹调未熟的泥鳅所致。因此改变不良的饮食习惯是预防本病的关键。目前治疗的首选药物为吡喹酮。

三、徐氏拟裸茎吸虫

徐氏拟裸茎吸虫（*Gymnophalloides seoi* Lee，Chai and Hong，1993）属复殖目，拟裸茎吸虫科，拟裸

茎吸虫属。该虫于1988年首次在韩国一急性腹痛妇女体内发现，经拟裸茎吸虫分类学家Hilda Ching鉴定，初认为拟裸茎吸虫属，后由Soon-Hyung Lee确认为新种。

【形态与生活史】

成虫呈短卵圆形，前端椭圆、后端略尖，体长0.33~0.50mm，中部宽0.23~0.33mm，雌雄同体。口吸盘大，两边各有一明显的侧凸。咽发育良好，食管短，肠支呈囊状，通常仅达虫体中部。腹吸盘位于虫体后端1/5~1/4处。拟裸茎吸虫属的特征性结构——腹凹(pit)，位于腹吸盘之前。睾丸2个，卵圆形，左右对称，位于腹凹和腹吸盘之间。生殖孔不明显，开口于腹吸盘前缘。卵巢椭圆形，位于右侧睾丸前方。卵黄腺2个，致密块状，分叶少。子宫盘曲，大多数位于虫体中部1/3处(图13-23、图13-24)。

虫卵椭圆形，长0.02~0.025mm，宽0.011~0.015mm，壳薄而透明，有明显的卵盖(图13-25)。

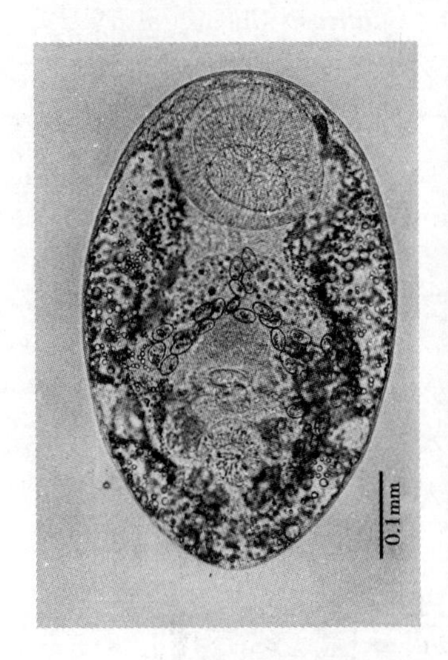

图13-23 徐氏拟裸茎吸虫成虫(腹面观，未染色)

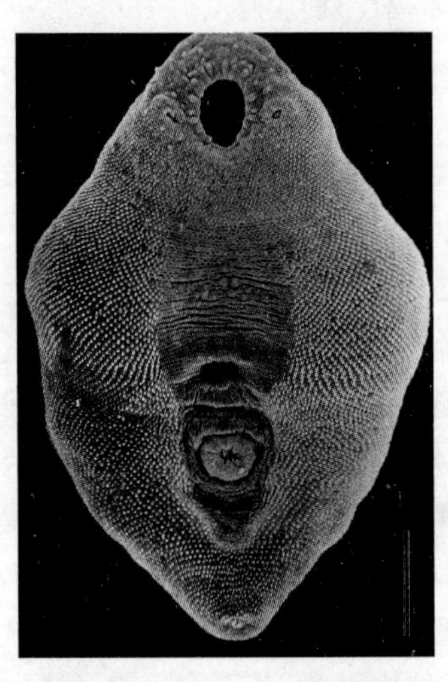

图13-24 徐氏拟裸茎吸虫成虫扫描图(显示口腹吸盘和腹凹)

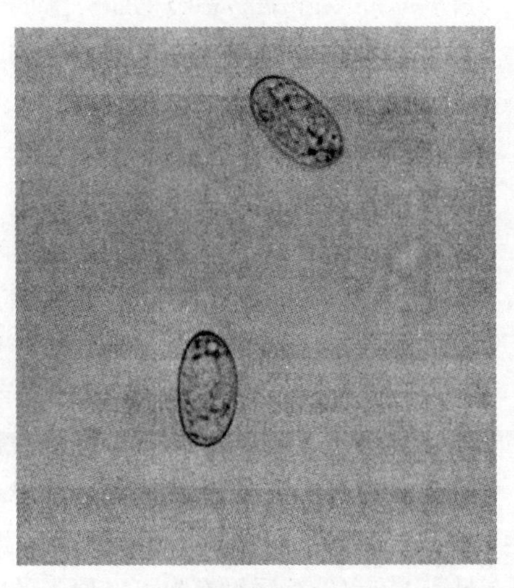

图13-25 徐氏拟裸茎吸虫虫卵(显示薄壳和明显的卵盖，×400)

除人以外，终宿主主要为涉水候鸟——蛎鹬。成虫寄生于终宿主的十二指肠、空肠和回肠，虫卵随粪便排出。该虫在人体的寄生部位主要也是小肠。第一中间宿主尚不清楚，第二中间宿主为牡蛎(*Crassostrea gigas*)，后尾蚴主要寄生于牡蛎咬合部被膜表面，感染较多时可播散到牡蛎口部，人因生食牡蛎而感染。

【致病与临床表现】

成虫在肠道寄生可引起肠绒毛萎缩和腺窝增生。轻度感染者常无明显临床症状，感染较重时可出现胃肠症状，如腹痛、腹泻、消化不良，可伴有发热、食欲减退、体重减轻、虚弱等。

本虫感染除累及肠道外，还可侵犯胆囊或胰管，引起相应的临床表现。

【实验室诊断】

本虫产卵量少，据估计，寄生于人体的每条徐氏拟裸茎吸虫成虫每日产卵量仅2~84枚，且虫卵比华支睾吸虫卵还小，因此除重度感染者外，常规的粪检方法易漏诊。此外，由于不同种的拟裸茎吸虫卵在形态上很难区别，因此确诊还依赖对成虫进行驱虫性诊断(联合应用吡喹酮驱虫和镁盐导泻)。

【流行与防治】

本虫主要分布于韩国西北到东南海岸。2001年调查发现，韩国新安郡(Shinan-gun)的流行率最高，人群虫卵阳性率达49.0%，至于韩国其他海岸或与其邻近的中国、日本和俄罗斯海岸是否有本虫存在，还有待研究。

有效的预防措施是不吃生的或未完全煮熟的受染牡蛎，特别是尽量避免食用来自流行区的野生牡蛎。治疗可选用吡喹酮。

四、后睾吸虫

后睾吸虫属后睾科（Opisthorchiidae Braun，1901）、后睾亚科（Opisthorchinae Looss，1899）、后睾属（*Opisthorchis* Blanchard，1895）。与支睾属吸虫不同之处在于后睾吸虫的睾丸呈裂瓣状，斜列于虫体后端，且限于两肠支之间；其排泄管呈S形穿过两个睾丸之间到达虫体末端。本属吸虫主要寄生于鸟类，也可以寄生于哺乳动物，其中猫后睾吸虫和麝猫后睾吸虫可寄生于人体。

（一）猫后睾吸虫

猫后睾吸虫［*Opisthorchis felineus*（Rivolta，1884）Branchard，1895］最早由Curlt于1831年在猫体内发现，1892年由Winogradoff首次在人体内发现本虫，1895年由Branchard最后定名为猫后睾吸虫。人体感染可引起猫后睾吸虫病（opisthorchiasis felinea）。

【形态与生活史】

成虫虫体外形似华支睾吸虫，但略小，大小为（7~12）mm×（1.5~2.5）mm，雌雄同体。新鲜虫体淡红色，体表光滑；前端较细，后端钝圆。口吸盘和腹吸盘几乎等大，直径为0.25mm；口吸盘后紧接咽，食管短，两支盲肠终于近末端。睾丸较小，不分支，但分叶，在虫体后部前后排列。

卵巢较小，位于虫体后1/3起始部的中线上；卵黄腺在虫体中部两侧，由许多横列腺泡组成。子宫位于卵巢前，从中线盘曲向前。生殖孔开口于腹吸盘的前缘（图13-26）。

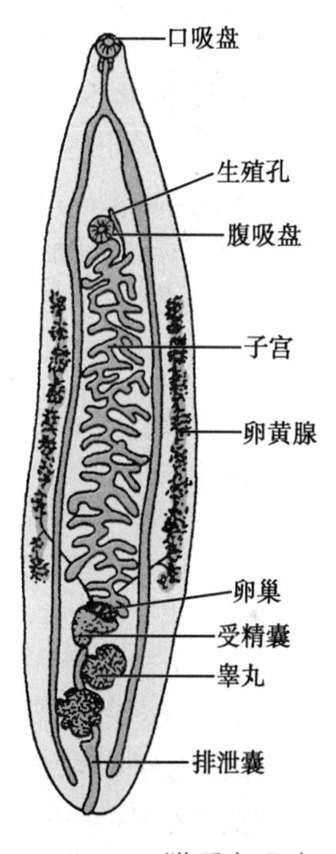

图13-26　猫后睾吸虫成虫模式图

虫卵大小为（26~32）μm×（11~15）μm，黄褐色，长椭圆形，壳厚，有的虫卵不对称，有卵盖，无肩峰，小棘很少见到，卵内含有一个成熟的毛蚴（图13-27）。

人和哺乳动物（如猫、犬、狐及野猪等）是猫后睾吸虫的终宿主，成虫寄生于终宿主的肝胆管和胆囊内。第一中间宿主是李氏豆螺（*Bithynia leachii*），第二中间宿主是淡水鱼类（主要是鲤科鱼类）。囊蚴寄生于鲤科鱼类的肌肉内，是感染阶段。人主要因生食含有活囊蚴的鱼肉而感染。

【致病与临床症状】

成虫寄生于人体的胆道，可以引起胆管上皮细胞的炎症、增生、纤维化，胆管肿胀和胆汁淤滞，严重者可波及胆囊，并由于压迫性坏死而导致门脉周围性肝硬化，引起肝大及黄疸，个别可能发展为肝癌。

轻度感染者无明显临床症状，感染较重时可出现腹痛、腹胀、腹泻或便秘、恶心、呕吐、食欲减退和消瘦等。患者感染2~6周后嗜酸性粒细胞比例普遍升高，可达15%~88%。

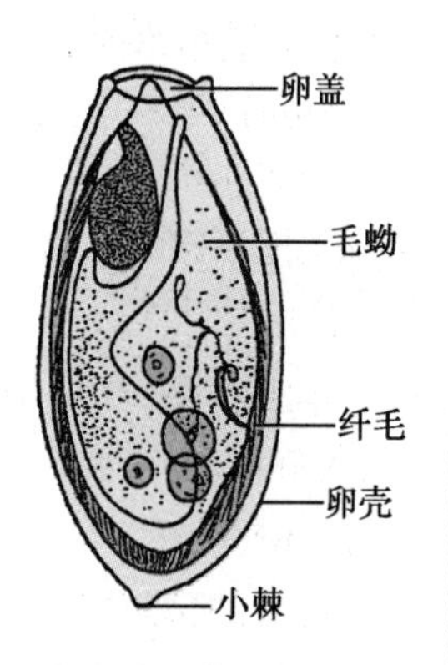

图13-27　猫后睾吸虫卵模式图

【实验室诊断】

诊断本病应询问有无生食或半生食鱼肉的习惯。病原学诊断主要是检查患者粪便中的虫卵，但与麝猫后睾吸虫卵难以区分。免疫学方法如检测患者血清中特异性抗体也常使用。

【流行与防治】

本病主要流行于东欧、西伯利亚及东南亚的一些国家或地区。一般以13~15岁儿童感染率最高。

流行因素与防治原则同华支睾吸虫病，治疗可选用吡喹酮。

（二）麝猫后睾吸虫

麝猫后睾吸虫（*Opisthorchis viverrini* Poirier，1886），又名小麝猫后睾吸

虫，可引起麝猫后睾吸虫病（opisthorchiasis viverrini）。1911 年，Leiper 在泰国清迈尸检时发现了本虫的人体感染。1965 年，Wykoff 证实了本虫的生活史。

【形态与生活史】

成虫形态与猫后睾吸虫相似，大小为（5.4~10.2）mm ×（0.8~1.9）mm，雌雄同体。与猫后睾吸虫成虫的主要区别是：本虫的卵巢与睾丸的位置较接近，卵巢小，呈卵圆形。卵黄腺常聚集成若干个颗粒样腺群。睾丸分为 4 叶，呈深裂状，前后斜裂于虫体后 1/3。食管较长，为咽的 3 倍（图 13-28）。

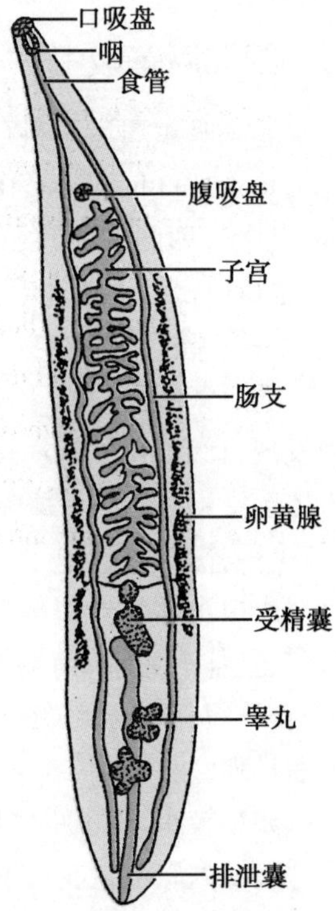

图 13-28 麝猫后睾吸虫成虫模式图

虫卵与华支睾吸虫卵相似，卵圆形或灯泡状，黄褐色，大小为（19~29）μm ×（12~17）μm。一端有卵盖，另一端有一个突起的小棘，内含毛蚴（图 13-29）。

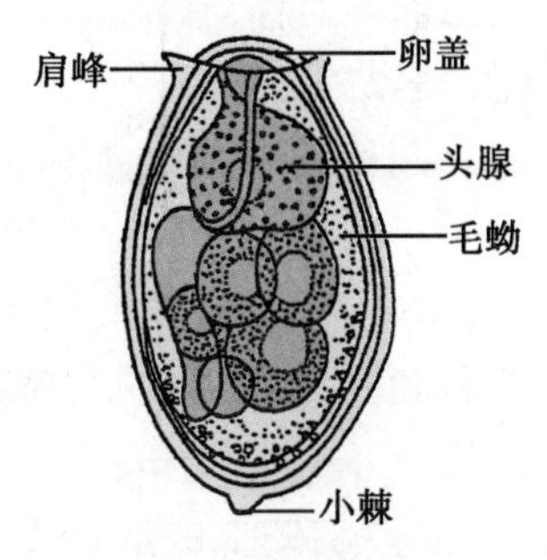

图 13-29 麝猫后睾吸虫卵模式图

成虫寄生于人和哺乳动物等终宿主的肝胆管和胆囊内。第一中间宿主是豆螺（如 *Bithynia gonionmphalos*、*B. funiculata*、*B. laevis* 和 *B. siamensis*），第二中间宿主是淡水鱼，主要是鲤科鱼（如 *Puntius orphoides* 和 *Hampula dispar* 等）。

第二中间宿主体内的囊蚴是感染阶段。保虫宿主主要是猫和犬等。人主要因生食含有活囊蚴的鱼肉而感染。

【致病与临床症状】

本虫致病机制与猫后睾吸虫基本相同。临床表现为腹泻、腹胀、肝大和肝区疼痛等。1994 年被世界卫生组织（WHO）国际癌症研究署确认为人类致癌因子之一，与胆管癌的发生有关，被确认为胆管细胞癌致病源。

【实验室诊断】

实验室检查方法同猫后睾吸虫，但其虫卵与猫后睾吸虫卵难以区别。

【流行与防治】

麝猫后睾吸虫病主要流行于泰国、老挝、越南和马来西亚等东南亚国家，以泰国北部及东北部、老挝中南部、越南南部和柬埔寨北部为高流行区，与当地居民多食生鱼的习惯有关。流行因素与防治原则同华支睾吸虫病，治疗可选用吡喹酮。根据近年来麝猫后睾吸虫致癌的机制和早期诊断筛查方面的新发现，泰国政府在泰国东北麝猫后睾吸虫病高流行区将 IL-6 作为人群肝胆管癌的筛查指标之一，有力地促进了当地麝猫后睾吸虫病的防治和群众健康的改善。

（吴 翔）

Summary

The trematodes are commonly referred to as flukes. The most common and important trematodes in China are *Schistosoma japonicum*, *Clonorchis sinensis*, *Fasciolopsis buski* and *Paragonimus westermani*. According to their sites of living in the host, trematodes may be grouped into two categories: those that reside in the intestine, bile duct, or lung (organ dwelling) and those residing in the blood vessels around the intestine and bladder (blood dwelling).

The organ dwelling flukes include all trematodes except those of the genus *Schistosoma*. Infection of humans by such organ dwelling flukes results from the ingestion of water plants, fish, crabs, or crayfish contaminated with encysted metacercariae.

The blood dwelling flukes consist of the *Schistosoma* species and infection with them occurs by the penetration of cercariae into the skin of humans who come in contact with contaminated water. Laboratory diagnosis of trematodes is accomplished by detection of the eggs in stool, biliary drainage, duodenal drainage, or sputum. With *S.japonicum*, the observation of miracidia hatching is useful for the diagnosis. In addition, a number of immunodiagnostic techniques, including COPT, IHA, and ELISA, are also available. Praziquantel is the drug of choice for effective treatment of human trematode infections.

第十四章 绦 虫

本章目标测试

绦虫（cestode）属扁形动物门（Phylum Platyhelminthes）的绦虫纲（Class Cestoda），其成虫主要形态特征为背腹扁平、带状分节。绦虫纲包括两个亚纲，即单节绦虫亚纲（Subclass Cestodaria）和多节绦虫亚纲（Subclass Eucestoda）。

第一节
概论

第一节 概 论

绦虫营寄生生活，绝大多数绦虫成虫寄生在脊椎动物的消化道，幼虫需在 1~2 个中间宿主体内发育，在中间宿主体内发育的幼虫通常被称为中绦期幼虫（metacestode）。寄生人体的绦虫共有30余种，分属于多节绦虫亚纲的圆叶目（Cyclophyllidea）和假叶目（Pseudophyllidea）。这两个目绦虫的形态和生活史有较明显的区别，对宿主的危害也各不相同，寄生于人体的绦虫以圆叶目比较多见。

【形态】

1. 成虫 虫体外观呈白色或乳白色，扁长如带状、左右对称、分节，缺乏消化系统，也无体腔，寄生于人体的绦虫均为雌雄同体。体长因虫种不同可从数毫米至数米不等。虫体前窄后宽，顶端为具有固着器官的头节（scolex），其后是短而纤细、不分节的颈部（neck），颈部以后是分节的链体（strobila）。链体是虫体最显著部分，由 3~4 个节片（proglottid）至数千个节片组成，节片自前向后逐渐变宽（图 14-1）。圆叶目绦虫头节多呈球形，固着器官常为 4 个圆形的吸盘，分列于头节四周；头节顶部有能伸缩的圆形突起，称顶突（rostellum），顶突周围常有 1~2 圈棘状或矛状的小钩。假叶目绦虫头节呈梭形，其固着器官是头节上的两条吸槽（bothrium）。绦虫靠头节上的固着器官吸附在宿主肠壁上。

绦虫的颈部具有生发功能，链体上的节片由此向后连续长出，靠近颈部的节片较细小，其内的生殖器官尚未发育成熟，称为未成熟节片或幼节；链体中部节片较大，其内的生殖器官已发育成熟，称为成熟节片或成节；链体后部的节片最大，称为妊娠节片或孕节。圆叶目绦虫孕节中除了储满虫卵的子宫外，其他生殖器官均已退化，而假叶目绦虫孕节结构与其成节相似。末端的孕节可从链体上脱落，新的节片又不断从颈部长出来，这样就使绦虫成虫始终保持一定的长度。

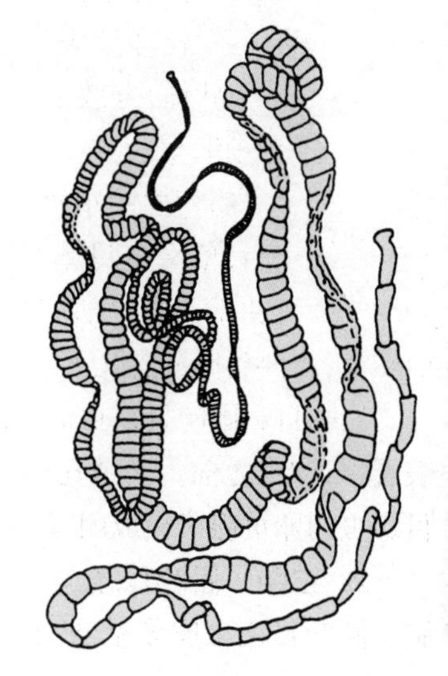
图 14-1 牛带绦虫成虫模式图

绦虫的结构如下：

（1）体壁结构：绦虫的体壁结构与吸虫的相似，体表也可分为两层，即皮层（tegument）和皮下层。皮层是具有高度代谢活性的组织，电镜下可见其外表面具有无数微小的指状或棘状胞质突起，称微毛（microthrix）。微毛下是较厚的具有大量空泡的胞质区或称基质区，胞质区下界有明显的基膜（basal membrane）与皮下层截然分开，在接近基膜的胞质区内线粒体密集。皮层部分均无胞核（图 14-2）。

皮下层主要由表层肌（superficial muscle）组成，有环肌、纵肌及少量斜肌，均为平滑肌。此肌层下的实质组织中有大量的电子致密细胞称核周体（perikaryon），核周体通过若干连接小管穿过表层肌和基膜与皮层相连。核周体具有大的双层膜的胞核和复杂的内质网，以及线粒体、蛋白类晶体和脂或糖原小滴等，所以皮层实际上是一种合胞体结构，它靠核周体的分泌而更新。

表层肌中的纵肌较发达，它作为体壁内层包绕着虫体实质和各器官，并贯穿整个链体。但在节片成熟后，节片间的肌纤维逐渐退化，因而孕节能自链体脱落。

虫体内部由实质组织充满，缺体腔和消化道；生殖、排泄和神经系统均包埋在实质组织中。实质组织中还散布着富含钙和镁的碳酸盐微粒，外面被以胞膜而呈椭圆形，称为石灰小体（calcareous body）或钙颗粒（calcareous corpuscle），可能起缓冲酸碱度的作用，或作为离子和二氧化碳的补给库。

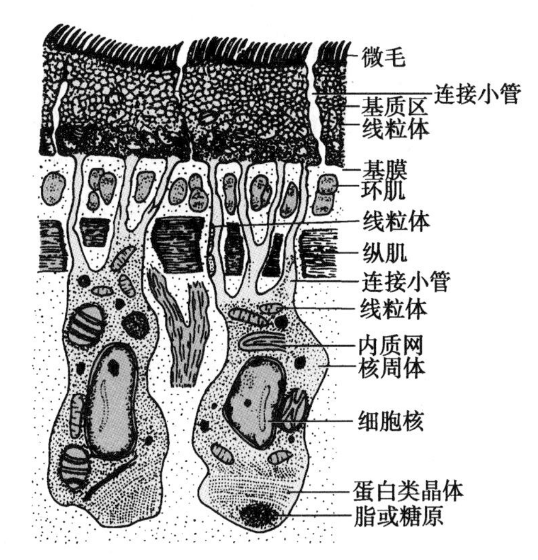

图 14-2 绦虫体壁超微结构模式图

（2）神经系统：包括头节中的神经节和由它发出的6根纵行的神经干，左右侧各有一根主干和2根辅干，均贯穿整个链体，在头节和每个节片中还有横向的连接支。感觉末梢分布于皮层，与触觉感受器和化学感受器相连。

（3）排泄系统：由若干焰细胞、毛细管、集合管及与其相连的4根纵行的排泄管组成。排泄管贯穿链体，每侧2根，以近腹面的一根较粗大，并在每一节片的后部有横支左右连通。在头节内的排泄管更为发达，往往形成排泄管丛。排泄系统既有排出代谢产物的作用，亦有调节体液平衡的功能。

（4）生殖系统：链体的每个节片内均有雌、雄生殖器官各一套。雄性生殖器官一般都比雌性先成熟。雄性生殖系统具有几个至几百个睾丸（图 14-3）。睾丸圆球形，位于节片上、中部的实质中，通常靠近虫体的一面，习惯上称此面为背面。每个睾丸发出一根输出管，所有的输出管汇合成输精管，输精管通常盘曲延伸入阴茎囊，在阴茎囊内或外输精管可膨大形成贮精囊。输精管在阴茎囊中接纳前列腺后延伸为射精管，前列腺可位于阴茎囊内或外。射精管的末端是阴茎，其上具小刺或小钩，并能从阴茎囊伸出，为交合器官。

雌性生殖系统：卵巢大多分成左右两叶，位于节片中轴的腹面、睾丸之后。有些绦虫的卵黄腺数量众多，呈滤泡状体，分散于实质的表层中，围绕着其他器官；而另外一些绦虫其卵黄腺聚集成单一的致密实体，位于卵巢后方。由卵黄腺发出的卵黄小管汇集成卵黄总管，常膨大成卵黄囊，并与输卵管连接。阴道为略弯曲的小管，多数与输精管平行，其远端通向生殖腔，近端常膨大成受精囊。输卵管自卵巢发出后，依次与阴道、卵黄总管连接，然后膨大成卵模，再与子宫相通。子宫呈管状或囊状，管状的子宫盘曲于节片中部，开口于腹面的子宫孔；囊状的子宫无子宫孔，随着其内虫卵的增多和发育而膨大，或向两侧分支几乎占满整个节片。

假叶目和圆叶目绦虫成虫的生殖器官有如下区别：假叶目绦虫的卵黄腺呈滤泡状，散布在节片的表层中，卵巢之前。生殖孔位于节片中部。子宫具有子宫孔通向体外。成节和孕节结构相似。圆叶目绦虫的卵黄腺聚集成团，位于卵巢之后；生殖孔位于节片侧面；子宫无子宫孔（图 14-3）。

2. 虫卵 假叶目绦虫卵为椭圆形，卵壳较薄，一端有小盖，卵内含一个卵细胞和若干个卵黄细胞。圆叶目绦虫卵多呈圆球形，外面是卵壳和胚膜，卵内是已发育的幼虫，具有3对小钩，称六钩蚴（hexacanth）。

【生活史】

绦虫的成虫寄生于脊椎动物的消化道中，虫卵自子宫孔排出或随孕节脱落而排出。假叶目和圆叶目的生活史有很大的不同。

假叶目绦虫生活史中需要2个中间宿主。虫卵排出后必须进入水中才能继续发育，孵出的幼虫亦具有3对小钩，体外被有一层纤毛，能在水中游动，称为钩球蚴（coracidium）。第一中间宿主是剑水蚤，钩球蚴在其体内发育成中绦期幼虫原尾蚴（procercoid），原尾蚴已初具绦虫雏形（图 14-4）。原

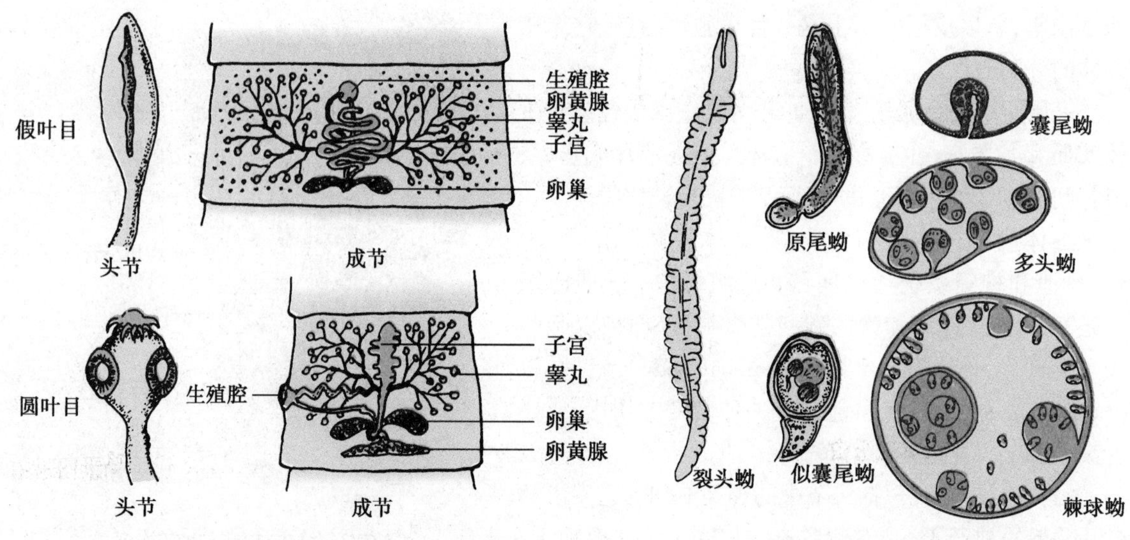

图 14-3 假叶目和圆叶目绦虫比较模式图

图 14-4 绦虫中绦期幼虫模式图

尾蚴进入第二中间宿主蛙或其他脊椎动物如鱼体内后，继续发育为裂头蚴(plerocercoid，sparganum)，裂头蚴已具成虫外形，白色，带状，但不分节，仅具不规则的横皱褶，前端略凹入，伸缩活动能力很强(图 14-4)。裂头蚴必须进入终宿主肠道后才能发育为成虫。

圆叶目绦虫生活史只需 1 个中间宿主，个别种类甚至可以无需中间宿主。虫卵在子宫中即已发育，内含一个六钩蚴。圆叶目绦虫无子宫孔，虫卵须待孕节自链体脱落排出体外后，因孕节的活动挤压或破裂才得以散出。待虫卵被中间宿主吞食后，其中的六钩蚴孵出，钻入宿主肠壁，随血流到达组织内，发育成各种中绦期幼虫(图 14-4)。

绦虫的中绦期幼虫有以下常见类型(图 14-4)：

1. **囊尾蚴**(cysticercus) 俗称囊虫(bladder worm)，是半透明的小囊，囊中充满囊液，囊壁上有一个向内翻转卷曲的头节。另一种囊尾蚴型幼虫，囊内有多个头节，称多头蚴(coenurus)。

2. **棘球蚴**(hydatid cyst) 是一种较大的囊状结构，囊内有无数头节称原头蚴或原头节(protoscolex)。此外，还有许多小的生发囊(brood capsule)，生发囊附于囊壁上或悬浮在囊液中，其内又可有许多原头节或更小的生发囊，以致一个棘球蚴中可含成千上万个原头节。

3. **泡球蚴**(alveolar hydatid cyst) 或称多房棘球蚴(multilocular hydatid cyst)属棘球蚴型，囊较小，但可不断向囊内和囊外芽生若干小囊，囊内充满的不是囊液而是胶状物，其中原头节较少。

4. **似囊尾蚴**(cysticercoid) 体型较小，前端有很小的囊腔和相比之下较大的头节，后部是实心的带小钩的尾状结构。

各种中绦期幼虫名称又可代替属的名称，来表示该种绦虫的该期幼虫，如曼氏裂头蚴(*Sparganum mansoni*)即表示曼氏迭宫绦虫(*Spirometra mansoni*)的裂头蚴；猪囊尾蚴(cysticercus cellulosae)指猪带绦虫(*Taenia solium*)的囊尾蚴等。

中绦期幼虫被终宿主吞食后，在肠道内受胆汁的激活脱囊或翻出头节，逐渐发育为成虫。成虫在终宿主体内存活的时间随种类而不同，有的仅能活几天到几周，而有的可长达几十年。

【生理】

绦虫的成虫寄生在终末宿主的肠道里，虽无口和消化道，但可通过皮层扩散和主动运输等方式，吸收宿主半消化食物中的各种营养物质，包括糖类、脂肪酸、氨基酸、甘油、维生素、核苷以及嘌呤和嘧啶等。皮层胞质区的大量空泡具有对营养物质的胞饮和运输功能。有的绦虫头节上的顶突可穿入宿主的肠腺，经胞饮作用摄取黏液和细胞碎片以及其他营养微粒。皮层表面分布尖棘状的微毛，既有固着作用，可避免虫体因宿主消化道的蠕动而被排出，又能擦伤宿主的肠上皮细胞，使富含营养的高浓度细胞质渗出到虫体周围有利于虫体吸收，微毛还可大大增加吸收面积，提高绦虫营养吸收的效能。

另外，由于皮层的特殊结构使其也具有向外界进行分泌，以及保护虫体、抵抗宿主消化液破坏等作用。

绦虫主要通过糖代谢来获得能量。成虫主要靠糖酵解，而有的幼虫则可通过三羧酸循环和电子传递系统获得能量，如细粒棘球绦虫的原头蚴（protoscolex）就具有完全的三羧酸循环功能。

绦虫虽然是雌雄同体，但交配及受精过程可以在同一节片或同一虫体的不同节片间完成，也可在两条不同虫体之间进行。除成虫营有性生殖外，有的中绦期幼虫可进行无性生殖和芽生生殖，如棘球蚴可从囊壁生发层长出许多原头蚴和生发囊。曼氏裂头蚴在宿主免疫功能受抑或受到病毒感染时，也可能发生异常的芽生增殖，引起严重的增殖型裂头蚴病。此外，裂头蚴还具有一定的再生能力，在部分虫体被切除后，可以重新长成一条完整的虫体。

【致病】

绦虫成虫寄生于宿主肠道，可大量地掠夺宿主的营养，但引起症状的主要原因却是虫体固着器官吸盘/吸槽和小钩以及微毛对宿主肠道的机械刺激和损伤，以及虫体释出的代谢产物的刺激。成虫引起的症状通常并不严重，仅有腹部不适、饥饿痛、消化不良、腹泻或腹泻与便秘交替出现等，个别种类如阔节裂头绦虫因为大量吸收宿主的维生素 B_{12} 可引起宿主贫血。绦虫幼虫寄生人体造成的危害远大于成虫，囊尾蚴和裂头蚴可在皮下和肌肉内引起结节或游走性包块；若侵入眼、脑等重要器官则可引起严重的后果。棘球蚴在肝、肺等亦造成严重危害，其囊液一旦进入宿主组织更可诱发超敏反应而致休克，甚至死亡。

【分类】

绦虫分为单节绦虫亚纲（Subclass Cestodaria）和多节绦虫亚纲（Subclass Eucestoda）两个亚纲。前者体不分节，无明显固着器官，其钩胚（oncosphere）具有 10 个小钩，称为十钩蚴（lycophora），寄生于鱼类；后者虫体分节，其钩胚具有 6 个小钩，称为六钩蚴，人体寄生的绦虫均属于多节绦虫亚纲，与人体健康关系密切的主要是假叶目和圆叶目两类绦虫。

常见人体绦虫的分类地位及与疾病的关系见表 14-1。

表 14-1　常见人体绦虫的分类地位及与疾病的关系

目	科	属	种	感染期	感染途径	寄生时期	寄生部位
假叶目 Pseudophyllidea	裂头科 Diphyllobothriidae	迭宫属 *Spirometra*	曼氏迭宫绦虫 *S.mansoni*	裂头蚴	经口、皮肤、黏膜	裂头蚴	眼、皮下、颌面、脑等
		裂头属 *Diphyllobothrium*	阔节裂头绦虫 *D.latum*	裂头蚴	经口	成虫	小肠
圆叶目 Cyclophyllidea	带科 Taeniidae	带属 *Taenia*	链状带绦虫 *T.solium*	囊尾蚴	经口	成虫	小肠
				虫卵	经口	囊尾蚴	皮下、肌肉及内脏等
			肥胖带绦虫 *T.saginata*	囊尾蚴	经口	成虫	小肠
			亚洲带绦虫 *T.asiatica*	囊尾蚴	经口	成虫	小肠
		棘球属 *Echinococcus*	细粒棘球绦虫 *E.granulosus*	虫卵	经口	棘球蚴	肝、肺、脑等
			多房棘球绦虫 *E.multilocularis*	虫卵	经口	泡球蚴	肝、肺、脑等
	膜壳科 Hymenolepididiae	膜壳属 *Hymenolepis*	微小膜壳绦虫 *H.nana*	似囊尾蚴	经口	成虫	小肠
			缩小膜壳绦虫 *H.diminuta*	似囊尾蚴	经口	成虫	小肠

续表

目	科	属	种	感染期	感染途径	寄生时期	寄生部位
		假裸头属 *Pseudanoplocephala*	克氏假裸头绦虫 *P. crawfordi*	似囊尾蚴	经口	成虫	小肠
	囊宫科 Dilepididae	复孔属 *Dipylidium*	犬复孔绦虫 *D.caninum*	似囊尾蚴	经口	成虫	小肠
	代凡科 Davaineidae	瑞列属 *Raillietina*	西里伯瑞列绦虫 *R.celebensis*	似囊尾蚴	经口	成虫	小肠
			德墨拉瑞列绦虫 *R.demerariensis*	似囊尾蚴	经口	成虫	小肠

（程彦斌）

第二节
曼氏迭宫绦虫

第二节 曼氏迭宫绦虫

曼氏迭宫绦虫（*Spirometra mansoni* Joyeux and Houdemer，1928）主要寄生在猫科动物，偶然寄生于人体，但中绦期裂头蚴可在人体寄生，导致曼氏裂头蚴病（sparganosis mansoni），其危害远大于成虫。

【形态】

1. 成虫 长 60～100cm，宽 0.5～0.6cm。头节细小，长 1～1.5mm，宽 0.4～0.8mm，呈指状，其背、腹面各有一条纵行的吸槽。颈部细长，链体有节片约 1 000 个，节片一般宽度均大于长度，但远端的节片长宽几近相等。成节和孕节的结构基本相似，均具有发育成熟的雌雄性生殖器官各一套。肉眼即可见到每个节片中部凸起的子宫（图 14-5）。

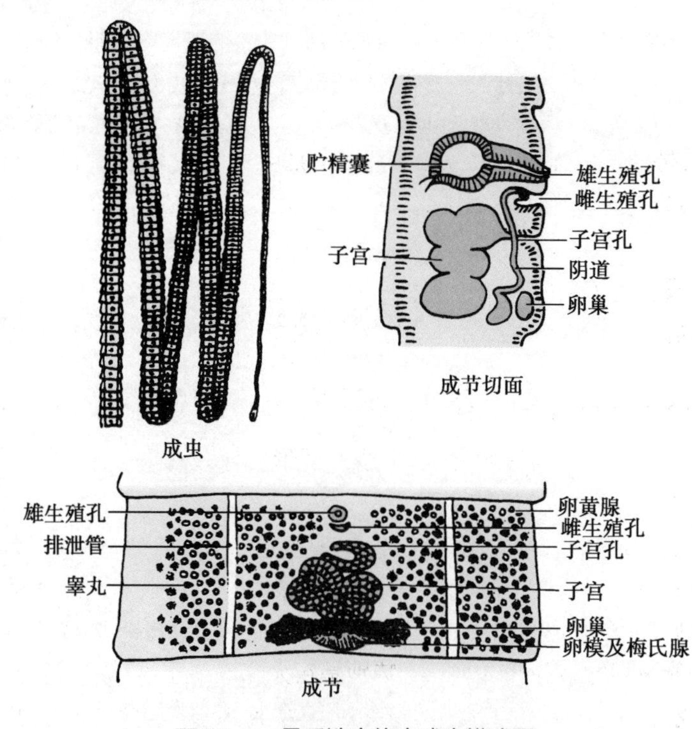

图 14-5 曼氏迭宫绦虫成虫模式图

睾丸呈小圆球形，有 320~540 个，散布在整个节片的深层实质组织中，由睾丸发出的输出管在节片中央汇合成输精管，然后弯曲向前并膨大成贮精囊和阴茎，再通入节片前部中央腹面的圆形雄性生殖孔。卵巢分两叶，位于节片后部，自卵巢中央发出短的输卵管，其末端膨大为卵模后连接子宫，卵模外有梅氏腺包绕。阴道为纵行的小管，其月牙形的外口位于雄性生殖孔之后，另端膨大为受精囊再连接输卵管。卵黄腺小滤泡状，散布在节片实质组织的表层，包绕着其他器官，子宫位于节片中部，作 3~4 个或多至 7~8 个螺旋状盘曲，紧密重叠，基部宽而顶端窄小，略呈发髻状，子宫孔开口于阴道口之下方，因此在节片腹面正中线上依次有 3 个开口。

2. 虫卵　呈椭圆形，两端稍尖，长 52~ 76μm，宽 31~ 44μm，呈浅灰褐色，卵壳较薄，一端有卵盖，内有一个卵细胞和若干个卵黄细胞（图 14-6）。

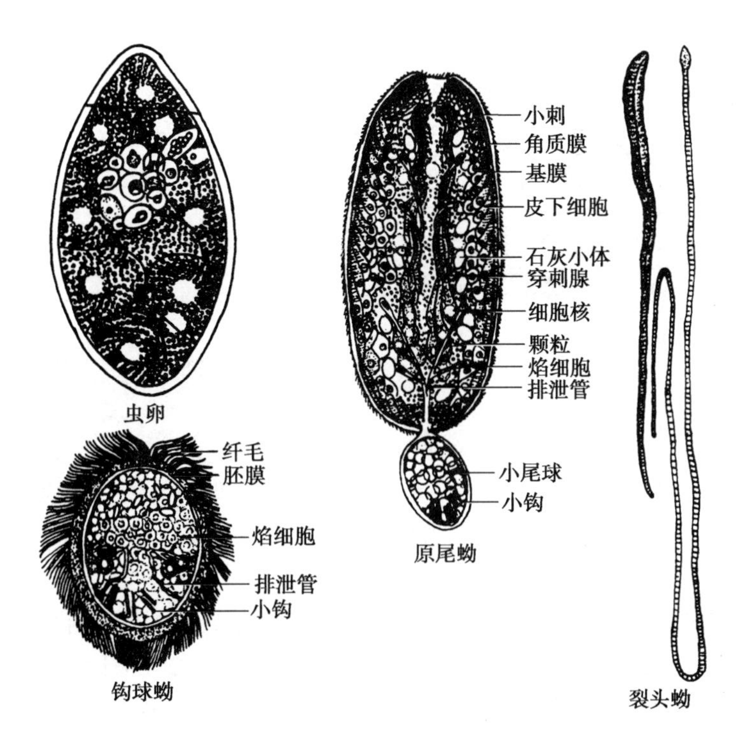

图 14-6　曼氏迭宫绦虫虫卵和幼虫模式图

3. 裂头蚴　为长带形，白色，大小（0.5~30）cm ×（0.3~1.0）cm，头端膨大，中央有一明显凹陷，与成虫的头节相似；体不分节但具不规则横皱褶，后端多呈钝圆形，活动时伸缩能力很强（图 14-6）。

【生活史】

曼氏迭宫绦虫完成生活史需要 3~4 个宿主。终宿主主要是猫和犬，此外还有虎、豹、狐和豹猫等食肉动物。第一中间宿主是剑水蚤，第二中间宿主主要是蛙。蛇、鸟类和猪等多种脊椎动物可作其转续宿主。

成虫寄生于终宿主的小肠内，当虫卵自虫体子宫孔中产出，即可随宿主粪便排出体外，在水中适宜的温度下，经过 2~5 周发育，即孵出椭圆形或近圆形、周身被有纤毛的钩球蚴，钩球蚴直径为 80~90μm（图 14-6），常在水中做无定向螺旋式游动，当其主动碰击到剑水蚤时即被后者吞食，随后脱去纤毛，穿过肠壁入血腔，经 3~11 天发育成原尾蚴。一个剑水蚤血腔里的原尾蚴数可达 20~25 个。原尾蚴长椭圆形，260μm ×（44~100）μm，前端略凹，后端有小尾球，其内仍含 6 个小钩。带有原尾蚴的剑水蚤被蝌蚪吞食后，失去小尾球，随着蝌蚪逐渐发育成蛙，原尾蚴也发育成为裂头蚴。裂头蚴具有很强的收缩和移动能力，常迁移到蛙的肌肉，特别是在大腿或小腿的肌肉中寄居，多卷曲穴居在肌肉间隙的一小囊内，或游离于皮下。当受染的蛙被蛇、鸟类或猪等兽类非适宜宿主吞食后，裂头蚴不能在其肠中发育为成虫，而是穿过肠壁，移居到腹腔、肌肉或皮下等处继续生存，蛇、鸟或猪等兽类即成为其转续宿主。当猫、犬等终宿主吞食了带有裂头蚴的第二中间宿主蛙或转续宿主后，裂头蚴逐渐在其肠内发育为成虫。一般在感染后约 3 周，终宿主粪便中开始出现虫卵。成虫在猫体内可活 3 年半（图 14-7）。

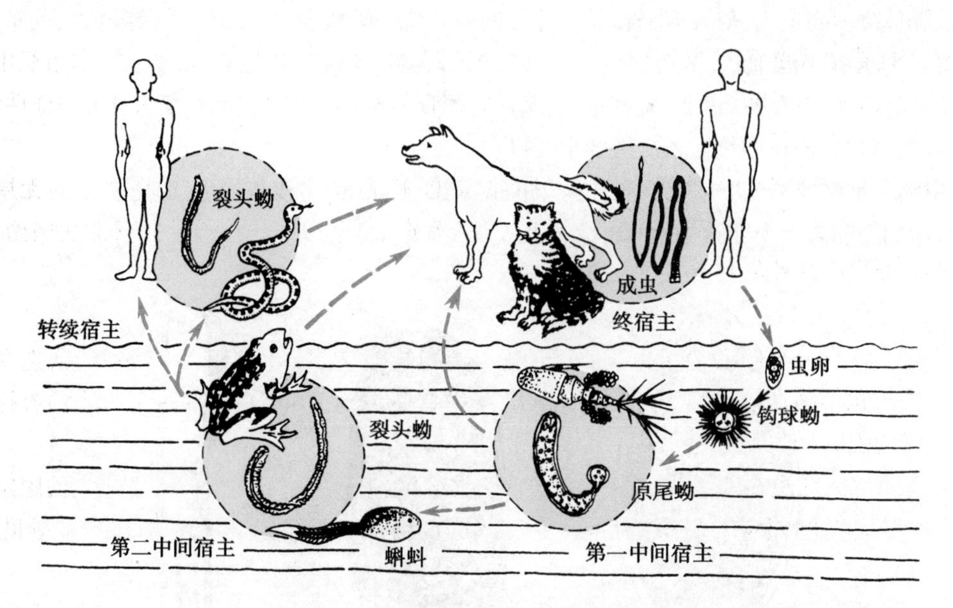

图 14-7 曼氏迭宫绦虫生活史示意图

当人不慎误食到带有原尾蚴或裂头蚴的剑水蚤、蝌蚪或蛙时，以及原尾蚴或裂头蚴偶然通过破损皮肤或黏膜侵入人体时，裂头蚴可在人体各种组织内寄生并引起裂头蚴病，少数甚至还可侵入肠道并发育为成虫。

【致病】

曼氏迭宫绦虫成虫较少寄生人体，对人的致病力也不大，可因虫体机械和化学刺激引起中上腹不适、隐痛、恶心呕吐等轻微症状。裂头蚴寄生人体引起的曼氏裂头蚴病危害远较成虫为大，其严重程度因裂头蚴移行和寄居部位不同而异。常见寄生于人体的部位是：皮下、眼、口腔颌面部、脑及内脏等器官组织。在这些部位可形成嗜酸性肉芽肿囊包，使局部肿胀，甚至发生脓肿。囊包直径约 1~6cm，具囊腔，腔内盘曲的裂头蚴可有 1 条至 10 余条不等。

【临床表现】

根据中国学者对 836 例患者临床资料的分析，曼氏裂头蚴病大致可归纳为以下 5 型。

1. **皮下裂头蚴病** 占患者总例数的 35.53%，常累及躯干表浅部，如胸壁、乳房、腹壁、外生殖器以及四肢皮下，表现为游走性皮下结节，可呈圆形、柱形或不规则条索状，大小不一，直径约 0.5~5cm，局部可有瘙痒，有虫爬感等，若有炎症时可出现间歇性或持续性疼痛或触痛，或有荨麻疹。

2. **眼裂头蚴病** 占患者总例数的 34.08%。多累及单侧眼睑或眼球，表现为眼睑红肿、结膜充血、畏光、流泪、微疼、奇痒或有虫爬感等；有时患者伴有恶心、呕吐及发热等症状。在红肿的眼睑和结膜下，可有游动性、硬度不等的肿块或条索状物，直径约 1cm。偶尔破溃，裂头蚴自动逸出而自愈。若裂头蚴侵入眼球内，可发生眼球突出，眼球运动障碍，严重者出现角膜溃疡，甚至并发白内障而失明。眼裂头蚴病在临床上常误诊为睑腺炎、急性葡萄膜炎、眼眶蜂窝织炎、肿瘤等，往往在手术后才被确诊。

3. **口腔颌面部裂头蚴病** 占 16.39%，常在口腔黏膜或颊部皮下出现硬结，直径约 0.5~3cm，患处红肿，发痒或有虫爬感，并多有裂头蚴逸出史。

4. **脑裂头蚴病** 占 12.44%，侵犯部位以脑额叶、顶叶多见，也有侵犯颞叶、内囊、外囊、小脑以及基底神经节的。临床表现酷似脑瘤，主要症状为癫痫样发作，常有阵发性头痛，严重时昏迷或伴喷射状呕吐、视力模糊、间歇性口角抽搐，肢体麻木、抽搐，甚至瘫痪等，很容易误诊。

5. 内脏裂头蚴病　仅占 1.56%，临床表现因裂头蚴移行位置而定，有的可经消化道侵入腹膜，引起炎症反应，有的可经呼吸道咳出，还有见于脊髓、椎管、尿道和膀胱等处，引起较严重后果。

【诊断】

曼氏迭宫绦虫成虫感染可以采用粪检虫卵或孕节以确诊。裂头蚴病主要靠从局部组织中检出完整或残断裂头蚴作出诊断。病理检查时，如发现虫体结构为实体，无体腔，有裂头蚴的特征性体壁、石灰小体及单个肌纤维时，应考虑裂头蚴病。

询问有无生吃或半生吃蛙、蛇、蝌蚪等动物肉类史，有无饮用湖、塘、沟、渠生水史，有无局部敷贴生的蛙肉史，对诊断有一定参考价值。综合采用 CT 等放射影像技术可提高脑裂头蚴病确诊率，亦可用裂头蚴抗原进行各种免疫辅助诊断。

【流行】

曼氏迭宫绦虫分布广泛，世界各地关于迭宫属绦虫虫种的报告较多，命名比较混乱，迄今为止曼氏迭宫绦虫有包括猬迭宫绦虫、欧猬迭宫绦虫等 40 余种同物异名，故对曼氏迭宫绦虫的流行分布及病例统计较为困难。

曼氏迭宫绦虫成虫在人体感染并不多见，国外的病例报道仅见于日本、俄罗斯等少数国家。在中国，成虫感染人体病例报道近21例，分布在上海、广东、台湾、四川和福建等省市。患者年龄最小3岁，最大 58 岁。

曼氏裂头蚴病多见于东亚和东南亚各国，欧洲、美洲、非洲和大洋洲也有记录。在中国已有 1 500 余例报道，依感染例数排序是广东、湖南、福建、吉林、浙江、海南、四川、广西、湖北、上海、重庆、江西、贵州、江苏、河南、辽宁、云南、安徽、台湾、河北、新疆、青海、北京、黑龙江、山东、宁夏、香港。感染者年龄为未满周岁~85 岁，以 10~30 岁年龄组感染率最高，男女比例为 2：1，各民族均有。

人体可能通过两种途径感染裂头蚴，即裂头蚴或原尾蚴经皮肤或黏膜侵入，或误食裂头蚴或原尾蚴。具体感染方式可归纳为以下 3 种：

1. 局部敷贴生蛙肉　为主要感染方式，约占患者半数以上。在中国某些地区，民间传说蛙有清凉解毒作用，常用生蛙肉敷贴伤口或脓肿，包括眼、口颊、外阴等部位。若蛙肉中有裂头蚴即可经伤口或正常皮肤、黏膜侵入人体。

2. 吞食生的或未煮熟的蛙、蛇、鸡或猪肉　民间沿用吞食活蛙治疗疮疖和疼痛的陋习，或喜食未煮熟的肉类，吞食到的活裂头蚴即穿过肠壁入腹腔，然后移行到其他部位。

3. 误食感染的剑水蚤　饮用生水，或游泳时误吞湖塘水，使受感染的剑水蚤有机会进入人体。据报道原尾蚴也有可能直接经皮肤侵入，或经眼结膜侵入人体。

【防治】

主要是加强健康教育。不用蛙肉敷贴，不食生的或未煮熟的肉类，不饮生水以防感染。成虫感染可用吡喹酮、阿苯达唑等药驱除。裂头蚴主要靠手术摘除，术中注意务必将虫体尤其是头部取尽，方能根治，也可用 40% 酒精普鲁卡因 2~4ml 局部注射杀虫。

（陈　艳）

第三节　阔节裂头绦虫

第三节
阔节裂头绦虫

阔节裂头绦虫（*Diphyllobothrium latum* Linn，1758）成虫主要寄生于犬科食肉动物，也可寄生于人，裂头蚴寄生于各种淡水鱼类。

【形态】

1. 成虫　外形和结构均与曼氏迭宫绦虫相似，但虫体较长大，可长达 10m，最宽处 20mm，具有 3 000~4 000 个节片。头节细小，呈匙形，长 2~3mm，宽 0.7~10mm，其背、腹侧各有一条较窄而深凹的吸槽(图 14-8),颈部细长。成节的宽度显著大于长度,为宽扁的矩形。睾丸数较多,为 750~800 个,雄性生殖孔和阴道外口共同开口于节片前部腹面的生殖腔。子宫盘曲呈玫瑰花状,开口于生殖腔之后,孕节长 2~4mm,宽 10~12mm,最宽 20mm,但末端孕节长宽相近。孕节的结构与成节基本相同。

2. 虫卵 近卵圆形,长 55~76μm,宽 41~56μm,呈浅灰褐色,卵壳较厚,一端有明显的卵盖,另一端有一小棘;虫卵排出时,卵内胚胎已开始发育(图 14-8)。

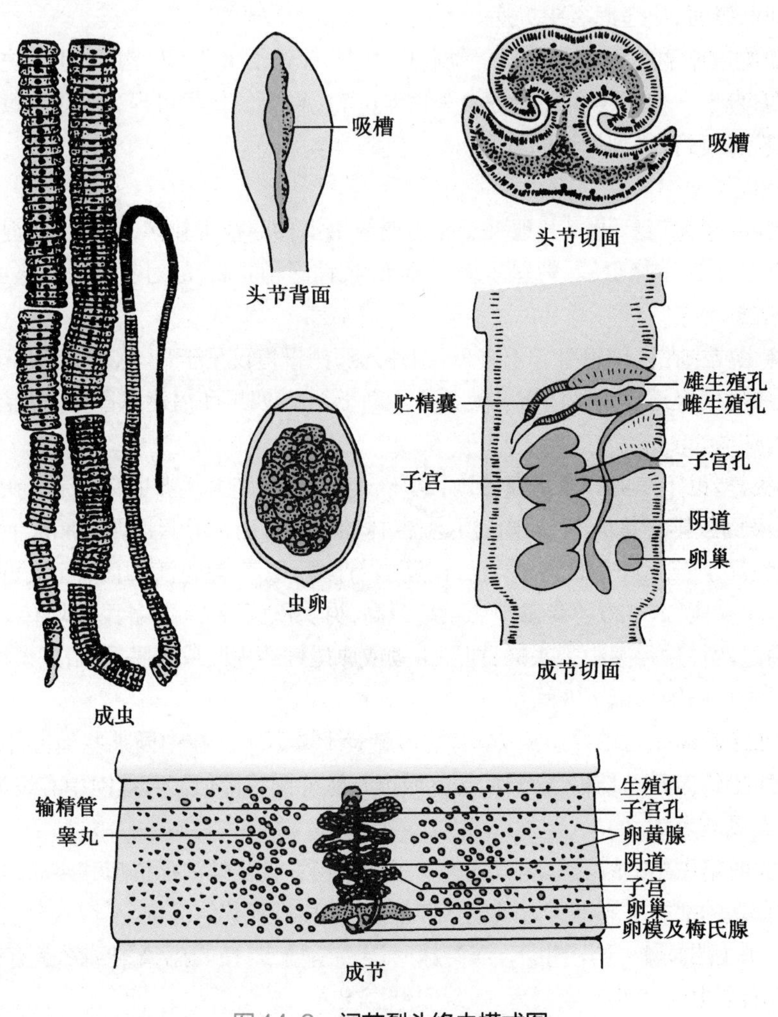

图 14-8 阔节裂头绦虫模式图

【生活史】

阔节裂头绦虫的生活史与曼氏迭宫绦虫大致相同。不同的是其第二中间宿主是淡水鱼类,人是主要的终宿主。成虫寄生在人,以及犬、猫、熊、狐、猪等动物的小肠内。虫卵随宿主粪便排出后,在 15~25℃的水中,经过 7~15 天的发育,孵出钩球蚴。钩球蚴能在水中生存数日,并能耐受一定低温。当钩球蚴被剑水蚤吞食后,即在其血腔内经过 2~3 周的发育成为原尾蚴。当受感染的剑水蚤被小鱼或幼鱼吞食后,原尾蚴即可在鱼的肌肉、性腺、卵及肝等内脏发育为裂头蚴,裂头蚴并可随着鱼卵排出。当大的肉食鱼类吞食小鱼或鱼卵后,裂头蚴可侵入大鱼的肌肉和组织内继续生存。当终宿主食入带裂头蚴的鱼时,裂头蚴方能在其肠内经 5~6 周发育为成虫。成虫在终宿主体内可活 5~13 年。

【致病与诊断】

由于成虫在人体小肠内寄生时一般不引起严重的病理变化,故多数感染者并无明显症状,仅间或有疲倦、乏力、四肢麻木、腹泻或便秘以及饥饿感、嗜食盐等较轻微症状,但有时虫体可扭结成团,导致肠道、胆道口阻塞,甚至出现肠穿孔等。另外,还有阔节裂头蚴在人肺部和腹膜外寄生的报道。约有

2% 的阔节裂头绦虫病病人并发绦虫性贫血，这可能是由于与造血功能有关的维生素 B_{12} 被绦虫大量吸收，或绦虫代谢产物损害了宿主的造血功能的缘故。患者除有一般恶性贫血的表现外，常出现感觉异常、运动失调、深部感觉缺失等神经紊乱现象，严重者甚至失去工作能力。一旦驱虫后贫血即很快好转。

实验诊断在于从患者粪便中检获虫卵或孕节。纤维结肠镜有助于诊断人体阔节裂头绦虫病。寄生人体的裂头绦虫种类有 15 种之多，主要有阔节裂头绦虫、太平洋裂头绦虫（*D.pacificum*）、日本海裂头绦虫（*D.nihonkaiense*）及树突裂头绦虫（*D.dendriticum*）等，由于它们的形态相似，当鉴别困难时，可行多重 PCR 等方法进行分子鉴定。

【流行与防治】

阔节裂头绦虫流行较广，主要分布在欧洲、美洲和亚洲的亚寒带及湿带地区，尤以芬兰、瑞士、立陶宛、俄罗斯北部及西伯利亚中部等地发病率最高。目前世界各地已有 1 700 多例各种裂头绦虫病例报道。中国仅在黑龙江和台湾的当地人以及北京、上海等地的外出归国人员中有十余例阔节裂头绦虫病例报道。

人感染阔节裂头绦虫是由于生食或半生食含裂头蚴的鱼肉所致。生食鱼肉的习惯各国不一。俄罗斯和芬兰食生的或少量盐腌、烟熏的鱼肉和鱼卵；南美洲、日本等地认为柠檬汁浸鱼是最好的佳肴；我国东北朝鲜族居民喜用生鱼佐酒等。近年来，寿司成了裂头绦虫病的感染来源。流行区人粪污染河、湖等水源也是本病流行的重要原因。

本病防治关键在于健康教育，改变喜食生或半生鱼肉的习惯，加强对犬、猫等动物的管理，避免人、畜粪便污染水源。驱虫方法同其他绦虫。对并发贫血者还应补充维生素 B_{12}。

（陈 艳）

第四节 | 链状带绦虫

第四节
链状带绦虫

链状带绦虫（*Taenia solium* Linnaeus，1758）也称猪肉绦虫、猪带绦虫或有钩绦虫，成虫寄生于人体肠道，引起猪带绦虫病（taeniasis suis），幼虫寄生于人体皮下、肌肉或内脏，引起囊尾蚴病（cysticercosis），俗称囊虫病。

在中国古代医籍中猪带绦虫与牛带绦虫一起被称为寸白虫或白虫。早在公元 217 年，《金匮要略》中即有关于白虫的记载，公元 610 年巢元方在《诸病源候论》中将该虫体形态描述为“长一寸而色白、形小扁”，并指出是因“炙食肉类而传染”。中国《神农本草经》中记录了三种驱白虫的草药。

【形态】

1. 成虫 乳白色、带状，长约 2~4m，前端较细，向后渐扁阔，整个虫体的节片均较薄，略透明。头节近似球形，直径 0.6~1mm，头节上除有 4 个吸盘外，顶端还具有能伸缩的顶突，顶突上有 25~50 个小钩，排列成内外两圈，内圈的钩较大，外圈的稍小（图 14-9）。

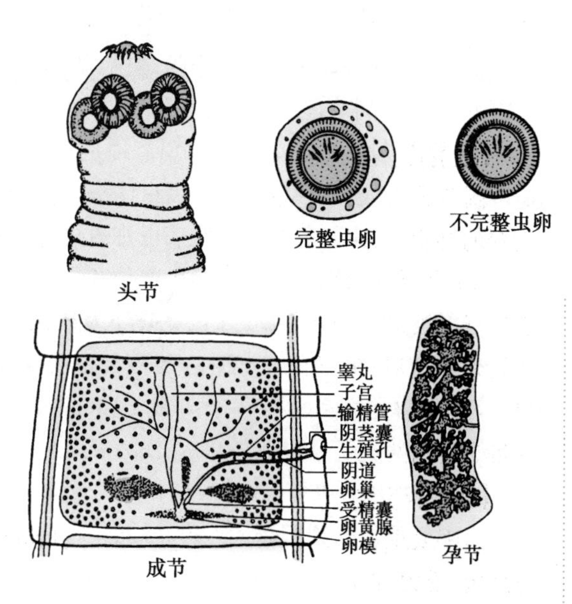

图 14-9 链状带绦虫模式图

颈部纤细，长 5~10mm，直径约为头节之半。链体由 700~1 000 个节片组成，靠近颈部及链体前段的幼节细小，外形短而宽；中段的成节较大，近方形，末端的孕节最大，为窄长的长方形。每一成节均具雌雄生殖器官各一套。睾丸约 150~200 个，散布在节片的两侧，输精管由节片中部向一侧横走，经阴茎囊开口于生殖腔；阴道在输精管的后方并与其并行，也开口于节片边缘的生殖腔。各节的生殖腔缘均略向外凸出，沿链体左右两侧不规则分布。卵巢位于节片后1/3的中央，分为三叶，除左右两叶外，在子宫与阴道之间另有一中央小叶。卵黄腺呈块状，位于卵巢之后。孕节中仅见充满虫卵的子宫向两侧发出分支，每侧约7~13支，各分支不整齐并可继续分支而呈树枝状（图14-9），每一孕节中含虫卵3万~5万个。

2. 虫卵 卵壳薄且脆，在虫卵自孕节散出后多数已脱落。光镜下这种脱掉卵壳的虫卵呈球形或近似球形，直径31~43μm。外面是较厚的胚膜，呈棕黄色，具有放射状的条纹。在电镜下可见胚膜实际上是由许多棱柱体组成。胚膜内是球形的六钩蚴，直径约14~20μm，有3对小钩（图14-9）。

3. 幼虫 即猪囊尾蚴（cysticercus cellulosae），俗称囊虫（bladder worm），为白色半透明、卵圆形的囊状体，约黄豆大小（8~10）mm×5mm，囊内充满透明的囊液。囊壁分两层，外为皮层，内为间质层，间质层有一处向囊内增厚形成米粒大小的白点，是向内翻卷收缩的头节，其形态结构和成虫头节相同。

【生活史】

人是猪带绦虫唯一的终宿主，同时也可作为其中间宿主；猪和野猪是主要的中间宿主。曾有用猪囊尾蚴实验感染白掌长臂猿和大狒狒并获得了成功的报道，提示某些灵长类动物也可成为猪带绦虫的终宿主。

成虫寄生于人的小肠上段，以头节固着于肠壁。孕节常单独或5~6节相连地从链体上脱落，随粪便排出，脱离虫体的孕节，仍具有一定的活动力，可因受挤压破裂而使虫卵散出。当虫卵或孕节被猪和野猪等中间宿主吞食后，虫卵在其小肠内经消化液作用，24~72小时后胚膜破裂，六钩蚴逸出，然后借其小钩和分泌物的作用钻入小肠壁，再经血液循环或淋巴系统到达宿主身体各处，虫体逐渐长大，中间细胞溶解形成空腔，充满液体，约经10周后，发育为囊尾蚴并成熟。囊尾蚴在猪体内寄生的部位主要是运动较多的肌肉，以股内侧肌多见，然后依次为深腰肌、肩胛肌、膈肌、心肌、舌肌等，还可以寄生于脑、眼等处。囊尾蚴在猪体内可存活很长时间，但随着寄生时间的延长，囊尾蚴会逐渐死亡并钙化。

有囊尾蚴寄生的猪肉俗称为“米猪肉”或“豆猪肉”。当人误食生的或未煮熟的含囊尾蚴的猪肉后，囊尾蚴在人小肠内受胆汁刺激而翻出头节，附着于肠壁，约经2~3个月，发育为成虫并开始排出孕节和虫卵。成虫在人体内寿命可达25年以上。当人误食虫卵或孕节后，也可在人体内发育成囊尾蚴，但不能继续发育为成虫（图14-10）。

【致病】

猪带绦虫成虫寄生在人体小肠，引起猪带绦虫病。寄生在人体小肠的成虫一般仅为1条，但在地方性流行区患者平均感染的成虫可多至2~4条，国内报道感染最多的病例为19条。猪带绦虫病的临床症状一般比较轻微。粪便中发现节片是最常见的患者就诊原因。少数患者有上腹或全腹隐痛、消化不良、腹泻、体重减轻等症状。因虫体头节固着于肠壁而致局部损伤，偶可致肠穿孔和肠梗阻。

猪带绦虫幼虫引起的囊尾蚴病也称囊虫病，对人体的危害远大于成虫，是我国重要的寄生虫病之一。其危害程度因猪囊尾蚴寄生的部位和数量不同而异。人体寄生的猪囊尾蚴可由1个至数千个不等；寄生部位很广，好发部位主要是皮下及肌肉、脑和眼，其次为心、舌、口腔，以及肝、肺、腹膜、上唇、乳房、子宫、神经鞘、骨等。寄生于不同部位的囊尾蚴，其大小和形态也有所不同。在疏松的结缔组织和脑室中的囊尾蚴多呈圆形，大小约5~8mm；在肌肉中略伸长；在脑底部的约2mm，且可具分支或葡萄样突起，称为葡萄状囊尾蚴（cysticercus racemosus）。

根据对10 328患者临床资料的分析，人体囊尾蚴病可归纳为以下几类，主要临床表现如下：

1. 皮下及肌肉囊尾蚴病 占26.29%。囊尾蚴位于皮下、黏膜下或肌肉中，形成结节。数目可由1个至数千个。以躯干和头部较多，四肢较少。结节在皮下呈圆形或椭圆形，大小约0.5~1.5cm，硬度近似软骨，手可触及，与皮下组织无粘连，无压痛。常分批出现，并可自行逐渐消失。感染轻时可无症

NOTES

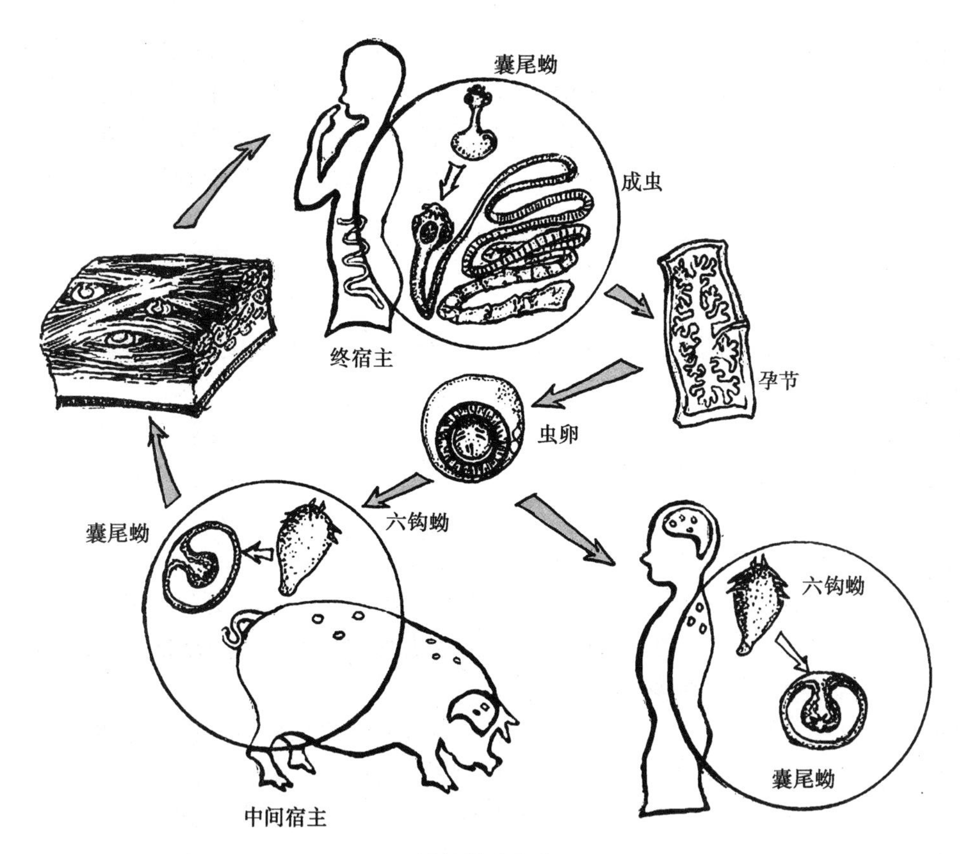

图14-10　链状带绦虫生活史示意图

状。寄生数量多时，可出现肌肉酸痛无力，发胀、麻木或呈假性肌肥大症等。

2. 脑囊尾蚴病　占65.32%。由于囊尾蚴在脑内的寄生部位、数量和发育程度不同，以及不同宿主对寄生虫的反应不同，脑囊尾蚴病的临床症状极为复杂，有的可全无症状，而有的可引起猝死，但大多数病程缓慢，发病时间以1个月至1年为最多，最长可达30年。

脑囊尾蚴病的类型比较复杂，依据寄生部位分为：皮质型、脑室型、蛛网膜下隙型或颅底型及混合型；依据寄生的数量可分为：轻、中、重度感染型；依据病理特点分为：亚临床期、活动期、蜕变死亡期、钙化期及混合期；依据临床表现分为以下七种类型：

（1）癫痫型：最常见，占53.18%。发作形式可分为大发作、小发作、精神运动性发作和局限性发作。一个病人可以有两种以上形式的发作，并可互相转化。

（2）高颅压型：占18.76%。多数患者起病急，具有进行性加重的头痛、呕吐、视力障碍、脑脊液压力增高等症状。

（3）脑炎脑膜炎型：占1.78%。患者以急性或亚急性起病，表现为头痛、呕吐、颈项强直、脑膜刺激征阳性，长期持续或反复发作。

（4）精神障碍型：占1.77%。以早期出现进行性加剧的精神错乱、幻听、幻觉、语言障碍等突出症状为特征，严重者可产生痴呆。

（5）神经衰弱型：占0.06%。患者表现有轻微头晕、失眠、多梦、记忆力减退等症状。

（6）混合型：占21.78%。可表现为癫痫合并高颅压型，患者既有癫痫发作，又合并颅内压增高；癫痫合并高颅压及精神障碍型，患者癫痫发作、高颅压及精神障碍三种症状均有之。

（7）亚临床型：占2.67%。该型又称隐性脑囊尾蚴病，患者脑内有囊尾蚴寄生，但无任何临床表现和体征。

3. 眼囊尾蚴病　占7.23%。囊尾蚴可寄生在眼的任何部位，但绝大多数在眼球深部玻璃体（49.80%）及视网膜下（41.25%）寄生。通常累及单眼，但也可双眼或与其他部位的囊尾蚴病合并发生。症状轻者表现为视力障碍,检眼镜检查眼底有时可见头节蠕动,重者可失明。眼内囊尾蚴存活时,一般患者尚能忍受。而囊尾蚴一旦死亡,虫体的分解物可产生强烈刺激,造成眼内组织变性,导致玻璃体混浊,视网膜脱离,视神经萎缩,并发白内障,继发青光眼、细菌性眼内炎等,终致眼球萎缩而失明。

4. 其他部位的囊尾蚴病 口腔囊尾蚴病,占0.59%。囊尾蚴可寄生于口腔的舌部、颊部黏膜和唇黏膜等。寄生数量较多时可引起舌体肥大,造成运动受限。心脏囊尾蚴病,占0.43%。患者可有胸闷、心慌、心律失常等表现。脊髓囊尾蚴病,临床上较少见,占0.14%。囊尾蚴在椎管内压迫脊髓而引起类似前角灰白质或侧索硬化的症状,如感觉障碍、大小便潴留、瘫痪等。

猪带绦虫病和猪囊尾蚴病,可单独发病,也可同时存在。据报道,16%~25%猪带绦虫感染者伴有囊尾蚴病,55.6%囊尾蚴病患者伴有猪带绦虫病。国外报道,在450例囊尾蚴病中,有21.6%同时伴有猪带绦虫病史。

【诊断】

1. 猪带绦虫病的诊断 询问患者有无在猪带绦虫流行区的旅居史、有无生吃或半生吃猪肉史、有无排节片史,这对诊断具重要价值。粪便检查可查获虫卵或孕节,对可疑的患者应连续数天进行粪便检查,必要时还可试验性驱虫。收集患者的全部粪便,用水淘洗检查头节和孕节可以确定虫种和明确疗效。将检获的头节或孕节夹在两张载玻片之间轻压后,观察头节上的吸盘和顶突小钩或孕节的一侧子宫分支情况及数目即可确诊。

2. 囊尾蚴病的诊断 询问患者的临床表现、有无猪带绦虫病史、有无与猪带绦虫病人接触史及有无不洁食物史等。诊断方法视寄生部位不同而异。皮下或浅表部位的囊尾蚴结节可采用手术摘除并行压片或病理组织学检查。影像学检查对囊尾蚴病的诊断十分重要,CT及MRI对脑囊尾蚴的位置、数目、炎症反应、肉芽组织增生、纤维化、钙化及病变的演化有重要意义;超声检查有助于深部组织(眼、肌肉、心脏等)囊尾蚴病的诊断;当囊尾蚴死亡后,其钙化灶可在X线下显影。检眼镜检查有助于眼囊尾蚴病的诊断。免疫学试验具有辅助诊断价值,尤其是对无明显临床体征的脑型患者更具重要参考意义。目前经实验证明有效的免疫学方法有IHA、ELISA和酶联免疫电转移印渍法(enzyme-linked immunoelectrotransfer blot techniques,ELIB)等,可检测患者血清或脑脊液中的抗体(IgG、IgG4、IgM等)或循环抗原(CAg)。

【流行】

1. 分布 猪带绦虫在全世界分布很广,但感染率不高,主要流行于亚洲、非洲、中南美洲以及欧洲的许多国家。在中国,猪带绦虫分布广泛,散发病例见于全国27个省、自治区、直辖市,呈现流行的地区主要见于黑龙江、吉林、山东、河北、河南、云南及广西等地。一般农村病人多于城市。据第二次全国人体重要寄生虫病现状调查(2005年)显示,全国31个省、自治区及直辖市,人群中囊尾蚴病血清阳性率为0.58%(标准化阳性率为0.55%),除北京、天津、江苏、浙江、重庆和湖南等6省、直辖市未发现阳性者外,其余25省、自治区、直辖市均有阳性者。据此推算全国的囊尾蚴病人约为100万人。人群血清阳性率高于全国平均标化阳性率的省(自治区)为山西、福建、西藏、宁夏、青海、湖北和广西等。

估计全世界约有2 500万人感染猪带绦虫,不少于2 000万人感染猪囊虫,每年因脑囊虫感染而死亡的人在5万人以上。不仅如此,猪囊虫还给各国养猪业带来巨大的经济损失。

2014年,联合国粮食及农业组织和世界卫生组织根据全球的分布、疾病数、发病率及对经济的影响,将猪带绦虫病列为十大食源性寄生虫病之首。

2. 感染方式和特点 人体猪带绦虫病是因为误食囊尾蚴引起,而囊尾蚴病的原因则是食入了该虫的虫卵。人体感染囊尾蚴病的方式有三种。

(1)自体内感染:即患者体内已经有成虫感染,当遇到反胃、呕吐时,肠道的逆蠕动可将孕节反推入胃中引起自身感染。

(2)自体外感染:患者误食自己排出的虫卵而引起再感染。

(3)异体感染:误食他人排出的虫卵引起。

感染者中以青壮年和男性为主。根据对 1 978 例囊尾蚴病患者资料分析，青壮年占 83.8%，男性占 75.29%，女性占 24.71%。猪囊尾蚴病的流行多与猪带绦虫病分布一致，调查发现凡是猪带绦虫病发病率高的地方，猪体的囊尾蚴和人体囊尾蚴感染率亦高，三者呈平行消长趋势。

3. 流行因素　主要有两方面，即生猪饲养方法不当和居民不良的饮食及卫生习惯。我国有些地区养猪不用猪圈而习惯散养，或是厕所建造简陋，猪能自由出入和吞食人粪便；有些地区居民不习惯使用厕所，随地大便或将人厕与畜圈相连（连茅圈），都造成了猪容易受感染。在流行严重的地区，当地居民常有喜食生的或未煮熟猪肉的习惯，这对本病的传播起着决定性的作用。如云南省少数民族地区的“生皮”“剁生”“噢嚅”，均系用生猪肉制作。另外，西南各地群众喜爱的“生片火锅”，云南的“过桥米线”，福建的“沙茶面”等，都是将生肉片在热汤中稍烫后，蘸佐料或拌米粉或面条食用。其他地区的散在病例则往往是偶然吃到含有活囊尾蚴的猪肉包子或饺子，或食用未经蒸煮的带囊尾蚴的熏肉或腌肉，或用切过生肉的刀、砧板再切熟食而致人感染。

【防治】

除了加强卫生教育外，要抓好“驱、管、检”的综合防治措施。

1. 驱虫治疗病人　在普查的基础上及时为患者驱虫治疗。由于本虫寄生在肠道常可导致囊尾蚴病，故更须尽早并彻底驱虫治疗。

槟榔南瓜子法有良好的驱虫效果，其疗效高，不良反应小。用南瓜子、槟榔各 60~80g，清晨空腹时先服南瓜子，1 小时后服槟榔煎剂，半小时后再服 20~30g 硫酸镁导泻。多数患者在 5~6 小时内即可排出完整的虫体，若只有部分虫体排出时，可用温水坐浴，让虫体慢慢排出，切勿用力拉扯，以免虫体前段和头节段留在消化道内。使用过的水应进行适当的处理以免虫卵扩散。服药后应留取 24 小时粪便，仔细淘洗检查有无头节。如未得头节，应加强随访，若 3~4 个月内未再发现节片和虫卵则可视为治愈。此外，米帕林、吡喹酮、甲苯咪唑（甲苯达唑）、阿苯达唑等都有很好驱虫效果。

治疗囊尾蚴病常用的疗法是以手术摘除虫体，特别对眼囊尾蚴病是较好的方法，若待虫体死亡引起剧烈的炎症反应，则最后不得不摘除整个眼球。近年证明吡喹酮、阿苯达唑和甲氧达唑可使囊尾蚴变性和死亡，特别是前者具有疗效高、药量小、给药方便等优点，对皮下及肌肉囊尾蚴病疗效显著。脑囊尾蚴病治疗期间可出现脑水肿、颅压增高及过敏反应等表现，因此需住院治疗观察疗效。

2. 管好厕所、猪圈　教育群众管好厕所、猪实行圈养，防止人畜互相感染。

3. 加强肉类检查　搞好城乡肉品的卫生检查，在供应市场前，猪肉类必须经过严格的检查和处理，尤其要加强农贸市场上个体商贩出售的肉类检验。猪肉在 -13~-12℃环境中冷藏 12 小时，其中囊尾蚴可全部被杀死。

4. 加强卫生健康教育　大力宣传本病的危害性，注意个人卫生和饮食卫生，不吃生肉或半生肉，饭前便后要洗手。切生猪肉和熟食的刀、砧板要分开。

（陈　艳）

第五节　肥胖带绦虫

14第05节

第五节
肥胖带绦虫

肥胖带绦虫（*Taenia saginata* Goeze，1782）曾被称为肥胖带吻绦虫（*Taeniarhynchus saginatum*），俗称牛带绦虫、牛肉绦虫或无钩绦虫等，在中国古籍中也被称作白虫或寸白虫。它与猪带绦虫同属于带科、带属。两者的形态和发育过程相似。

【形态】

成虫外观与猪带绦虫较相似，但在虫体大小和结构上存在差异，主要区别点见表 14-2 及图 14-11。两种带绦虫卵的形态在光镜下难以区别[文末彩图 2（7）]。

表14-2 猪带绦虫与牛带绦虫形态的区别

区别点	猪带绦虫	牛带绦虫
虫体长	2~4m	4~12m
节片	700~1 000 节、较薄、略透明	1 000~2 000 节、较厚、不透明
头节	球形、直径约 1mm，具有顶突和 2 圈小钩，小钩约 25~50 个	略呈方形、直径 1.5~2.0mm，无顶突及小钩
成节	卵巢分为 3 叶，即左右两叶和中央小叶	卵巢只分 2 叶，子宫前端常可见短小的分支
孕节	子宫分支不整齐、每侧约为 7~13 支	子宫分支较整齐、每侧约 14~32 支，支端多有分叉
囊尾蚴	头节具顶突和小钩，可寄生人体致囊尾蚴病	头节无顶突及小钩，不寄生人体

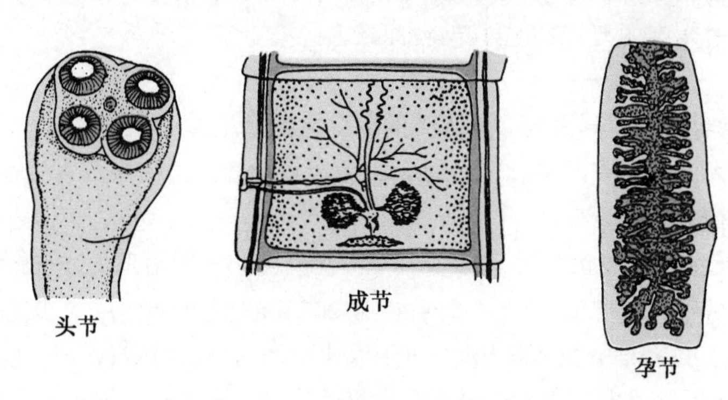

图14-11 肥胖带绦虫模式图

【生活史】

人是牛带绦虫唯一的终宿主。成虫寄生在人体的小肠上段，头节常固着在十二指肠空肠曲下 40~50cm 处，孕节多逐节脱离链体，随宿主粪便排出。通常每天排出 6~12 节，最多达 40 节。每一孕节含虫卵 8 万~10 万个，其中 40% 需在外界发育 2 周才成熟，另有 10% 为未受精卵。从链体脱落下的孕节仍具有显著的活动力，有的可自动地从肛门逸出。当孕节沿地面蠕动时虫卵从子宫前端排出或因孕节的破裂而散出。当中间宿主牛吞食到虫卵或孕节后，虫卵内的六钩蚴即在其小肠内孵出，然后钻入肠壁，随血液循环到周身各处，以运动较多的股、肩、心、舌和颈部等肌肉处为多。六钩蚴经 60~70 天发育为牛囊尾蚴（cysticercus bovis）（图 14-12）。除了牛之外，羊、美洲驼、长颈鹿、羚羊等也

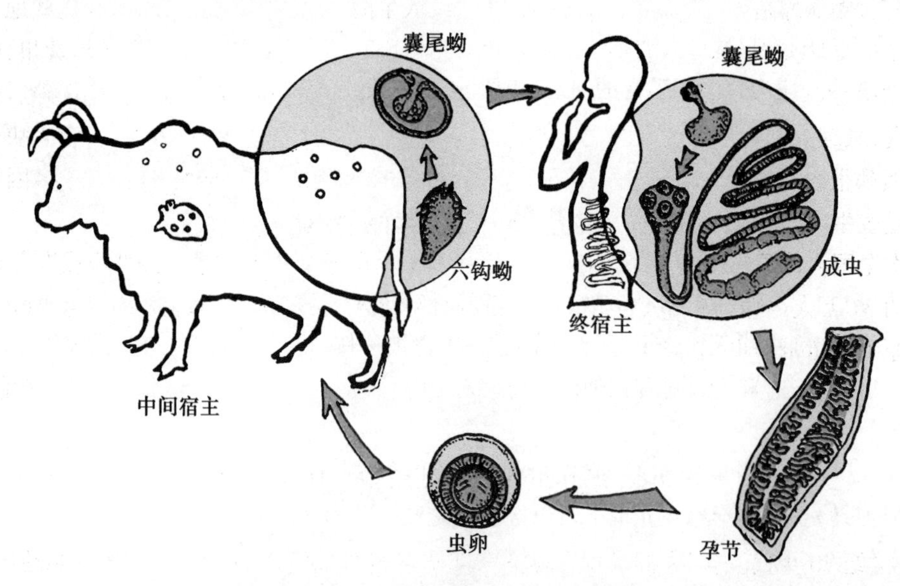

图14-12 肥胖带绦虫生活史示意图

可被牛囊尾蚴寄生。人若吃到生的或未煮熟的含有牛囊尾蚴的牛肉，经肠消化液的作用，囊尾蚴的头节即可翻出并吸附于肠壁，经 8~10 周发育为成虫。成虫寿命可达 20~30 年，甚至更长。

【致病】

成虫寄生于人体小肠引起牛带绦虫病。寄生的虫数多为 1 条，但在某些流行区，如贵州的从江县，患者平均感染成虫 2~8 条，最多的竟达 31 条。患者多无明显症状，或仅有腹部不适、饥饿痛、消化不良、腹泻或体重减轻等症状。由于孕节活动力较强，常自动从肛门逸出，多数患者都能自己发现排出的节片，并常觉肛门瘙痒。脱落的孕节在回盲瓣处移动受阻时，因蠕动加强可引起回盲部剧痛。偶可导致阑尾炎、肠腔阻塞、肠穿孔等并发症。偶有节片在其他部位（如子宫腔、耳咽管等）的异位寄生报道。

在牛带绦虫病患者指甲缝中常能发现绦虫卵，故误食虫卵的机会必然不少，但人体几乎没有牛囊尾蚴寄生，表明人对牛带绦虫的六钩蚴具有天然免疫力。

【诊断】

由于牛带绦虫孕节活动力强并且常自动逸出肛门，很易引起患者注意，故询问病史对发现牛带绦虫病十分重要。病人常自带排出的孕节前来就诊。观察孕节的方法与猪带绦虫相同，根据子宫分支的数目和特征可将两者区别。若节片已干硬，可用生理盐水浸软，或以乳酸酚浸泡透明后再观察。通过粪检可查到虫卵或孕节，但采用肛门拭子法查到虫卵的机会更多。还可采用粪便淘洗法寻找孕节和头节，以判定虫种和疗效。

【流行与防治】

牛带绦虫病呈世界性分布，在多食牛肉，尤其是有喜食生或半生牛肉的地区和民族中流行广泛，其他地区则仅有个别或偶然的感染。欧美国家尽管卫生检疫比较严格，但也仅有 80% 的肉品能保障安全，人感染的机会不能完全排除。此外，输入性病例也值得关注。中国 20 多个省、自治区、直辖市存在散发的牛带绦虫病例。在若干少数民族地区，如新疆、内蒙古、西藏、云南、宁夏，四川的藏族地区，广西的苗族地区，贵州的苗族、侗族地区，以及中国台湾的雅美族和泰雅族地区均有地方性的流行。居民的感染率可达 26%，个别地区甚至可高达 70%。患者多为青壮年人，男性稍多于女性。

造成牛带绦虫病地方性流行的主要因素为：病人和带虫者粪便污染牧草和水源及居民食用牛肉的方法不当。在上述少数民族流行区里牛的放牧很普遍，而当地农牧民常在牧场及野外排便，致使人粪便污染牧场、水源和地面。牛带绦虫卵在外界可存活 8 周或更久，因此牛很容易因吃到被虫卵或孕节污染的牧草而受感染。在广西和贵州的一些地区，苗族、侗族群众的居住习惯常常是人畜共居一楼，人住楼上，楼下即是牛圈，人粪便可直接从楼上排入牛圈内，使牛受染机会增多。这些地方牛的囊尾蚴感染率可高达 40%。许多地区的少数民族都有喜食生的或半生牛肉的习惯。如贵州、广西和湖南的苗族、侗族人喜吃"红肉""腌肉"，云南的傣族人喜吃"剁生"等，都是将生牛肉切碎后稍加各种佐料即生食；藏族人则喜欢将生牛肉挂于屋檐下稍稍风干即生食，或直接在篝火上烤食大块牛肉。这些食肉习惯都很容易造成人群的感染。在非流行地区的群众虽然并无吃生肉的习惯，多因牛肉未煮熟或用切过生牛肉的刀、砧板再切凉菜时沾染了囊尾蚴而引起感染。

第三次全国人体重点寄生虫病现状调查（2015 年）显示，全国人群中带绦虫平均感染率为 0.06%，估计病例约 37 万人。感染率排在前 3 位的省是西藏（9.83%）、四川（0.18%）、云南（0.12%）。

防治原则同猪带绦虫。

（陈 艳）

第六节 | 亚洲带绦虫

第六节
亚洲带绦虫

自 20 世纪 70 年代以来，人们发现在亚洲东部及东南部、太平洋西岸的一些国家和地区，人们较少吃牛肉，甚至根本不吃牛肉，而是喜欢吃生的或半生的猪、野猪或松鼠等其他野生动物的肉和内脏，

NOTES

当地人感染的带绦虫却非常像是牛带绦虫而不是猪带绦虫。经过中国学者范秉真等自1988年以来对我国台湾十余个县的调查和研究，提出这实际上是一种外形极似牛带绦虫的新的虫种。以后在广西、贵州和云南也发现了这种新的绦虫种类。近十年来，经许多学者不断从流行病学、动物和人体感染实验以及分子遗传学等方面的深入研究，认为这一流行于亚太地区的物种为一新种，定名为亚洲带绦虫（*Taenia asiatica*）。

【形态与生活史】

亚洲带绦虫的成虫与牛带绦虫在形态上非常相似，头节上均无顶突和小钩，虫体外形以及成熟节片的睾丸数目、分布以及孕节子宫的分支数目等都很相似，唯亚洲带绦虫虫体稍短、节片数略少一些。二者的区别主要在于囊尾蚴阶段，即亚洲带绦虫囊尾蚴体积较小，头节上具有两圈发育不良的小钩；而牛带绦虫的囊尾蚴较大，头节上没有小钩（表14-3）。

表14-3 亚洲带绦虫与牛带绦虫形态的区别

区别点	亚洲带绦虫	牛带绦虫
成虫		
虫体长	4~8m	4~12m
节片数	260~1 016节	1 000~2 000节
孕节子宫每侧分支数	11~32支	14~32支
囊尾蚴		
头节大小	580~1 850μm	590~3 410μm
头节小钩	有2圈发育不良的小钩	无

亚洲带绦虫的生活史与牛带绦虫也很相似，不同之处表现在其中间宿主、囊尾蚴的寄生部位以及人的感染方式等方面。亚洲带绦虫成虫寄生于人的小肠，人是唯一的终宿主。中间宿主是家猪、野猪、牛、羊以及一些野生动物，囊尾蚴主要分布在中间宿主的肝脏，特别在肝实质较多见，囊尾蚴的发育成熟时间约4周，人因食入含活囊尾蚴的内脏而感染；而牛带绦虫的中间宿主是牛或牛科动物，囊尾蚴主要分布在中间宿主的全身肌肉组织，很少到内脏，囊尾蚴的发育成熟时间约需10~12周，人因生食牛肉而受感染。

【致病】

亚洲带绦虫的致病机制与牛带绦虫相似。患者的临床表现有排节片史、肛门瘙痒，并伴有消化道和神经方面的症状，如恶心、呕吐、腹痛、头晕、头痛，有的食欲亢进或食欲减退。多数患者的排节片史为1~3年，最长的可达30年。尚未见亚洲带绦虫引起囊尾蚴病的报道。

【实验诊断】

询问患者有无吃生的或不熟的猪或野生动物内脏的习惯以及排节片史。病原学检查仅检获虫卵而无法确定感染的虫种，要通过患者排出的孕节或试验性驱虫后获得的虫体来确定虫种。近年来可采用分子生物学方法对虫体节片进行基因分析鉴别区分亚洲带绦虫与牛带绦虫。

【流行与防治】

亚洲带绦虫主要流行于亚太地区。范秉真等在我国台湾首先发现并命名本虫，韩国、日本、菲律宾、印度尼西亚、泰国、缅甸、越南等国也不断有发现该虫种和病例的报道。自1999年报道云南省兰坪县发现本虫以来，近年经调查证实贵州省都匀市、云南省大理市和兰坪县、广西壮族自治区融水县及宾阳县、四川省雅江县等少数民族聚居地区也有地方性流行。不同地区的人群感染率为0.12%~21%，感染者中男性多于女性，以青壮年居多。此外，本病的感染还表现出一定的家庭聚集趋势。

影响亚洲带绦虫传播与流行的主要因素与当地有传染源存在以及当地居民喜生食家畜内脏的饮

食习惯有关。在流行区,病人和带虫者的粪便污染外界环境,从而易造成放养的家猪或野生动物的感染,调查发现一些流行区家猪囊尾蚴感染率为1.01%~22.4%。此外,某些少数民族群众喜食生的或未熟的猪肝或野猪的内脏,如中国台湾土著居民有喜食生猪肝的习惯。贵州省布依族少数民族居民喜食生的或不熟的猪肝、猪脑等,如将猪肝切成块放入开水中片刻即蘸香料食用,俗称“梭火锅”。这些不良的饮食习惯均造成亚洲带绦虫病的地方性流行。

防治原则同猪带绦虫。

(陈　艳)

第七节 | 微小膜壳绦虫

第七节
微小膜壳绦虫

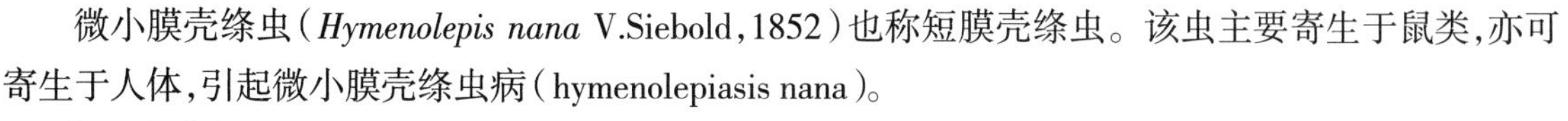

微小膜壳绦虫(*Hymenolepis nana* V.Siebold,1852)也称短膜壳绦虫。该虫主要寄生于鼠类,亦可寄生于人体,引起微小膜壳绦虫病(hymenolepiasis nana)。

【形态】

1. 成虫　为小型绦虫,体长5~80mm(平均20mm),宽0.5~1mm。头节呈球形,直径0.13~0.4mm,具有4个吸盘和1个短而圆、可自由伸缩的顶突。顶突上有20~30个小钩,排成一圈。颈部较长而纤细。链体由100~200个节片组成,最多时可达近千个节片。所有节片均宽大于长并由前向后逐渐增大,孕节达(0.15~0.30)mm×(0.8~1.0)mm,各节片生殖孔均位于虫体同侧。成节有3个较大的圆球形睾丸,横列在节片中部,贮精囊较发达。卵巢呈分叶状,位于节片中央。卵黄腺椭圆形,在卵巢后方的腹面。子宫呈袋状,其中充满虫卵并占据整个节片(图14-13)。

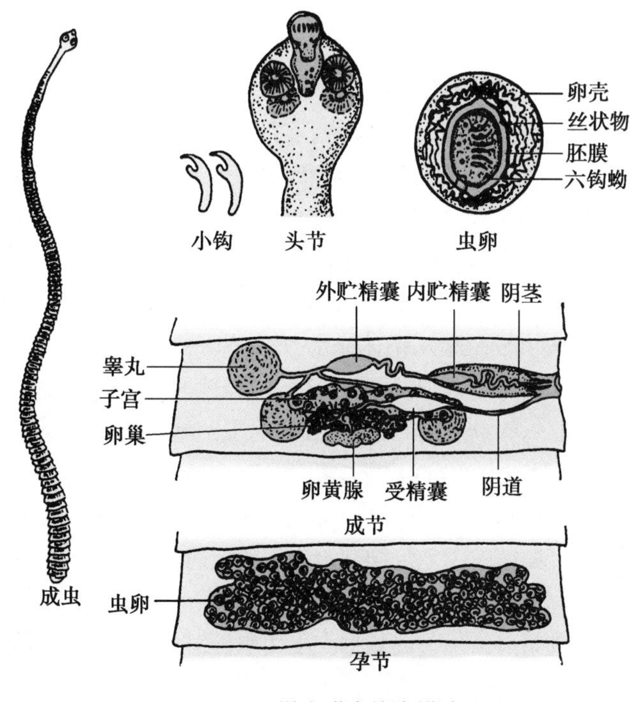

图14-13　微小膜壳绦虫模式图

2. 虫卵　圆球形或近圆球形,大小为(48~60)μm×(36~48)μm,无色透明。卵壳很薄,其内有透明胚膜,胚膜两端略凸起并由该处各发出4~8根丝状物,弯曲地延伸在卵壳和胚膜之间,胚膜内含有一个六钩蚴(图14-13)。

【生活史】

微小膜壳绦虫的生活史既可以不经过中间宿主,也可以经过中间宿主而完成(图14-14)。

1. 直接感染和发育　成虫寄生在鼠类或人的小肠里,脱落的孕节或虫卵随宿主粪便排出体外,若被另一宿主吞食,则虫卵在其小肠内孵出六钩蚴,然后钻入肠绒毛,约经4天发育为似囊尾蚴(cysticercoid),6天后似囊尾蚴又破肠绒毛回到肠腔,以头节吸盘固着在肠壁上,逐渐发育为成虫。从虫卵被吞食到发育至成虫产卵共需2~4周。成虫寿命仅数周。此外,当孕节在所寄生的宿主肠道中被消化而释放出虫卵后,亦可孵出六钩蚴,然后钻入肠绒毛发育成似囊尾蚴,再回到肠腔发育为成虫,即在同一宿主肠道内完成其整个生活史,并且可在该宿主肠道内不断繁殖,造成自体重复感染。我国曾有一患者连续三次驱虫共排出完整成虫37 982条,这显然是自体重复感染所致。

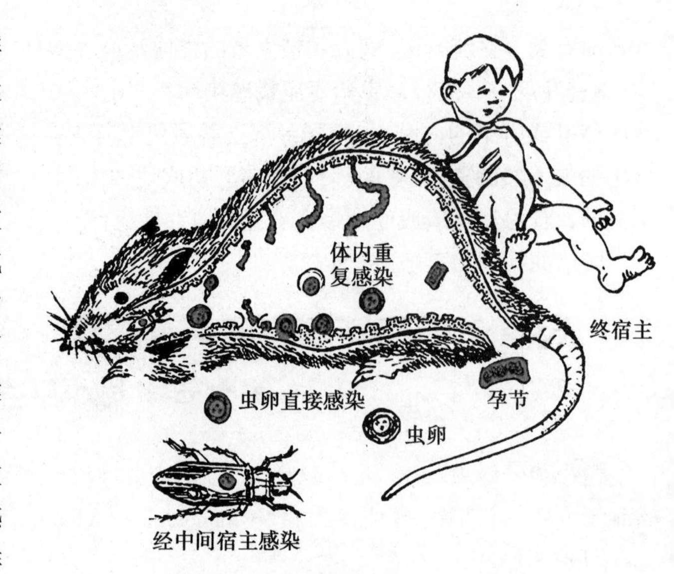

图14-14 微小膜壳绦虫生活史示意图

2. 经中间宿主发育 实验证明印鼠客蚤、犬蚤、猫蚤和致痒蚤等多种蚤类及其幼虫、面粉甲虫(*Tenebrio sp.*)和拟谷盗(*Tribolium sp.*)等可作为微小膜壳绦虫的中间宿主。当这些昆虫吞食该绦虫卵后,卵内的六钩蚴可在昆虫血腔内发育为似囊尾蚴,鼠和人因误食含似囊尾蚴的中间宿主昆虫而感染(图14-14)。成虫除寄生于鼠和人体外,还可感染其他啮齿动物如旱獭、松鼠等。另外,曾有报道在犬粪便中发现过微小膜壳绦虫卵。

【致病】

该虫的致病作用主要是由于成虫头节上的小钩和体表微毛对宿主肠壁的机械损伤以及虫体的毒性分泌物所致。在虫体附着部位,肠黏膜发生坏死,有的可形成深达肌层的溃疡,并有淋巴细胞和中性粒细胞浸润。人体感染数量少时,一般无明显症状;感染严重者特别是儿童,可出现胃肠和神经症状,如恶心、呕吐、食欲减退、腹痛腹泻,以及头痛、头晕、烦躁和失眠甚至惊厥等。有的患者还可出现皮肤瘙痒和荨麻疹等过敏症状。但也有个别患者感染很重却无任何临床表现。

实验证明,鼠类感染微小膜壳绦虫后,能对再感染产生一定程度的免疫力,主要表现为成虫产卵量减少,产卵期缩短,并促使成虫较早地从鼠体排出,从而降低了再感染的程度。人体感染这种绦虫后,可出现嗜酸性粒细胞增多,血黏度增加,同时也产生特异性的IgM和IgG等。研究证明,这些免疫球蛋白能损伤和破坏新入侵的六钩蚴。同时,体内致敏的T细胞对虫体的生长也有显著的抑制作用。故宿主的免疫状态对该虫的感染和发育过程影响很大。近年来发现,由于使用类固醇激素治疗造成的免疫抑制,可引起内脏中似囊尾蚴的异常增生和播散,而大多数重度感染者又都曾有过使用免疫抑制剂的病史,所以,该虫感染者如需应用免疫抑制治疗其他疾病,应先驱除体内的微小膜壳绦虫。

【实验诊断】

从患者粪便中查到虫卵或孕节为确诊的依据。采用水洗沉淀法或浮聚浓集法均可增加检出虫卵的机会。

【流行】

微小膜壳绦虫呈世界性分布,在温带和热带地区较多见,感染率为0.3%~50%。国内分布也很广泛,估计全国感染人数为51万人。分布于我国17个省、自治区、直辖市。人群平均感染率为0.045%,以新疆地区的感染率最高,其中乌鲁木齐、伊宁和喀什三市的感染率分别为8.7%、11.38%和6.14%。各年龄组人群都有感染,其中10岁以下儿童感染率较高。

由于微小膜壳绦虫生活史可以不需中间宿主,由虫卵直接感染人体,故该虫的流行主要与个人卫生习惯有关。虫卵自孕节散出后便具有感染性,在粪、尿中能存活较长时间,如在抽水马桶内可存

NOTES

活 8.5 小时，但虫卵对外界的干燥抵抗力较弱，在外环境中不久即丧失感染性。所以，虫卵主要通过手-口的方式进入人体，特别在儿童聚集的场所更易互相传播。偶然误食到带有似囊尾蚴的昆虫是感染的另一原因。另外，由于自体重复感染可造成虫体顽固性寄生，在流行病学上具有一定的意义。

曾经有学者认为鼠体的微小膜壳绦虫与人体的微小膜壳绦虫虽在形态上极为相似，但不易相互传染，二者是不同的亚种或不同的生理系。但也有人将人体的微小膜壳绦虫经过多代小鼠感染后，逐渐变成了对小鼠易感的虫种，说明人类和鼠类的微小膜壳绦虫是可以相互转变的。因此推测鼠类可能在本病的流行上起着贮存和传播病原体的作用。

【防治原则】

彻底治疗患者，以防止传播和自身感染；加强健康教育，养成良好的个人卫生习惯，饭前便后洗手；注意环境卫生，消灭鼠类、蚤类；注意营养，提高个体抵抗力是预防本病的重要措施。驱虫治疗可用吡喹酮 15~25mg，一次顿服，治愈率达 90%~98%；亦可使用阿苯达唑、吡喹酮、硝唑尼特等。

（陈　艳）

第八节　缩小膜壳绦虫

第八节
缩小膜壳绦虫

缩小膜壳绦虫（*Hymenolepis diminuta* Rudolphi，1819）又称长膜壳绦虫。是鼠类常见的寄生虫，偶然寄生于人体，引起缩小膜壳绦虫病（hymenolepiasis diminuta）。

【形态】

与微小膜壳绦虫基本相同，但虫体较大一些（图 14-15）。两者区别点见表 14-4。

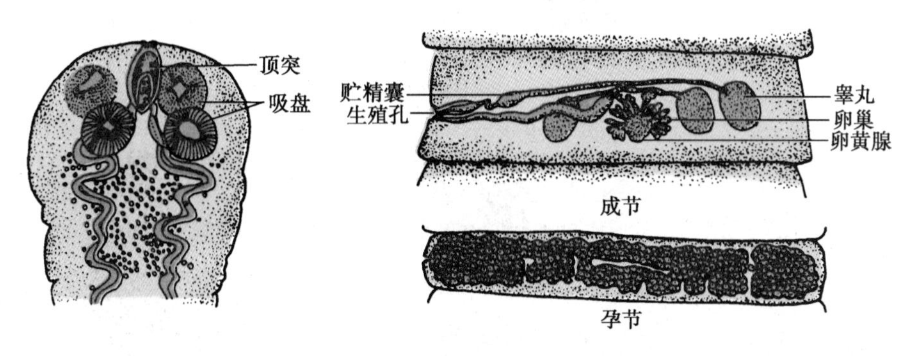

图 14-15　缩小膜壳绦虫模式图

表 14-4　两种膜壳绦虫形态的区别

区别点	微小膜壳绦虫	缩小膜壳绦虫
虫体	小型绦虫，长 5~80mm	中型绦虫，长 200~600mm
节片数	100~200 节	800~1 000 节
头节顶突	发育良好，可自由伸缩，上有小钩上 20~30 个	发育不良，藏在头顶凹中不易伸出，无小钩
孕节	子宫袋状	子宫袋状，但四周向内凹陷呈瓣状
虫卵	较小，圆形或近圆形，(40~60)μm×(36~48)μm，无色透明，卵壳较薄，胚膜两端有 4~8 根丝状物	稍大，多为长圆形，(60~79)μm×(72~86)μm，黄褐色，卵壳较厚，胚膜两端无丝状物，但卵壳与胚膜间有透明的胶状物

【生活史】

与微小膜壳绦虫的生活史相似，但发育过程必须经过中间宿主。中间宿主包括蚤类、甲虫、蟑螂、倍足类和鳞翅目等 20 余种昆虫，以大黄粉虫（*Tenebrio molitor*）、谷蛾（*Tinea granella*）、具带病蚤（*Nosopsyllus fasciatus*）和印鼠客蚤（*Xenopsylla cheopis*）多见。成虫寄生在终宿主小肠中，脱落的孕节和虫卵随粪便排出体外。虫卵被中间宿主吞食后，在其肠中孵出六钩蚴，然后穿过肠壁至血腔内经7~10天发育成似囊尾蚴，鼠类或人吞食了带有似囊尾蚴的昆虫后，似囊尾蚴在肠腔内经12~13天发育为成虫（图14-16）。

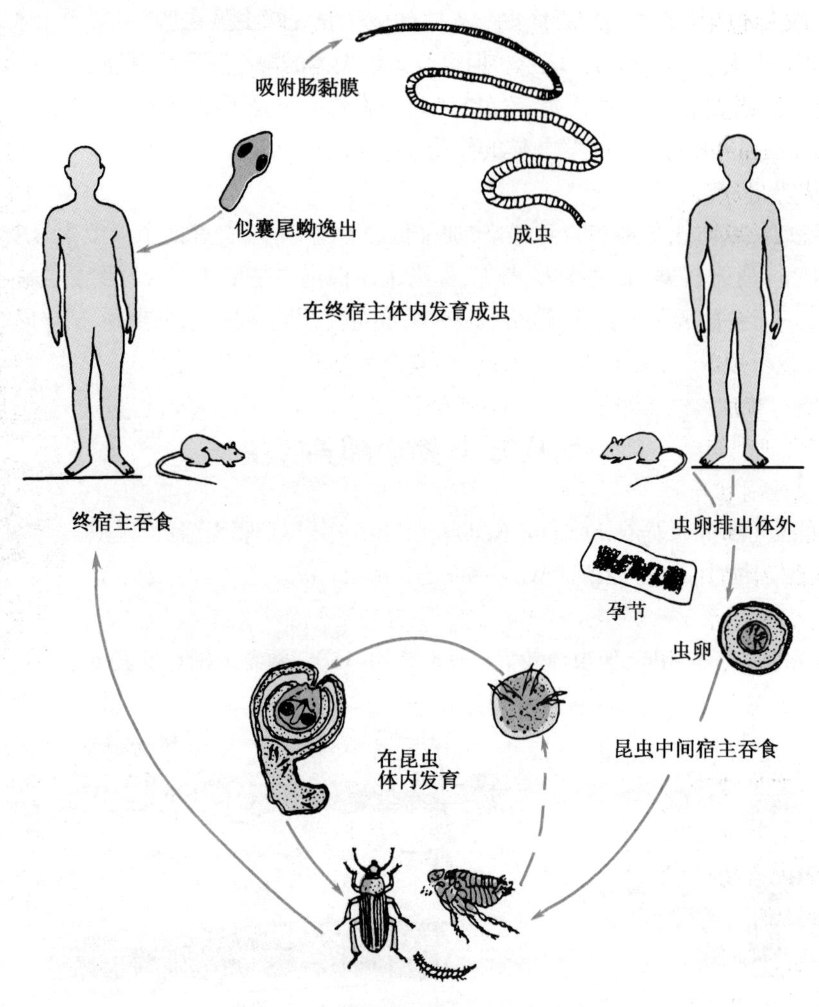

图14-16 缩小膜壳绦虫生活史示意图

【致病与诊断】

感染者一般无明显的临床症状，或仅有轻微的神经和消化系统症状，如头痛、失眠、磨牙、恶心、腹胀和腹痛等。严重者可出眩晕、精神呆滞或恶病质。诊断方法同微小膜壳绦虫。

【流行与防治】

缩小膜壳绦虫在鼠类极为普遍，但人体感染比较少见，国内人体病例报道仅200余例，估计全国感染人数为15万人，分布于我国的25个省、自治区、直辖市，其中以西藏（0.116%）的感染率最高，其次为海南（0.088%）、湖北（0.030%）、广西（0.029%）等省市。多数为散发的儿童病例。患者无自体内重复感染情况。故寄生的虫数一般较少，最多的曾驱出过40条成虫。也有家庭聚集性感染的报道。

人体感染主要是因误食了含有似囊尾蚴的昆虫。缩小膜壳绦虫的中间宿主种类较多、分布广泛，特别是它的最为适宜中间宿主大黄粉虫和谷蛾等都是常见的粮食害虫，储存粮食的仓库有时会有多种家鼠栖息活动，这样也易造成鼠类的感染。人主要是误食了混杂在粮食中的中间宿主昆虫而被感染，儿童因不良卫生习惯则更易误食昆虫，故感染率较高。

积极消灭保虫宿主鼠类和中间宿主仓库害虫是预防本病的有效措施，并要注意个人卫生和饮食卫生，治疗药物同微小膜壳绦虫。

（陈 艳）

第九节 | 细粒棘球绦虫

第九节
细粒棘球绦虫

细粒棘球绦虫（*Echinococcus granulosus* Batsch，1786）属圆叶目、带科、棘球属，又称包生绦虫。成虫寄生于犬科食肉动物的小肠，幼虫（棘球蚴）寄生于人和多种食草类家畜及其他动物的肝、肺、脑等组织中，引起一种严重的人兽共患病，称棘球蚴病（echinococcosis，hydatid disease，hydatidosis），俗称囊型包虫病。棘球蚴病分布地域广泛，严重危害人类健康和畜牧业生产，现已成为全球性重要的公共卫生问题。在我国，该病仍为重点防治的寄生虫病之一。

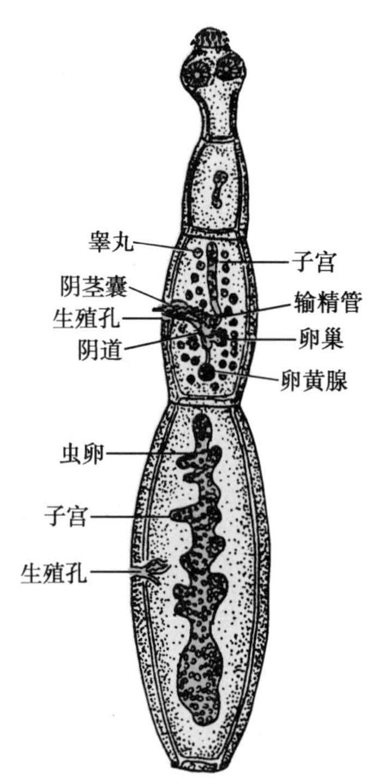

图 14-17 细粒棘球绦虫成虫模式图

【形态】

1. 成虫 是绦虫中最小的虫种之一，体长 2~7mm，平均 3.60mm。除头节和颈部外，整个链体只有幼节、成节和孕节各一节，偶或多一节，所有节片均长大于宽。头节略呈梨形，具有顶突和 4 个吸盘。顶突富含肌肉组织，伸缩力很强，其上有两圈大小相间的小钩共 28~48 个，呈放射状排列。顶突顶端有一群梭形细胞组成的顶突腺（rostellar gland），其分泌物可能具有较强的抗原性。成节的结构与带绦虫略相似，生殖孔位于节片一侧的中部偏后。睾丸 45~65 个，均匀地散布在生殖孔水平线前后方。孕节的生殖孔更靠后，子宫具不规则的分支和侧囊，含虫卵 200~800 个（图 14-17）。

2. 虫卵 形态上与猪带或牛带绦虫卵基本相同，在光镜下难以区别。

3. 幼虫 即棘球蚴，为圆形囊状体。随寄生时间长短、寄生部位和宿主不同，直径从不足 1cm 至数十厘米不等。棘球蚴为单房性囊，由囊壁和囊内含物（生发囊、原头蚴、囊液等）组成，有的还有子囊和孙囊（图 14-18）。囊壁外有宿主的纤维组织包绕。

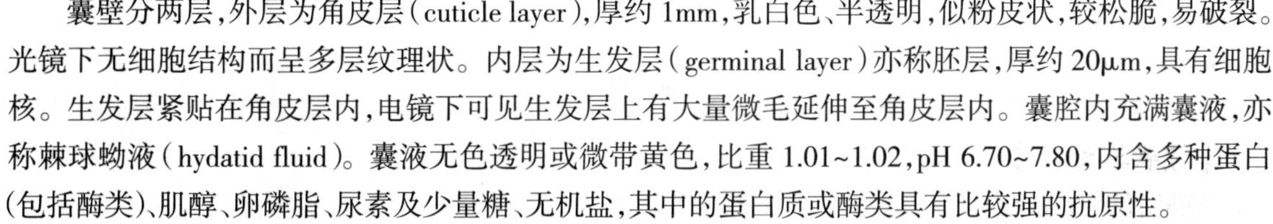
囊壁分两层，外层为角皮层（cuticle layer），厚约 1mm，乳白色、半透明，似粉皮状，较松脆，易破裂。光镜下无细胞结构而呈多层纹理状。内层为生发层（germinal layer）亦称胚层，厚约 20μm，具有细胞核。生发层紧贴在角皮层内，电镜下可见生发层上有大量微毛延伸至角皮层内。囊腔内充满囊液，亦称棘球蚴液（hydatid fluid）。囊液无色透明或微带黄色，比重 1.01~1.02，pH 6.70~7.80，内含多种蛋白（包括酶类）、肌醇、卵磷脂、尿素及少量糖、无机盐，其中的蛋白质或酶类具有比较强的抗原性。

生发层（胚层）向囊内长出许多原头蚴（protoscolex），也称原头节。原头蚴椭圆形或圆形，大小为 170μm×122μm，为向内翻卷收缩的头节，其顶突和吸盘内陷，保护着数十个小钩。此外，还可见石灰小体等。原头蚴与成虫头节的区别在于其体积小和缺少顶突腺（图 14-19）。

生发囊（brood capsule）也称为育囊，是具有一层生发层的小囊，直径约 1mm，由生发层的有核细胞发育而来。据观察最初由生发层向囊内芽生成群的细胞，这些细胞空腔化后，形成小囊并长出小蒂与胚层连接。小囊壁向内长出数量不等的原头蚴，多者可达 30~40 个（图 14-20）。

子囊（daughter cyst）可由母囊（棘状蚴囊）的生发层直接长出，也可由原头蚴或生发囊进一步发育而成。子囊结构与母囊相似，其囊壁具有角皮层和生发层，囊内也可生长原头蚴、生发囊以及与子囊结构相似的小囊，称为孙囊（granddaughter cyst）。有的母囊无原头蚴、生发囊等，称为不育囊（infertile cyst）。原头蚴、生发囊和子囊可从胚层上脱落，悬浮在囊液中，称为棘球蚴砂（hydatid sand）或囊砂。

【生活史】

细粒棘球绦虫的终宿主是犬、狼和豺等食肉动物；中间宿主是羊、牛、骆驼、猪和鹿等偶蹄类，偶可感染马、袋鼠、某些啮齿类、灵长类和人。成虫寄生在终宿主小肠上段，以顶突上的小钩和吸盘固着

NOTES

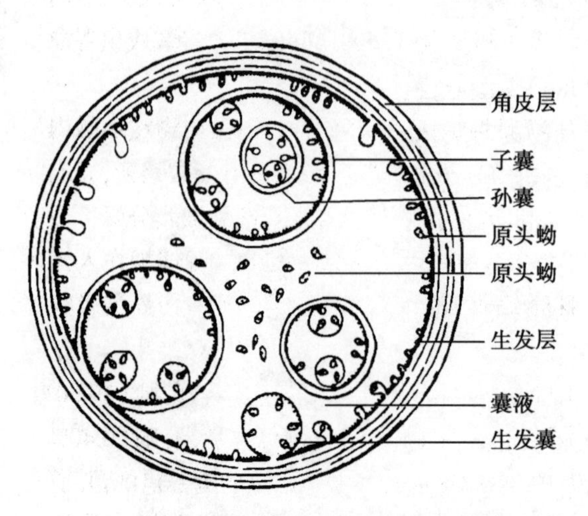

图 14-18 细粒棘球绦虫棘球蚴模式图

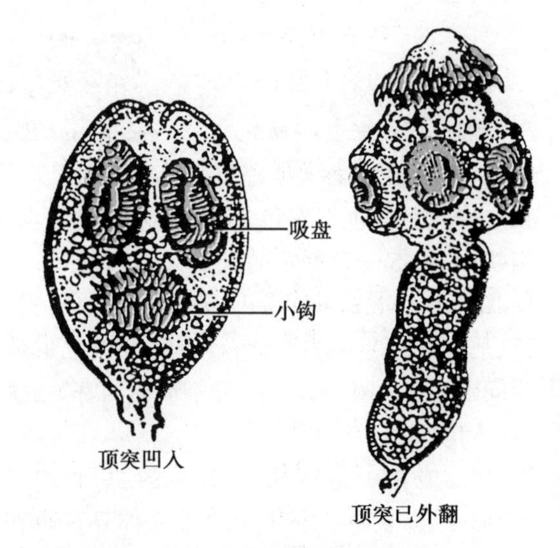

图 14-19 细粒棘球绦虫原头蚴模式图

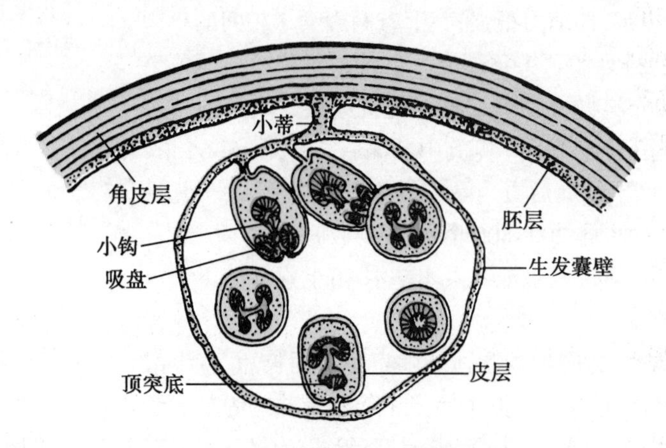

图 14-20 棘球蚴及生发囊模式图

在肠绒毛基部隐窝内，孕节或虫卵随宿主粪便排出。孕节有较强的活动能力，可沿草地或植物蠕动爬行，致使虫卵污染动物皮毛和周围环境，包括牧场、畜舍、蔬菜、土壤及水源等。当中间宿主吞食了虫卵和孕节后，六钩蚴在其肠内孵出，然后钻入肠壁，经血液循环至肝、肺等器官，经 3~5 个月发育成直径为 1~3cm 的棘球蚴。棘球蚴囊内可有数千至数万，甚至数百万个原头蚴。原头蚴在中间宿主体内播散可形成新的棘球蚴，在终宿主体内可发育为成虫（图 14-21）。

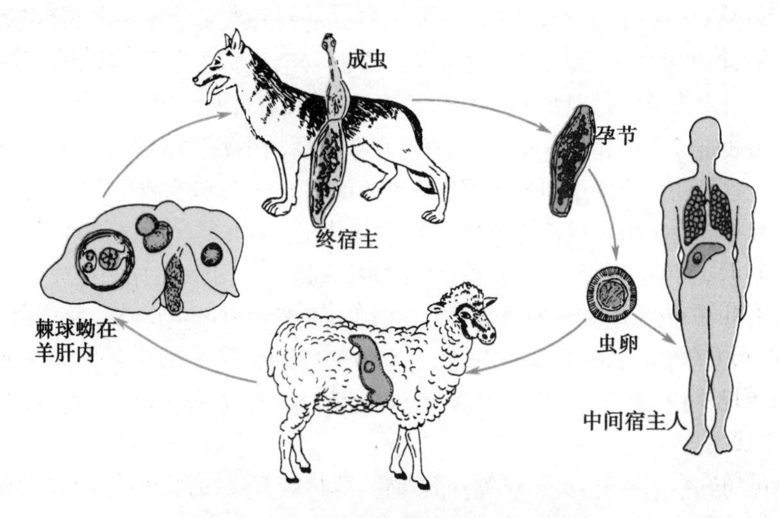

图 14-21 细粒棘球绦虫生活史示意图

棘球蚴被犬、狼等终宿主吞食后，其所含的每个原头蚴都可发育为一条成虫。故犬、狼肠道内寄生的成虫可达数千至上万条。从感染至发育成熟排出虫卵和孕节约需8周时间。大多数成虫寿命约5~6个月。

本虫只有棘球蚴阶段能在人体寄生。人误食入细粒棘球绦虫的虫卵后，卵内六钩蚴在小肠内孵出，钻入肠壁小静脉或淋巴管，随血液循环侵入组织，引起急性炎症反应。若六钩蚴未被杀死，其周围逐渐形成一个纤维性外囊，囊内六钩蚴缓慢发育成棘球蚴，故棘球蚴与宿主间有纤维被膜分隔。一般感染半年后囊的直径达0.50~1.00cm，以后每年增长1~5cm，最大可长到数十厘米。棘球蚴在人体内可存活40年甚至更久。如遇继发其他感染或外伤，棘球蚴可发生变性衰亡，囊液浑浊而终被吸收和钙化。

棘球蚴在人体内可寄生于几乎所有部位，最多见的部位是肝（占69.90%），多在右叶，肺（19.30%）次之，此外是腹腔（3.00%）以及原发在肝脏再向各器官转移（5.30%），其他部位分别是：脑（0.40%）、脾（0.40%）、盆腔（0.30%）、肾（0.30%）、胸腔（0.20%）、骨（0.20%）、肌肉（0.10%）、胆囊（0.10%）、子宫（0.10%）以及皮肤、眼、卵巢、膀胱、乳房、甲状腺等（0.40%）。在肺和脾内棘球蚴生长较快，在骨组织内则生长极慢。巨大的棘球蚴多见于腹腔，可以占满整个腹腔，挤压膈肌，甚至使一侧肺叶萎缩。棘球蚴在人体内一般为单个寄生，也有多个寄生者，约占病人的10%~20%。

【致病机制和临床症状】

由细粒棘球绦虫幼虫引起的囊型包虫病对人体的危害以机械损害为主，严重程度取决于棘球蚴的体积、数量、寄生时间和部位。因棘球蚴生长缓慢，往往在感染后5~20年才出现症状。继发感染常为多发，可同时累及几个器官。由于棘球蚴不断生长，压迫周围组织、器官，引起组织细胞萎缩、坏死，因此，临床表现极其复杂，常见症状有：

1. 局部压迫和刺激症状　受累部位有轻微疼痛和坠胀感。如累及肝脏可有肝区疼痛。在肺部可出现呼吸急促、胸痛等呼吸道刺激症状。在颅脑则引起头痛、呕吐甚至癫痫等症状。骨棘球蚴常发生于骨盆、椎体的中心和长骨的干骺端，可破坏骨质，易造成骨折或骨裂。位置表浅的棘球蚴可在体表形成包块，触之坚韧，压之有弹性，叩诊时有震颤感。若包块压迫门静脉可致腹腔积液，压迫胆管可致阻塞性黄疸、胆囊炎等。

2. 毒性作用和超敏反应　病人常出现荨麻疹、哮喘和血管神经性水肿等体征。囊液溢出可引起超敏反应，如进入血液循环可引起严重的过敏性休克，甚至死亡。此外，病人也可出现食欲减退、体重减轻、消瘦、贫血、发育障碍和恶病质等症状。

3. 继发性感染及继发性棘球蚴病　棘球蚴囊一旦破裂可造成继发性感染。如肝棘球蚴囊破裂可进入胆道，引起急性炎症，出现胆绞痛、寒战、高热、黄疸等症状。棘球蚴破裂入腹腔可致急性弥漫性腹膜炎，同时棘球蚴砂在宿主腹腔又可发育成多个新的棘球蚴，引起继发性棘球蚴病。肺棘球蚴如破裂至支气管，病人出现剧烈咳嗽，可咳出小的生发囊、子囊及形似粉皮样的囊壁碎片。

【诊断】

询问病史，了解病人是否来自或去过流行区，以及与犬、羊等动物和皮毛接触史对诊断有一定参考价值。

X线、B超、CT或MRI等对棘球蚴病的诊断和定位也有帮助。特别是CT和MRI，不仅可有助于早期诊断出无症状的带虫者，且能准确检测出各种病理形态的影像。

免疫学试验是重要的辅助诊断方法。常用的有血清学检查法，如ELISA、胶体金法、PVC薄膜快速ELISA及免疫印迹技术（Western blot）等。通过血清学检查包虫病相关的特异性抗体或循环抗原或免疫复合物可辅助影像学诊断。另外，卡松尼（Casoni）皮内试验和IHA实验主要用于流行病学调查，目前临床很少使用。

确诊应以病原学结果为依据，即手术取出棘球蚴，或从病人痰、胸腔积液、腹腔积液或尿液等检获棘球蚴囊壁、子囊、原头蚴或小钩。

【流行】

细粒棘球绦虫有较广泛的宿主适应性，分布遍及世界各大洲牧区，主要以在犬和偶蹄类家畜之间形成循环为特点。在我国主要是绵羊/犬循环，牦牛/犬循环仅见于青藏高原和甘肃省的高山草甸和山麓地带。

我国是世界上棘球蚴病流行最严重的国家之一，主要分布于西部和北部的农牧区，其他省区也有散在病例。2016 年，全国人群棘球蚴病患病率为 0.33%，2017 年为 0.41%。2016—2017 年，青藏高原地区流行县人群患病率高于非青藏高原地区。

造成流行的因素主要有以下三点：

1. 虫卵污染环境 牧区犬的感染通常较重，犬粪中虫卵量大，虫卵可以随犬和人的活动以及尘土、风、水散播在人及家畜活动场所，犬和牛、羊等动物的身体各部位也可沾有虫卵，导致环境严重污染。虫卵对外界低温、干燥及化学药品有很强抵抗力。在 2℃水中能活 2.5 年，在冰中可存活 4 个月，经过严冬（-14℃~-12℃）仍保持感染力。一般化学消毒剂不能杀死虫卵。

2. 人与家畜及污染物的密切接触 牧区儿童喜欢与家犬亲昵，很易受到感染，成人可因从事剪羊毛、挤奶、加工皮毛等生产活动而引起感染。此外，通过食入被虫卵污染的水或食物也可受染。

3. 病畜内脏处理不当 由于缺乏卫生知识，在流行区居民常用病畜内脏喂犬，或将其随地乱抛致使野犬、狼、豺等受到感染，从而又加重羊、牛感染，使流行愈趋严重。

在非流行区，人因偶尔接触受感染的犬，或接触来自流行区的动物皮毛而受感染。随着我国经济迅速发展，流行区的畜产品大量流向各地，各地也不断开辟新的牧场和草场，引进和饲养大批牲畜，新的污染地带可能形成。因此，必须加强对本病的防治。

【防治原则】

在流行区应采取综合性预防措施，主要包括以下几方面：

1. 加强健康教育和宣传，普及棘球蚴病知识，提高全民的防病意识。在生产和生活中加强个人防护，并向群众提供安全的饮用水。

2. 加强卫生法规建设和卫生检疫，强化群众的卫生行为规范，根除以病畜内脏喂犬和乱抛的陋习。加强对屠宰场和个体屠宰户的检疫，及时处理病畜内脏。

3. 定期为家犬、牧犬驱虫，控制并妥善处理流浪犬，以减少传染源。吡喹酮对细粒棘球绦虫成虫有良好的驱虫作用，我国在青海、西藏、四川等棘球蚴病流行区应用该药对家犬、牧犬驱虫，已取得较好的控制效果。

4. 查治、救助和管理现有的病人。棘球蚴病的治疗，首选外科手术，术中应注意将虫囊取尽并避免囊液外溢造成过敏性休克或继发性感染。对早期的小棘球蚴，可使用药物治疗，目前以阿苯达唑疗效最佳，亦可使用吡喹酮、甲苯达唑等。

（程彦斌）

第十节
多房棘球绦虫

第十节 | 多房棘球绦虫

多房棘球绦虫（*Echinococcus multilocularis* Leuckart，1863）形态和生活史均与细粒棘球绦虫相似，但成虫主要寄生于狐，幼虫期是多房棘球蚴（亦称泡球蚴），主要寄生于啮齿类或食虫类动物。泡球蚴也可寄生于人体，引起严重的泡球蚴病（alveococcosis），俗称泡型包虫病（alveolar hydatid disease），或多房性包虫病（multilocular hydatid disease），该病对人的危害较囊型包虫病更为严重。

【形态和生活史】

成虫外形和结构都与细粒棘球绦虫相似，但虫体更小，长仅为 1.20~3.70mm，平均 2.13mm，头节、顶突、小钩和吸盘等都偏小，顶突小钩为 13~34 个。虫体常有 4~5 个节片。成节生殖孔位于节片中线偏前，睾丸数较少，为 26~36 个，均分布在生殖孔后方。孕节子宫为简单的囊状，无侧囊，内含虫卵

187~404 个。虫卵形态与细粒棘球绦虫卵难以区别。

常见的终宿主是狐，其次是狗、狼、獾和猫等。在寄生有多房棘球绦虫的终宿主体内也可同时有细粒棘球绦虫寄生。多房棘球蚴主要寄生在中间宿主野生啮齿类动物如田鼠、麝鼠、旅鼠、仓鼠、大沙鼠、小家鼠以及褐家鼠体内。在我国报道的中间宿主有黄鼠、鼢鼠、长爪沙鼠、小家鼠、鼠兔以及牦牛、绵羊等。寄生部位主要是肝脏。泡球蚴为淡黄色或白色的囊泡状团块，常见多个大小囊泡相互连接、聚集而成。囊泡圆形或椭圆形，直径为 0.10~0.70cm，内含透明囊液和许多原头蚴，或含胶状物而无原头蚴。囊泡外壁角皮层很薄且常不完整，整个泡球蚴与宿主组织间无纤维组织被膜分隔。泡球蚴多以外生性出芽生殖不断产生新囊泡，长入组织，少数也可向内芽生形成隔膜而分离出新囊泡。葡萄状的囊泡一般 1~2 年即可全部占据所寄生的器官。还可向器官表面蔓延至体腔内，犹如恶性肿瘤。

人因误食虫卵而感染，由于人是多房棘球绦虫的非适宜宿主，人体感染后囊泡内只含胶状物而无原头蚴。

当体内带有泡球蚴的鼠或动物脏器被狐、狗和狼等终宿主吞食后，一般经 45 天原头蚴在终宿主体内发育为成虫并排出孕节和虫卵（图 14-22）。

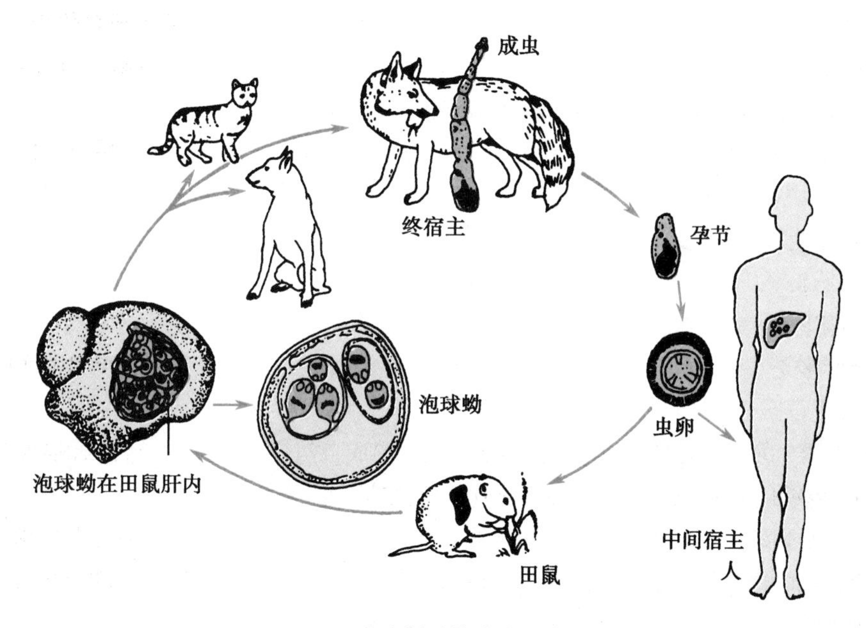

图 14-22 多房棘球绦虫生活史示意图

鼠类常因食入终宿主粪便中的虫卵而感染。由于地甲虫喜食狐粪而在其消化道和体表携带虫卵，从而起到转运虫卵的作用，麝鼠又因喜捕食地甲虫而受染。

【致病】

人泡球蚴病通常比棘球蚴病更严重，病死率较高。泡球蚴病几乎 100% 原发于肝脏。肝内的泡球蚴可通过血液循环转移至肺、脑等其他脏器引起继发感染。由于泡球蚴在肝实质内呈弥漫性浸润生长，并逐渐波及整个肝脏，对肝组织的破坏特别严重，可引起肝功能衰竭甚至肝性脑病，或诱发肝硬化而引起门静脉高压，并发消化道大出血而致死亡。

由于泡球蚴生长缓慢，感染后一般潜伏期较长。临床表现最主要是右上腹缓慢增长的肿块或肝大（96.50%）。许多病人出现与棘球蚴病相似的肝区疼痛、压迫、坠胀感等，但触诊时肿块较坚硬并有结节感。另有腹痛（77.10%）和黄疸（26.10%）以及门静脉高压的表现（10.70%）。几乎所有病人都表现有肝功能损害、食欲减退以及消化不良等，晚期病人甚至有恶病质现象。本病症状类似肝癌，但其病程可长达 1~5 年或更长。

泡球蚴致病机制主要包括直接侵蚀、毒性损害和机械压迫三个方面。由于泡球蚴在肝实质内芽生蔓延，直接破坏和取代肝组织，可形成巨块状的泡球蚴，其中心常发生缺血性坏死、崩解液化而形成空腔或钙化,呈蜂窝状大小囊泡内含胶状物或豆渣样碎屑,无原头蚴。此过程中产生的毒素还可进一步损伤肝实质,周围组织则因受压迫而发生萎缩、变性甚至坏死,导致肝功能严重受损。若胆管受压迫和侵蚀,可引起黄疸。泡球蚴如侵入肝门静脉分支,则沿血流在肝内广泛播散,出现肉芽肿反应并进而形成多发性寄生虫结节,甚至诱发肝硬化和胆管细胞型肝癌。侵入肝静脉的泡球蚴则可随血液循环转移到肺或脑,引起相应的呼吸道或神经系统症状如咯血、气胸和癫痫、偏瘫等。

【诊断】

询问病史,了解病人是否来自或去过流行地区,有否与狐狸、狗或其皮毛接触史。体检时发现肝脏肿块,特别是触诊时发现肿块质地坚硬又有结节感时更应高度警惕。用于棘球蚴病的实验室检查都适用于泡球蚴病的诊断。由于泡球蚴周围缺乏纤维组织被膜,虫体抗原很容易进入血液,故免疫学诊断效果尤佳。鉴别诊断首先要注意与肝癌、棘球蚴病相区别,其次是与肝硬化、肝脓肿、黄疸型肝炎以及肺癌、脑瘤等区别。

【流行】

1. 分布 多房棘球绦虫分布地区比细粒棘球绦虫局限,主要流行在北半球高纬度地区,从加拿大北部、美国阿拉斯加州,直至日本北海道、俄罗斯西伯利亚。北美洲、欧洲和亚洲的寒冷地区和冻土地带均有流行。

该病也是我国西部严重危害农牧民健康的疾病之一,现已查明有两个地理流行区:

(1)中部流行区:自宁夏西北部起,横穿甘肃东部至四川西北部地区,特别是海拔 2 000~2 800m 的高寒山区。多房棘球绦虫循环于狐狸、野狗和多种啮齿动物之间。狐和野狗为人体感染的重要传染源。感染者多为农民,主要因捕猎、饲养狐狸,或剥制狐皮而受感染。另外,人也可因与野狗或流浪狗接触而造成感染。

(2)西部流行区:呈散点状分布在新疆的 23 个县和青海的 17 个县,病人分布与野生红狐分布地区一致,感染者多是牧民,感染主要是因为猎狐,也可能通过饮水等间接方式感染。这些地区往往同时有棘球蚴病流行。

2. 流行因素 多房棘球绦虫在野生动物中存在,形成自然疫源地。人在狩猎等生产活动中误食虫卵,造成直接感染,如猎狐、饲养狐和加工、买卖毛皮制品等。狐皮的交易和贩运也可造成泡球蚴病扩散。虫卵污染环境如土壤、植物、蔬菜和饮用水可引起间接感染。狐和狗粪中的虫卵抗寒能力极强,在严冬的冰雪中仍保持活力,故冬季牧民以融化的冰雪作为饮用水也是受感染方式之一。

【防治措施】

泡球蚴病的预防措施如下:

1. 消灭野鼠是根除传染源的主要措施。实施过程中要注意将动物尸体焚烧或深埋。同时也应控制或处置野狗,对家犬应定期给予驱虫治疗。

2. 加强卫生宣传教育,使群众认识和了解泡球蚴病的危害和预防方法。

3. 在流行区对人群进行普查,使用免疫学试验和X线、B超等手段可早期发现病人,以便及时根治。

4. 注意个人防护,讲究个人及饮食卫生,生产及生活中注意防止虫卵污染。因虫卵耐寒怕热,因此对污染的器具物品可用热消毒。避免接触野生狐狸。

泡球蚴病的治疗以手术为主,早期诊断、早期手术是治疗成功的关键。药物治疗可使用阿苯达唑、甲苯达唑和吡喹酮等。

(程彦斌)

第十一节 | 犬复孔绦虫

第十一节 犬复孔绦虫

犬复孔绦虫(*Dipylidium caninum* Linnaeus,1758)是犬和猫的常见寄生虫。偶可感染人体,引起犬复孔绦虫病。

NOTES

【形态和生活史】

成虫为小型绦虫，长 10~15cm，宽 0.3~0.4cm，约有 200 个节片。头节近似菱形，横径约 0.4mm，具有 4 个吸盘和 1 个发达的、呈棒状且可伸缩的顶突，其上有约 60 个玫瑰刺状的小钩，常排成 4 圈（1~7 圈），小钩数和圈数可因虫龄和顶突受损伤程度不同而异。颈部细而短，近颈部的幼节较小，外形短而宽，往后节片渐大并接近方形，成节和孕节为长方形。每个节片都具有雌、雄生殖器官各 2 套，呈两侧对称排列。2 个生殖腔孔对称地分列于节片两侧缘的近中部。成节有睾丸 100~200 个，各经输出管、输精管通入左右 2 个阴茎囊，开口于生殖腔。卵巢 2 个，位于两侧生殖腔后内侧，靠近排泄管，每个卵巢后方各有一个呈分叶状的卵黄腺。孕节子宫呈网状，内含若干个贮卵囊，每个贮卵囊内含 2~40 个虫卵（图 14-23）。虫卵圆球形，直径 35~50μm，具两层薄的卵壳，内含一个六钩蚴。

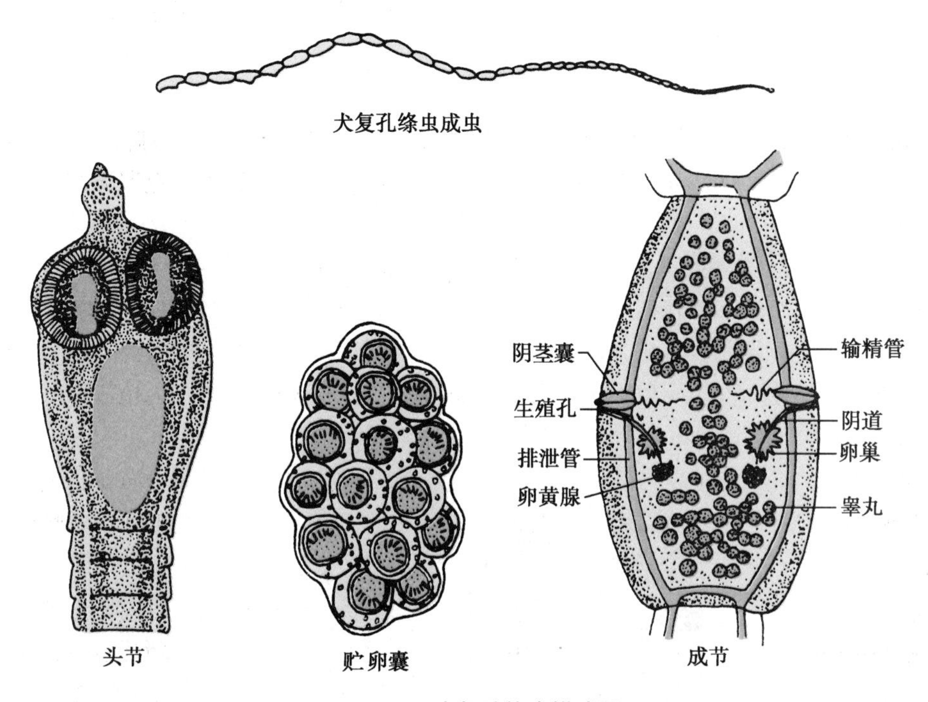

图 14-23　**犬复孔绦虫模式图**

成虫寄生于犬、猫的小肠内，孕节单独或数节相连地从链体脱落，常自动逸出宿主肛门或随粪便排出并沿地面蠕动。节片破裂后虫卵散出，如被中间宿主蚤类的幼虫食入，则在其肠内孵出六钩蚴，然后钻过肠壁，进入血腔内发育。约在感染后 30 天，当蚤幼虫经蛹羽化为成虫时发育成似囊尾蚴。随着成蚤到终宿主犬、猫体表活动，宿主体表 31~35℃温度有利于似囊尾蚴进一步成熟。一个蚤体内的似囊尾蚴可多达 50 余个，被感染的蚤活动迟缓，当终宿主犬、猫舔毛时将其食入而感染。病蚤中的似囊尾蚴在其小肠内释出，经 2~3 周发育为成虫。人的感染常因与猫、犬接触时误食病蚤所致。犬栉首蚤、猫栉首蚤和致痒蚤是重要的中间宿主。

【致病与实验诊断】

人体感染后临床表现主要与感染的数量有关。一般可无明显症状，感染严重者尤其是儿童可表现为食欲减退或食欲亢进、消化不良、腹部不适等，间或有腹痛、腹泻，因孕节自动从肛门逸出而引起肛门瘙痒和烦躁不安等症状。个别病例可出现轻度贫血、嗜酸性粒细胞增高。询问犬、猫接触史有助于诊断。粪便检查发现虫卵或孕节即可确诊。

【流行与防治】

犬复孔绦虫广泛分布于世界各地。犬和猫的感染率很高，狐和狼等也可感染。人体复孔绦虫病比较少见，全世界至今报道仅 200 例左右。患者多为婴幼儿，并有家庭聚集的报道。迄今为止中国仅有 21 例报道，散在北京、辽宁、广西、四川、山西、山东、广东、湖南、福建、河北、河南共 11 个省、自治区、直辖市，除 2 例为成人外，其余均为 9 个月~2 岁的婴幼儿，这可能是因为儿童与犬、猫接触机会较多的缘故。

防治措施同膜壳绦虫，即注意治疗患者，灭蚤和讲究卫生。家庭饲养犬、猫的尤应注意定期给动物灭蚤和驱虫，以防人体受感染。

（陈 艳）

第十二节 ｜ 其他人体寄生绦虫

第十二节
其他人体
寄生绦虫

一、西里伯瑞列绦虫

西里伯瑞列绦虫（*Raillietina celebensis* Janicki，1902）属于代凡科，瑞列绦虫属。这一属绦虫共有 200 多种，在哺乳动物和鸟类体内很常见，仅有少数虫种偶然寄生人体。

【形态与生活史】

成虫大小约为 32cm × 0.2cm，节片约 180 个。头节钝圆，直径 0.46mm，4 个吸盘上均缀有细小的刺，顶突常缩在四周微凸的浅窝内，其上有两排长短相间的斧形小钩，共约 72 个。成节略方形，生殖孔均开口于节片同侧。卵巢分 2 叶，呈蝶翅状，卵黄腺位于卵巢后方，略呈三角形。睾丸 48~67 个，分布在卵巢的两边，但在生殖孔的一侧睾丸数较少，输精管长而弯曲，阴茎囊呈瓜瓢形。孕节外形略呈椭圆，各节连续似串珠状。孕节内充满圆形或椭圆形的贮卵囊，有 300 多个，每个贮卵囊中含虫卵 1~4 个。虫卵呈舟形，大小约 45μm × 27μm，具有内外 2 层薄的壳，内含圆形的六钩蚴，大小为 14~15μm（图 14-24）。

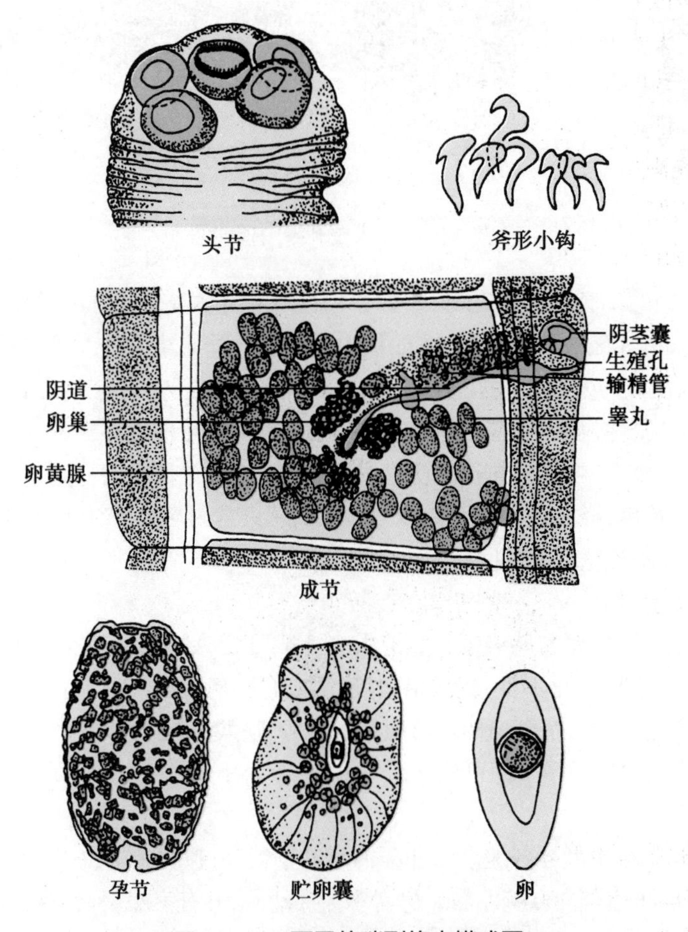

图 14-24 西里伯瑞列绦虫模式图

成虫主要寄生于鼠类的肠道，孕节脱落随宿主粪便排出体外。实验证明虫卵能在心结蚁属（*Cardiocondyla*）蚂蚁体内发育为似囊尾蚴，该属蚂蚁为其中间宿主和传播媒介。鼠因吞食带似囊尾蚴的蚂蚁而受染。人体感染也可能因误食感染的蚂蚁所致。

【致病与实验诊断】

感染者一般并无明显的临床症状，有的表现为腹痛、腹泻、肛门瘙痒以及夜间磨牙、流涎、食欲减退或消瘦等，有的患者出现贫血、白细胞增多等现象。多数患者大便中常有乳白色、能伸缩活动的米粒状孕节排出。诊断主要依据粪检虫卵或孕节。

【分布与防治】

西里伯瑞列绦虫广泛分布于热带和亚热带，主要终宿主有黑家鼠（*Rattus rattus*）、褐家鼠（*R. norvegicus*）及小板齿鼠（*Bandicota bengalensis*）等。人体感染病例国外主要见于越南、缅甸、泰国、菲律宾、日本、澳大利亚和马达加斯加等地，约有 50 例。迄今为止，中国台湾、福建、广东、广西、浙江和江西等地共发现 80 余例。感染者多为 1~7 岁的儿童，最小的为仅 3 个月的婴儿。心结蚁属蚂蚁在热带地区分布很普遍，也常见于中国南方沿海省份。它们常在厨房或居室内营巢，与家鼠接触机会较多，而幼儿常在地面玩耍，易误食蚂蚁导致感染。防治措施同膜壳绦虫。

二、克氏假裸头绦虫

克氏假裸头绦虫（*Pseudanoplocephala crawfordi* Baylis，1927）属于膜壳科，假裸头属，最早发现于斯里兰卡的野猪体内，后在印度、中国和日本的猪体内也有发现。1980 年，在中国陕西户县首次发现 10 例本虫的人体感染，由此引起关注。

【形态与生活史】

成虫为乳白色，外形与缩小膜壳绦虫相似，但虫体较大，长 97~167cm 或更长，宽 0.31~1.01cm，约有 2 000 多个节片。头节近圆形，有 4 个吸盘和不发达的顶突，无小钩。全部节片均为宽扁的矩形，生殖孔大多开口于节片的同一侧，偶尔开口于对侧。成节中央是呈菜花形的卵巢，其后是形状不规则的卵黄腺。睾丸 24~43 个，不均匀地分布在卵巢和卵黄腺的两侧，靠近生殖孔的一侧数目较少。孕节中呈袋形的子宫内充满虫卵，约 2 000~5 000 个，并占据整个节片（图 14-25）。虫卵近圆形，棕黄色，与缩小膜壳绦虫卵相似，但较大，直径为 84~108μm，卵壳较厚而脆弱，表面有颗粒状突起，易破裂，内层为胚膜，胚膜与卵壳间充满胶质体，胚膜内含 1 个六钩蚴，与胚膜间有明显的空隙。

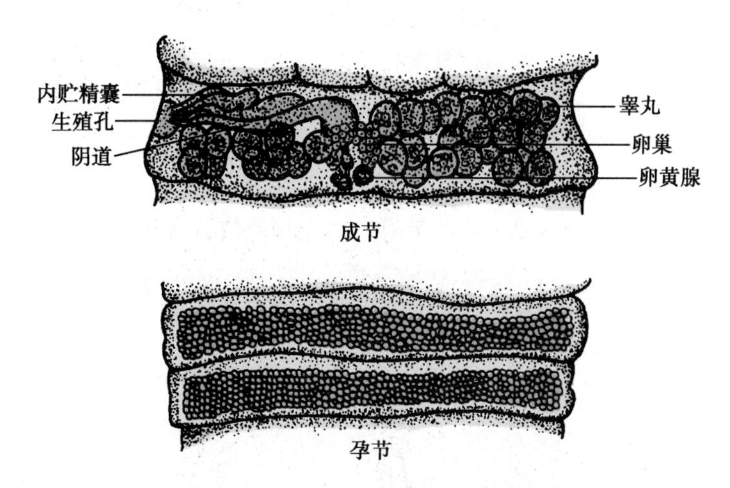

图 14-25　克氏假裸头绦虫模式图

成虫主要寄生在猪、野猪和褐家鼠的小肠内，虫卵或孕节随宿主粪便排出后，被中间宿主赤拟谷盗（*Tribolium castaneum*）等昆虫吞食，在后者的体腔内经 27~31 天发育为似囊尾蚴，至 50 天才具感染性。当猪食入带有似囊尾蚴的中间宿主后，经 10 天即可在小肠内发育为成虫，30 天后成虫子宫中的虫卵开始成熟。赤拟谷盗常在粮仓、住室和厨房活动，人体感染是因为误食赤拟谷盗所致。

【致病与实验诊断】

轻度感染者常无明显症状。感染虫数较多时可有腹痛、腹泻、恶心、呕吐、食欲减退、乏力、消瘦、失眠和情绪不安等症状。腹痛多为阵发性隐痛，以脐周围较明显。腹泻一般每日 3~4 次，大便中可见黏液。

诊断主要依靠从粪便中检获虫卵或孕节，该虫节片与虫卵都与缩小膜壳绦虫相似，但可根据其虫体和虫卵体积都偏大、成节中睾丸数较多的特征进行鉴别。

【分布与防治】

克氏假裸头绦虫主要分布在日本、印度、斯里兰卡及中国。中国上海、陕西、甘肃、福建、广东等 10 多个省、直辖市的猪和野猪中曾有发现，人体感染见于陕西、辽宁、河南等地。防治上除了要注意个人卫生和饮食卫生外，应注意灭鼠和消灭粮仓及厨房害虫。治疗病人可使用巴龙霉素，也可用甲苯达唑或氯硝柳胺加硫氯酚。

三、司氏伯特绦虫

司氏伯特绦虫［*Bertiella studeri*（Blanchard，1891）Stiles and Hassall，1902］隶属于裸头科（Anoplocephalidae），伯特属（*Bertiella*），是猴和其他灵长类常见的寄生虫。

成虫长 150~450mm，个别的可长达 700mm，最宽处为 10mm。头节稍扁，顶端有已退化的顶突，4 个卵圆形的吸盘。颈节长 0.5mm。成节长 0.75mm，宽 6mm，每节有雌、雄生殖器官各一套。孕节中子宫里充满虫卵。虫卵为不规则的卵圆形，大小为（49~50）μm×（45~46）μm。卵壳透明，其内有一层蛋白膜包绕的梨形结构（pyriform apparatus），此结构一端具有双角的突起，突起尖端可达卵壳，内有六钩蚴。

成虫主要寄生于终宿主猴、猩猩等灵长类动物的小肠内，偶可寄生于人体小肠，孕节随粪便排出体外。虫卵被中间宿主甲螨吞食后，在其体内孵出六钩蚴，继而发育为似囊尾蚴。终宿主食入含有似囊尾蚴的甲螨而感染，似囊尾蚴在其小肠内翻出头节，发育为成虫。

成虫在肠内寄生时可无任何症状，少数可发生腹痛和呕吐等胃肠炎症状。粪便中检出虫卵或孕节可确诊。司氏伯特绦虫感染人体少见，至今仅 70 余例，分布于毛里求斯、菲律宾、东非、加蓬、赤道几内亚、沙特阿拉伯、印度尼西亚、印度、泰国、也门、越南和新加坡等地，中国至今仅有 1 例人体病例报道，为安徽宿州的 3 岁半男性患儿。预防本病主要是注意个人卫生和饮食卫生，同时避免与猴等灵长类动物密切接触，治疗用吡喹酮、米帕林驱虫有效。

四、巨颈带绦虫和泡状带绦虫

（一）巨颈带绦虫

巨颈带绦虫（*Taenia taeniaformis*）又名带状带绦虫、带状泡尾绦虫等。成虫寄生于猫、犬等食肉动物，分布甚广；中绦期幼虫称带状囊尾蚴或叶状囊尾蚴（*Cysticercus fasciolaris*），寄生在啮齿类动物的肝脏，特别在鼠类极为常见，幼虫偶可感染人类。

成虫体长 15~60cm，头节外观粗壮，顶突肥大、呈半球形突出，4 个吸盘也呈半球形，向外侧突出，头节后颈部极不明显。因此又俗称为“粗头绦虫”或“肥颈绦虫”。幼虫属链尾蚴型，长链状，头节裸露不内嵌，后接一假分节的链体，后端为一小伪囊（图 14-26）。

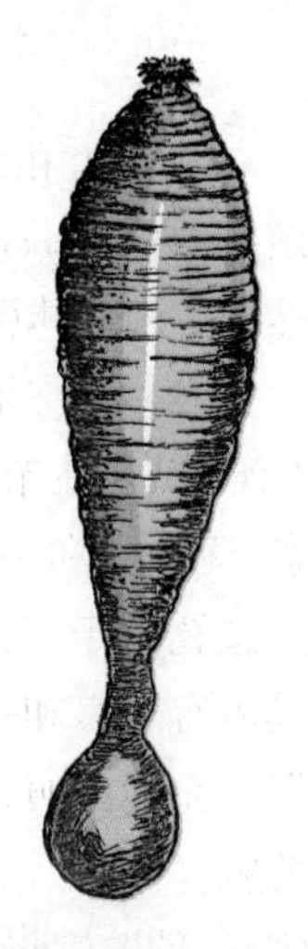

图 14-26 巨颈带绦虫的带状囊尾蚴模式图

寄生在猫等动物体内的巨颈带绦虫成虫，其孕节随宿主粪便排出后，通常可自行蠕动，在蠕动时即可释放出虫卵污染外界环境。鼠、兔等中间宿主吞食了虫卵后，六钩蚴在消化道逸出，钻入小肠壁，然后随血流到肝，经过 2~3 个月发育成带状囊尾蚴。猫等动物捕食了带有带状囊尾蚴的鼠或其他啮齿动物后，带状囊尾蚴进入小肠，伪囊和假链体脱落，头节吸附在肠壁上，经 1 个月后发育为成虫。人体因误食虫卵而感染。

带状囊尾蚴寄生人体肝脏可引起肝区不适，食欲缺乏、恶心、呕吐、黄疸等。确诊以检查鉴定幼虫为依据。人类感染病例较少，迄今在阿根廷、丹麦、斯里兰卡及中国有病例报道。预防应加强畜类粪便管理，积极灭鼠，并对猫、犬进行预防性驱虫，注意个人卫生。治疗药物首选吡喹酮。

（二）泡状带绦虫

泡状带绦虫（*Taenia hydatigena*）又名水泡带绦虫，其成虫寄生于犬、猫、狼、狐狸等食肉动物的小肠内，其中绦期幼虫称细颈囊尾蚴（*Cysticercus tenuicollis*），寄生于猪、黄牛、绵羊、山羊等多种家畜及野生动物的肝脏浆膜、网膜及肠系膜等处。幼虫偶可感染人体，引起细颈囊尾蚴病。

成虫是较大型的虫体，体长为 75~500cm，白色或微带黄色。链体有 250~300 个节片，头节稍宽于颈部，顶突上有 30~40 个小钩排成两圈（大钩 170~220μm，小钩 110~160μm）。成节有睾丸 600~700 个；孕节全被子宫和虫卵充满，子宫每侧有 5~10 个粗大分支，每支又有小的分支。虫卵近似椭圆形，大小约 38μm × 32μm，内含六钩蚴，近似猪、牛带绦虫卵。

细颈囊尾蚴俗称水铃铛，呈囊泡状，囊壁乳白色，泡内充满透明液体。囊泡从黄豆至鸡蛋大小。肉眼即可见到囊壁上有 1 个不透明的乳白色结节，是其内陷的头节和颈部所在。若使结节的内部翻转出来，即能见到 1 个相当细长的颈部和其游离端的头节（图 14-27）。但在组织中寄生时，由于其囊泡外通常有一层由宿主组织反应形成的厚膜包裹，故在外观上常容易与棘球蚴相混淆。

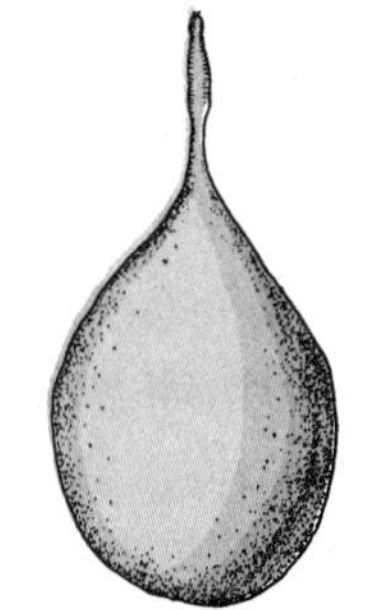

图 14-27　泡状带绦虫的细颈囊尾蚴模式图

成虫寄生在食肉动物小肠内，孕节随终宿主粪便排出，虫卵污染了牧草、饲料和水源后，被中间宿主家畜和野生动物吞食，则在消化道逸出六钩蚴，然后钻入血管，随血流至肝表面和腹腔内发育为细颈囊尾蚴。食肉动物吞食含有细颈囊尾蚴的脏器后，即在小肠内发育为成虫。人亦因误食虫卵而感染。

人体感染后因寄生部位不同症状和体征各异，可出现肝区不适、黄疸、食欲差、恶心、呕吐及腹腔内囊性肿块等表现。目前，尚无理想的诊断方法，可进行影像学检查，对可疑病灶可手术活检。

本虫呈世界性分布。我国犬感染泡状带绦虫十分普遍，猪和牧区绵羊感染细颈囊尾蚴较常见。我国人体感染仅有 4 例报道。预防应加强卫生宣传，禁止将病畜内脏乱抛或用未煮熟的内脏喂犬，定期给犬驱虫。治疗主要以手术摘除虫体为宜。

五、线中殖孔绦虫

线中殖孔绦虫（*Mesocestoides lineatus* Goeze，1782）属于中殖孔科（Mesocestoididae），中殖孔属，主要寄生于食肉动物，偶然寄生于人体引起线中殖孔绦虫病（mesocestoidiasis lineatus）。

成虫长 30~250cm，最宽处 3mm。链体节片数为 8 00~1 000 节。头节大而略方，顶端平而稍凹陷，具 4 个椭圆形的吸盘，无顶突和小钩。颈部细短。成节宽略大于长，或几近方形，生殖孔位于腹面正中是其显著特点。孕节似桶状，长 4~6mm，其内有子宫和一卵圆形的副子宫器（parauterine organ），副子宫器内充满虫卵（图 14-28）。虫卵呈椭圆形，无色透明，具有两层薄膜，内含六钩蚴。感染期幼虫为四盘蚴（tetrathyridium），虫体细长，伸缩性很强，长数毫米到 9cm，有的可长达 35cm。虫体前段长 1.5~3.0mm，呈白色，不透明，具有不规则的皱纹，顶端有一长的裂缝，系内陷的孔隙，头节位于其内。头节具有 4 个长圆

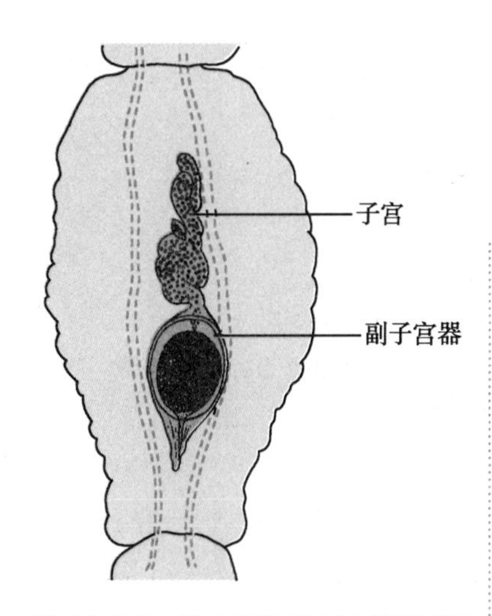

图 14-28　线中殖孔绦虫孕节模式图

形颜色较深的吸盘。

本虫的生活史不完全清楚。一般认为完成整个生活史需要3个宿主。成虫寄生于犬、狐、猫和野生食肉动物等的小肠内,孕节常单节或多节相连随粪便排出。第一中间宿主可能是粪食性昆虫或甲螨类,其食入卵后在胃中孵出六钩蚴并逐渐发育。第二中间宿主如两栖类、爬行类、鸟类或哺乳动物食入被感染的第一中间宿主后,在这些动物体内幼虫发育为四盘蚴。终宿主(犬、狐等)或人食入含有四盘蚴的动物(蛙、蛇等)的肌肉或脏器而感染,在小肠内发育为成虫,如食入虫卵或六钩蚴不会感染。

本病症状较轻,多为消化道症状,通过检查粪便中有无孕节来确诊。本虫呈世界性分布,但人体病例报道罕见,迄今为止仅在北美洲、欧洲、非洲和亚洲的朝鲜等报道过20余例,中国仅有黑龙江和吉林2例人体感染报道。预防需改变不良的饮食习惯,治疗常用槟榔-南瓜子煎剂、吡喹酮、米帕林等。

(李士根)

Summary

Cestodes, also known as tapeworms, belong to the class Cestoda within the Phylum Platyhelminthes. All species in this class are obligatory parasites, and human tapeworms fall into the orders Pseudophyllidea and Cyclophyllidea. Typically, a mature tapeworm has a scolex at the anterior end, a neck situated in the posterior part of the scolex, containing germinal cells responsible for producing proglottids. These proglottids form a chain of segments, with each containing a complete set of both male and female germinal systems. Proglottids with developed eggs are referred to as gravid proglottids. Tapeworms lack a digestive tract, and essential substances are absorbed through their tegument.

Mature tapeworms reside in the intestine of the definitive host, while larvae, known as metacestodes, live in the intermediate host. Depending on the species, metacestodes may manifest as a cysticercus, cysticercoid, coenurus, or hydatid cyst in the intermediate hosts.

Major tapeworms parasitizing humans include *Taenia saginata*, *T. solium*, *Hymenolepis diminuta*, *H. nana*, *Echinococcus granulosus*, *E. multilocularis*, and *Dipylidium caninum* among Cyclophyllidea, and *Diphyllobothrium latum* and *Spirometra mansoni* among Pseudophyllidea.

NOTES

第十五章 线 虫

线虫（nematode）是动物界中仅次于节肢动物的第二大门类，虽然已有超过 30 000 种自由生活的线虫被发现，但仍有大量的虫种尚未被命名。目前已知寄生于人体并可致病的线虫有 60 余种，其中部分线虫寄生于人体消化道，也有部分线虫寄生于人体血液和组织中。近年来，中国的总体线虫感染率和感染度均呈明显下降趋势，且已处于历史上最低的水平，但在不同的区域间仍有一定差异。因此，线虫病防治在我国仍是一个需要持续关注的公共卫生问题。

本章目标测试

第一节 概 论

第一节
概论

线虫隶属于线形动物门（Phylum Nemathelminthes），因虫体呈圆柱形故而得名，其种类繁多，全球已记录 25 000 多种。线虫在自然界分布广泛，见于水和土壤中，绝大多数营自生生活，少数营寄生生活。营寄生生活的种类中，仅有极少部分寄生于人体并导致疾病。此类线虫在中国已发现有 35 种，目前流行的重要线虫有蛔虫、鞭虫、蛲虫、钩虫、旋毛虫和粪类圆线虫等。

【形态】

1. 成虫 多呈圆柱形，体不分节。前端较钝圆，后端逐渐变细。雌、雄异体。雄虫一般较雌虫小，尾端向腹面卷曲，且具有某些特征性结构。成虫的外层为体壁，体壁与消化道之间的腔隙无上皮细胞，故称原体腔（protocoele）或假体腔（pseudocoelom），腔内充满液体，是物质交换的重要介质，内部器官浸浴其中。此外，原体腔内的液体呈封闭状态，具有流体静压的特点，能将肌肉收缩的压力向各方传递，对虫体的运动、摄食、排泄和体态维持均具有重要作用。人体寄生线虫的大小因种而异，长的可达 1m 以上（如麦地那龙线虫），小的需借助显微镜才能看见（如粪类圆线虫）。大多数寄生线虫在 1~15cm。

（1）体壁：自外向内由角皮层、皮下层和纵肌层组成（图 15-1）。

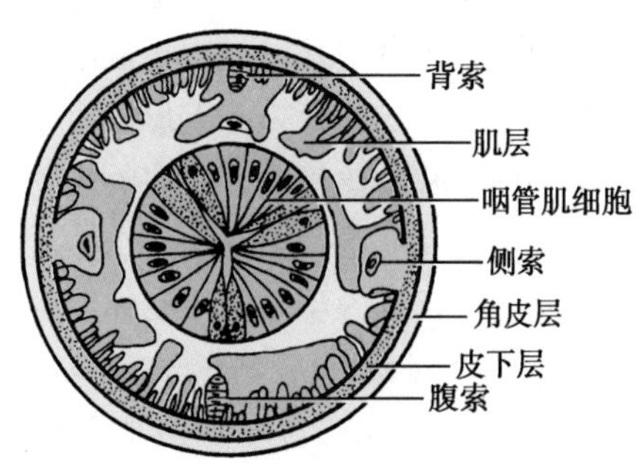

图 15-1 线虫横切面模式图（示体壁结构）

1）角皮层：具有弹性，是虫体的保护层，由皮下层分泌物形成，无细胞结构，含蛋白质、碳水化合物及少量的类脂成分，并含有某些酶类，具有代谢活性。角皮层覆盖虫体表面，并在虫体前后两端衍生出一些特殊结构如唇瓣、乳突、翼、棘、嵴、环纹、交合伞等，因种而异。这些结构分别与感觉、运动、附着、交配等生理活动有关，同时也是鉴别虫种的重要依据。

2）皮下层：由合胞体组成，无细胞界限，其主要功能为分泌形成角皮层。该层含丰富的糖原颗粒、线粒体、内质网及酯酶等。在虫体的背面、腹面和两侧面的中央，皮下层向内增厚、突出，形成四条皮下纵索（longitudinal hypodermal cord），分别称背索、腹索和侧索。背索和腹索较小，其内有纵行的神经干；两条侧索较粗大，其内有排泄管穿行。这四条皮下纵索将虫体的原体腔分成四个索间区（quadrant）。

3）纵肌层：在皮下层内，由单一纵行排列的肌细胞组成。根据肌细胞的大小和排列方式，可分为三种肌型。在每一索间区内肌细胞较多，细胞突入原体腔内明显者，称为多肌型（polymyarian type），

NOTES

如蛔虫；仅有2~5个大的肌细胞者，称为少肌型（meromyarian type），如钩虫；肌细胞较多而细小者称为细肌型（holomyarian type），如鞭虫（图15-2）。三种肌型的鉴别有利于组织内虫体横切面的辨认。每个肌细胞由可收缩性的肌纤维和不可收缩性的细胞体组成，前者连接皮下层，含肌球蛋白和肌动蛋白，二者的协同作用使肌肉收缩或松弛，发生运动；后者含有各种细胞器如细胞核、线粒体、核糖体、内质网和糖原及脂类储存小体，是能量的重要储存部位。

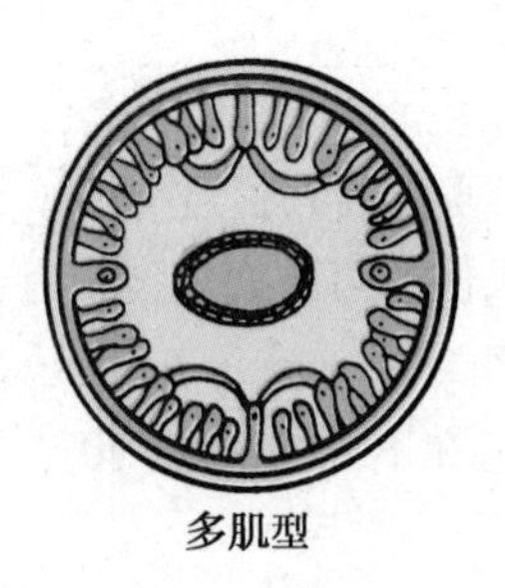

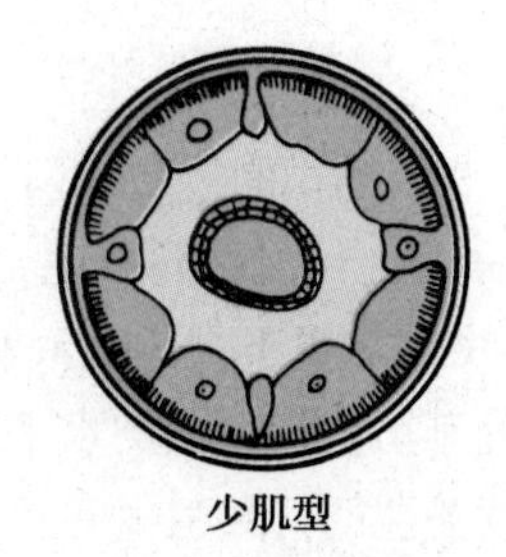

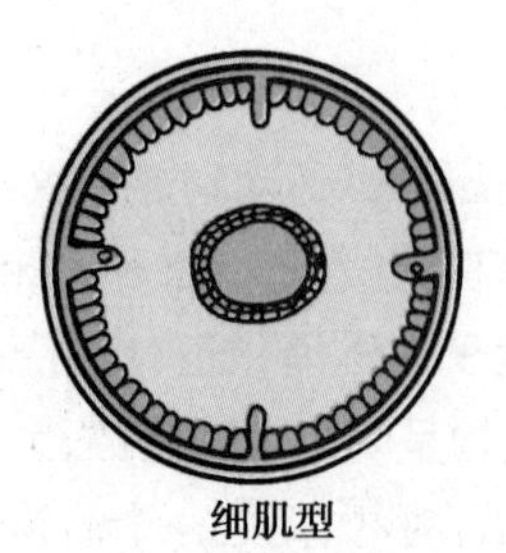

图15-2 线虫的肌型

（2）消化系统：消化系统包括消化管和腺体。线虫的消化管完整，由口孔、口腔、咽管、中肠、直肠和肛门组成。口孔在头部顶端，外有唇瓣围绕。口腔形状大小因种而异，有的虫种口腔较大，称为口囊（buccal capsule），其中可含有齿状或矛状结构，用以虫体附着。咽管圆柱形，下段常有膨大部分，其形状是分类的依据之一。咽管腔内覆以角皮层，管腔横切面呈三角形。咽管可以是肌性的或腺性的，也可前段为腺性而后段为肌性的，因种而异。多数线虫咽管壁肌肉内有3个咽管腺，一个背咽管腺开口于口腔，两个亚腹咽管腺开口于咽管腔。腺体细胞分泌多种消化酶，包括淀粉酶、蛋白酶、纤维素酶及乙酰胆碱酯酶等。咽管与肠管交接处有一个三叶形活瓣，称咽管-肠管阀（esophago-intestinal valve），以控制食物的流向。肠管为一直形管道，无肌细胞，食物在肠内向下移动依赖咽管肌肉的推动及虫体运动的压力。肠壁由单层柱状上皮细胞构成，内缘具有微绒毛。肠细胞内含丰富的线粒体、糖原颗粒、内质网及核蛋白体等，以吸收和输送营养物质。雌虫的肛门通常位于虫体末端的腹面；雄虫的直肠通入泄殖腔而开口于体外（图15-3）。

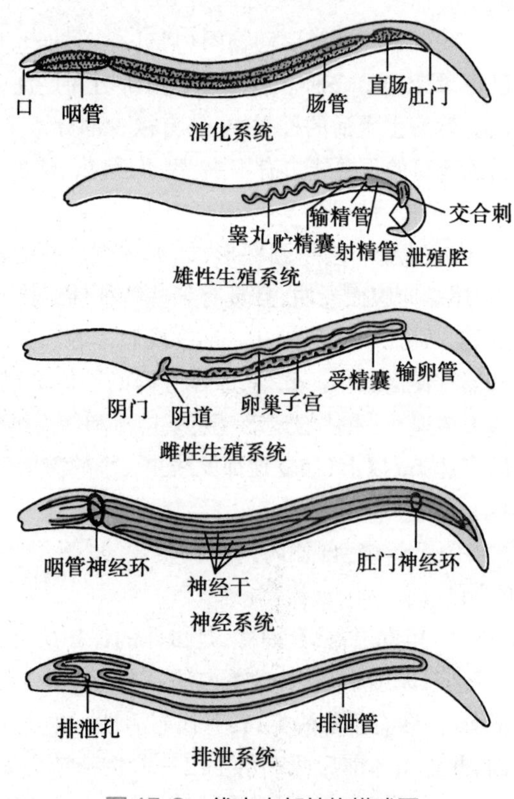

图15-3 线虫内部结构模式图

（3）生殖系统：雄虫的生殖系统为单管型，由睾丸、输精管、贮精囊、射精管及交配附器组成。睾丸的末端与输精管相连，通入贮精囊。射精管开口于泄殖腔。有些虫种在射精管处有一对腺体，能分泌黏性物质，交配后栓塞雌虫阴门。雄虫尾端多有一个或一对角质的交合刺，可自由伸缩。雌虫生殖系统多为双管型，通常包括卵巢、输卵管、受精囊、子宫、排卵管、阴道和阴门等部分。卵母细胞在受精囊内与精子结合受精。两根排卵管汇合于单管的阴道，开口于虫体腹面的阴门。阴门的位置依虫种而异，但均在虫体腹面肛门之前。

（4）神经系统：咽部神经环是神经系统的中枢，向前发出3对神经干，支配口周感觉器官；向后发出背、腹及两侧共3~4对神经干，包埋于皮下层或纵索中，分别控制虫体的运动和感觉。线虫的主要感觉器官是位于头部和尾部的乳突、头感器和尾感器,可对机械的或化学的刺激起反应,并能调节腺体分泌。尾感器的有无是人体寄生线虫分类的重要标志。前者如尾感器纲(Class Phasmidea)的钩虫、蛔虫、丝虫、蛲虫、东方毛圆线虫、广州管圆线虫、结膜吸吮线虫等,后者如无尾感器纲(Class Aphasmidea)的旋毛虫、鞭虫、肝毛细线虫和肾膨节线虫等。

(5)排泄系统:线虫的排泄系统有管型和腺型两种。尾感器纲的虫种为管型结构,无尾感器纲的虫种为腺型。管型的基本结构是一对长排泄管,由一短横管相连,构成"H"形、"U"形或倒"U"形等,因虫种而异。在横管中央腹面有一小管,经排泄孔通向体外。有些虫种尚有一对排泄腺与横管相通,其分泌物与虫体的脱鞘有关。腺型则只有一个具有大的细胞核的排泄细胞,位于肠管前端,开口在咽部神经环附近的腹面。

2. 卵 一般为卵圆形,卵壳多为淡黄色、棕黄色或无色。有的线虫卵在排出体外时含有一个尚未分裂的卵细胞,如蛔虫卵;有的卵细胞正在分裂中,如钩虫卵;有的已发育成蝌蚪期胚胎,如蛲虫卵;还有的线虫在产出前已形成幼虫,如卵胎生的丝虫及旋毛虫等。线虫卵的卵壳主要由三层构成。外层来源于受精卵母细胞所形成的卵膜,称卵黄膜,在光学显微镜下不易见;中层为壳质或几丁质(chitin)层,具有一定硬度,能抵抗机械压力;内层为脂层或蛔苷(ascaroside)层,具有调节渗透作用的功能,能阻止虫卵内水分的丢失,防止虫卵过快干燥死亡,同时可阻止外界一些化学性物质对卵细胞的毒害作用。蛔虫卵的卵壳除了以上三层外,还外附一层由子宫壁分泌物形成的较厚的蛋白质膜。

【生活史】

线虫的基本发育分为虫卵、幼虫、成虫三个阶段。根据线虫生活史过程中是否需要中间宿主,可将其分为两大类。

1. 直接发育型(简称直接型) 此类线虫生活史简单,发育过程中不需要中间宿主,一般需要在外界土壤中发育至感染期。感染期卵可随污染的食物或饮水,直接进入人体发育(如蛔虫);土壤中的感染期幼虫也可主动侵入人体(如钩虫)。另外,蛲虫卵可不离开宿主即具有感染性。肠道线虫多属此型。在流行病学上直接型线虫亦称为土源性线虫(soil-transmitted nematode)。

2. 间接发育型(简称间接型) 此类线虫生活史较复杂,发育过程中需要中间宿主。幼虫需先在中间宿主体内发育为感染期幼虫后,再经皮肤或口感染人体(如丝虫及美丽筒线虫)。寄生在组织内的线虫多属此型。在流行病学上间接型线虫也称为生物源性线虫(vector-borne nematode)。

外界环境因素对线虫的发育有很大的影响。土源性线虫卵和幼虫需在温暖、湿润和荫蔽的外环境中生长发育,在不适宜的温度、湿度和阳光直射的环境中,虫卵或幼虫的发育可受到影响,甚至死亡。外界环境因素也可通过对中间宿主生长、发育、生殖和种群数量的影响而间接影响生物源性线虫的生长发育。如温度过高或过低以及干燥等都可影响丝虫幼虫(微丝蚴)在媒介按蚊体内的发育。

【生理】

1. 虫卵孵化与幼虫蜕皮 在适宜的温度、湿度和氧分压条件下,有些虫卵能在外界环境中发育成熟并孵化。孵化过程中,由于幼虫的运动及其所分泌的酶的作用,破坏了卵壳的脂层,使卵壳失去了防水能力,水分渗入卵内,卵壳破裂,幼虫逸出。有的虫卵则在外界发育至含有幼虫的阶段,即感染期虫卵,然后被人食入,在宿主肠道环境条件的刺激下,孵化出幼虫。寄生人体的线虫,其幼虫发育是在人体内不断移行的过程中完成的。除了蛲虫和鞭虫的发育无组织内移行,直接在肠腔中完成外,其他如蛔虫、钩虫、粪类圆线虫等肠道线虫和旋毛虫等线虫的幼虫发育,均有在组织内移行、发育过程。线虫幼虫的组织内移行过程可以引起病理损害,并有不同的临床表现。线虫幼虫发育的另一个特征是蜕皮(ecdysis,molt)。蜕皮时,首先在旧角皮下逐渐形成一层新角皮,旧角皮在幼虫分泌的蜕皮液(ecdysial fluid)的侵蚀下,逐层溶解,破裂而被蜕去。线虫幼虫一般蜕皮 4 次。有的线虫于第 2 次蜕皮后成为感染期幼虫,第 4 次蜕皮后发育为成虫。线虫释放的蜕皮液可能是一种重要的变应原(allergen),可诱发宿主产生超敏反应,如蛔虫性哮喘等。

2. 成虫期营养与代谢 各种线虫成虫的寄生部位、营养来源虽有不同,但获取能量的途径主要是通过糖类代谢。线虫一般具有较完善的三羧酸循环来进行糖类的有氧代谢。可通过体壁渗透从寄生环境中获得氧,有的线虫可从宿主血液中吸取氧。当环境中缺氧时,代谢受到抑制,中间产物排出困难,能量供应不足,虫体活动与发育受阻,甚至死亡。一般线虫虽能通过厌氧途径来维持低水平的代谢,但往往不能补偿缺氧所造成的损害。蛔虫由于长期适应宿主肠腔低氧的环境,具有较完善的糖酵解及延胡索酸还原酶系统的代谢途径,从中获取能量。某些驱虫药物的作用,就是阻断线虫糖类代谢,切断能源,导致虫体死亡。另外,许多线虫体内具有与氧有很高亲和力的血红蛋白,可用来储氧,以供缺氧时使用。脂代谢与线虫寄生环境中氧分压有关。氧充分时,脂肪酸可氧化释放出能量。在缺氧环境中,脂代谢变缓或停止,游离的脂肪酸可形成甘油三酯。在线虫生长、产卵等过程中,氨基酸代谢较重要。线虫的雌虫每天产出大量的卵(如雌蛔虫每天产卵 20 万个以上),需要大量的蛋白质,但蛋白质沉积在卵母细胞内,成为卵壳的结构成分,不是能量的主要来源。氨基酸及蛋白质代谢的主要产物是氨,它能改变细胞的 pH,影响细胞的通透性等,对虫体是有害的。氨的排出主要通过体表的扩散和肠道排出。

【致病】

线虫对人体的危害程度与线虫的种类、寄生虫数量(或称虫荷,parasitic burden)、发育阶段、寄生部位、虫体的机械和化学刺激,以及宿主的营养及免疫状态等因素有关。

1. 幼虫所致损害 幼虫进入宿主体内并在宿主体内移行过程中可造成相应的组织或器官损害。如钩虫的感染期幼虫侵入皮肤可致皮炎;蛔虫或钩虫的幼虫移行经过肺部时,可引起肺部炎症,甚至引起蛔虫性或钩虫性哮喘;旋毛虫幼虫寄生于肌肉内可导致肌炎和全身症状,如侵犯心肌,可引起心肌炎、心包积液,导致心力衰竭,甚至死亡;广州管圆线虫侵入神经系统可造成脑脊髓的损害,引起嗜酸性粒细胞增多性脑膜脑炎或脑膜炎。一些寄生于犬、猫等哺乳动物的线虫幼虫进入人体后,由于人体不是其适宜宿主,这些幼虫可引起皮肤或内脏幼虫移行症。

2. 成虫所致损害 成虫在寄生部位因摄取营养、机械性损害和化学性刺激以及免疫病理反应等可导致宿主营养不良、组织损伤、出血、炎症等病变。通常组织内寄生线虫对人体的危害远较肠道线虫严重。如肠道线虫可损伤局部肠黏膜,引起出血及炎症反应;淋巴丝虫可致淋巴系统的损害。

【分类】

根据形态学和分子分类特征,人体寄生线虫隶属于线形动物门的尾感器纲(Class Phasmidia)和无尾感器纲(Class Aphasmidia)。除了鞭虫目和膨结目属于无尾感器纲外,其余线虫均隶属于尾感器纲。常见人体线虫分类地位及与疾病的关系见表 15-1。

表 15-1 人体寄生线虫分类地位及与疾病的关系

纲	目	科	属	种	感染期	感染途径	寄生部位
尾感器纲 Phasmidia	小杆目 Rhabditida	类圆科 Strongyloididae	类圆线虫属 *Strongyloides*	粪类圆线虫 *S. stercoralis*	丝状蚴	皮肤钻入	小肠
		小杆科 Rhabditidae	小杆线虫属 *Rhabditis*	艾氏小杆线虫 *R. axei*	感染期幼虫	经口、泌尿道	消化、泌尿系统
	圆线目 Strongylida	钩口科 Ancylostomatidae	钩口线虫属 *Ancylostoma*	十二指肠钩口线虫 *A. duodenale*	丝状蚴	皮肤钻入	小肠
				犬钩口线虫 *A. caninum*	丝状蚴	皮肤钻入	皮下组织
				锡兰钩口线虫 *A. ceylanicum*	丝状蚴	皮肤钻入	皮下组织

续表

纲	目	科	属	种	感染期	感染途径	寄生部位
				巴西钩口线虫 *A. braziliense*	丝状蚴	皮肤钻入	皮下组织
			板口线虫属 *Necator*	美洲板口线虫 *N. americanus*	丝状蚴	皮肤钻入	小肠
		毛圆科 Trichostrongylidae	毛圆线虫属 *Trichostrongylus*	东方毛圆线虫 *T. orientalis*	丝状蚴	经口	小肠
		管圆科 Angiostrongylidae	管圆线虫属 *Angiostrongylus*	广州管圆线虫 *A. cantonensis*	感染期幼虫	生食螺类等	神经系统
	蛔目 Ascaridida	蛔科 Ascaridae	蛔线虫属 *Ascaris*	似蚓蛔线虫 *A. lumbricoides*	感染期卵	经口	小肠
		弓首科 Toxocaridae	弓首线虫属 *Toxocara*	犬弓首线虫 *T. canis*	感染期卵	经口	组织
				猫弓首线虫 *T. cati*	感染期卵	经口	组织
		异尖科 Anisakidae	异尖线虫属 *Anisakis*	简单异尖线虫 *A. simplex*	感染期幼虫	经口	胃肠壁
	尖尾目 Oxyurida	尖尾科 Oxyuridae	蛲虫属 *Enterobius*	蠕形住肠线虫 *E. vermicularis*	感染期卵	经口	盲肠、结肠
	旋尾目 Spirurida	颚口科 Gnathostomatidae	颚口线虫属 *Gnathostoma*	棘颚口线虫 *G. spinigerum*	感染期幼虫	生食淡水鱼	胃壁
		筒线科 Gongylonematidae	筒线虫属 *Gongylonema*	美丽筒线虫 *G. pulchrum*	感染期幼虫(囊状体)	生食昆虫	口腔、食管
		吸吮科 Thelaziidae	吸吮线虫属 *Thelazia*	结膜吸吮线虫 *T. callipaeda*	感染期幼虫	果蝇舔舐眼分泌物	眼结膜囊
		龙线科 Dracunculidae	龙线虫属 *Dracunculus*	麦地那龙线虫 *D. medinensis*	感染期幼虫	误食剑水蚤	皮下组织
	丝虫目 Filariida	盘尾科 Onchocercidae	吴策线虫属 *Wuchereria*	班氏吴策线虫 *W. bancrofti*	丝状蚴	蚊媒叮咬	淋巴系统
			布鲁线虫属 *Brugia*	马来布鲁线虫 *B. malayi*	丝状蚴	蚊媒叮咬	淋巴系统
			罗阿线虫属 *Loa*	罗阿罗阿线虫 *L. loa*	丝状蚴	斑虻叮咬	皮下组织
			盘尾线虫属 *Onchocerca*	旋盘尾线虫 *O. volvulus*	丝状蚴	蚋叮咬	皮下、眼部
无尾感器纲 Aphasmidia	鞭虫目 Trichurida	毛形科 Trichinellidae	毛形线虫属 *Trichinella*	旋毛形线虫 *T. spiralis*	幼虫(囊包)	生食肉类	肌肉组织
		鞭虫科 Trichuridae	鞭虫属 *Trichuris*	毛首鞭形线虫 *T. trichiura*	含蚴卵	经口	盲肠、结肠

续表

纲	目	科	属	种	感染期	感染途径	寄生部位
		毛细科 Capillariidae	毛细线虫属 *Capillaria*	肝毛细线虫 *C. hepatica*	含蚴卵	经口	肝组织
	膨结目 Dioctophymida	膨结科 Dioctophymatidae	膨结线虫属 *Dioctophyma*	肾膨结线虫 *D. renale*	感染期幼虫	生食蛙、鱼	泌尿系统

（赵 亚）

第二节
似蚓蛔线虫

第二节 似蚓蛔线虫

似蚓蛔线虫（*Ascaris lumbricoides* Linnaeus，1758）简称蛔虫（roundworm），是最常见的人体消化道寄生虫之一，可引起蛔虫病（ascariasis）。蛔虫呈世界性分布，估计全球有10亿人感染。蛔虫成虫寄生于人的小肠，夺取营养，也可引起胆道感染、肠梗阻、肠扭转、肠穿孔以及阑尾炎等急腹症，甚至还可钻入肝脏、侵入其他部位引起严重的异位损害。

【形态】

1. 成虫 圆柱形，形似蚯蚓，活时呈粉红色，死后呈灰白色，头部较尖细，尾部较钝圆。雌虫长20~35cm，甚至达40cm以上，最宽处直径为3~6mm；雄虫长15~31cm，最宽处直径为2~4mm。体表可见有细横纹，两侧可见明显的侧索。口孔位于虫体头端，口周具有“品”字形排列的3个唇瓣（1个背唇瓣较大，2个亚腹唇瓣略小），显微镜下见唇瓣内缘具有细齿，外缘尚有感觉乳突和头感器。雌虫消化道末端开口于肛门，雄虫则通入泄殖腔。雌虫生殖系统为双管型，盘绕在虫体后2/3部分的原体腔内，阴门位于虫体腹面中部之前。雄虫生殖器官为单管型，尾部向腹面弯曲，末端有一对镰刀状的交合刺。

2. 虫卵 在人体粪便查见的蛔虫卵有受精卵（fertilized egg）和未受精卵（unfertilized egg）之分［图15-4，文末彩图2（8）及文末彩图2（9）］。受精卵呈宽椭圆形，大小为（45~75）μm×（35~50）μm。卵壳较厚。卵壳外常有一层由子宫分泌物形成的凹凸不平的蛋白质膜，被宿主胆汁染成棕黄色，卵内含有1个大而圆的受精卵细胞，在其两端与卵壳间可见新月形空隙。虫卵在外界发育，胚细胞不断分裂，最后形成含幼虫的感染期虫卵。未受精卵呈长椭圆形，大小为（88~94）μm×（39~44）μm，卵壳与蛋白质膜均较受精蛔虫卵薄，卵内充满大小不等的折光颗粒。蛔虫卵壳周围蛋白质膜脱落后，成为脱蛋白膜的蛔虫卵，观察时应注意与其他虫卵相鉴别。卵壳厚而透明是蛔虫卵的主要特征。

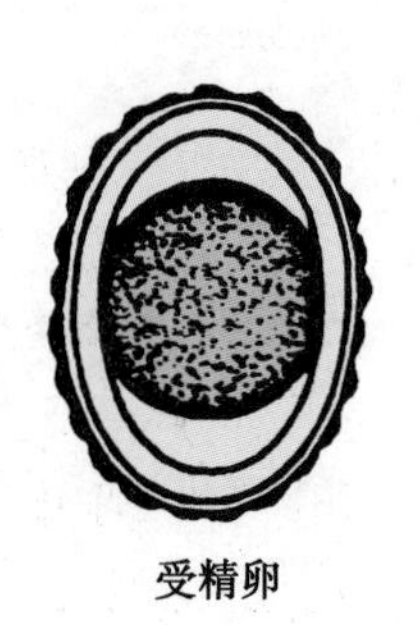

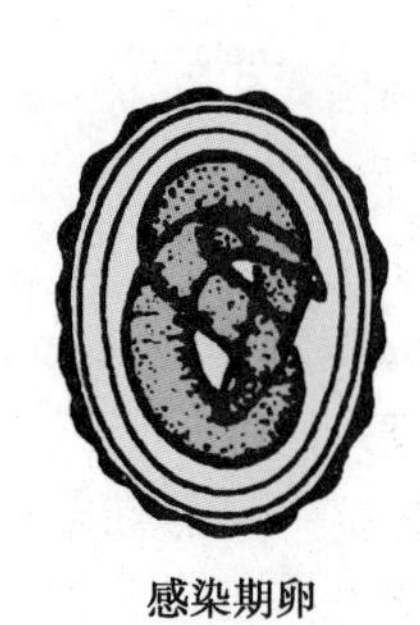

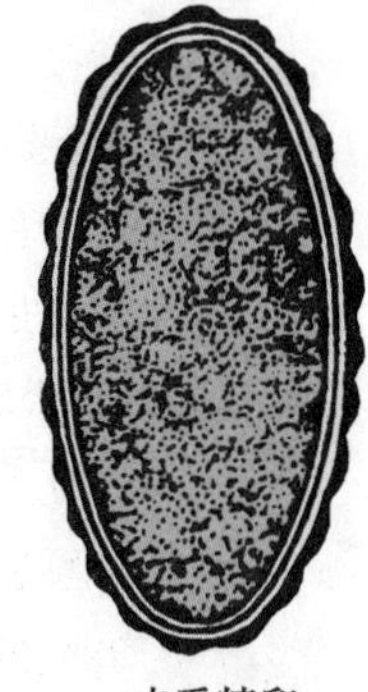

图15-4 蛔虫卵模式图

【生活史】

蛔虫属土源性线虫，完成生活史不需要中间宿主。成虫寄生于人体小肠中，以宿主半消化食物为营养，雌、雄虫交配后产出的多为受精卵，平均每天每条雌虫可产卵24万个。虫卵随宿主粪便排出体外，在潮湿、荫蔽、氧气充足的泥土中，于21~30℃条件下，经5~10天的发育，受精卵内的胚细胞经分裂并发育为幼虫。再经1周，卵内幼虫蜕皮1次成为感染期虫卵。人因误食被蛔虫感染期卵污染的食物或水而感染。感染期卵在人小肠内孵出幼虫，然后侵入肠黏膜和黏膜下层，钻入静脉或淋巴管，经肝、右心，到达肺，穿破肺泡毛细血管，进入肺泡，经第2和第3次蜕皮后，沿支气管、气管逆行至咽部，最后随人的吞咽动作而入消化道，在小肠内经第4次蜕皮后变为童虫，数周后发育为成虫(图15-5)。自人体感染到雌虫开始产卵需60~75天。蛔虫在人体内的寿命一般为1年左右。

【致病】

幼虫和成虫均可致病，表现为机械性损伤、超敏反应、营养不良以及宿主肠道功能障碍等。

1. 幼虫致病　主要导致蛔虫性哮喘和蛔虫性肺炎。少量幼虫移行经过肺部时患者可无明显症状。但大量幼虫在肺部移行时，细支气管上皮细胞脱落，肺部点状出血，引起蛔虫性支气管肺炎、支气管哮喘或嗜酸性粒细胞增多症。潜伏期一般为1~9天，患者出现一过性的呼吸系统症状，病程一般不超过4周。主要表现为咳嗽、胸闷、喉痒、干咳、哮喘或荨麻疹等，偶可伴有发热、痰中带血或过敏性皮炎。听诊有啰音、捻发音。胸部X线检查可见两侧肺门阴影增深，肺纹理增粗，有点状、絮状或片状阴影，一般1~2周内消失。此阶段做痰液涂片检查常可发现嗜酸性粒细胞或者蛔虫幼虫。目前在中国，重度蛔虫感染已很少见，而严重的蛔虫性肺炎则更加罕见。在严重感染病例，幼虫还可侵入脑、肝、脾、肾、眼和甲状腺等器官，引起异位寄生。甚至有幼虫通过胎盘进入胎儿体内寄生的报道。

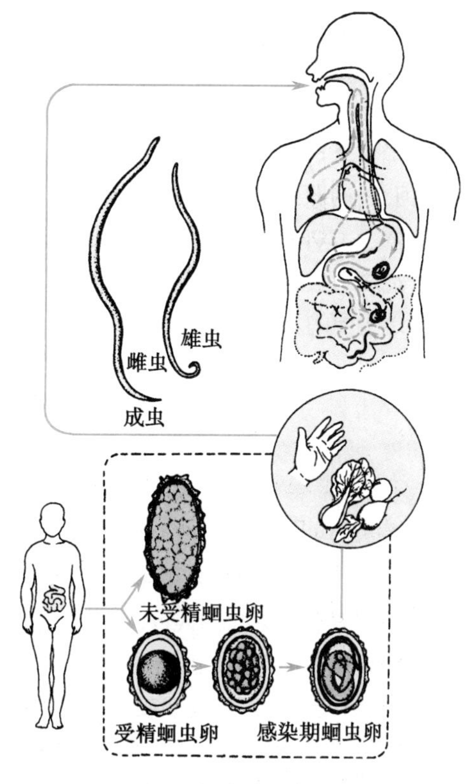

图15-5　蛔虫生活史示意图

2. 成虫致病　成虫是主要致病阶段，其致病机制如下。

(1)掠夺营养和损伤肠黏膜：成虫寄生于空肠，以小肠内半消化食物作为食物，掠夺宿主大量营养，并且还损伤肠黏膜，导致消化不良和营养吸收障碍，引起营养不良。儿童严重感染时可造成发育障碍。病人常有食欲减退、恶心、呕吐、腹痛、腹胀。腹痛为间歇性，常位于脐周围，反复发作，可自行缓解。儿童病人常有神经精神症状，如惊厥、夜惊、磨牙，偶尔可出现异嗜症等。

(2)超敏反应：患者可出现荨麻疹、结膜炎，以及皮肤瘙痒等症状，可能是由于蛔虫变应原诱导IgE介导的超敏反应所致。

(3)并发症：由于蛔虫具有钻孔的习性，若在宿主机体不适(如发热、胃肠道疾病等)或大量食入辛辣食物或服用驱虫药物剂量不当等因素刺激下，蛔虫可钻入开口于肠壁的各种管道(如胆管、胰腺管和阑尾)，甚至钻入肝脏，不仅可引起胆道蛔虫症、蛔虫性胰腺炎、阑尾炎或肝蛔虫病，还可以引起蛔虫性肠梗阻，甚至可上窜阻塞气管、支气管，造成窒息，也引起尿道和生殖器官蛔虫病及其他器官组织的蛔虫卵肉芽肿。胆道蛔虫症是临床上最为常见的并发症，可引起胆道出血、肝脓肿、胆石症、胆囊破裂、胆汁性腹膜炎。98%的患者有腹痛。蛔虫性肠梗阻进一步可发展为绞窄性肠梗阻、肠扭转、肠套叠和肠坏死。蛔虫亦可引起肠穿孔和急性腹膜炎，病死率较高。严重的蛔虫病的并发症多见于重度感染的儿童。

【诊断】

根据病人间歇性脐周疼痛、反复发作的临床表现，结合实验室检查可明确诊断。病原学检查是确诊的依据，主要从粪便中查见虫卵或虫体。由于蛔虫产卵量大，常用直接涂片法，一张涂片的检出率为80%，三张可达95%(一粪三检)。饱和盐水浮聚法或沉淀法检出效果更佳。

【流行与防治】

蛔虫感染分布广泛，主要流行于温暖、潮湿和卫生条件较差的热带和亚热带地区。人群感染的特点为农村高于城市，儿童高于成人。农村地区的学龄前和低龄学童的感染尤为明显。非洲有些国家感染率高达95%；南美为45%；在亚洲，印度和其他南亚国家估计有1.5亿人感染。据第三次全国人体重点寄生虫病调查（2015年）显示：中国人群平均蛔虫感染率为0.9%，与第二次全国人体重要寄生虫病现状调查（2005年）结果相比出现大幅下降；感染率居前三位的分别为四川、贵州、重庆；多以轻度感染为主，重度感染少见。2020年全国人体土源性线虫病408个监测点数据显示：蛔虫感染率进一步降为0.19%；其中，西藏蛔虫感染率最高，为1.64%；7~14岁年龄组蛔虫感染率最高，为0.26%；北京、河北、内蒙古等8省（自治区、直辖市）未发现蛔虫感染者，其余21省（自治区、直辖市）蛔虫感染率均低于1%，其中轻、中度感染者占比分别为99.25%和0.75%，未发现重度感染者。

造成蛔虫感染普遍的主要原因为：①蛔虫生活史简单；②雌虫产卵量大；③用未经处理的人粪施肥和随地大便的习惯，使蛔虫卵广泛污染土壤和周围环境；④人的某些卫生行为和缺乏完善的卫生设施；⑤虫卵对外界环境抵抗力强。在荫蔽的土壤中或蔬菜上，虫卵可活数月至数年，甚至在无氧的条件下也可存活2~3个月。由于卵壳蛔苷层的保护作用，食用醋、酱油或腌菜、泡菜的盐水、10%的硫酸、甲醛溶液、低浓度盐酸、硝酸或磷酸等溶液不会影响卵内幼虫的发育，但虫卵对有机溶剂或气体，如氯仿、乙醚、乙醇和苯等有机溶剂以及氨、溴甲烷和一氧化碳等气体则很敏感，卵内细胞或幼虫皆可被杀死。

防治蛔虫感染应采取综合措施，包括查治感染者、管理粪便和通过健康教育来预防感染。目前常用的驱虫药有阿苯达唑、甲苯达唑、三苯双脒或伊维菌素。群体驱虫时间宜在感染高峰期之后的秋、冬季节。对感染率高的人群，由于重复感染机会多，故在流行区应每隔半年至1年驱虫1次。蛔虫引起的胆道蛔虫症、蛔虫性肠梗阻一般通过保守治疗可获得缓解，经保守治疗无缓解者可考虑手术治疗。如伴有肠扭转、肠套叠或肠穿孔者，必须及时手术治疗。管理粪便的有效方法是结合沼气开发利用建立无害化粪池，通过厌氧发酵和粪水中游离氨的作用，可杀灭虫卵。开展健康教育的重点在儿童，讲究饮食卫生和个人卫生，做到饭前洗手，不生食未洗净的红薯、萝卜、甘蔗和生菜，不饮生水。消灭苍蝇和蟑螂也是防止蛔虫卵污染食物和水源的重要措施。

（赵　亚）

第三节
毛首鞭形线虫

第三节　毛首鞭形线虫

毛首鞭形线虫（*Trichuris trichiura* Linnaeus，1771）简称鞭虫（whipworm），是常见的人体肠道寄生线虫之一，全球感染人数约8亿。成虫主要寄生于人体盲肠，引起鞭虫病（trichuriasis）。

【形态与生活史】

成虫外形似马鞭，故得名。虫体前3/5呈细线状，后2/5粗如鞭柄。雌虫长30~50mm，尾端钝圆；雄虫稍小，长30~45mm，尾端向腹面呈环状卷曲。虫卵呈纺锤形或腰鼓形，大小（50~54）μm ×（22~23）μm，棕黄色，卵壳较厚，两端各有一透明塞状突起。虫卵随粪便排出时，卵内有1个尚未分裂的细胞［图15-6，文末彩图2（10）］。成虫寄生于盲肠，感染严重时也可寄生于结肠、直肠甚至回肠下端。虫卵随粪便排出，在20~30℃温暖、潮湿的土壤中，约经3周发育为含幼虫的感染期卵。感染期卵随污染的食物或饮水被人吞食，进入小肠。感染后约1小时幼

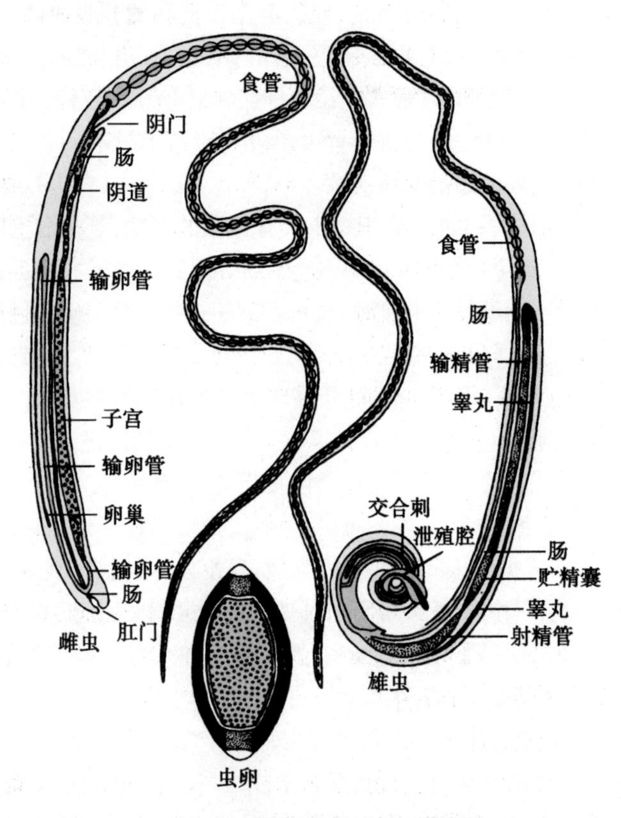

图15-6　鞭虫成虫和虫卵模式图

虫从卵内孵出，钻入肠上皮内摄取营养，经 8~10 天后回到肠腔，再移行至盲肠发育为成虫。鞭虫成虫细长的前端钻入肠上皮层内，以血液和组织液为食。自感染到产卵约需 60 天，每条雌虫每天产卵 5 000~20 000 个，成虫寿命为 3~5 年。

【致病与诊断】

鞭虫成虫以其细长的前端钻入肠黏膜，引起肠黏膜点状出血、炎症或溃疡。少数患者可有细胞增生，肠壁组织明显增厚。如直肠受累，可出现黏膜水肿、出血，并常因腹泻、直肠套叠而出现直肠脱垂，此症多见于儿童。轻度感染一般无症状，只在粪便检查时发现虫卵。重度感染时，可因累及回肠远端、横结肠、降结肠，甚至直肠，而表现出食欲减退、恶心、呕吐、腹痛、腹泻、贫血和头晕等症状。重度感染的儿童可出现发育迟缓、水肿和营养不良。也可因大量虫体结成团导致急性盲肠梗阻。部分患儿可出现荨麻疹、发热、异嗜症等。严重的鞭虫感染可出现并发症，引起消化道出血（大便隐血或便血）、阑尾炎、肠梗阻、腹膜炎、肠套叠等（图 15-7）。

临床上鞭虫病常被忽视。当出现严重症状或并发症时往往不能及时正确诊断，常误诊为溃疡病、钩虫病、结肠癌、阿米巴病等。因此，病人出现贫血、消化道出血、右下腹痛等症状，并伴有一般消化道症状时，应考虑本病的可能。中、重度感染时根据上述临床症状，结合病原学诊断方法，如常用的直接涂片法、改良加藤厚涂片法、饱和盐水浮聚法等，粪检查出虫卵即可确诊。因鞭虫卵较小，容易漏检，如一次检查阴性，应反复检查（一粪三检），以提高检出率。纤维结肠镜检查时发现成虫亦可确诊。

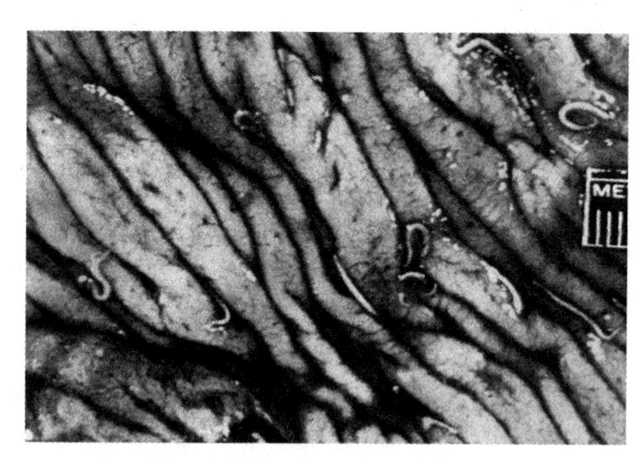

图 15-7　鞭虫成虫寄生于肠黏膜

【流行与防治】

鞭虫的流行分布与蛔虫一致，但感染率不及蛔虫高，多见于热带、亚热带地区的发展中国家，特别是农村地区。病人是唯一的传染源。鞭虫卵对外界的抵抗力较强，在温暖、潮湿、荫蔽和氧气充分的土壤中，虫卵可存活数年之久。但对于干燥、低温的抵抗力不及蛔虫卵，因此在中国温湿的南方地区的人群感染率明显高于干寒的北方。据第三次全国人体重点寄生虫病现状调查（2015 年）显示：中国人群平均鞭虫感染率为 0.36%，与第二次全国人体重要寄生虫病现状调查（2005 年）结果相比出现大幅下降；感染率居前三位的分别为四川、海南、云南，多为轻、中度感染，重度感染少见。2020 年全国人体土源性线虫病 408 个监测点数据显示：鞭虫感染率进一步降为 0.16%；其中，云南鞭虫感染率最高，为 1.89%，其次是海南，为 1.02%；7~14 岁年龄组鞭虫感染率最高，为 0.36%；全国仅检出鞭虫轻度感染者。鞭虫的感染方式、流行因素和防治原则与蛔虫基本相同。常用驱虫药物有奥克太尔、噻嘧啶（pyrantel）、甲苯达唑、阿苯达唑等。

（赵　亚）

第四节　蠕形住肠线虫

第四节
蠕形住肠线虫

蠕形住肠线虫（*Enterobius vermicularis* Linnaeus，1758）简称蛲虫（pinworm），主要寄生于人体盲肠、结肠及回肠下段，引起蛲虫病（enterobiasis）。本病分布遍及全世界，是儿童常见的寄生虫病，常在家庭和幼儿园、小学等儿童集居的群体中传播。

【形态】

成虫细小，乳白色，呈线头样，有头翼和咽管球。雌虫大小为（8~13）mm×（0.3~0.5）mm，虫体中部膨大，尾端长直而尖细，生殖系统为双管型。雄虫较小，大小为（2~5）mm×（0.1~0.2）mm，尾端向腹面卷曲，雄虫在交配后即死亡，一般不易见到。虫卵无色透明，长椭圆形，两侧不对称，一侧扁平，另一侧稍凸，大小(50~60)μm×(20~30)μm，卵壳较厚，刚产出的虫卵内含一蝌蚪期胚胎[图15-8，文末彩图2(12)]。

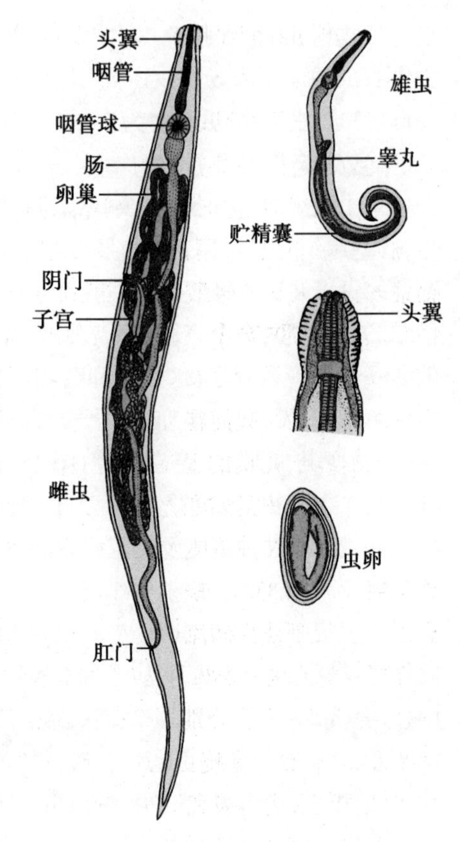

图15-8 蛲虫成虫和虫卵模式图

【生活史】

成虫主要寄生于人体盲肠、结肠及回肠下段，附着在肠黏膜上，重度感染时也可寄生在小肠上段甚至胃及食管。成虫以肠腔内容物、组织或血液为食。雌、雄虫交配后，雄虫多很快死亡而被排出体外；雌虫子宫内充满虫卵，在肠内温度和低氧环境中，一般不排卵或仅产很少虫卵。当宿主睡眠，肛门括约肌松弛时，雌虫向下移行至肛门外，产卵于肛门周围和会阴皮肤皱褶处。每条雌虫平均产卵万余个。产卵后雌虫大多自然死亡，但也有少数可返回肠腔，也可误入阴道、子宫、尿道、腹腔等部位，引起异位损害。黏附在肛门周围和会阴皮肤上的虫卵，因温度(34~36℃)、湿度(相对湿度90%~100%)适宜，氧气充足，卵胚很快发育，约经6小时，卵内幼虫蜕皮1次，发育为感染期卵。雌虫在肛周的蠕动刺激，使肛门周围发痒，当患儿用手挠痒时，感染期卵污染手指，经肛门—手—口方式形成自身感染；感染期虫卵也可污染玩具、食物，或散落在衣裤、被褥上，经口使自身或他人感染。蛲虫卵较轻，粘在灰尘上的虫卵，可随尘埃飞扬，经空气吸入，黏附在咽部，随吞咽进入消化道而感染。食入的虫卵在十二指肠内孵出幼虫，幼虫沿小肠下行，在结肠发育为成虫。从食入感染期卵至虫体发育成熟产卵，需2~4周。雌虫寿命一般约为1个月，很少超过2个月。但儿童往往通过自身感染、食物或环境的污染而出现持续的再感染，使蛲虫病迁延不愈。

【致病】

成虫寄生于肠道可造成肠黏膜损伤。轻度感染无明显症状，重度感染可引起营养不良和代谢紊乱。雌虫偶尔穿入肠壁深层寄生，造成出血、溃疡，甚至小脓肿，易误诊为肠壁脓肿。雌虫在肛管、肛周、会阴处移行、产卵，刺激局部皮肤，引起肛门瘙痒，皮肤搔破可继发炎症。患者常表现为烦躁不安、失眠、食欲减退、夜间磨牙、消瘦。婴幼儿患者常表现为夜间反复哭闹，睡不安宁。长期反复感染，会影响儿童身心健康。蛲虫虽不是组织内寄生虫，但有异位寄生现象，除侵入肠壁组织外，也可侵入生殖器官，引起阴道炎、子宫内膜炎、输卵管炎，若虫体进入腹腔，可导致蛲虫性腹膜炎和肉芽肿，常被误诊为肿瘤和结核病等。

1. **蛲虫性阑尾炎** 成虫寄生在回盲部，容易钻入阑尾引起炎症。根据13 522例急性阑尾炎患儿住院手术的阑尾切除标本病理检查，蛲虫引起的阑尾炎占3.7%，也有报道高达9.2%。阑尾内寄生的虫数为1条至数条，曾有报道虫体多达191条者。蛲虫性阑尾炎病人以阵发性腹痛、右下腹压痛为主，局部肌紧张不明显，或伴有恶心、呕吐、发热。多数病人在术后检获成虫或虫卵而确诊。

2. **蛲虫性泌尿生殖系统炎症** 雌虫经女性阴道、子宫颈逆行进入子宫、输卵管和盆腔，可引起外阴炎、阴道炎、宫颈炎、子宫内膜炎或输卵管炎。曾有蛲虫卵侵入子宫内膜导致不孕症的报道。国内曾对431名女童采用透明胶纸法于晨起检测肛门周围和尿道口，结果蛲虫卵阳性率分别为52.5%和35.3%。蛲虫刺激尿道可致遗尿症(enuresis)，侵入尿道、膀胱可引起尿路感染，出现尿频、尿急、尿痛等尿道刺激症状。虫体偶尔也可侵入男性的尿道、前列腺甚至肾脏。

此外，还有蛲虫感染引起哮喘和肺部损伤等异位损害的报道。国内也有儿童因挠眼、抠挖鼻腔等行为导致蛲虫在眼结膜囊、鼻腔寄生的报道。

【诊断】

因为蛲虫不在肠道内产卵,故粪便检查难有所获。根据蛲虫在肛周产卵的特性,可用透明胶纸法或棉签拭子法于清晨排便或洗澡前在肛周收集虫卵。透明胶纸法的效果较好,1次检出率为50%左右,3次检出率可达90%,5次检出率高达99%。雌虫常于夜间爬出肛门产卵,若在肛门周围发现白色的线头样小虫,可用镊子夹入盛有70%乙醇的小瓶内送检,根据蛲虫的形态特点可做判断。蛲虫感染一般无明显的嗜酸性粒细胞增多或血清IgE抗体水平升高。

【流行与防治】

蛲虫呈世界性分布。由于其生活史简单和可致自身感染,其感染率与国家或地区的社会经济发展无密切联系。即使在发达国家蛲虫感染亦较常见。各个年龄人群均可感染,但以5~7岁幼童感染率较高。由于儿童的卫生习惯特点,以及小学、幼儿园、托儿所等集体机构中儿童彼此之间的密切接触,增加了感染机会,并通过患儿传播给其家庭成员,故蛲虫病分布具有儿童集体机构及家庭聚集性的特点。近年来农村集体生活的儿童明显增多,出现农村儿童感染率高于城区的现象,个别乡村幼儿园感染率高达63.33%。蛲虫生活史简单,虫卵发育迅速,感染期虫卵抵抗力强(在适宜的外界条件下可存活20天),因而蛲虫病流行广泛。据第三次全国人体重点寄生虫病现状调查(2015年)显示:中国人群平均蛲虫感染率为0.26%,与第二次全国人体重要寄生虫病现状调查(2005年)结果相比出现大幅下降;感染率居前三位的分别为海南、江西、广东;学龄前儿童感染率最高,为11.19%。感染者是唯一的传染源,一般有数十条蛲虫寄生,亦有重度感染者。1985年,国内曾有6岁儿童感染2 642条蛲虫的报道。

根据蛲虫病传播和流行的特点,应采取综合性防治措施,以防止相互感染和自身重复感染。教育儿童养成饭前便后洗手的习惯,不吸吮手指,勤剪指甲。在托儿所、幼儿园和家庭应搞好环境卫生及衣被、玩具、食具的消毒。对家庭和集体机构中的患者应同时接受治疗,以免相互感染。对蛲虫病流行的地区,应有计划地对儿童集居地成员进行普查普治,以彻底控制传染源。常用的治疗药物有阿苯达唑和甲苯达唑,噻嘧啶也有一定疗效。局部外用药可用3%噻嘧啶软膏,涂于肛周和肛门内,连用1周。肛门周围瘙痒者,可于睡前清洗肛周、会阴皮肤后,涂搽蛲虫油膏,连用10~20天。

(赵 亚)

第五节 | 十二指肠钩口线虫和美洲板口线虫

第五节
十二指肠钩口线虫和美洲板口线虫

钩虫(hookworm)是钩口科线虫的统称,其中属于人兽共患的钩虫有9种,寄生于人体的钩虫主要为十二指肠钩口线虫(*Ancylostoma duodenale* Dubini,1843)(十二指肠钩虫)和美洲板口线虫(*Necator americanus* Stile,1902)(美洲钩虫)。偶尔可寄生于人体的其他钩虫有锡兰钩口线虫(*Ancylostoma ceylanicum* Loose,1911)和犬钩口线虫[*Ancylostoma caninum*(Ercolani,1859)Hall,1913]等。巴西钩口线虫[*Ancylostoma braziliense*(Gomez de Faria, 1910)Biocca, 1951]和羊仰口线虫[*Bunostomum trigonocephalum*(Rudolphi,1808)Railliet,1902]的幼虫也可感染人体,但一般不能发育为成虫,仅引起皮肤幼虫移行症(cutaneous larva migrans)。钩虫寄生于人体小肠,引起钩虫病(hookworm disease)。在肠道线虫中,钩虫的危害较严重,不但可损伤肠黏膜,造成消化道功能紊乱,而且可使人体长期慢性失血,重度感染者会严重贫血。本病曾是危害中国人民健康的重要寄生虫病之一。2020年,在人体土源性线虫病国家监测点,钩虫仅检出轻度感染者,但钩虫仍为中国土源性线虫感染的优势虫种。

【形态】

1. 成虫 成虫细长,长1cm,活时为淡红色,半透明,死后呈灰白色。虫体前端较细,略向背侧弯曲。顶端有1个发达的角质口囊,呈圆形或椭圆形,十二指肠钩虫口囊腹侧缘有2对钩齿,而美洲钩虫口囊腹侧缘有1对板齿。与口囊相连的咽管约为体长的1/6,管壁肌肉发达,肌纤维的交替收缩与松弛有利于吸血并将血液挤入肠道。虫体前端两侧有1对头腺,能合成和分泌抗凝素(anticoagulant)

NOTES

及多种酶类。咽管壁有3个咽腺，可分泌乙酰胆碱酯酶（acetylcholinesterase,AChE），该酶可水解乙酰胆碱，干扰神经递质的传递，以降低宿主肠壁的蠕动，有利于虫体的附着。排泄腺1对，可由虫体前端达虫体中、后部1/3交界处，主要分泌蛋白酶，能抑制宿主的血液凝固。雄虫末端膨大，由角皮层向后延伸形成膜质交合伞，内有肌肉性状辐肋支持。辐肋分为背、侧和腹辐肋，其形状是鉴定虫种的重要依据。交合伞内还有两根从泄殖腔伸出的细长可收缩的交合刺，生殖系统为单管型。雌虫稍大于雄虫，末端呈圆锥形，生殖系统为双管型。十二指肠钩虫雌虫的末端具有尾刺。两种钩虫成虫主要形态区别见表15-2、图15-9和图15-10。

表15-2 两种钩虫成虫主要形态鉴别

鉴别要点	十二指肠钩虫	美洲钩虫
大小/mm	♀ （10~13）× 0.6	（9~11）× 0.4
	♂ （8~11）×（0.4~0.5）	（7~9）× 0.3
体形	头端与尾端均向背面弯曲，虫体呈"C"形	头端向背面弯曲，尾端向腹面弯曲，虫体呈"S"形
口囊	腹侧前缘有2对钩齿	腹侧前缘有1对板齿
背辐肋	远端分2支，每支再分3小支	基部分2支，每支再分2小支
交合刺	两刺呈长鬃状，末端分开	一刺末端形成钩，与另一刺末端合并包于膜内
尾刺	有	无

2. **虫卵** 椭圆形，大小（57~76）μm×（36~40）μm，两端钝圆。卵壳较薄，无色透明，卵内通常含2~4个卵细胞，卵壳与卵细胞之间有明显空隙。在便秘者粪便内或粪便放置过久时，卵内细胞可继续分裂成桑葚状。两种钩虫卵形态相似，不易区别[文末彩图2（11）]。

3. **幼虫** 钩虫幼虫（简称钩蚴）分为杆状蚴和丝状蚴。自卵内刚孵出的幼虫称杆状蚴（rhabditiform larva），为自由生活期幼虫。虫体体壁透明，前端钝圆，后端尖细，口腔细长，有口孔，咽管前段较粗，中段细，后段膨大成球状。杆状蚴有两期，第一期大小为0.23mm×0.017mm，第二期为0.4mm×0.029mm。丝状蚴（filariform larva）长0.5~0.7mm，宽约0.025mm。体表覆有鞘膜，口腔封闭，在与咽管连接处有2个角质状的矛状结构，称口矛或咽管矛，其形状有助于虫种的鉴定。丝状蚴的咽管细长，约占虫体的1/5。

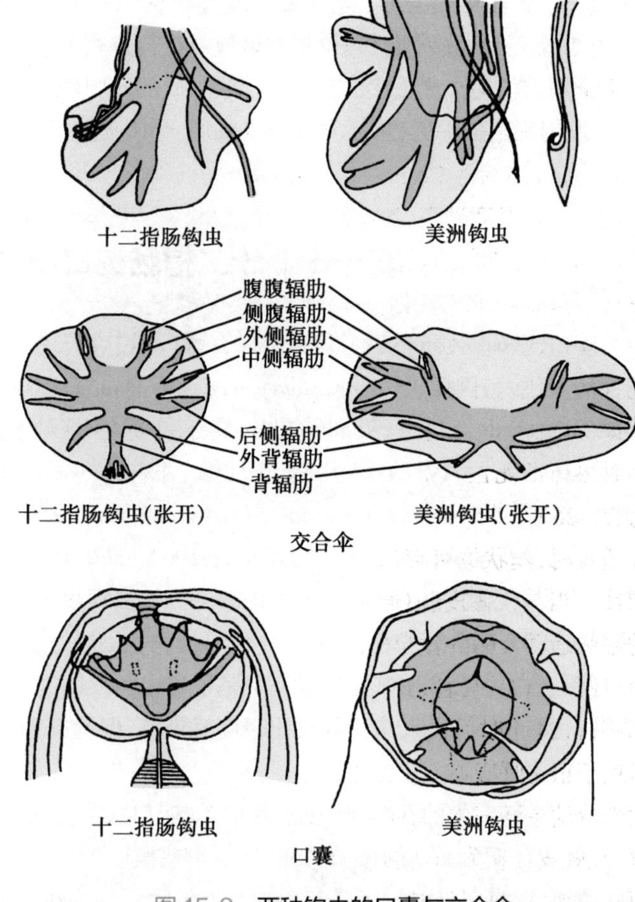

图15-9 两种钩虫的口囊与交合伞

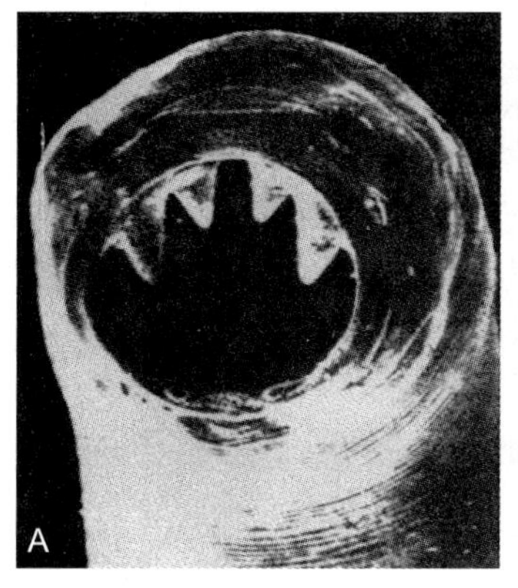

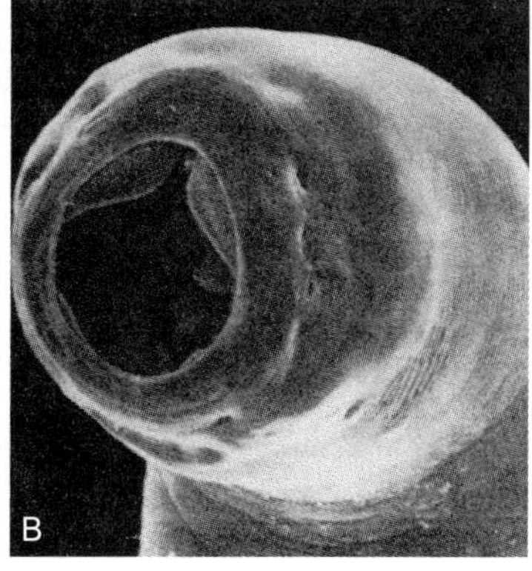

图 15-10　**两种钩虫口囊扫描电镜**
A. 十二指肠钩虫口囊(示 2 对钩齿);B. 美洲钩虫口囊(示 1 对板齿)。

【生活史】

两种钩虫生活史基本相似(图 15-11)。成虫寄生于人体小肠,雌性成虫与雄性成虫交配后产卵。虫卵随宿主粪便排出体外,在温度 25~30℃,相对湿度 60%~80%,荫蔽、含氧充分的疏松土壤中,卵内细胞不断分裂。经 1~2 天,杆状蚴自卵内孵出,以土壤中细菌及有机物为食,经 7~8 天发育,蜕皮 2 次为丝状蚴。丝状蚴具有感染宿主的能力,又称感染期幼虫。丝状蚴口孔封闭而不进食,多生存于泥土表面或 1~2cm 深的表层土壤内,但只有当其被土粒上的薄层水膜围绕时方可生存,并常呈聚集性活动,在污染较重的一小块土中,常可检获数千条幼虫。此期幼虫还可借助覆盖体表水膜的表面张力,沿植物茎或草枝向上爬行,最高约达 22cm。丝状蚴在土壤中的存活时间与温度有关。温度过高,丝状蚴活动增强,营养消耗多,并由于口孔封闭不能进食,随着体内营养大量消耗其感染能力逐渐下降甚至死亡。但温度过低,丝状蚴呈僵直状态,存活时间也很难长久。45℃时能存活 50min;-10~12℃时只能存活 4 小时,因此,钩虫幼虫在冬季大多死亡。干燥和直射的阳光,也不利于丝状蚴的生存,在阳光下暴晒仅 2 小时虫体即死亡。十二指肠钩虫丝状蚴的适宜生存温度为 22~26℃,美洲钩虫为 31~34.5℃。在感染季节气候条件适宜时,丝状蚴可存活 15 周或更久。丝状蚴对环境温度的变化十分敏感,具有明显的向温性和向湿性。当与人体皮肤(通常为脚和手)接触后,丝状蚴受人体表温度刺激,活动能力增强,依靠其机械的穿刺运动及酶的化学作用,通过毛囊、汗腺或皮肤破损处主动穿刺侵入皮肤内。少数丝状蚴也可以经口侵入口腔、食管黏膜感染人体。多数幼虫进入皮肤时脱去鞘,0.5~1 小时后穿过皮肤,在皮下组织内移行,24 小时后进入小静脉或淋巴管,经右心由肺动脉至肺。大部分幼虫穿过微血管进入肺泡,并借助于宿主呼吸道上皮细胞纤毛的运动,沿支气管、气管上行至咽。一部分幼虫可随宿主痰液被吐出,大部分幼虫随宿主的吞咽活动,经食管、胃到达小肠,此过程大约需要 1 周。幼虫在小肠内迅速生长发育,经蜕皮 2 次发育为成虫。成虫多寄生于小肠上段,用口囊内的钩齿或板齿咬附和损伤肠黏膜,并以宿主血液、淋巴液及脱落的肠上皮细胞为营养。自幼虫钻入皮肤至成虫交配产卵需 4~6 周或更久。十二指肠钩虫雌虫平均日产虫卵 1 万~3 万个,美洲钩虫为 0.5 万~1 万个。在冬季,人体内的钩虫有时

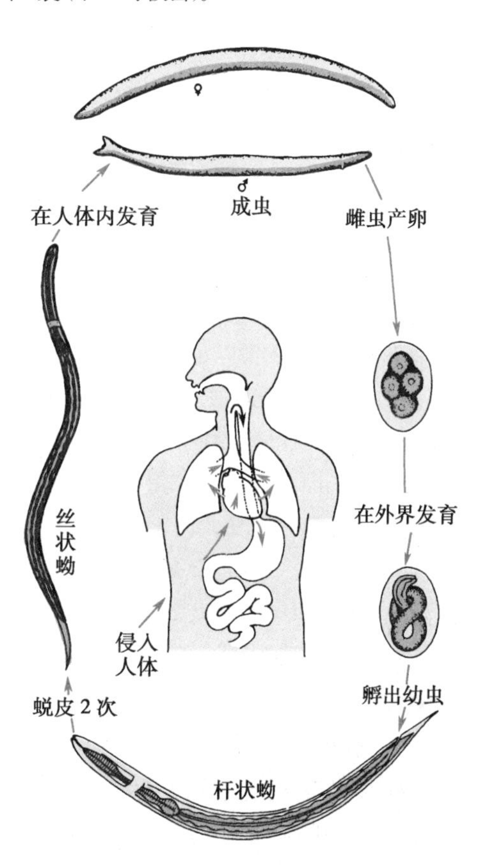

图 15-11　**钩虫生活史示意图**

会出现短期停止排卵现象。十二指肠钩虫成虫一般可存活 7 年，美洲钩虫成虫可存活 5 年以上。

钩虫除可经皮肤和口腔、食管黏膜感染外，其幼虫还可通过胎盘进入胎儿体内。有报道称在产妇乳汁中查见活动的第三期美洲钩蚴，因此，还可能经母乳感染。另外，兔、猪等动物可作为十二指肠钩虫或美洲钩虫的转续宿主，人若生食这些动物的肉类也有受感染的可能。十二指肠钩虫幼虫进入人体后发育速度有很大的差别，部分幼虫在进入小肠前，可以“暂停发育”，滞留于组织内，经过一段时间后再进入肠腔发育，这种现象称为迁延移行（persisting migrans）。幼虫的这种迁延移行现象原因尚不清楚，但美洲钩虫感染尚未发现此现象。

【致病】

两种人体钩虫的致病机制相似，幼虫的侵入、侵入后在肺部的移行及成虫在小肠定居均可对人体造成损害，但以成虫在小肠寄生阶段的危害最严重。与美洲钩虫相比，十二指肠钩蚴引起皮炎者较多，成虫导致的贫血亦较严重，同时还是引起婴儿钩虫病的主要虫种。因此，十二指肠钩虫较美洲钩虫对人体的危害更大。人体感染钩虫后是否出现临床症状，除与感染数量有关外，也与人体的营养条件、健康状况及免疫力等有密切关系。仅在粪便中查到钩虫卵而未出现任何临床表现者称为钩虫感染（hookworm infection）；在粪便中查到钩虫卵并有不同程度的临床表现者则称为钩虫病（hookworm disease）。

1. 幼虫致病 主要是丝状蚴侵入皮肤和幼虫在体内移行对宿主造成的损害。

（1）钩蚴性皮炎：人赤手裸足在田间劳作，接触土壤，丝状蚴可侵入皮肤。数分钟至 1 小时后，侵入处皮肤有奇痒和烧灼感，足趾或手指间皮肤较薄嫩处或足背部及其他部位暴露的皮肤处可出现充血斑点或丘疹，继而出现小水疱，即为钩蚴性皮炎，奇痒难忍，俗称“痒疙瘩”“地痒疹（ground itch）”“粪毒”。搔破后常继发细菌感染。本病常见于春夏之交，人体接触含钩蚴的泥土后皮炎的发生率达 88%~100%，以足部多见。感染地点多为香蕉园、蔬菜园、甘蔗地及红薯地或矿井等。

（2）呼吸系统病变：大量钩蚴急性感染时幼虫移行至肺，穿破微血管，可引起出血及炎症细胞浸润，患者可出现阵发性咳嗽、血痰及哮喘，甚至大量咯血。伴有发热、畏寒等症状，有时也表现咽喉部痒痛、干咳、声音嘶哑等。重者呈剧烈干咳和哮喘发作，表现为嗜酸性粒细胞增多性哮喘，胸部 X 线检查示肺浸润性病变。由于幼虫移行至肺为一过性，故常在受染后 3~5 天出现症状，经数日至 10 余日可自愈，长者可达 1~2 个月。

2. 成虫致病 成虫寄生于小肠，引起消化道症状和贫血。

（1）消化道症状：钩虫以钩齿或板齿咬附在肠黏膜上，可造成散在性出血及小溃疡（大小 3~5mm），有时可形成片状出血性瘀斑，其病变可至黏膜下层甚至肌层，可引起消化道出血或偶尔大出血。患者早期表现为食欲亢进，但觉乏力，上腹部不适及隐痛，后期常因贫血，胃酸减少而致食欲减退、恶心、呕吐、腹泻、腹痛或便秘。钩虫病引起的腹泻呈黏液样或水样便。重度感染者大便隐血可呈阳性，甚至可见柏油样黑便、血便和血水便，还可出现水肿、精神呆滞，甚至心力衰竭而死亡。钩虫病所致消化道出血常被误诊为消化道溃疡、痢疾、食管-胃底静脉曲张破裂、胃癌和胆石症等，应引起高度重视。少数患者表现喜食生米、生豆，甚至食泥土、碎纸、破布等异常嗜好，此种现象称为异嗜症（allotriophagy）。异嗜症发生的原因不明，似与铁的耗损有关，给患者补充铁剂后，症状常会自行消失。

（2）贫血：钩虫以其钩齿或板齿及口囊咬附肠壁，摄取血液和肠黏膜为营养，使患者长期慢性失血，铁和蛋白质不断耗损，再加上患者营养不良，铁和蛋白质不能得到有效补偿，而造成血红蛋白的合成速度比细胞新生速度慢，使红细胞体积变小、色泽变浅，故而呈低色素小细胞性贫血。轻度患者表现为头昏、乏力、轻度气促、心悸等；中度患者表现皮肤黏膜苍白，下肢轻度水肿，明显气急、心悸、四肢乏力、耳鸣、眼花、头昏、心率增快等；重度患者上述症状加重，并可出现贫血性心脏病症状，劳动能力丧失等，此类患者目前已较少见。钩虫造成患者慢性失血的原因包括：①咽管频繁收缩与松弛形成了“唧筒”样作用，虫体吸血后迅速将血液经消化道排出；②钩虫吸血时头腺不断分泌抗凝素，致使咬附部位黏膜伤口渗出血液，其渗血量与虫体吸血量大致相当；③虫体有更换咬附部位的习性，致使伤口增加，原伤口在凝血前仍可继续渗出少量血液。应用放射性核素 ^{51}Cr 等标记红细胞或蛋白质，测得每条钩虫每天所致的失血量，美洲钩虫为 0.02~0.10ml。十二指肠钩虫可能因虫体较大，口齿的结构及排卵量较多等原因，其所致失血量是美洲钩虫的 10 倍左右。此外，钩虫对肠黏膜的损伤，影响营养物质吸收，可加重贫血程度。

（3）婴幼儿钩虫病：多由十二指肠钩虫引起。可能是母体在孕期感染后，幼虫经胎盘或乳汁感染婴儿。患儿临床表现为急性血性腹泻，大便呈黑色或柏油样，面色苍白，消化功能紊乱，发热，精神萎靡，肺偶可闻及啰音，心尖区有明显收缩期杂音，肝脾大，贫血多较严重，血红蛋白低于 50g/L，生长发育迟缓等。国内曾报道的 438 个婴儿钩虫病例中，发病年龄多在 5 个月至 12 个月，其中有 25 例为出生后 26 天以内发病的新生儿钩虫病，包括出生后即发病 1 例，患儿就诊时粪便均可查到钩虫卵。婴儿钩虫病预后差，目前该种病例已经不常见。

此外，钩虫感染早期或急性期的病人，周围血中嗜酸性粒细胞增多，重者称嗜酸性粒细胞增多症（eosinophilia）。随着病程的延长和病情的加重，嗜酸性粒细胞百分比有下降的趋势。由于感染钩虫后需要 4~6 周才能在粪便中检到虫卵，而此时因虫卵阴性而被误诊的妇女，可出现停经、流产等。

【诊断】

粪便检查虫卵或经钩蚴培养检出幼虫，或消化道内镜检获成虫，均为确诊本病的依据。常用的方法有：

（1）生理盐水直接涂片法：简便易行，适用于感染率较高的地区，但对于轻度感染易漏诊；

（2）饱和盐水浮聚法：操作简单，是诊断钩虫感染最常用的方法，检出率较生理盐水直接涂片法高 5~6 倍；

（3）改良加藤厚涂片法：采用定量板-甘油孔雀绿玻璃纸透明计数虫卵的方法，简单易行，能定量检测感染度，也可用于疗效考核及用于实验室诊断和流行病学调查；

（4）钩蚴培养法：检出率与饱和盐水浮聚法相似，此法在光镜下可观察幼虫形态并鉴别虫种，但需时较长，培养 5~6 天才有结果，可用于流行病学调查。在流行区患者如有咳嗽、哮喘等症状者，也可作痰液检查，如查出钩蚴也可确诊。

如患者红细胞减少，血红蛋白量和血细胞比容降低，嗜酸性粒细胞和白细胞总数增加，也是钩虫性贫血诊断依据之一。但在贫血晚期，嗜酸性粒细胞及白细胞总数逐渐减少。

【流行】

钩虫呈世界性分布，热带、亚热带尤为普遍。据 2016 年报道，全球有约 4.5 亿人感染钩虫。钩虫在中国的分布十分广泛，淮河和黄河以南广大地区是主要流行区。中国北方以十二指肠钩虫为主，南方以美洲钩虫为主，但大多数流行区为两种钩虫混合感染。据 2020 年全国 31 个省、自治区、直辖市的 408 个人体土源性线虫病国家监测点的数据统计，钩虫感染率为 0.48%（2 016/415 672）。海南感染率最高（5.28%，166/3 141），其次为云南（3.42%，569/16 616）、四川（3.09%，500/16 168）、广西（1.23%，202/16 442）和重庆（1.12%，69/6 155）。28 个省、自治区、直辖市监测点土壤中钩蚴阳性率为 2.42%（63/2 604）。随着社会经济的发展和防治工作的进展，21 世纪以来，人体感染率显著下降，感染度亦明显降低，以轻度感染者居多。

带虫者和钩虫病患者是本病的唯一传染源，其粪便污染土壤，虫卵在温暖、潮湿等适宜的环境条件下，发育为感染期幼虫，可感染人体。钩虫病的流行与自然环境、种植作物种类、生产方式及生活条件等诸因素有密切关系。在疫区，人们在生活和生产过程中有较多机会接触疫土和感染期幼虫，极易造成流行。婴儿钩虫病的感染途径除极少数经胎盘感染和经母乳感染外，多为父母在田间劳动时，将婴儿放在染有钩蚴的土地上或将尿布晾在被钩蚴污染的地面上或植物上且未晾干即使用引起的感染。

【防治】

1. 钩蚴性皮炎的治疗　钩蚴钻入皮肤后的 24 小时内，可采用皮肤透热疗法（用 53℃热水间歇浸泡患处，每次 2 秒，间歇 8 秒，持续 25 分钟，或用热毛巾敷于皮炎部位，持续 10 分钟）进行处理，然后将左旋咪唑硼酸乙醇溶液涂于皮炎处，连用 2 天，能快速止痒消肿。

2. 驱虫治疗 常用驱虫药物有甲苯达唑和阿苯达唑。三苯双脒（tribendimidine）、噻嘧啶及伊维菌素（ivermectin）也具有较好的驱虫效果。噻嘧啶对美洲钩虫的效果较差。

3. 加强粪便管理和个人防护 结合农村改水改厕、环境美化、新能源建设等对粪便采取无害化处理，防止虫卵污染土壤。不赤足下地作业，皮肤少与泥土直接接触，可显著减少感染机会。手、足等皮肤暴露处可涂搽 1.5% 左旋咪唑硼酸乙醇溶液、25% 白矾液或 2% 碘液等防钩蚴钻入。

（崔 晶）

第六节
粪类圆线虫

第六节 | 粪类圆线虫

粪类圆线虫[*Strongyloides stercoralis*（Bavay，1876）Stiles and Hassall，1902]是一种兼性寄生虫。生活史复杂，包括自生世代和寄生世代。在寄生世代中，成虫寄生在宿主（如人、狗、猫、狐狸等）小肠内，幼虫可侵入肺、脑、肝、肾等组织器官，引起类圆线虫病（strongyloidiasis）。

【形态】

1. 自生世代 雌虫大小为（1.0~1.7）mm×（0.05~0.075）mm，尾端尖细，生殖系统为双管型。成熟成虫子宫内有呈单行排列的各发育期虫卵，阴门位于虫体腹面中部略后。雄虫大小为（0.7~1.0）mm×（0.04~0.05）mm，尾端向腹面卷曲，具 2 根交合刺。

2. 寄生世代 粪类圆线虫在宿主体内的生活阶段包括成虫、虫卵、杆状蚴和丝状蚴。在人体内无发现雄虫的报道，但在动物体内发现有雄虫存在。雌虫长约 2.2mm，宽 0.04~0.06mm，虫体半透明，体表具细横纹，尾尖细，末端略呈锥形，口腔短，咽管细长，为体长的 1/3~2/5。生殖器官为双管型，子宫前后排列，各含虫卵 8~12 个，单行排列。阴门位于距尾端 1/3 处的腹面。虫卵形似钩虫卵（但较小），大小为（50~70）μm×（30~40）μm。部分卵内含胚蚴。杆状蚴头端钝圆，尾部尖细，长 0.2~0.45mm，具双球型咽管。丝状蚴即感染期幼虫，虫体细长，长 0.6~0.7mm，咽管约为体长的 1/2，尾端尖细，末端分叉，生殖原基位于虫体后部。粪类圆线虫（图 15-12）的丝状蚴与钩虫、东方毛圆线虫的幼虫形态极为相似，应注意鉴别（图 15-13）。

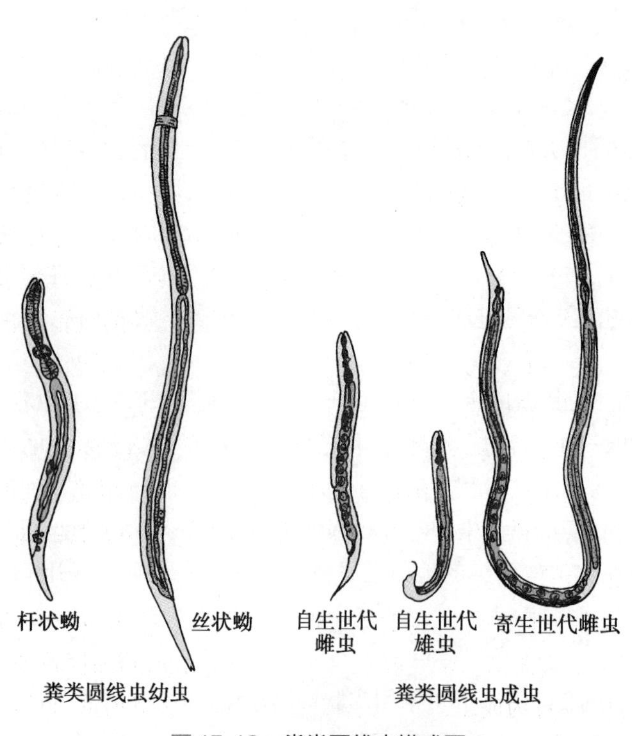

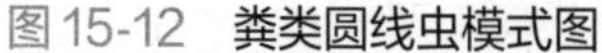
图 15-12 粪类圆线虫模式图

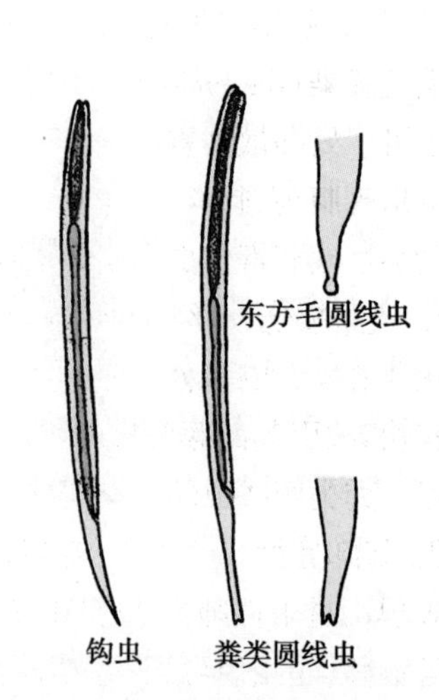

图 15-13 三种线虫丝状蚴形态比较

【生活史】

粪类圆线虫的生活史复杂，包括在土壤中完成的自生世代和在宿主体内完成的寄生世代（图 15-14）。

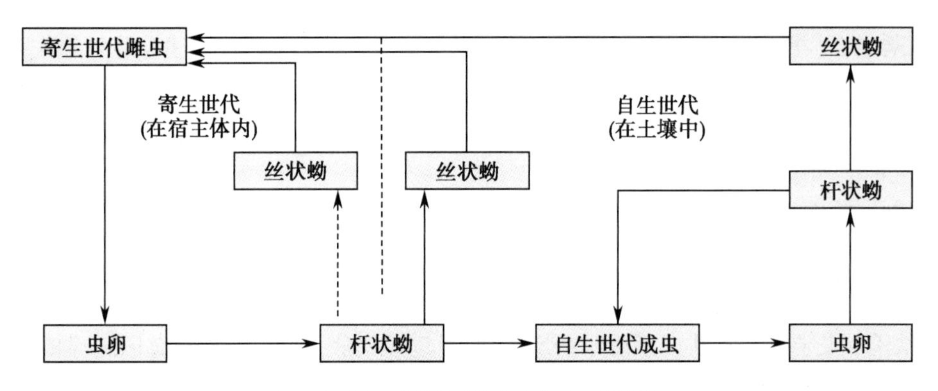

图 15-14　粪类圆线虫生活史示意图

1. **自生世代**　外界生活的成虫在温暖、潮湿的土壤中产卵，数小时内虫卵孵出杆状蚴，1~2 天内经 4 次蜕皮后发育为自生世代的成虫。在外界环境条件适宜时，自生世代可重复多次。当外界环境不利于虫体发育时，从卵内孵出的杆状蚴蜕皮 2 次，发育为丝状蚴。此期幼虫对宿主具有感染性，可经皮肤或黏膜侵入人体，开始寄生世代。

2. **寄生世代**　丝状蚴侵入宿主（人、猫、狗等）皮肤后，经静脉系统、右心至肺，穿过肺毛细血管进入肺泡后，大部分幼虫沿支气管、气管逆行至咽部，随宿主的吞咽动作进入消化道，钻入小肠黏膜，蜕皮 2 次后发育为成虫。少数幼虫在肺部和支气管也可发育成熟。寄生在小肠的雌虫多隐匿于肠黏膜内，并在此产卵。虫卵数小时后即可孵化出杆状蚴，并自黏膜内逸出，进入肠腔，随粪便排出体外。自丝状蚴感染人体至杆状蚴排出，至少需要 17 天。被排出的杆状蚴，既可经 2 次蜕皮直接发育为丝状蚴感染人体，也可在外界发育为自生世代的成虫。

当宿主机体免疫力低下或发生便秘时，寄生于肠道中的杆状蚴可迅速发育为具感染性的丝状蚴，这些丝状蚴可在小肠下段或结肠经黏膜侵入血液循环，引起自体内感染。当排出的丝状蚴附着在肛周，则可钻入皮肤，导致自体外感染。

有的虫体可寄生在肺或泌尿生殖系统，随痰排出的多为丝状蚴，随尿排出的多为杆状蚴。

【致病】

粪类圆线虫的致病作用与其感染程度、侵袭部位及机体免疫功能状态有密切关系。在流行区，人体感染粪类圆线虫后可有三类临床表现：第一类由于有效的免疫应答，轻度感染后虫体可被清除，无临床症状出现；第二类为持续存在的慢性自体感染（可长达数十年），间歇出现胃肠症状；第三类为播散性重度感染（disseminated hyperinfection），在免疫力低下的人或长期使用激素等免疫抑制剂、艾滋病病人中可引发播散性重度感染，幼虫可进入脑、肝、肺、肾及泌尿系统等器官，导致弥漫性的组织损伤，患者可出现腹泻、肺炎、出血、脑膜炎及败血症等症状，甚至因严重衰竭而死亡。故认为粪类圆线虫是一种机会性致病寄生虫。粪类圆线虫病患者的主要临床表现有以下几方面：

1. **皮肤损伤**　丝状蚴侵入皮肤后，可引起小出血点、丘疹、并伴有刺痛和痒感，甚至可出现移行性线状荨麻疹，如有自体外感染，病变常可反复出现在肛周、腹股沟、臀部等处皮肤。因幼虫在皮肤内移行较快，故引起的荨麻疹蔓延速度也很快，每小时可达 10cm 以上。荨麻疹出现的部位及快速蔓延的特点是粪类圆线虫幼虫在皮肤移行的重要诊断依据。

2. **肺部症状**　丝状蚴在肺部移行时，穿破毛细血管，引起肺泡出血，细支气管炎性细胞浸润。轻者可表现出过敏性肺炎或哮喘，重度感染者可出现咳嗽、多痰、持续性哮喘，呼吸困难，嗜酸性粒细胞增多等症状；幼虫偶可因黏液阻塞在支气管内发育为成虫，若在其中寄生繁殖时则病情加重，病程更长；肺部弥漫性感染的病例，可出现高热、肺衰竭，尸检时可见肺内有大量幼虫，肺泡大量出血。胸部

X 线检查肺部表现为粟粒状或网状结节样阴影，有时可见肺空洞和胸膜渗出。

3. 消化道症状 成虫寄生在小肠黏膜内引起机械性刺激和毒性作用，肠道病变可分为轻、中、重 3 型。轻度病变表现为以黏膜充血为主的卡他性肠炎。中度病变以水肿性肠炎为特征，肠壁增厚、水肿、黏膜皱褶减少。重度病变可出现肠黏膜糜烂、溃疡和出血，甚至肠穿孔。中、重度者肠壁中常可见虫体，也可累及胃和结肠。患者可出现恶心、呕吐、腹痛、长期腹泻、黏液样血便、里急后重等，并伴有发热、贫血和全身不适等症状。国内报道有重症粪类圆线虫并发消化道大出血和死于以慢性肠梗阻为主要表现的粪类圆线虫病例。

4. 弥漫性粪类圆线虫病 丝状蚴在自体重度感染者体内，还可移行扩散到心、脑、肺、肝、胰、卵巢、肾、淋巴结、甲状腺、椎管等处引起广泛性的损伤，形成肉芽肿病变，导致弥漫性粪类圆线虫病。这种病例常出现在长期使用免疫抑制剂，或患各种消耗性疾病（如恶性肿瘤、白血病、结核病等）以及先天性免疫缺陷和艾滋病患者中。组织学研究证实，重度感染病例淋巴结和脾脏的胸腺依赖区均缺乏淋巴细胞，宿主对幼虫不能产生炎症反应和免疫应答。由于大量幼虫在体内移行，可将肠道细菌带入血流，引起败血症。还可造成各种器官的严重损害，出现强烈的超敏反应，如过敏性肺炎、过敏性关节炎、化脓性脑膜炎等。迄今为止，由重度粪类圆线虫自身感染致死的报道已有 100 多例。国外报道 1 例死于粪类圆线虫并发化脓性脑膜炎的患者，尸检时发现结肠、肝、肺、心内膜及脑膜等处均有幼虫，伴有化脓性脑膜炎病变，并在蛛网膜下腔的炎症细胞群中发现了数条丝状蚴。国内报道 1 例粪类圆线虫重度感染患者，检查发现每克粪便含 8 126 条幼虫，痰涂片每低倍视野中见 2~5 条活幼虫，该患者曾长期大量使用可的松类药物。

【诊断】

粪类圆线虫病缺乏特异的临床表现，常被误诊。鉴别诊断时，应首先询问患者有无与泥土的接触史。对同时出现有消化道和呼吸系统症状的患者应考虑本病的可能，并做进一步的检查。本病早期可出现嗜酸性粒细胞增多，消化道或呼吸系统症状，用抗生素或抗病毒药物治疗后病情不能得到控制。对于此类患者应考虑粪类圆线虫感染的可能性，并做常规粪类圆线虫检查。

1. 病原学诊断 从新鲜粪便、痰、尿或脑积液中检获杆状蚴或丝状蚴是确诊的依据。也可在腹泻患者的粪便中检出虫卵或从肠胃黏膜组织病理切片及十二指肠液引流中查见虫体。直接涂片法检出率低，约为 62%；沉淀法的检出率可达 75%，贝氏分离法或改良醛醚法的幼虫检出率可达 98%。由于患者有间歇性排虫现象，故需反复多次取新鲜粪便检查。观察虫体时，滴加卢戈碘液，可使幼虫呈现棕黄色，且虫体的结构特征清晰，便于鉴别。如果在患者的 24 小时粪便中同时查见杆状蚴和丝状蚴，则提示该患者存在自体感染。

2. 血清学诊断 采用粪类圆线虫抗原做 ELISA 检测患者血清中特异性抗体、虫体冷冻切片抗原做间接免疫荧光抗体试验（IFAT），IgG 阳性率都在 90% 以上。对轻、中度感染者，具有较好的辅助诊断价值。

3. 其他检查 在轻、中度感染病例中，血液检查显示白细胞总数和嗜酸性粒细胞百分比增高。早期粪类圆线虫感染者，嗜酸性粒细胞增多，部分可高达 50%。如果持续粪检未见幼虫，可进行十二指肠液引流检查。采用分子生物学检测技术，通过 PCR 检测或测序可鉴定虫种。

【流行与防治】

粪类圆线虫主要分布在热带、亚热带及温带和寒带地区，呈散发感染。少数国家的人群感染率达 30% 左右，全球约有 1 亿人感染，在免疫力低下的感染人群中致死率高达 60%~80%。1996 年调查显示，中国有 26 个省、自治区、直辖市检出感染者，全国平均感染率为 0.122%，估计感染人数为 151 万；主要流行于南方地区，海南省感染率最高，达 1.709%；广西东南部人群感染率可达 11%~14%；2006 年云南勐海县感染率为 11.6%。2009—2012 年厦门 HIV 抗体阳性者中粪类圆线虫 IgG 抗体阳性率为 15.1%。2014 年广西百色市土壤样本抽样调查结果显示，粪类圆线虫污染率达 24.7%。第三次全国人体重点寄生虫病现状调查（2015 年）的 484 210 人中，粪类圆线虫感染者有 13 人。近年来，该病有增多的趋势，在中国已有多例因重度感染致死的病例报道。

本虫的流行因素与钩虫相似，人的感染主要是与土壤中的丝状蚴接触所致。气候温暖、潮湿的土壤适宜自生世代循环发育，增加感染机会。由于本虫幼虫对环境抵抗力较弱，故本病流行不严重。犬和猫可作为保虫宿主，因此本病也是人兽共患寄生虫病。

本病的防治原则与钩虫相似。除加强粪便与水源管理以及做好个人防护外，更应注意避免发生自体感染。患者使用免疫抑制剂前，应做粪类圆线虫常规检查，如发现有感染，应及时给予驱虫治疗。此外，对犬、猫也应进行检查和治疗。

治疗类圆线虫病的首选药物为阿苯达唑，伊维菌素的治疗效果也较好。

（崔　晶）

第七节　旋毛形线虫

第七节
旋毛形线虫

旋毛形线虫［*Trichinella spiralis*（Owen，1835）Railliet，1895］简称旋毛虫，其成虫和幼虫分别寄生于同一宿主的小肠和骨骼肌细胞内。人和多种哺乳动物可作为该虫的宿主，该虫寄生于人体引起旋毛虫病（trichinellosis），是重要的食源性人兽共患寄生虫病，严重感染时可致患者死亡。

1828 年，Peacock 在伦敦进行尸检时首次在人体肌肉组织中发现该虫。Owen（1835）描述了其幼虫的形态，命名为 *Trichina spiralis*，后由 Railliet（1895）改名 *Trichinella spiralis*。近年来，根据生物学、遗传学、生物化学和分子生物学的研究，将毛形线虫属分为 10 个种：即旋毛虫（*T. spiralis*，T1）、乡土（或北方）旋毛虫（*T. nativa*，T2）、布氏旋毛虫（*T. britovi*，T3）、伪旋毛虫（*T. pseudospiralis*，T4）、穆氏旋毛虫（*T. murrelli*，T5）、纳氏（或南方）旋毛虫（*T. nelsoni*，T7）、巴布亚旋毛虫（*T. papuae*，T10）、津巴布韦旋毛虫（*T. zimbabwensis*，T11）、巴塔哥尼亚旋毛虫（*T. patagoniensis*，T12）及羌查旋毛虫（*T. chanchalensis*, T13），以及 3 个分类地位尚未确定的基因型（*Trichinella* T6、T8 和 T9），其中伪旋毛虫、巴布亚旋毛虫及津巴布韦旋毛虫属于非成囊型（non-encapsulated）。在中国已发现 2 种毛形线虫属线虫，即旋毛虫和乡土旋毛虫。旋毛虫是引起人体旋毛虫病的主要病原体，多数死亡病例是由此虫种所致。1881 年，首次在厦门的猪肉内发现旋毛虫，1964 年，首次在西藏林芝发现人体感染旋毛虫病例。

【形态】

成虫微小，细线状，雄虫大小（1.0~1.5）mm ×（0.04~0.05）mm，雌虫（2.0~4.0）mm × 0.06mm。咽管占体长的 1/3~1/2，其后段背面有一杆状体（stichosome），由一列圆盘状杆细胞（stichocyte）组成。两性成虫的生殖器官均为单管型。雄虫末端有 2 片叶状交配附器。雌虫子宫较长，其中段含虫卵，后段和近阴门处则充满幼虫，新生幼虫自阴门产出，大小约 124μm × 6μm。在宿主骨骼肌内发育成熟的幼虫卷曲于梭形囊包中，长约 1mm，其咽管结构与成虫相似。幼虫囊包大小为（0.25~0.5）mm ×（0.21~0.42）mm，1 个囊包内通常含 1~2 条幼虫。囊包壁由内、外两层构成，内层厚而外层较薄，由成肌细胞退变以及结缔组织增生形成（图 15-15）。

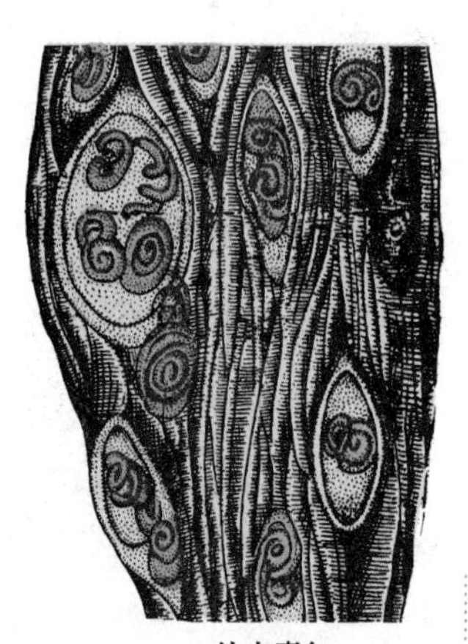
幼虫囊包

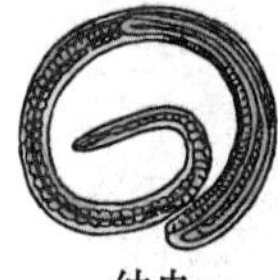
幼虫

图 15-15　旋毛虫幼虫及幼虫囊包模式图

【生活史】

旋毛虫成虫主要寄生在宿主的十二指肠和空肠上段，幼虫则寄生在同一宿主的骨骼肌细胞内，在骨骼肌内形成具有感染性的幼虫囊包。旋毛虫完成生活史不需要在外界发育，但必须转换宿主才能继续下一代的生长发育。被旋毛虫寄生的宿主既是终宿主，也是中间宿主。

宿主食入含有活幼虫囊包的肉类后，在消化酶的作用下，幼虫在胃中自囊包内逸出，钻入十二指肠及空肠上段的肠黏膜内，经 24 小时发育再返回肠腔，在感染后48小时内，幼虫经4次蜕皮发育为成虫。少数虫体可侵入腹腔或肠系膜淋巴结寄生。雌、雄虫交配后，多数雄虫死亡。雌虫子宫内的虫卵发育为幼虫，于感染后5天开始产出。每条雌虫一生可产幼虫1 500~2 000条，产幼虫期可持续4~16周或更长。雌虫寿命一般为1~2个月，少数达3~4个月。

产于肠黏膜内的新生幼虫侵入局部淋巴管或小静脉，随淋巴和血液循环到达各组织、器官或体腔，但只有到达骨骼肌的幼虫才能进一步发育，并以膈肌、舌肌、咽喉肌、胸肌和腓肠肌等活动频繁、血液供应丰富的部位多见。幼虫刺激肌细胞，其周围出现炎性细胞浸润，纤维组织增生，感染后26天的幼虫周围形成囊包。幼虫囊包若无机会进入新的宿主，多在半年后钙化，少数钙化囊包内的幼虫可存活数年，在人体内幼虫最长可存活30年，在鼠、猪等其他哺乳动物体内幼虫则可生存到动物死亡（图15-16）。

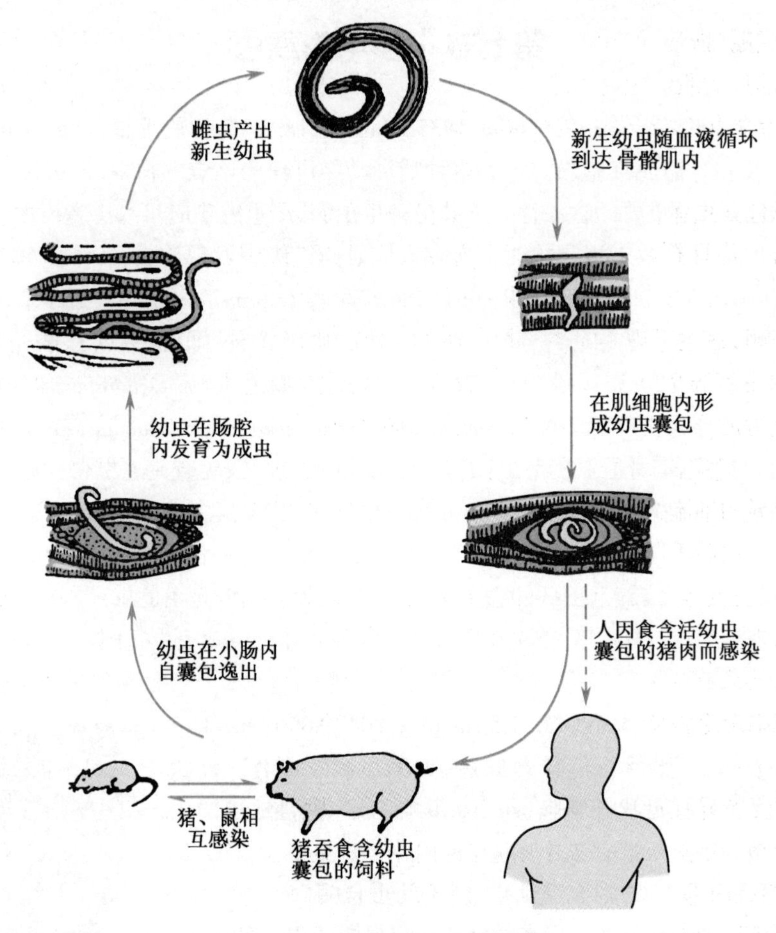

图15-16 旋毛虫生活史示意图

【致病】

旋毛虫的主要致病阶段是幼虫。其致病程度与食入幼虫的数量、活力和新生幼虫侵入部位以及人体对旋毛虫的免疫力等诸多因素有关。轻度感染者无明显症状，重度感染者临床表现复杂多样，若未及时治疗，可在发病后数周内死亡。该病死亡率较高，国外为6%~30%，国内约为3%，暴发流行时可高达10%。旋毛虫致病过程可分为3个时期。

1. 侵入期（肠道期，enteral phase） 食入旋毛虫幼虫囊包后，幼虫在小肠内发育为成虫，导致肠黏膜炎症反应，此期约历时1周，主要病变部位在十二指肠和空肠。此期成虫以肠绒毛为食，幼虫对肠壁组织频繁入侵，致受累部位出现充血、水肿、出血，甚至形成浅表溃疡。患者可出现恶心、呕吐、腹痛、腹泻等急性胃肠道症状，同时可伴有厌食、乏力、低热等全身性反应。此时极易被误诊为其他胃肠道疾病。

2. 幼虫移行期（肠外期，parenteral phase） 即新生幼虫随淋巴、血液循环到达各器官及侵入骨骼肌内发育，导致血管炎和肌炎的过程，病程2~3周。主要病变部位在骨骼肌内，故又称为肌肉期（muscular phase）。幼虫移行时所经部位发生炎症反应，如急性全身性血管炎。患者的典型临床表现为发热、眼睑或面部水肿、过敏性皮疹、肌肉疼痛及外周血中嗜酸性粒细胞增多等。感染后第2周，嗜酸性粒细胞开始增多，3~4周时可达到高峰，占白细胞总数的10%~40%，甚至高达90%。幼虫侵入骨骼肌后，引起肌纤维变性、肿胀、排列紊乱、横纹消失、肌细胞坏死、崩解、肌间质轻度水肿并有炎性细胞浸润。患者全身肌肉酸痛、压痛，尤以腓肠肌、肱二头肌和肱三头肌疼痛最为明显。咽喉部肌受累时，可出现吞咽困难和语言障碍。

幼虫移行至肺，可导致肺局限性或广泛性出血、肺炎、支气管炎及胸膜炎等。移行至心脏，可导致心肌炎。若累及中枢神经系统，可致非化脓性脑膜脑炎和颅内高压。重症患者可因心肌炎、肺炎或脑炎等而死亡。

3. 囊包形成期（恢复期，convalescent phase）　为受损肌细胞的修复过程，4~16周。随着幼虫长大并卷曲，寄生部位的肌细胞逐渐膨大呈纺锤状，形成梭形肌腔包绕幼虫。伴随囊包的形成，急性炎症逐渐消退，患者全身症状相应减轻或消失，但肌痛仍可持续数月。

【免疫】

旋毛虫抗原包括虫体抗原、表面抗原、排泄-分泌抗原及杆细胞颗粒相关抗原。旋毛虫成虫、新生幼虫及肌幼虫抗原均具有期特异性。杆细胞中的 α 和 β 颗粒具有高度抗原性，是旋毛虫功能性抗原的重要来源。

动物实验证明，宿主感染旋毛虫后均可产生一定的免疫力，对再感染可产生较显著的抵抗力，表现为肠道内幼虫发育障碍，成虫发育不全、生殖能力减弱和早期排出，从而减少肌肉内幼虫的数量。这种保护性免疫力的产生依赖于T细胞。嗜酸性粒细胞也可作为免疫效应细胞而发挥作用，其作用主要针对幼虫期。实验表明嗜酸性粒细胞介导的杀伤幼虫的作用依赖于抗体的存在，即抗体依赖的嗜酸性粒细胞介导的细胞毒作用。

动物感染旋毛虫后不久，部分肠道成虫即自然排出，可能是T细胞依赖性的免疫反应引起的。另外，抗体参与了减弱虫体活力的作用。因此，宿主在感染旋毛虫后产生的免疫力是体液免疫和细胞免疫协同作用的结果。

旋毛虫病可导致宿主免疫功能下降，产生免疫抑制。例如患者对病毒的易感性增高，应引起关注。临床上出现因旋毛虫所致的肾损害，是免疫复合物的作用所致。

【实验诊断】

旋毛虫病因无特异性症状和体征，临床诊断较困难，故流行病学资料非常重要。患者常有生食或半生食肉类的病史，在本病暴发时同批患者常能追溯其聚餐史。当同一个家庭或社区有2个以上成员出现发热、眼睑或面部水肿、肌痛及嗜酸性粒细胞总数显著增多时，应考虑本病。

1. 病原学检查　肌肉活检发现幼虫或囊包是最准确的诊断方法，从患者疼痛部位肌肉（多为腓肠肌、肱二头肌或三角肌）摘取米粒大小肌肉组织，压片镜检。一般在感染后第3~4周可查见囊包幼虫，因取样的范围及数量所限，肌肉活检的阳性率仅为50%左右。活检标本病理切片检查未发现幼虫者，其肌细胞的嗜碱性转变也是诊断旋毛虫感染的重要标准。患者吃剩的肉类，也应进行镜检或动物接种，以资佐证。

2. 血清学检查　常用方法有间接免疫荧光抗体试验（IFAT）、ELISA及Western blot等，特异性抗体检出率达90%以上。最近研究表明，成虫排泄分泌抗原ELISA具有早期诊断的优点，可明显缩短旋毛虫病血清学诊断的“窗口期”。旋毛虫重组抗原（重组旋毛虫丝氨酸蛋白酶rTsSP、rTs31及rTsEla）可显著提高ELISA诊断旋毛虫病的特异性。

【流行】

旋毛虫病呈世界性分布，曾在欧洲及北美国家严重流行，通过严格的猪肉检疫，这些地区的旋毛虫感染率已明显下降。目前，旋毛虫病在俄罗斯、东欧国家、墨西哥、智利、阿根廷、泰国、越南及老挝等地仍广泛流行，已被列为再现寄生虫病。

旋毛虫病的流行具有地方性、群体性、食源性等特点。1964—2020年，中国12个省、自治区、直辖市暴发本病589次，累计发病人数25 706人，死亡253人，3 500多例散发病例分布于17个省、自治区、直辖市。西南及华南地区（云南、西藏、四川、广西）、中原地区（湖北、河南）和东北三省为旋毛虫病的主要流行区。云南少数民族地区有吃生皮、生肉或剁生的习惯，感染旋毛虫的机会更高。据统计，云南省1964—2004年共暴发441起旋毛虫病，发病20 101人，死亡213人。据第二次全国人体重要寄生虫病现状调查（2005年）结果，中国10个省、自治区、直辖市的人群旋毛虫血清抗体阳性率为3.31%，云南省最高（8.26%）。北方地区居民多因吃未熟透的"涮猪肉""涮羊肉"、爆炒猪肉片或未煮熟的肉馅饺子所致；散发病例多因家庭处理生熟食物时刀砧不分或尝饺子馅等所致。

旋毛虫病是一种动物源性寄生虫病，目前已知猪、野猪、狗、鼠等150多种动物可自然感染旋毛虫，这些动物因互相残杀吞食或摄食尸肉而相互传播。中国除海南以外的省、自治区、直辖市均有动物感染旋毛虫的报道，其中以西南、中原及东北地区猪的旋毛虫感染率较高。在河南个别乡镇，猪的感染率曾达50.4%。人感染旋毛虫主要是因生食或半生食含幼虫囊包的猪肉及肉制品引起。近年来，国内外已发生多起因食羊肉、马肉、犬肉及野猪肉等引起的本病暴发。在北美洲和欧洲，野生动物肉和马肉已成为旋毛虫感染的主要来源。

【防治】

囊包内的幼虫抵抗力较强，耐低温，在-15℃下可存活20天，腐肉中可存活2~3个月，一般熏、腌制和暴晒等方式不能杀死幼虫。旋毛虫幼虫不耐热，在肉块中心温度达到60℃时1分钟、62.2℃时即刻可杀死囊包内的幼虫。

预防旋毛虫病的关键在于开展健康教育，不生食或半生食猪肉、其他动物肉类及肉制品，以杜绝感染。严格进行肉类检疫，未经检疫的肉类严禁上市。改善养猪方法，提倡圈养。保持猪舍清洁，加强饲料管理，以防猪的感染。

治疗旋毛虫病的首选药物为阿苯达唑，不仅能驱除肠内早期脱囊幼虫和成虫、抑制雌虫产幼虫，还可杀死移行期幼虫和肌肉中幼虫。

（崔 晶）

第八节
丝虫

第八节 丝 虫

丝虫（filaria）是由节肢动物传播的寄生性线虫，因虫体细长如丝线而得名。寄生在人体的丝虫有8种，即班氏吴策线虫［*Wuchereria bancrofti*（Cobbold，1877）Seurat，1921］（班氏丝虫）、马来布鲁线虫［*Brugia malayi*（Brug，1927）Buckley，1958］（马来丝虫）、帝汶布鲁线虫［*Brugia timori*（Davie et edeson，1964）Partono et al，1977］（帝汶丝虫）、罗阿罗阿线虫［*Loa loa*（Cobbold，1864）Castellani and Chalniers，1913］（罗阿丝虫）、旋盘尾线虫［*Onchocerca volvulus*（Leukart，1893）Railliet and Henry，1910］（盘尾丝虫）、常现唇棘线虫［*Dipetalonema perstans*（Manson，1891）Orihel and Eberhard，1982］（常现丝虫）、链尾唇棘线虫［*Dipetalonema streptocerca*（Macfie and Corson，1922）Peelandchardone，1946］（链尾丝虫）及奥氏曼森线虫［*Mansonella ozzardi*（Manson，1892）Fanst，1929］（奥氏丝虫）。8种丝虫的寄生部位、传播媒介、致病性、地理分布以及微丝蚴的主要形态特征均有所不同（表15-3）。其中，班氏丝虫和马来丝虫引起的淋巴丝虫病（lymphatic filariasis）和盘尾丝虫引起的盘尾丝虫病（onchocerciasis）［也称河盲症（river blindness）］是危害严重的丝虫病。2000年联合国开发计划署/世界银行/世界卫生组织联合建立的热带病研究和培训特别规划署（UNDP/World Bank/WHO Special Program for Research and Training in Tropical Diseases，TDR）将这两种丝虫病规定为全球重点防治的寄生虫病。曾在中国流行的有班氏丝虫和马来丝虫，所致的淋巴丝虫病曾经是中国五大重点防治的寄生虫病之一。近年来，从非洲或美洲回国人员有感染罗阿丝虫或盘尾丝虫的报道。此外，也有某些动物丝虫感染人体引起恶丝虫病（dirofilariasis）的报道，成为一种新现的人兽共患丝虫病。

表 15-3　人体寄生丝虫的致病性、传播媒介、地理分布及微丝蚴形态特征

虫种	寄生部位	传播媒介	致病性	地理分布	微丝蚴形态特点
班氏丝虫	淋巴系统	蚊	淋巴结炎、淋巴管炎、鞘膜积液、乳糜尿、象皮肿	世界性，北纬 40° 至南纬 28°	具鞘膜，头间隙长宽相等，体核分布均匀，无尾核
马来丝虫	淋巴系统	蚊	淋巴结炎、淋巴管炎、象皮肿	亚洲东部及东南部	具鞘膜，头间隙长：宽 = 2：1，体核不均，有尾核
帝汶丝虫	淋巴系统	蚊	淋巴结炎、淋巴管炎、象皮肿	帝汶岛和小巽他群岛	具鞘膜，头间隙长：宽 = 3：1，有尾核
盘尾丝虫	皮下组织	蚋	皮下结节、失明	非洲、中美洲和南美洲	无鞘膜，头间隙长宽相等，无尾核
罗阿丝虫	皮下组织	斑虻	皮下肿块，也可各脏器损害	西非、中非	具鞘膜，头间隙长宽相等，核分布至尾尖部
链尾丝虫	皮下组织	库蠓	常无致病性	西非、中非	无鞘膜，头间隙长，尾部弯曲，有尾核，体核较少
常现丝虫	胸腔、腹腔	库蠓	无明显致病性	非洲、中美洲和南美洲	无鞘膜，头间隙长宽约相等，体核分布至尾端，尾钝圆
奥氏丝虫	腹腔	库蠓	无明显致病性，偶可致阴囊水肿	中美洲和南美洲	无鞘膜，头间隙长，体纤细，体核少，无尾核，尾端弯曲

一、班氏吴策线虫和马来布鲁线虫

班氏吴策线虫（班氏丝虫）与马来布鲁线虫（马来丝虫）是中国感染人体的仅有的两种丝虫，所致的淋巴丝虫病在中国流行历史悠久，古代医书上即有记载。

【形态】

两种丝虫成虫的外部形态及内部结构相似。虫体细长线状，乳白色，表面光滑。班氏丝虫雄虫大小为（28.2~42.0）mm ×（0.10~0.15）mm，雌虫大小为（58.5~105.0）mm ×（0.2~0.3）mm；马来丝虫雄虫大小为（13.5~28.1）mm ×（0.07~0.11）mm，雌虫大小为（40.0~69.1）mm ×（0.12~0.22）mm。雄虫尾端向腹面卷曲可达 2~3 圈。雌虫尾部钝圆，略向腹面弯曲。阴门靠近头端，生殖器官为双管型，卵巢起于虫体后部，子宫甚粗大，几乎充满虫体，近卵巢的一端内含无数小球，向前逐渐成为不同发育阶段的虫卵。成熟卵壳薄而透明，内含卷曲的幼虫。在向生殖孔移动的过程中，卵壳伸展成为鞘膜（sheath），包被于幼虫体表，此幼虫称为微丝蚴（microfilaria）。两种丝虫的大小、头端及尾端乳突的数目均有不同，借此可进行鉴别。

微丝蚴虫体细长，在光镜下可见头端钝圆，尾端尖细，外被鞘膜，体内有圆形的体核，头部无核部位为头间隙。虫体前部 1/5 处有神经环，其后为排泄孔，排泄孔后有一个排泄细胞。腹侧有肛孔，马来微丝蚴尾部可有尾核（图 15-17）。以上各结构的大小、长短比例及相对距离因虫种而异，借此可进行鉴别。班氏微丝蚴和马来微丝蚴的主要形态特征区别见表 15-4。

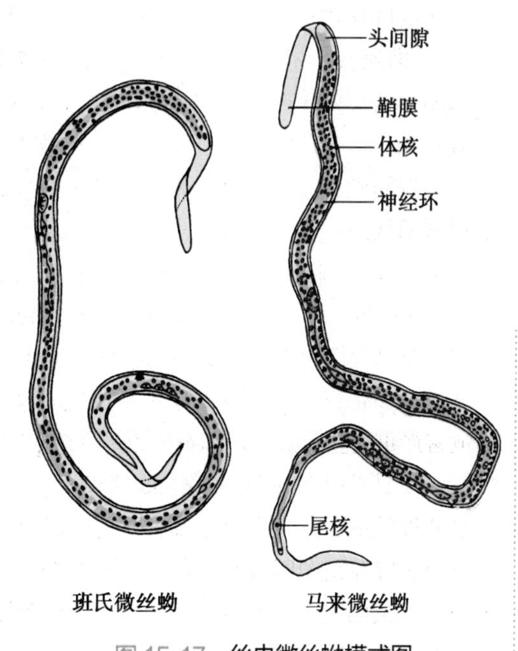

图 15-17　丝虫微丝蚴模式图

表 15-4 班氏微丝蚴和马来微丝蚴形态鉴别

	班氏微丝蚴	马来微丝蚴
长、宽/μm	(244~296)×(5.3~7.0)	(177~230)×(5~6)
体态	柔和,弯曲较大	硬直,大弯上有小弯
头间隙	长度与宽度相等或仅为宽度的一半	长度约为宽度的2倍
体核	圆形,较小,大小均匀,排列疏松,相互分离,清晰可数	卵圆形,排列紧密,常相互重叠,不易分清
尾部	后1/3较尖细,无尾核	有2个尾核,前后排列,尾核处较膨大

【生活史】

班氏丝虫和马来丝虫的生活史都要经过2个发育阶段:幼虫阶段在中间宿主蚊体内发育;成虫阶段在终宿主人体内发育。两种丝虫的发育过程基本相似(图15-18),但丝虫成虫在人体内的寄生部位、幼虫的发育时间以及微丝蚴在末梢血中出现的周期性等方面存在差异。

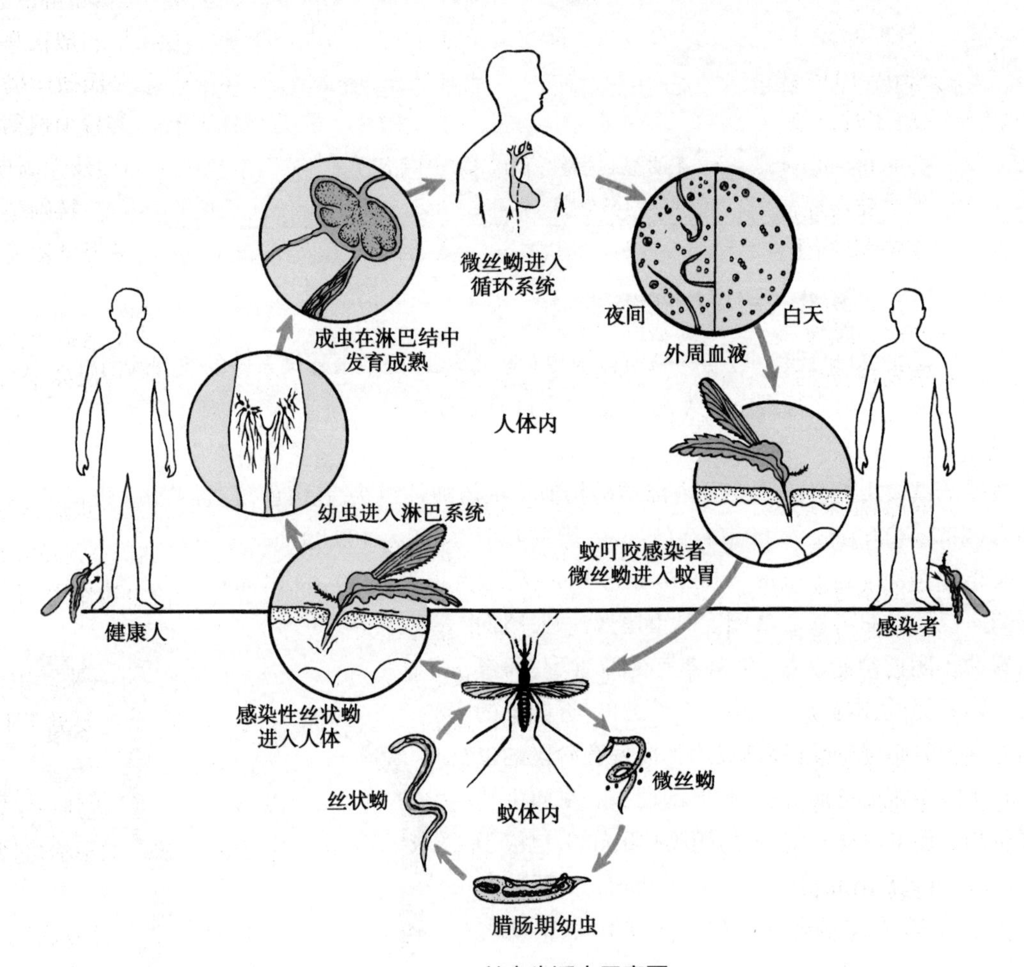

图15-18 丝虫生活史示意图

1. **在蚊体的发育** 当蚊虫叮吸带有微丝蚴的感染者时,微丝蚴随血进入蚊胃,经1~7小时,脱去鞘膜,穿过胃壁经血腔侵入胸肌。早在蚊吸血后4小时,幼虫即可在蚊胸肌发现,于2~4天内缩短变粗,形如腊肠,称腊肠期幼虫(即第一期幼虫)。其后虫体逐渐变长,内部组织分化,消化道形成,体腔出现,再经2次蜕皮发育为丝状蚴(第三期幼虫),即感染期幼虫。感染期幼虫离开胸肌,移入血腔,其中大多数到达下唇,当蚊再吸血时,自蚊下唇逸出,经吸血的伤口或正常皮肤钻入人体。

在蚊体寄生阶段的幼虫仅有发育并无增殖,全程蜕皮2次。微丝蚴对蚊体也有一定影响,如患者血液中微丝蚴密度高，感染丝虫的蚊子死亡率也增高。有研究认为：微丝蚴在血液中的密度须达到 15 条/20mm^3 以上时蚊才能受染，高于 100 条/20mm^3 时蚊又易死亡。

微丝蚴进入蚊体发育所需的时间与温度和湿度有关。最适合的温度为 20~30℃，相对湿度 75%~90%，在此温、湿度条件下，班氏丝虫在易感蚊体内约需 10~14 天发育成熟，马来丝虫则需 6~6.5 天。感染期幼虫入侵人体时，也需较高的温度及湿度。

2. 在人体的发育　感染期幼虫进入人体后的具体移行途径，至今尚不清楚。一般认为幼虫可迅速侵入淋巴管内，并移行至大淋巴管及淋巴结，在此发育为成虫。在感染后 3 个月检查人体淋巴结组织可查到班氏丝虫成虫。

人是班氏丝虫的唯一终宿主，尚未发现保虫宿主。马来丝虫除可寄生于人体外，还能在多种脊椎动物体内发育成熟。在国外，能自然感染亚周期型马来丝虫的动物有长尾猴、黑叶猴、群叶猴、叶猴以及家猫、豹猫、野猫、狸猫、麝猫、穿山甲等，其中叶猴感染率可高达 70%。在印度尼西亚、马来西亚、菲律宾、泰国，周期型马来丝虫引起的森林动物丝虫病已成为重要的人兽共患寄生虫病。

丝虫的雌、雄虫多互相缠绕于定居的组织内，交配后，雌虫产微丝蚴。微丝蚴可停留于淋巴液中，但多随淋巴经胸导管入血液循环。它们白天滞留于肺血管中，夜晚则出现于外周血液，一般夜晚 8 时以后开始出现，9~10 时数量已很多。但两种微丝蚴出现数量最多的时间略有不同，班氏微丝蚴为晚上 10 时至次晨 2 时，马来微丝蚴为晚上 8 时至次晨 4 时。微丝蚴在外周血液中的夜多昼少现象称为夜现周期性（nocturnal periodicity）。按微丝蚴出现情况可将丝虫分为周期型、亚周期型及无周期型。夜现周期性虽早被发现，但其机制至今尚未完全阐明。一般认为与宿主的中枢神经系统，特别是迷走神经的兴奋或抑制、宿主肺血氧含量等因素有关；也与微丝蚴自身的生物学特性，如是否自发荧光等因素有关。

成虫的寿命一般为 4~10 年，但在淋巴系统中常因炎症反复发作而中途死亡。根据感染者移居非疫区后的观察发现：丝虫可活 40 年。微丝蚴的寿命 2~3 个月，也有活到 2 年以上者，在体外 4℃时可活 6 周。

【致病】

丝虫的成虫、感染期幼虫、微丝蚴对人体均有致病作用，但以成虫为主。人体感染丝虫后，丝虫病的发生与发展取决于人体的机体反应状态、感染程度、重复感染情况、丝虫侵犯的部位以及继发感染等。其机制是虫体与宿主相互作用的结果，包括虫体寄生及其分泌物对淋巴组织的直接作用、宿主对虫体产生的直接反应及免疫应答、虫体寄生部位有其他病原体感染或共生菌的影响等。

丝虫病的潜伏期多为 4~5 个月，也有 1 年甚至更长。病程可长达数年至数十年。马来丝虫多侵犯上、下肢浅部淋巴系统。班氏丝虫除侵犯浅部淋巴系统外，多侵犯深部的淋巴系统，主要见于下肢、阴囊、腹股沟、肾盂等部位。丝虫病的临床表现大致可分为：

1. 微丝蚴血症（microfilaraemia）　在潜伏期后，感染者血中出现微丝蚴，当微丝蚴达到一定密度后趋于相对稳定时成为带虫者。感染者一般无任何症状或仅有发热和淋巴管炎表现，如不治疗，此微丝蚴血症可持续 10 年以上。

2. 急性淋巴丝虫病　患者可出现淋巴管炎、淋巴结炎及丹毒样皮炎等急性病症。其发病机制包括幼虫和成虫的代谢产物、幼虫的蜕皮液和蜕下的外皮、成虫子宫内的分泌物、死虫及其分解产物等均可刺激机体产生局部及全身反应。早期在淋巴管可出现内皮细胞肿胀、增生，随之管壁及周围组织发生炎症细胞浸润，导致管壁增厚，淋巴管瓣膜的功能受损，管腔阻塞。浸润的细胞中有大量的嗜酸性粒细胞，但病变的淋巴管或淋巴结中不一定有成虫或微丝蚴，提示急性炎症与超敏反应有关。

急性期患者出现淋巴管炎、淋巴结炎及丹毒样皮炎等，以下肢淋巴管较为常见。发作时见一红线自上而下发展，此即逆行性淋巴管炎，俗称“流火”或“红线”。丹毒样皮炎为皮肤浅表微细淋巴管炎所致，发作时皮肤出现一片红肿，状似丹毒，发作部位多见于下肢小腿内侧及内踝上方。阴囊内的淋巴管受累时可致所在部位的淋巴管及其间质发炎，患者可出现精索炎、附睾炎及睾丸炎。

出现局部症状的同时，患者常伴有畏寒、发热，即丝虫热。有些患者仅有畏寒、发热而无局部症状，可能是深部淋巴管炎和淋巴结炎的表现。

急性期炎症反应可发生于感染期幼虫侵入人体几周后，在患者血液中尚未发现微丝蚴时即可出现。

3. 慢性淋巴丝虫病 急性病变不断发展，症状反复发作，有部分患者的急性病变局部出现增生性肉芽肿，发展为慢性淋巴丝虫病。其病理特点是肉芽肿的中心可见变性的虫体和嗜酸性粒细胞，周围有纤维组织包绕，还有大量浆细胞、巨噬细胞和淋巴细胞。组织反应继续出现，最后可导致淋巴管的部分阻塞以至完全阻塞。在阻塞部位以下的淋巴管内压力增高，形成淋巴管曲张甚至破裂，淋巴液流入周围组织。由于阻塞部位不同，患者产生的症状和体征也因之而异。最常见的病变为：

（1）象皮肿（elephantiasis）：淋巴造影术证明象皮肿病变中，淋巴管扩张、扭曲，但淋巴仍流通。可能是丝虫所致淋巴水肿破坏了淋巴管瓣膜，淋巴回流障碍及淋巴滞留于皮下组织，引起局部反应所致。因淋巴液蛋白含量较高，刺激纤维组织增生，使局部皮肤和皮下组织显著增厚，变粗变硬而形成象皮肿（图 15-19）。由于局部血液循环障碍，皮肤的汗腺、皮脂腺及毛囊的功能受损，抵抗力降低，易引起细菌感染，局部常致急性炎症或慢性溃疡。这些感染又反过来促进淋巴管阻塞及纤维组织增生，加重象皮肿的发展。亦有实验证明，象皮肿是机体对丝虫成虫抗原产生细胞间质的免疫反应的结果。象皮肿为慢性丝虫病常见病变，多发生于下肢和阴囊。其他部位如上肢、阴茎、乳房及阴唇等也可有象皮肿出现。病程最长者可达 45 年。

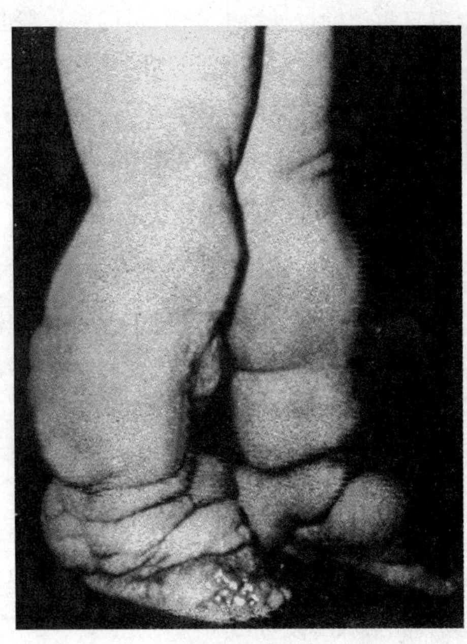

腿部象皮肿

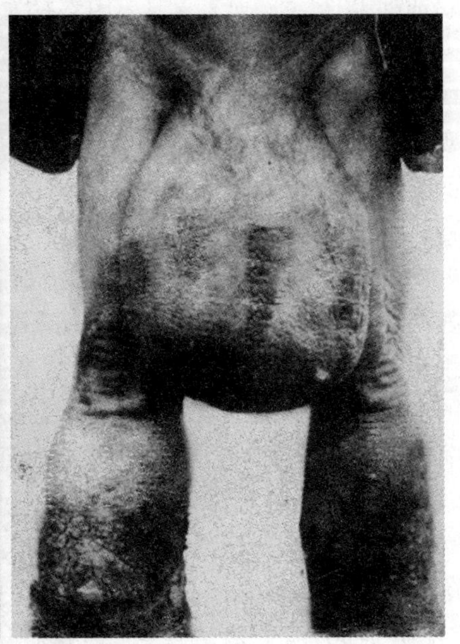

阴囊象皮肿

图 15-19 **象皮肿**

（2）鞘膜积液（hydrocele testis）：多由班氏丝虫所致，阻塞发生于精索、睾丸淋巴管时，淋巴液可流入鞘膜腔内，引起睾丸鞘膜积液。穿刺抽出的积液中有时可发现微丝蚴。

（3）乳糜尿（chyluria）：由班氏丝虫所致，由于主动脉前淋巴结或肠干淋巴结受阻，从小肠吸收的乳糜液经腰淋巴干反流至泌尿系统，有关的淋巴管曲张破裂（部位多在肾），乳糜随尿排出，引起乳糜尿。患者的尿呈乳白色，含大量蛋白及脂肪，在体外放置后易凝结。

4. 隐性丝虫病 也称热带肺嗜酸性粒细胞增多症（tropical pulmonary eosinophilia，TPE），约占 1% 丝虫病人。患者表现为夜间阵发性咳嗽、哮喘、持续性超度嗜酸性粒细胞增多和 IgE 水平升高，胸部

X线可见中下肺弥漫性粟粒样阴影。在外周血中查不到微丝蚴,但可在肺和淋巴结的活检物中查到虫体。其机制主要是宿主对微丝蚴抗原引起的I型超敏反应。

此外,临床上还见到眼丝虫病、丝虫性心包炎、乳糜胸腔积液、乳糜痰等少见病例,有脾、肾内丝虫结节,女性乳房丝虫性结节,以及胸、颈部、背部皮下等丝虫的异位寄生现象。

【实验诊断】

1. 病原学检查 从血液中查找微丝蚴仍是诊断丝虫病的主要病原诊断方法。取血时间以晚上9时以后为宜。常用的方法有:

（1）厚血膜法:取末梢血涂成厚片,干后溶血镜检,如经染色可减少漏检。

（2）新鲜血滴检查法:取末梢血直接加盖玻片镜检,可观察微丝蚴在血中卷曲摆动情况。

（3）乙胺嗪(diethylcarbamazine,DEC)(海群生,hetrazan)白天诱出法:白天给患者服海群生2~6mg/kg体重,15分钟后微丝蚴密度逐渐上升,2小时后密度下降,可在上升后取血检查。此法可用于夜间不便取血的地方,但低感染度患者容易漏诊。

此外,微丝蚴可见于体液和尿液中,故可取患者的鞘膜积液、淋巴液、乳糜尿、乳糜胸腔积液、乳糜腹腔积液及心包积液等进行离心沉淀涂片染色镜检。

对有淋巴结肿大或在乳房等部位有可疑结节的患者,可用注射器从淋巴结或肿块中抽取成虫或利用组织切除物做病理切片查找成虫或微丝蚴。

2. 免疫学及分子生物学检查 血检受丝虫寄生部位及病变等的影响,有时不易检出微丝蚴,此时用免疫学检查抗原或抗体可做辅助诊断。常用的IHA、ELISA和IFAT等对抗体的阳性检出率可达90%以上,抗原检出率为53%~93%。目前,世界卫生组织推荐应用免疫层析技术(immunochromatographic technology,IGT)试纸条快速诊断淋巴丝虫病,操作简单便捷快速,15分钟观察结果,但不适用于低度流行区。应用PCR-ELISA技术诊断丝虫病具有敏感、特异等优点,可特异性检出低度感染者。

【流行与防治】

淋巴丝虫病流行于热带及亚热带地区,是全世界重点控制的十大热带病之一,也曾经是中国五大重点防治的寄生虫病之一。根据世界卫生组织2023年报告,目前全球44个国家超过8.82亿人受到淋巴丝虫病的威胁,截至2018年,已有5 100万人被感染,自2000年世界卫生组织全球消除淋巴丝虫病规划启动以来下降了74%。班氏丝虫分布遍及全世界,以亚洲和非洲较为严重。马来丝虫分布仅局限于亚洲,流行于东南亚、东亚和南亚的10个国家。

中国曾经是世界上丝虫病流行最为严重的国家之一。在中国的山东、海南和台湾三省,只有班氏丝虫流行,其他地区两种丝虫均有流行。在20世纪50年代,中国受丝虫病威胁的人口达3.3亿人,丝虫病人3 099.4万人。经过半个多世纪艰苦的奋斗,2007年,世界卫生组织审核认可,中国在全球83个丝虫病流行国家和地区中率先消除丝虫病,是全球消除丝虫病进程中的里程碑。这是中国继宣布消灭天花和实现无脊髓灰质炎目标以来,在公共卫生领域取得的又一项重大成就。

1. 传染源 血中带有微丝蚴的病人及带虫者均为本病的传染源,而无症状的带虫者在流行病学上起的作用可能更大。

2. 传播媒介 蚊类是班氏丝虫和马来丝虫的传播媒介。据世界各地报道,适宜的蚊媒共有30余种,在中国可能有10多种。班氏丝虫的主要传播媒介有淡色库蚊(*Culex pipiens pallens*)和致倦库蚊(*Cx. quinquefasciatus*)两种,中华按蚊(*Anopheles sinensis*)为次要媒介;马来丝虫的主要传播媒介为中华按蚊及嗜人按蚊(*An.anthropophagus*)。在中国东南沿海地带及岛屿,丝虫的媒介是东乡伊蚊(*Aedes togoi*)。

3. 易感人群 在丝虫病流行区男女老少均有感染的可能。

4. 流行因素 影响丝虫病流行的因素主要是温度、湿度、雨量、地理环境和社会因素。丝虫病的感染季节多在5~10月,但在中国南方温暖地区,11月仍可在蚊体查获感染期幼虫。环境与蚊的滋生、栖息等有密切关系，居民点中生产和生活用的污水积留为淡色库蚊和致倦库蚊的滋生以及丝虫病的流行创造了条件。

5. 防治原则

（1）普查普治：及早发现患者和带虫者，及时治愈，以保证人民健康和减少传染源。普查应以1岁以上的全体居民为对象，要求95%以上的居民都接受采血。完成灭病任务后还要定期普查，以巩固防治成果。

治疗药物有乙胺嗪。乙胺嗪对班氏丝虫及马来丝虫均有杀灭作用。对马来丝虫的疗效胜于班氏丝虫，对微丝蚴的作用胜于对成虫的作用。治疗1次不一定能将微丝蚴全部杀灭，需反复查治以巩固疗效。世界卫生组织推荐在丝虫病流行区应用阿苯达唑（albendazole）和伊维菌素（ivermectin）进行群体治疗，可明显降低微丝蚴血症水平，连续多年可控制淋巴丝虫病的传播。

对象皮肿患者除给予乙胺嗪杀虫外，可结合中医中药、切除肿胀增生组织的手术疗法及减轻水肿的物理疗法等进行治疗。对鞘膜积液患者多用手术治疗。乳糜尿轻症患者经卧床休息多可自愈。

（2）防蚊灭蚊：大力开展爱国卫生运动，针对主要传播媒介的生态习性，采取综合性措施，清除滋生地，杀灭成蚊、幼虫。

（3）基本消灭丝虫病后的监测工作：为切实巩固和发展中国防治丝虫病的成果，监测工作将在相当长的一段时间内实施。监测内容包括人群监测、原微丝蚴血症人群监测、流动人口监测、蚊媒监测和血清学监测，及时发现可能残存的和输入性传染源，防止丝虫病再度传播。

二、旋盘尾线虫

旋盘尾线虫［*Onchocerca volvulus*（Leuckart，1893）Railliet and Henry，1910］简称盘尾丝虫，寄生在人体皮肤内，所引起的疾病称盘尾丝虫病（onchocerciasis）。本病可造成严重的眼部损害甚至失明，因此又称河盲症（river blindness），在拉丁美洲亦称 Robles 症，是世界上第二大由感染致盲的疾病。最早的病例见于18世纪的非洲人，中国也有非洲工作回国人员被该丝虫感染的报道。

【形态与生活史】

盘尾丝虫成虫形态呈丝线状，乳白色，半透明，其特征为角皮层具明显横纹，外有螺旋状增厚部使横纹更为明显。微丝蚴在雌虫子宫内具鞘，产出时已脱鞘，大小为（220~360）μm×（5~9）μm，头间隙长宽相等，尾端尖细而无核，无核处长10~15μm。

盘尾丝虫的雌、雄成虫成对寄生于人体皮下组织的纤维结节内，寿命可长达15年，可产微丝蚴9~10年，估计每条雌虫一生可产微丝蚴数百万条。微丝蚴主要出现在成虫结节附近的结缔组织和皮肤的淋巴管内，也可在眼组织或尿内发现，无明显周期性。微丝蚴在人体各部位皮肤里的分布因不同的地理株而异。

本虫的中间宿主为蚋。盘尾丝虫病称为河盲症是因为该病多发生在有中间宿主蚋滋生的河川沿岸，蚋的繁殖需要新鲜流动的河水。每当雌蚋叮人吸血时，微丝蚴即随组织液进入蚋的支囊，通过中肠，经血腔达到胸肌，经两次蜕皮发育为感染期幼虫并移至蚋的下唇。当蚋再叮人时，幼虫自蚋下唇逸出并进入人体皮肤而感染。

本虫的终宿主为人，蛛猴和大猩猩也有自然感染的报道。

【致病】

盘尾丝虫的成虫和微丝蚴对人均有致病作用，但以后者为主。微丝蚴可进入宿主身体各部位的皮肤层和皮下淋巴管，引起各种类型的皮肤损害及淋巴结病变。腹股沟部位的淋巴结受损亦可引起阴囊鞘膜积液、外生殖器象皮肿或股疝。微丝蚴还可进入眼球引起眼部损害。

皮肤病变系围绕死亡的微丝蚴所产生的炎症反应以及微丝蚴释放的抗原或产生的溶胶原蛋白酶对皮肤内血管和结缔组织的损伤。病变多表现为皮疹，初期症状为剧痒，继发细菌感染后，皮肤上常伴有大小不等的色素沉着或色素消失的异常区及苔藓样变。

淋巴结病变表现为淋巴结肿大而坚实，不痛，淋巴结内含大量微丝蚴，这是盘尾丝虫病的典型特征。

眼损害是盘尾丝虫病最严重的病损。在非洲某些地区，眼受损者高达30%~50%，成人患河盲症者达5%~20%。眼损害的发展较慢，大多数患者的年龄超过40岁。其致病过程为：微丝蚴从皮肤经结膜进入角膜，或经血流或眼睫状体血管和神经鞘进入眼的后部，微丝蚴死亡后引起炎症，导致角膜损伤。形成角膜瘢痕是盘尾丝虫病致盲的主要原因。微丝蚴亦可侵犯虹膜、视网膜及视神经，影响视力，甚至导致失明（图15-20）。

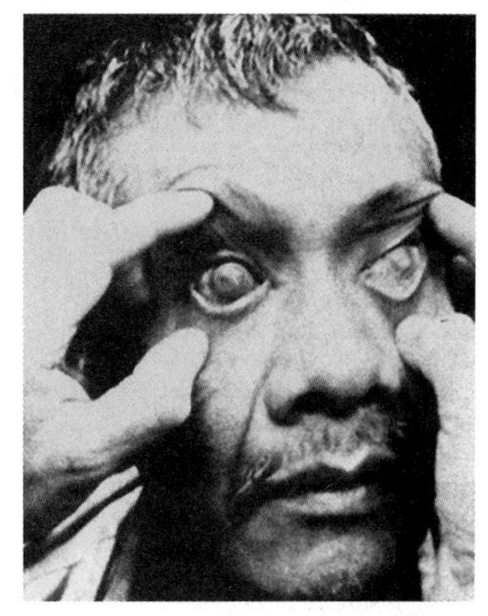

图15-20 盘尾丝虫所致双目失明

【实验诊断】

活动性盘尾丝虫病患者多有与眼部有关的症状，包括眼痛、视力下降等。从皮肤、眼、尿液和痰液以及淋巴结等处查见微丝蚴或成虫是本病的诊断依据。免疫学检查亦可作为本病的辅助诊断手段。用PCR技术扩增盘尾丝虫特异性基因，在盘尾丝虫病的诊断中具有重要价值。

【流行与防治】

盘尾丝虫病广泛流行于非洲（99%以上感染者）、拉丁美洲及西亚的也门，共30多个国家。根据《2017年全球疾病负担研究》做出的估计：2017年全世界至少有2 090万例盘尾丝虫感染者，其中1 460万感染者患有皮肤病，115万感染者出现视力丧失。本病治疗使用伊维菌素，根据世界卫生组织建议，治疗盘尾丝虫病应每年至少使用伊维菌素1次，持续10~15年。

眼盘尾丝虫病的治疗主要是控制好角膜炎、脉络膜视网膜炎和葡萄膜炎。虽然盘尾丝虫病眼的并发症不能完全治愈，但成功地治疗继发性眼炎可以维持或改善视力。

普查普治患者和消灭传播媒介蚋为预防本病的关键，在流行区应尽量避免蚋叮咬。

三、罗阿罗阿线虫

罗阿罗阿线虫［*Loa loa*（Cobbold，1864）Castellani and Chalmers，1913］简称罗阿丝虫，流行于非洲热带雨林地区，可寄生于眼，是非洲的“眼虫”，引起罗阿丝虫病（loiasis），该病以感染局部形成迅速发展的游走性肿块为特征，亦称为游走性肿块或卡拉巴丝虫肿（Calabar swelling）。

【形态与生活史】

罗阿丝虫成虫为白色线状，雄虫长30~34mm，宽0.35~0.43mm，雌虫长50~70mm，宽0.5mm，虫体头端略细，口周围具有1对侧乳突和2对亚中线乳突。体中部角皮层具有小圆顶状的突起，尤以雄虫为多，雄虫具狭长尾翼。微丝蚴具鞘，头间隙长宽相等，体核分布至尾端，在尾尖处有一较大的核。

成虫寄生在人体背、胸、腋、腹股沟、阴茎、头皮及眼等处的皮下组织，偶可侵入内脏，寿命长达15年以上。罗阿丝虫成虫常周期性地在眼结膜下爬动。雌虫在移行过程中间歇性地产出微丝蚴。微丝蚴在外周血中呈昼现周期性（diurnal periodicity），当被中间宿主白昼吸血的斑虻（*Chrysops*）吸入，微丝蚴在虻的中肠脱鞘，移行至虻腹部脂肪体，经2次蜕皮，发育为感染期幼虫并移行至头部。当虻再次吸血时，感染期幼虫自其口器逸出，经皮肤创口侵入人体，在皮下组织约经1年发育为成虫。

【致病】

罗阿丝虫的致病阶段主要是成虫。其致病作用为虫体移行及其代谢产物引起的皮下结缔组织炎症反应。虫体停留的局部组织可出现有剧痛的卡拉巴丝虫肿，肿块具游走性，“如虫体离去、肿块也随之消失”为本病特点。最常发生部位为腕部和踝部，患者有皮肤瘙痒和蚁走感症状。成虫可从皮下爬出体外，也可侵入胃、肾、膀胱等器官，患者可出现蛋白尿。成虫常侵犯眼球前房，并在结膜下移行或横过鼻梁，引起严重的眼结膜炎，亦可导致球结膜肉芽肿、眼睑水肿及眼球突出，患者常表现出眼部奇痒。此外，患者可有发热、荨麻疹、全身瘙痒、疲倦，或伴有四肢近端关节疼痛、局部肿胀、活动受限等。本虫感染还可引起高度嗜酸性粒细胞增多症，偶致丝虫性心脏病、肾病、脑膜炎、视网膜出血、中枢或周围神经损害，甚至死亡。

【诊断】

患者有在流行区生活的历史，如来自或到过非洲的人群。典型的眼部奇痒、游走性皮下肿块伴有皮肤瘙痒等症状，球结膜下或皮下可见到虫体蠕动，外周血嗜酸性粒细胞增多。在白昼血中检出微丝蚴，或眼、皮下包块活检出成虫是确诊本病的依据。

【流行与防治】

本病的流行主要局限在非洲热带雨林及其边缘地区，重度感染地区为喀麦隆、尼日利亚、刚果(金)、安哥拉、刚果(布)、赞比亚、乌干达、苏丹等国，估计感染者有 1 000 万人以上。近年来由于国际交往频繁，造成世界各地均有本病病例。中国赴非洲援外或留学人员中也屡见本病的发生。

对本病的治疗基本同班氏丝虫病。乙胺嗪和呋喃嘧酮能有效地杀死罗阿丝虫微丝蚴。杀灭成虫，须用大剂量、多疗程方可奏效。伊维菌素和甲苯达唑均可清除血中微丝蚴，但对成虫无作用。皮下和眼部肿物可采用手术摘除。

本病预后大多良好，但可影响视力。波及中枢神经系统时可导致严重后果或后遗症。

（史俊岩）

第九节 | 广州管圆线虫

第九节
广州管圆线虫

广州管圆线虫［*Angiostrongylus cantonensis*（Chen，1935）Dougherty，1946］成虫寄生于大鼠类肺部血管，幼虫偶尔可寄生人体，引起嗜酸性粒细胞增多性脑膜脑炎或脑膜炎。陈心陶首先在广州的家鼠肺动脉中发现该虫，命名为广州肺线虫（*Pulmonema cantonensis* Chen，1935），后由 Matsumoto（1937）在中国台湾报道，Dougherty 于 1946 年订正为本名。人体首例广州管圆线虫病由 Nomura 和 Lin 于 1944 年在中国台湾发现。广州管圆线虫全基因组计划已完成，基因组大小为 290Mb。

【形态】

1. 成虫 线状，细长，体表具微细环状横纹。头端钝圆，头顶中央有一小圆口，缺口囊。雄虫长 11~26mm，宽 0.21~0.53mm，白色，交合伞对称，呈肾形。雌虫长 17~45mm，宽 0.3~0.66mm，尾端呈斜锥形，子宫双管型，白色，与充满血液的肠管缠绕成红、白相间的螺旋纹，阴门开口于肛孔之前（图 15-21）。

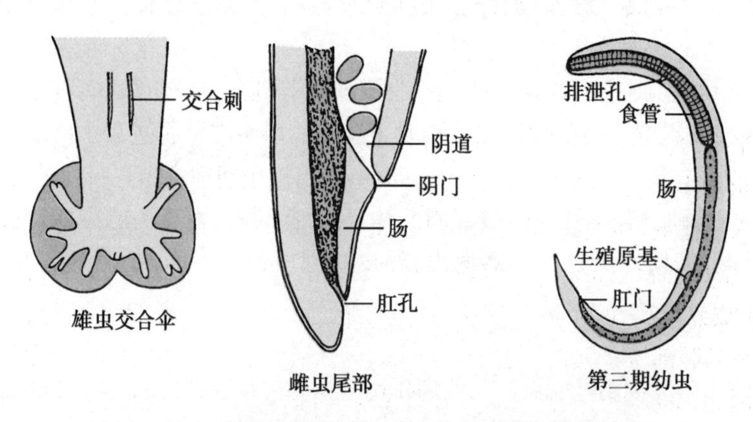

图 15-21 广州管圆线虫成虫尾部及三期幼虫模式图

2. 第三期幼虫　为感染期幼虫。外形呈细杆状，大小为（0.462~0.525）mm×（0.022~0.027）mm，虫体无色透明，体表具有 2 层外鞘。头端稍圆，尾部顶端骤变尖细，食管比虫体长度 1/2 稍短，可见排泄孔、肛孔及生殖原基（图 15-21）。

3. 第四期幼虫　体长约为第三期幼虫的 2 倍，肠内充满折光颗粒。可区分出雌雄虫，雌虫前端有双管型子宫，阴道止于虫体近末端的肛孔处。雄虫可见发育中的单生殖管位于虫体的后 1/3，交合刺和交合囊位于泄殖腔的背面，虫体后端膨大。

4. 第五期幼虫　体长和宽均较第四期增加，雌虫阴门已形成，生殖器官位于虫体的后半部。雄虫已具有 1 个小交合伞，与成虫相似。交合刺和交合囊均清晰可见，但刺上无或很少有角质层，泄殖腔已形成。

【生活史】

广州管圆线虫生活史包括成虫、卵和幼虫 3 个阶段。褐家鼠（*Rattus norvegicus*）、黑家鼠（*R. rattus*）等大鼠类是广州管圆线虫的终宿主，福寿螺（*Pomacea canaliculata*）、褐云玛瑙螺（*Achatina fulica*）及黄蛞蝓（*Limax flavus*）等淡水或陆生软体动物是其中间宿主，蟾蜍等可作为转续宿主（图 15-22）。成虫寄生于终宿主大鼠的肺动脉内，虫卵产出后进入肺毛细血管。第一期幼虫孵出后穿破肺毛细血管进入肺泡，沿呼吸道上行至咽，再吞入消化道，随后随宿主粪便一起排出。第一期幼虫在体外潮湿或有水的环境中可活 3 周，但不耐干燥。当它被吞入或主动侵入中间宿主螺类或蛞蝓体内后，幼虫可进入宿主肺、外套膜、肌肉及其他内脏，在适宜温度（25~26℃）下，约经 1 周蜕皮为第二期幼虫，2 周后开始第二次蜕皮，3 周后发育成为第三期幼虫，即感染期幼虫。大鼠因吞食含有第三期幼虫的中间宿主、转续宿主或被幼虫污染的食物而受感染。幼虫在鼠胃内脱鞘后进入肠壁小血管，随血流到达身体各器官，但多数虫体沿颈总动脉到达脑部，在蛛网膜下腔经过 2 次蜕皮后从脑静脉系统通过右心而到大鼠肺动脉定居。第三期幼虫感染终宿主后大约需 5 周才能发育为成虫。

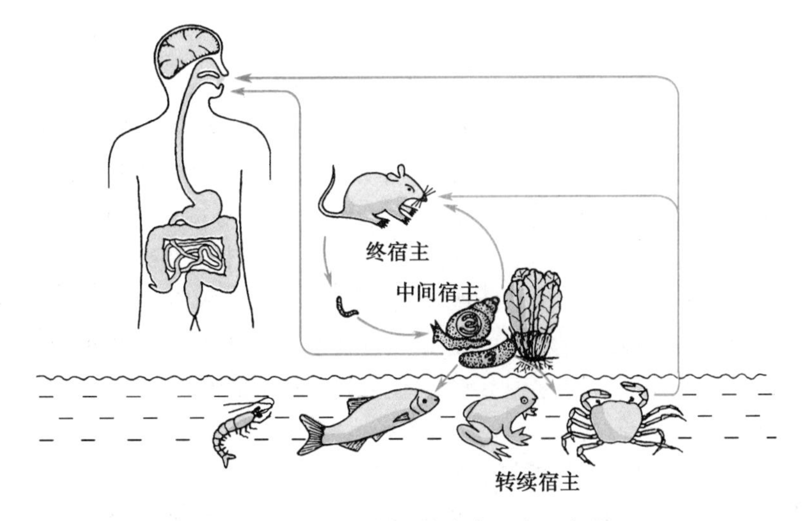

图 15-22　**广州管圆线虫生活史示意图**

人因生食或半生食含有第三期幼虫的中间宿主和转续宿主而感染，生吃被幼虫污染的蔬菜、瓜果或喝含感染期幼虫的生水也可感染。动物实验结果提示，第三期幼虫也可经中间宿主的黏液排出进而经皮肤主动侵入终宿主。由于人是本虫的非适宜宿主，故在人体内幼虫通常滞留在中枢神经系统，常见于大脑髓质、脑桥和软脑膜，但也可出现在眼前房、后房、视网膜等部位，虫体停留在第四期幼虫或成虫早期（性未成熟）阶段，不能移行至肺血管内完成其发育。但是，也有报道在 2 岁以下婴幼儿死亡病例尸解时在其肺部检获成虫。小鼠也是该虫的非适宜宿主，幼虫侵入小鼠脑组织后，不能发育至第五期幼虫。因此，一般用小鼠构建广州管圆线虫病的动物模型。小鼠感染实验证实，感染后 2 小时，在小鼠肝、肺可查见幼虫；感染后 8 小时，在小鼠脑内可检获幼虫。

【致病与临床】

第三期幼虫侵入体内后，通过肠壁、肝脏、肺等组织，最后进入脑组织内寄生。幼虫在体内移行时，可引起机械性损伤及炎症反应，部分分泌物及虫体脱落产物具毒性作用。近年的研究发现，广州管圆线虫感染可导致STAT3/IL-6介导的宿主持续间质性肺炎。入侵中枢神经系统的幼虫导致病理损伤最严重，引起嗜酸性粒细胞增多性脑膜脑炎或脑膜炎。病变可发生在大脑、脑膜，还可波及小脑、脑干和脊髓，脑神经和脊神经也可受累，主要病理改变为血脑屏障破坏、充血、出血、神经元出现凋亡或坏死性凋亡及由巨噬细胞、嗜酸性粒细胞、淋巴细胞和浆细胞所组成的肉芽肿性炎症反应。

病人可出现某种神经系统受损的症状和体征，如急性脑膜脑炎或脊髓炎或神经根炎的表现。最明显的症状为急性剧烈头痛、颈项强直等脑膜脑炎表现，可伴有颈部运动疼痛、恶心、呕吐、低度或中度发热。头痛一般为胀裂性乃至不能忍受，起初为间歇性，以后发作渐频或发作期延长，出现持续性头痛。止痛药仅对少部分病例有短时间缓解。头痛部位多在额部，其次为颞、枕部，也可同时多部位。在严重病例中可出现发热伴有神经系统异常、视觉损害、眼部异常、缓慢进行性感觉中枢损害、全身酸痛，还有脑神经受损、眼外直肌瘫痪和面瘫等症状。部分患者出现头、躯干或四肢的感觉或功能异常，例如麻木、疼痛、烧灼感、针刺感，可有痛觉过敏、暂时性的面部或肢体麻痹、自主神经功能紊乱。早期常见间歇性嗜睡或昏睡，可随头痛减轻而好转，还可出现病理反射。少数患者可出现昏迷，为病情凶险征兆。本虫偶见于眼内，可造成视力障碍，甚至失明。侵犯肺部出现咳嗽等症状，肺X线检查可见阴影。如侵犯消化系统可有腹痛、腹泻或便秘，部分患者肝大。绝大多数病人预后良好，极个别感染严重者留有后遗症甚至死亡。头颅磁共振成像检查表现多种多样，脑、脊髓内多发长条形影或结节状强化病灶和软脑膜强化。

根据一次群体发病事件的47例患者临床信息分析，本病的潜伏期最短为1天，最长的可达27天，平均潜伏期为10.25天。患者的主要症状有头痛（91.5%）、躯体疼痛（93.6%）、游走性疼痛（70.2%）、皮肤触摸痛（63.8%）、低中度发热（53.2%）或高热（4.3%）。此外，还有鼻部、眼部或肺部广州管圆线虫病的报道。国内有报道2岁以下婴幼儿感染，症状比成人更严重，易造成误诊。

【实验诊断】

本病主要依据流行病学史、临床表现、实验室及影像学检查结果进行综合诊断。

实验室诊断主要包括常规实验室检查、免疫学检查和病原学检查等。

1. 血常规检查 血液检查可见白细胞总数增加，嗜酸性粒细胞轻至中度增多。脑脊液检查可见脑脊液压力增高，嗜酸性粒细胞增多(超过10%)，蛋白、糖、氯化物可轻度增高或正常。

2. 免疫学检查 用酶联免疫吸附试验、间接免疫荧光抗体试验或金标法检测血液及脑脊液中抗体或循环抗原阳性。用酶联免疫吸附试验检测病人血清中特异性抗体是目前诊断本病的最常用方法。

3. 病原学检查 从脑脊液或眼等部位查出幼虫可确诊，但一般检出率很低。

4. 分子检测 已有利用高通量测序检测患者脑脊液中检出虫体核酸片段的报道。此外，实验室研究证实，从脑脊液中检出虫源性核酸片段，如非编码RNA等也可成为一种潜在的检测方法。

本病需与病毒性脑膜脑炎、结核性脑膜炎、流行性乙型脑炎、流行性脑脊髓膜炎及引起中枢神经系统损伤的其他寄生虫病相鉴别。

【流行】

广州管圆线虫病分布于热带和亚热带地区。主要流行于东南亚地区、太平洋岛屿、澳大利亚、美国、加勒比群岛和中南美洲，我国的病例报道主要来自台湾、香港、广东、浙江、福建、海南、天津、黑龙江、辽宁、上海、湖南、北京和云南等地。迄今为止，全世界已有3 000多例病例报道，多数呈散在分布，但也有群体暴发流行的报道，如2006年，在我国北方某城市因居民在餐馆聚餐时误食了生的福寿螺肉，而发生了暴发事件，确诊病例达160例。该病已成为威胁我国人民健康的重要食源性寄生虫病之一。2004年，卫生部将广州管圆线虫病列入新发传染病目录。

广州管圆线虫成虫可寄生于数十种哺乳动物，包括啮齿类、犬类、猫类和食虫类等，其中主要是啮齿类，尤其鼠类是主要的传染源。国内外终宿主均以褐家鼠、黑家鼠和黄胸鼠较多见，此外还有黄毛鼠、臭鼩鼱、白腹巨鼠、屋顶鼠、板齿鼠和蛛猴。本虫对中间宿主的选择性不强,至少有70余种软体动物可作为自然感染或实验室感染的中间宿主,常见的中间宿主有褐云玛瑙螺、福寿螺和蛞蝓,此外还有双脐螺、皱疤坚螺、短梨巴蜗牛、中国圆田螺、铜锈环棱螺、方形环棱螺等。转续宿主有黑眶蟾蜍、沼水虾、虎皮蛙、金线蛙、淡水鱼和蟹等。我国广东、海南、云南、浙江、台湾和香港等地发现的中间宿主主要有褐云玛瑙螺、福寿螺和蛞蝓,其中褐云玛瑙螺的感染率高达16.78%,福寿螺为13.91%。

据近年的调查,我国广州管圆线虫自然疫源地主要分布在长江以南的浙江、江西、福建、湖南、广东、广西、海南等省、自治区。

人类感染广州管圆线虫的主要方式有:①生吃或半生吃含有第三期幼虫的螺类,如褐云玛瑙螺、福寿螺等或转续宿主如蟾蜍、蛙等;②生食被感染期幼虫污染的蔬菜;③饮用被感染期幼虫污染的生水。也有报道,患者因"治病"而吞食蛞蝓或转续宿主如蟾蜍、蛙等而感染。本虫的中间宿主和转续宿主多与人类生活有密切关系,除可供食用外,它们还经常出没于房前屋后、庭院、花园、草地、沟渠,甚至厨房、卫生间等潮湿地方,本虫的感染期幼虫有可能在这些动物活动过的地方,随其分泌的黏液遗留在各处。婴幼儿也可因在地上爬玩或玩弄这些动物而感染黏液中的第三期幼虫。

本虫感染主要是由人们的不良饮食习惯引起的,太平洋的一些岛屿、泰国以及我国浙江、福建等沿海一带和台湾等地居民都有生吃或半生吃螺、虾、鱼、蟹及其制品的习惯,这些都与本病的传播有关。另据报道,美国夏威夷等地的患者多有生食蔬菜的病史。

【防治】

预防本病需大力开展卫生宣教工作,增强群众的自我防护意识。不吃生或半生的中间宿主(螺类)及转续宿主的肉食,不吃生菜、不喝生水;对淡水螺食物要加强监管,从事螺肉加工的人员要避免被污染。加强环境卫生和灭鼠、灭螺工作。阿苯达唑对本病有较好疗效,若能得到及时的诊断与治疗,则治疗效果好、预后佳。但用药物治疗时要注意,凡眼部有虫者,应先经眼科医生治疗后,再进行杀虫治疗;颅压过高者需先行降颅压治疗,以防出现脑水肿、脑疝等严重并发症;使用杀虫药时应联合抗炎药,以防止虫体死亡崩解所诱发的严重炎症反应。

(吕志跃)

第十节 | 其他人体寄生线虫

第十节
其他人体寄生线虫

一、东方毛圆线虫

毛圆线虫(*Trichostrongylus*)是一类动物消化道寄生虫。偶然寄生人体的毛圆线虫有:东方毛圆线虫(*Trichostrongylus orientalis* Jimbo,1914)、蛇行毛圆线虫(*T. colubriformis*)、艾氏毛圆线虫(*T. axei*)和枪形毛圆线虫(*T. probolurus*)。我国流行的毛圆线虫以东方毛圆线虫为主,该虫主要寄生于绵羊、骆驼、马、牛及驴等动物的胃和小肠内,偶然寄生于人体。

【形态与生活史】

东方毛圆线虫成虫体纤细,无色透明,口腔不明显,咽管为圆柱形。雄虫大小为(4.3~5.5)mm×(0.072~0.079)mm,尾端具交合伞,有1对交合刺,末端有小钩。雌虫长、宽约(5.5~6.5)mm×0.07mm,阴门位于体后1/6处,子宫内含卵5~16个。虫卵长圆形,大小为(80~100)μm×(40~47)μm,似钩虫卵,但略长。一端较尖,卵内细胞发育较早,新鲜粪便中的虫卵,一般多已发育至10~20个细胞阶段(图15-23)。

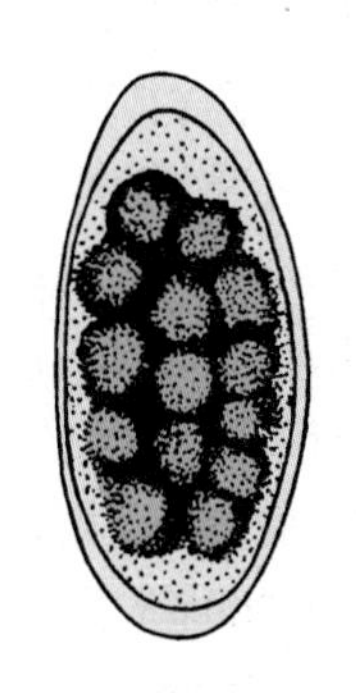

图15-23 东方毛圆线虫卵模式图

成虫寄生于宿主的胃和小肠。体外发育过程与钩虫相似,虫卵随宿主粪便排出后,在温暖潮湿的土壤中孵出杆状蚴,经2次蜕皮发育成感染期幼虫,即丝状蚴。人常因生食或含吮丝状蚴污染的蔬菜、草叶而经口感染,也有因饮用含感染期幼虫的生水而感染和经皮肤感染的报道。感染期幼虫侵入小肠黏膜,数日后返回肠腔发育为成虫。从丝状蚴经口侵入人体至雌虫成熟产卵约需 16~36 天,而经皮肤感染到产卵则需 26~36 天。

【致病】

本虫所引起的病理改变不甚明显。患者腹痛症状一般较钩虫感染所引起的略为明显。严重者也可出现贫血以及由虫体代谢产物所引起的毒性反应。但本虫常与钩虫混合感染,故难以区分哪些症状系由本虫单独感染所致。

【诊断】

粪便中查见虫卵可确诊。粪检方法常用饱和盐水浮聚法,亦可用培养法查丝状蚴。应注意与钩虫、粪类圆线虫的丝状蚴相区别。

【流行与防治】

东方毛圆线虫病主要流行于农村和牧区,呈散在性分布。第三次全国人体重点寄生虫病现状调查(2015年)显示,31 个省、自治区、直辖市调查人数 484 210 人中有 15 例阳性感染者。本病防治原则与钩虫相同。

二、美丽筒线虫

美丽筒线虫(*Gongylonema pulchrum* Molin,1857)是一种主要寄生于哺乳动物(尤其是反刍动物)口腔与食管的寄生线虫。偶可寄生人体引起筒线虫病(gongylonemiasis)。

【形态与生活史】

美丽筒线虫成虫(图 15-24)乳白色,细长如线状。在反刍动物体内的成虫,雄虫长 21.5~62mm,直径 0.1~0.3mm,雌虫长可达 32~150mm,直径 0.2~0.5mm。寄生于人体的雄虫大小平均 25.16mm × 0.20mm,雌虫平均为 52.09mm × 0.33mm。成虫体表有明显的横纹,前部表皮有许多大小不等、形状各异的角质突纵行排列。口小,有头乳突,前端两侧有一对颈乳突,其后为波浪状的侧翼。雄虫尾部有较宽的膜状尾翼,两侧不对称,上有 13 对有柄乳突。交合刺 2 支,大小不等,形状各异。雌虫尾端呈钝锥状,略向腹面弯曲,阴门略隆起,位于肛门稍前方。成熟雌虫子宫内充满含幼虫的虫卵。虫卵呈椭圆形,卵壳厚而透明,寄生于人体的美丽筒线虫卵大小为(46~61)μm × (29~38)μm。

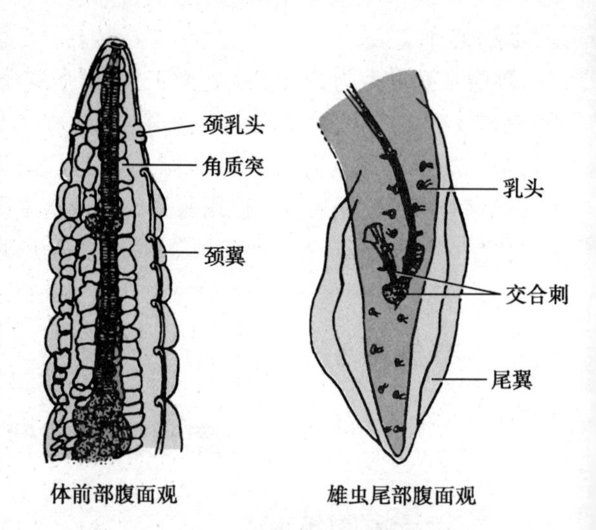

图 15-24 美丽筒线虫成虫模式图

美丽筒线虫成虫寄生于羊、牛、猪、熊、猴及人的口腔和食管的黏膜或黏膜下层。雌虫产出的虫卵自黏膜破溃处进入消化道,随宿主粪便排出体外,被中间宿主粪甲虫、蟑螂等吞食后,在其消化道内孵出幼虫。幼虫穿过肠壁进入体腔,形成囊状体。含囊状体的昆虫被终宿主吞食后,在宿主胃内幼虫破囊而出,并侵入胃或十二指肠的黏膜内,逐渐向上潜行直至食管、咽或口腔等处黏膜内寄生,发育为成虫。自吞食囊状体到发育为成虫约需 2 个月。成虫在人体内可存活 1 年左右,个别的可长达 10 年。

【致病】

美丽筒线虫成虫可在上下唇、舌、颊、颚、齿龈、咽喉及食管等多处寄生,对人体的损害主要是由于虫体移行及寄生时对局部的刺激所致。虫体的快速移动可使患者产生痒感、刺痛感、麻木感以及虫样蠕动感、异物感或肿胀感。寄生局部黏膜可出现水疱或血疱,有的患者可表现精神不安、失眠、恐惧等精神症状。人体内的寄生虫数一般为 1~3 条,最多者可达 16 条。

【诊断】

以查见成虫为诊断依据。口腔黏膜有异物移动感应疑为本虫感染,检查黏膜有病变或可疑处,以消毒针挑破黏膜,取出虫体镜检即可确诊。

【流行与防治】

美丽筒线虫的宿主范围广泛，终宿主包括牛、羊、马、骡、骆驼、猪、猴、熊、犬、猫和鼠等动物，中间宿主包括粪甲虫、蜚蠊、螳螂、蝗虫、天牛、蝈蝈和豆虫等昆虫。人通常因误食或误饮了被感染性昆虫污染的食物或水而被感染。本虫呈世界性分布，已报道有人体感染病例的国家有意大利、前苏联、保加利亚、摩洛哥、新西兰、斯里兰卡及中国。2000年至今，中国报道的病例有10例，主要散见于长江以北，江南偶见。大多数感染者为青壮年，最小6岁，最大62岁；以从事农业及家务劳动者居多。感染与饮食习惯密切相关，如有些病人喜烤食或炒食蝗虫、螳螂、甲虫等昆虫。治疗可用手术取出虫体。防止感染主要是注意个人卫生、饮食卫生和环境卫生，应特别强调改变饮食习惯。

三、结膜吸吮线虫

结膜吸吮线虫（*Thelazia callipaeda* Railliet & Henry，1910）主要寄生于犬、猫等动物眼结膜囊内，也可寄生于人眼，引起结膜吸吮线虫病（thelaziasis）。因本病多流行于亚洲地区，故又称东方眼虫病。

【形态与生活史】

成虫（图15-25）细长，圆柱形，乳白色半透明，体表具有明显的环纹，侧面观其上下排列呈锯齿状。雌虫大小为（7.9~20.0）mm×（0.3~0.7）mm。近阴门端子宫内的虫卵逐渐变为内含盘曲的幼虫，雌虫直接产出幼虫，为卵胎生。雄虫大小为（7.7~17.0）mm×（0.2~0.7）mm，尾端向腹面卷曲，伸出长短交合刺2根。雌、雄虫尾端肛门周围均有数对乳突和1对尾感器。初产幼虫大小为（350~414）μm×（13~19）μm，外被鞘膜，盘曲状，尾部连一大的鞘膜囊（图15-25）。在眼分泌物中发现初产幼虫是病原学诊断的依据之一。

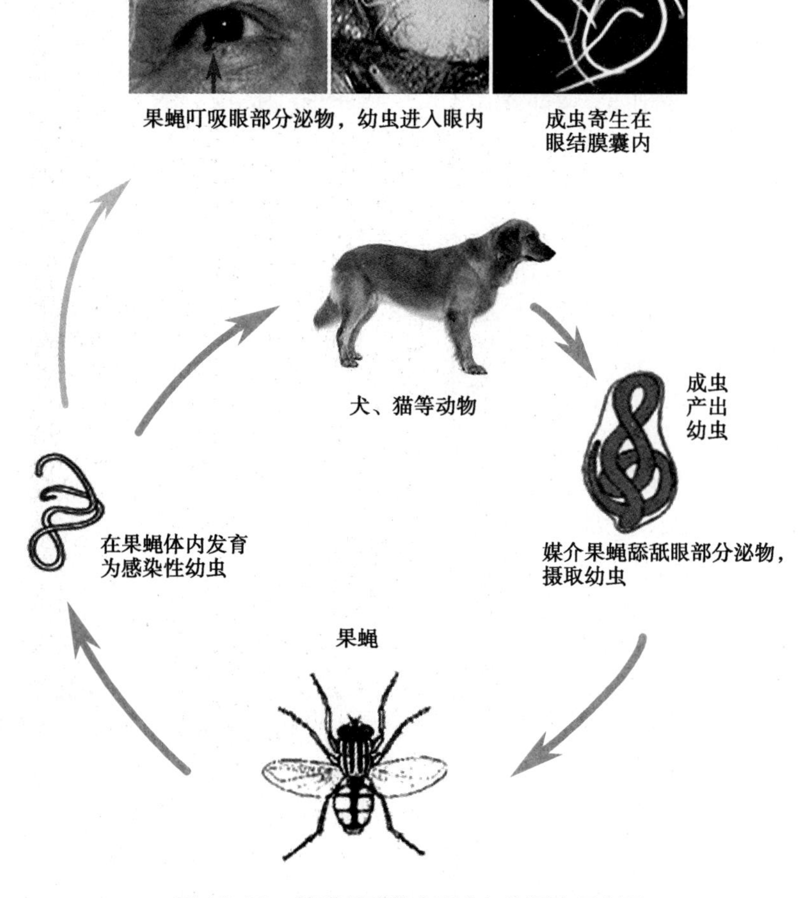

图15-25 结膜吸吮线虫形态与生活史示意图

成虫主要寄生于犬、猫等动物的眼结膜囊及泪管内，偶尔寄生于人、兔等动物的眼部。雌虫直接产幼虫于结膜囊内，当中间宿主冈田绕眼果蝇（*Amiota okadai*）舐吸终宿主眼部分泌物时而被吸入蝇体内，经2次蜕皮发育为感染期幼虫，进入蝇的头部口器。当蝇再次舐吸人或其他动物眼部时，感染期幼虫自蝇口器逸出并侵入宿主眼部，经15~20天发育为成虫。成虫寿命可达2年以上。

【致病与诊断】

成虫寄生于人眼结膜囊内，以上结膜囊外眦侧为多见，也可见于眼前房、泪小管、泪腺及眼睑、结膜下等处。多侵犯一侧眼，少数病例可双眼感染。寄居人眼虫数1条至数条不等，最多可达20余条，曾在1只家犬的双眼共检获虫体200余条。由于虫体表面锐利环纹的摩擦、头端口囊吸附作用等的机械性损伤，加上虫体分泌物、排泄物的刺激及继发细菌感染等，可引起眼结膜炎症及肉芽肿形成。感染轻者无明显症状，或有眼部异物感、痒感、刺痛、流泪、畏光、分泌物增多、疼痛等，一般无视力障碍。婴幼儿惧怕睁眼，有手抓眼的动作。家长可发现患儿眼球有白色细小的虫体爬行。感染重者可发生结膜充血，形成小溃疡面，角膜混浊、眼睑外翻等。如寄生在眼前房，可有丝状阴影移动感、睫状体充血、房水混浊、眼压升高、瞳孔扩大、视力下降等。如泪小管受损，可出现泪点外翻。

诊断主要用镊子或棉签自眼部取出成虫或幼虫，置于盛有生理盐水的平皿中，可见虫体蠕动，用显微镜检查虫体特征即可确诊。

【流行与防治】

本虫主要分布在亚洲。印度、缅甸、菲律宾、泰国、日本、朝鲜及俄罗斯均有病例报道。中国的病例报道始于1917年，为世界最早发现，此后各地均有人体感染的病例报道，其中以江苏、湖北、安徽、河南、山东等地的病例较多，累计报道病例近400例，实际感染人数可能更多。已证实冈田绕眼果蝇是我国结膜吸吮线虫的中间宿主和传播媒介。感染季节以夏秋季为主，与蝇类的季节消长相吻合。感染者最小3个月，最大者88岁，但以婴幼儿为主。本病在农村多于城市，传染源主要为家犬，其次是猫、兔等动物。保虫宿主家犬的普遍存在，媒介中间宿主果蝇的广泛分布，再加上幼童常与家犬亲密接触以及不洁的眼部卫生，是结膜吸吮线虫病流行的主要因素。搞好环境卫生，加强犬、猫等动物卫生管理，注意个人卫生，特别注意眼部清洁是预防感染的主要措施。治疗可用1%~2%可卡因或丁卡因溶液滴眼，虫体受刺激从眼角爬出，或用镊子取出。

四、棘颚口线虫

棘颚口线虫（*Gnathostoma spinigerum* Owen，1836）属于颚口线虫属（*Gnathostoma*），该属已定种的有12种，其中5种可感染人体。人体颚口线虫病（gnathostomiasis）主要由棘颚口线虫和刚刺颚口线虫感染引起。

【形态与生活史】

成虫短粗圆柱形，两端略向腹面弯曲，活时呈鲜红色，稍透明。雄虫长11~31mm，雌虫长25~54mm。虫卵椭圆形，透明，黄棕色，一端有一透明的帽状塞。虫卵大小为（65~70）μm×（38~40）μm，内含1~2个细胞。第三期幼虫盘曲呈“6”字形，长约4mm，头顶部具唇，头球具4环小钩，其数目和形状有重要的虫种鉴别意义。全身和头部表面被有环列体棘，体前部1/3处排列紧密，棘长10μm，向后至体后段逐渐变小、变稀，长度仅2μm，易被忽视。4个肌质的管状颈囊位于体前1/4，各自开口于头球内的气室，内含浆液，这4个颈囊对头球的膨胀和收缩有重要作用（图15-26）。

棘颚口线虫的终宿主主要为犬和猫。虫卵从瘤块中破溃而出，随宿主粪便排出体外，在27~31℃水中经1周发育，卵内孵出第一期幼虫。后者进入第一中间宿主剑水蚤，在其体腔内经7~10天发育为第二期幼虫。此期幼虫长0.5mm，头部呈球形，上有4圈小钩。含第二期幼虫的剑水蚤被第二中间宿主淡水鱼类（如泥鳅等）吞食后，幼虫经肠壁移行至肌肉，约1个月后发育为第三期幼虫，外有囊壁包裹。终宿主（犬、猫等动物）吞食感染棘颚口线虫幼虫的鱼类（主要为乌鳢、泥鳅、黄鳝等），第三期幼虫在胃内脱囊，幼虫穿过肠壁，经肝脏移行至肌肉或组织中，临近成熟时返回胃壁，形成特殊的肿块，虫体在肿块内逐渐发育为成虫，1个肿块中常有1至数条虫体寄生。

NOTES

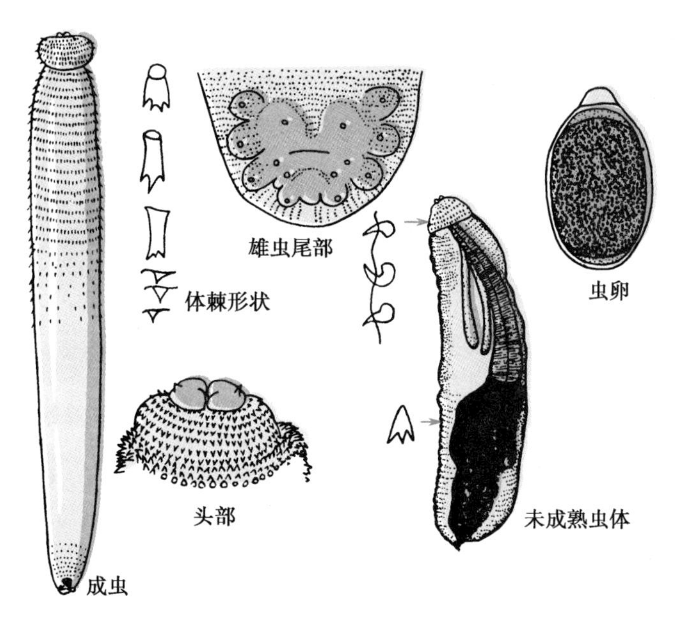

图 15-26 **棘颚口线虫模式图**

有些动物如蟹、蛙、蛇、龟、鸭、鸡、鼠及猪等吞食了感染本虫幼虫的鱼后，幼虫不能继续发育，仍停留在第三期幼虫状态，成为本虫的转续宿主。当终宿主吞食了上述动物后，幼虫继续发育为成虫。

人是该虫的非适宜宿主，常通过生食或半生食含第三期幼虫的淡水鱼类或转续宿主而被感染。寄生于人体组织内的虫体不能继续发育，始终停留在第三期幼虫或未完全性成熟的成虫早期阶段。幼虫在人体内可存活数年，长者可达 10 年以上。

【致病】

该虫的致病作用主要是幼虫在人体组织中移行，以及虫体的毒素(类乙酰胆碱、含透明质酸酶的扩散因子、蛋白水解酶等)刺激，可引起皮肤幼虫移行症和内脏幼虫移行症，损害部位极为广泛。一般损伤部位常出现急性和慢性炎症，有大量嗜酸性粒细胞、中性粒细胞、淋巴细胞等浸润。人体感染颚口线虫后，虫体在消化道内穿过胃、肠壁，进入腹腔；或经血液循环到全身各组织、器官，进入肌肉或皮肤，导致组织病变。幼虫入侵后 3~4 周或数月，患者出现食欲缺乏、恶心、呕吐，以及上腹部疼痛等症状。由于虫体窜游的特性，在表皮和真皮之间或皮下组织内形成隧道，导致皮肤幼虫移行症，全身各部位皮肤可出现匐行疹或间歇性皮下游走性包块，如蚕豆或鸡蛋大小，局部皮肤微红，有时有灼热感、痒感和水肿，疼痛多不明显。虫体寄生或栖息的组织或器官，包括肺、气管、胃肠道、肝、尿道、子宫等，导致内脏幼虫移行症。临床表现随寄生部位不同而异，棘颚口线虫幼虫还可侵入眼、脑和脊髓，寄生于眼可引起失明，如进入脊髓和脑，可引起嗜酸性粒细胞增多性脑脊髓炎，患者可出现头痛、意识模糊、昏迷，甚至死亡。

【实验诊断】

自可疑病变组织中检获虫体是目前实验室确诊方法。无明显体表损害的可疑患者，可用免疫学试验作辅助诊断。

【流行与防治】

棘颚口线虫属人兽共患寄生虫，主要分布于亚洲，以泰国、日本最为多见，可能与食生鱼的习惯有关。在中国，犬、猫常有感染，但人体感染病例不多，呈散在性分布。预防本病主要是加强饮食卫生，不食生的鱼类及其他动物的肉。主要治疗方法为手术摘除幼虫，一般预后良好；阿苯达唑与伊维菌素有很好的疗效。

五、艾氏小杆线虫

艾氏小杆线虫[*Rhabditis*(*Rhabditella*)*axei*(Cobbold，1884)Dougherty，1955]亦称艾氏同杆线虫，主要营

自生生活，常出现于污水及腐败植物中，偶可寄生于人体，引起艾氏小杆线虫病（rhabditelliasis axei）。中国已发现近200例，分别从患者粪便和尿液中检出，以粪便中检出者居多。

【形态与生活史】

成虫（图 15-27）纤细，圆柱状，体表光滑；食管呈杆棒状，具有前后 2 个咽管球；尾部极尖细而长。雄虫长约 1.2mm。雌虫长约 1.5mm，生殖器官为双管型，子宫内含卵 4~6 个。虫卵长椭圆形，大小为（48~52）μm ×（28~32）μm，无色透明，壳薄而光滑，与卵细胞之间有透明的间隙，与钩虫卵相似。

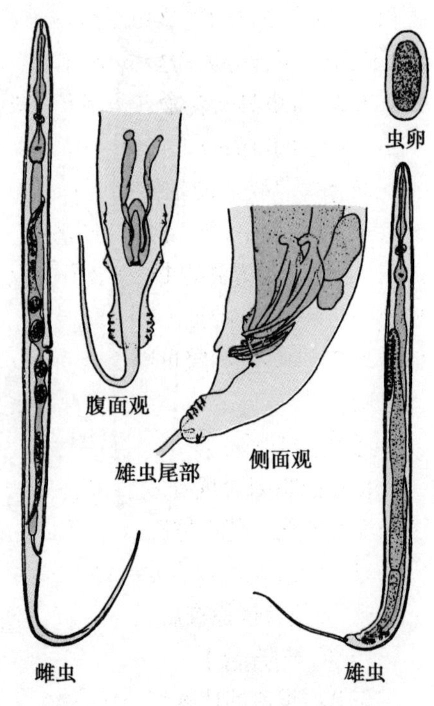

图 15-27 艾氏小杆线虫模式图

艾氏小杆线虫雌虫和雄虫交配后产卵，卵孵化出杆状蚴。杆状蚴能摄食，常生活于腐败的有机物或污水中，经蜕皮发育为成虫。

【致病与诊断】

人体感染可能是因幼虫经口进入消化道或经泌尿系统上行感染，在污水中游泳、捕捞水产品而接触污水或误饮污水均为幼虫侵入人体提供了机会。本虫侵入消化系统常引起腹痛、腹泻，亦可无明显的症状和体征；侵入泌尿系统可引起发热、腰痛、血尿、尿频、尿急或尿痛等泌尿系统感染症状。肾实质受损时可出现下肢水肿和阴囊水肿、乳糜尿，尿液检查有蛋白尿、脓尿、低比重尿，也可出现氮质血症。

在尿液的沉淀物或粪便中发现虫体或虫卵是确诊本病的依据。本虫卵与钩虫卵相似，易混淆。成虫与粪类圆线虫极易混淆，可用小试管培养法镜检成虫，根据其形态学特征进行鉴别，鉴别要点见表 15-5。

表 15-5 艾氏小杆线虫与粪类圆线虫成虫形态鉴别要点

鉴别要点	艾氏小杆线虫	粪类圆线虫
食管球	前后 2 个	仅后端 1 个
食管长度	占虫体长的 1/5~1/4	占虫体长的 1/3~2/5
雄虫末端	极尖细而长，呈针状	稍尖，呈圆锥状

【流行与防治】

中国已报道的人体感染病例分布于 17 个省、自治区、直辖市。日本、墨西哥、以色列等国也有病例报道。曾在兔、犬、猴和鼠等动物粪便中检获本虫。

注意个人卫生，避免饮用污水或接触污水及腐败植物是预防艾氏小杆线虫病的关键。治疗药物有阿苯达唑、甲苯达唑等。

六、兽比翼线虫

兽比翼线虫属［*Mammomonogamus*（Railliet，1899）Ryjikov，1948］主要寄生于野生哺乳动物、家畜、家禽和野生鸟类，其中喉兽比翼线虫（*M. laryngeus* Railliet，1899）和港归兽比翼线虫（*M. gangguiensis* Li，1998）偶可在人体咽喉、气管、支气管等部位寄生，引起人体兽比翼线虫病（mammomonogamosis）或比翼线虫病（syngamiasis）。

【形态与生活史】

活的喉兽比翼线虫雌虫呈鲜血红色，体长 8.7~23.5mm。雌虫前端具发达的口囊，口囊壁具粗厚角质环，底部有 8 个小齿，呈辐射状排列，食管前端紧接口囊后部，向后逐渐膨大，呈棒球棍状；尾部圆锥形，末端尖细。活的雄虫呈鲜橙红色，长 3.0~6.3mm，交合伞半圆形，交合刺 1 根。雄虫与雌虫交配后，雌、雄虫不再分离而呈典型的“Y”形。港归兽比翼线虫与喉兽比翼线虫的不同之处为成虫前端具唇瓣 6 片；雄虫具交合伞外边缘带，缺交合刺。2 种比翼线虫卵均与钩虫卵相似，呈椭圆形、无色透明，大小为（75~80）μm×（45~60）μm，内含物随发育期不同而各异，可见卵细胞数个或幼胚。

喉兽比翼线虫的生活史不详，据同类寄生虫气管比翼线虫（*Syngamus trachea*）的生物学资料分析，其终宿主为牛、羊、鹿等食草动物，成虫寄居其喉头，卵随口腔分泌物和粪排出，在外界发育至感染阶段（含第三期幼虫的虫卵），污染食物或水源，被人误食即可感染。幼虫在小肠内逸出，穿过肠壁，经血流到达肺，穿过肺泡上行至呼吸道，定居于咽喉、气管、支气管等部位发育为成虫。自感染到发育成熟约需 70 天。龟和鳖可能是其转续宿主或中间宿主，当人生食或半生食了龟、鳖的肝、胆、血时，亦可被感染。

【致病与诊断】

常见的临床表现有发热、咳嗽、哮喘及咯血，伴外周血嗜酸性粒细胞增多。早期 X 线胸片可见短暂浸润性变化。若虫体寄生在咽喉部，可伴有虫爬感和阵发性干咳。

查获成虫或虫卵是确诊兽比翼线虫病的依据。可通过纤维支气管镜从气管或支气管壁上检获成虫，或从支气管镜检查后的冲洗液、痰液中发现成虫及虫卵。

【流行与防治】

全世界报道的比翼线虫病超过 100 例，大多来自南美洲及加勒比地区。中国从 1975 年至今已报道 13 例，其中 12 例为喉兽比翼线虫病，1 例为港归兽比翼线虫病。

预防本病的主要措施为注意饮食和饮水卫生，不吃生的蔬菜及动物制品。治疗本病可用阿苯达唑、甲苯达唑、伊维菌素等抗线虫药物。

七、麦地那龙线虫

麦地那龙线虫［*Dracunculus medinensis*（Linnaeus，1758）Gollandant，1773］成虫寄生在人和多种哺乳动物组织内，引起龙线虫病（dracunculiasis，Guinea worm disease）。人或动物因误食含本虫感染期幼虫的剑水蚤（cyclops）而感染。在中国，猫的感染报道较多，而人体感染至今仅见于安徽阜阳农村 1 例男童。

【形态与生活史】

成虫形似粗白线，体表光滑，镜下可见细密的环纹。雌虫大小为（60~120）cm×（0.9~2.0）mm，子宫双管型，其内充满第一期幼虫。雄虫为（12~40）mm×0.4mm，末端向腹面卷曲，具交合刺 2 根。第一期幼虫（杆状蚴）大小为 636.0μm × 18.9μm，体表可见显著的纤细环纹，头端钝圆，尾尖细，约占体长的 1/3。

成虫寄生于终宿主（人和哺乳动物）的组织内。主要感染途径是经口食入含感染期幼虫的剑水蚤。感染期幼虫进入消化道后在十二指肠内逸出，钻入肠壁，经肠系膜、体腔移行至皮下结缔组织，约经 3 个月发育为成虫。雌、雄虫体交配，雄虫于感染后 3~7 个月死亡。雌虫受精后，于感染后 8~10 个月成熟，自寄生部位移行至宿主四肢、腹部、背部或其他部位的皮下组织，由于其子宫内含有成千上万的幼虫，而使虫体内压力增高导致虫体前端体壁和子宫破裂，幼虫及其分泌物随之释出，并引起宿主强烈的超敏反应，使宿主的局部皮肤表面形成水疱，继而破溃。当溃破部位与冷水接触时，受到刺激的雌虫前端自伤口伸出，子宫也从虫体前端破口处脱出，将幼虫间歇性地产入水中，每次产出的幼虫可超过 50 万条。待宿主溃破部位再次与水接触时，雌虫重复这一产蚴过程，幼虫产尽后雌虫自然死亡，并被组织吸收，伤口愈合。

杆状蚴在水中可存活 4~7 天，被中间宿主剑水蚤吞食，在其体内经 12~14 天发育，蜕皮 2 次为感染期幼虫。终宿主因饮水误吞含感染期幼虫的剑水蚤而感染。

成虫在终宿主体内可生存 1 年。成虫除寄生人体外，还可寄生于犬、猫、马、牛、狼、狐、猴等哺乳动物。

【致病与诊断】

感染期幼虫进入患者体内移行和发育为成虫之前，虫体所经之处或所在部位常无明显病变。到达皮下组织的成熟雌虫周围可出现条索状的硬结或肿块。雄虫交配后在皮下组织内死亡，除在虫体周围引起纤维变性外，无其他病变。本虫的致病主要是雌虫释放大量代谢产物及产出的幼虫引起宿主组织强烈的超敏反应。患者可出现荨麻疹、局部水肿和腹泻、发热、头晕、恶心等全身症状。血液检查可见嗜酸性粒细胞增多。自虫体前端破裂处逸出的幼虫可致皮肤表面丘疹，并发展为水疱、脓疱、蜂窝织炎、脓肿、皮肤溃疡等。水疱内为无菌黄色液体，镜下见大量巨噬细胞、嗜酸性粒细胞和淋巴细胞。溃疡如果继发感染可致脓肿，愈合后留下永久性瘢痕或肌肉损伤。虫体还可侵及神经系统引起瘫痪，亦可累及眼、心脏及泌尿生殖系统引起病变。在体内深部组织内的雌虫死亡退化后，逐渐钙化，可致邻近的关节发炎。变性的虫体也可释放出大量抗原，诱发无菌性囊液性脓肿。

当水疱破溃后，用少许冷水置伤口上，取伤口表面液体涂片检查，低倍镜下见到活跃的幼虫便可确诊。也可经手术自肿块内取成虫或抽取肿块内液体涂片镜检幼虫。自伤口获取伸出的雌虫是最可靠的确诊依据，但须与皮下寄生的裂头蚴相鉴别。X线检查有助于宿主体内虫体钙化的诊断。血清学检查如IFAT或ELISA可作为辅助诊断。血检常见嗜酸性粒细胞增高。

【流行与防治】

龙线虫病是一种人兽共患病，曾广泛流行于非洲、西亚、南亚等热带和亚热带地区，南美也有轻度流行。本病的流行主要有2个环节：饮用含剑水蚤的生水及终宿主与水接触。动物保虫宿主有犬、猫、马、牛等。20世纪80年代中期，本病曾经严重危害人类健康，尤其是对青少年危害很大的寄生虫病，约有350万病人。世界卫生组织于1986年提出，到1995年在全球消灭龙线虫病。目前病例主要存在于包括非洲的13个国家。2020年全球报道27例；2021年报道15例，其中乍得7例。2022年龙线虫病的流行已局限于非洲的5个国家（安哥拉、乍得、埃塞俄比亚、马里及南苏丹），仅有13例病人报道。本病的防治已取得了巨大成功。

发现有虫体自皮肤暴露时，先用冷水置伤口上，使虫体伸出产幼虫，然后用一根小棒卷上虫体，每日向外拉出数厘米，直至将虫体全部拖出。此过程操作必须小心谨慎，一旦虫体被拉断，幼虫逸出可致严重的炎症反应。也可手术取虫治疗。我国报道的1例12岁男童，其病变部位为左侧腹壁皮下，手术从肿块内取出一条麦地那龙线虫雌虫的片段，术后脓肿痊愈。治疗药物有甲硝唑（metronidazole）或甲苯达唑等。本虫感染是由于人饮用含剑水蚤的水所致，因此避免饮用不洁生水可预防本虫的感染。

八、肾膨结线虫

肾膨结线虫［*Dioctophyma renale*（Goeze，1782）Stiles，1901］是一种大型寄生线虫，俗称巨肾虫（the giant kidney worm）。本虫在世界各地分布广泛，寄生于犬、水貂、狼、褐家鼠等40多种动物的肾及腹腔内，偶可感染人体，引起肾膨结线虫病（dioctophymiasis）。

【形态与生活史】

成虫（图15-28）圆柱形，活时呈血红色，体表具横纹；虫体两侧各有一行乳突；口孔位于顶端，其周围有2圈乳突；雄虫长14~35cm，宽0.4~0.6cm，尾端有钟形无肋的交合伞以及交合刺1根；雌虫长20~100cm，宽0.5~1.2cm，阴门开口于虫体前食管之后的腹面中线上，肛门位于尾端；寄生在人体的虫体发育较差，雄虫为（9.8~10.3）cm×（0.12~0.18）cm，雌虫为（16~22）cm×（0.21~0.28）cm。虫卵呈椭圆形，棕黄色，大小为（60~80）μm×（39~46）μm，卵壳厚，表面有许多明显的小凹陷。

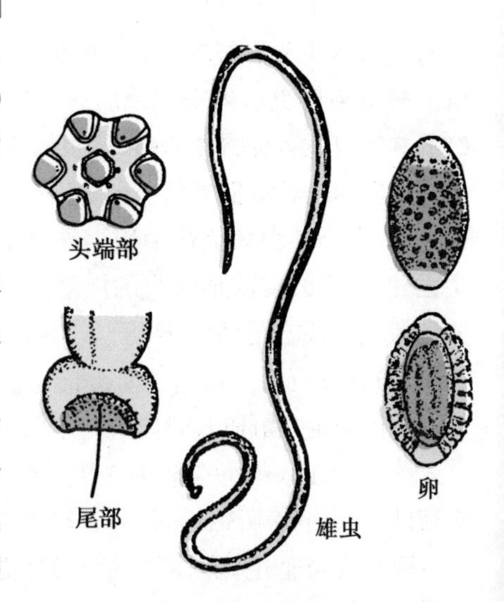

图15-28 肾膨结线虫模式图

动物可因食入含有第二期肾膨结线虫幼虫的寡毛类环节动物而获得感染。人的感染一般是由于生食或半生食含该虫第三期幼虫的蛙或鱼类而引起，亦可因吞食了生水中的或水生植物上的寡毛类环节动物而获得感染。幼虫进入人体消化道后，穿过肠壁随血流移行至肾盂发育为成虫，并产卵。虫体亦可在膀胱、卵巢、子宫、肝、腹腔等部位寄生。

【致病】

肾膨结线虫通常寄生于终宿主肾中，尤其是右肾，导致肾脏显著增大，约70%的感染者在肾盂背部有骨质板形成，骨质板边缘有透明软骨样物，大多数肾小球和肾盂黏膜乳头变性。肾盂腔中有大量的红细胞、白细胞或脓液。病变后期，感染肾萎缩，未感染肾则因代偿而肥大。由于虫卵表面的黏稠物易凝成块，加上虫体死亡后的表皮残存，可能构成结石的核心。患者临床表现主要有腰痛、肾绞痛、反复血尿、尿频，可并发肾盂肾炎、肾结石、肾功能障碍等。亦可见尿中排出活的或死的，甚至残缺不全的虫体。当虫体自尿道逸出时可引起尿路阻塞，亦有急性尿中毒症状。

除肾脏外，本虫也可寄生于腹腔，偶可寄生于肝、卵巢、子宫、乳腺和膀胱。

【诊断】

临床上，若遇有生食或半生食鱼或蛙史，并具有上述临床症状者应考虑本病的可能；对无症状仅出现有蛋白尿、血尿、脓尿而用通常方法治疗无效者也可能为本病。从尿液中发现虫体或查见虫卵是确诊本病的依据。但若虫体寄生于泌尿系统以外的部位，或只有雄虫感染的病例则无法查出虫卵。尿道造影、B超或CT检查有助于诊断。

【流行与防治】

人体肾膨结线虫病病例报道不多，至今全球共10个国家有过报道，中国最早的人体感染病例来自湖北宜昌（张森康，1981），此后至今共有22例报道，分布于四川、湖北、黑龙江、江苏、广东、广西等10多个省、自治区。多数病例中患者尿中排出虫体，少者为1条，多者达11条，排出的虫体活、死和残缺不全者均有，在一例肾的病例切片中发现虫体和虫卵。

治疗可用阿苯达唑和噻嘧啶，但需多个疗程。虫体寄生在肾盂者，行肾盂切开取虫为最可靠的治疗办法。勿食生的或未煮熟的鱼、蛙、生菜和饮用生水以预防本病。

九、肝毛细线虫

肝毛细线虫[*Capillaria hepatica*（Bancroft，1893）Travassos，1919]是一种广泛寄生于啮齿类、食虫类、犬、牛、兔等的寄生虫，偶尔感染人。成虫寄生于肝，引起肝毛细线虫病（hepatic capillariasis）。

【形态与生活史】

肝毛细线虫成虫（图15-29）较鞭虫纤细，乳白色，雌雄异体。雌虫长5.3~7.8cm，尾端呈钝锥形，雄虫长为2.4~3.7cm，尾端有一突出的交合刺被鞘膜所包裹；食管占体长的1/2（雄虫）或1/3（雌虫）。该虫的虫卵形态与鞭虫卵相似，但较大，大小为（50~65）μm×（25~30）μm，卵壳厚，分2层，其间有放射状纹。外层有明显的凹窝，两端各有透明塞状物，不凸出于膜外。

成虫寄生于肝实质组织，并在此受精、产卵。虫卵沉积在肝组织中不能发育，直至宿主死亡后尸体腐烂，虫卵释出在土壤中进行发育。虫卵在潮湿的土壤中（23~30℃）经10~11周发育为感染期虫卵，宿主由于吞食被感染期虫卵污染的食物或水而感染。感染后24小时内虫卵在盲肠孵化，钻入肠黏膜，经过肠系膜静脉、门静脉，在感染后52小时内到达肝脏。

【致病】

成虫寄生于肝脏，产卵于肝实质中，虫卵沉积导致肉芽肿反应和脓肿样病变，肉眼可见肝表面有许多点状珍珠样白色颗粒，或灰色小结节，其大小为0.1~0.2cm。脓肿中心由成虫、虫卵和坏死组织组成，虫体完整或崩解，虫体和虫卵周围有嗜酸性粒细胞、浆细胞和巨噬细胞浸润（图15-30）。

患者可表现有发热、肝脾大、嗜酸性粒细胞显著增多、白细胞增多及高丙种球蛋白血症，低血红蛋白性贫血颇为常见，严重者可表现为嗜睡、脱水，甚至死亡。

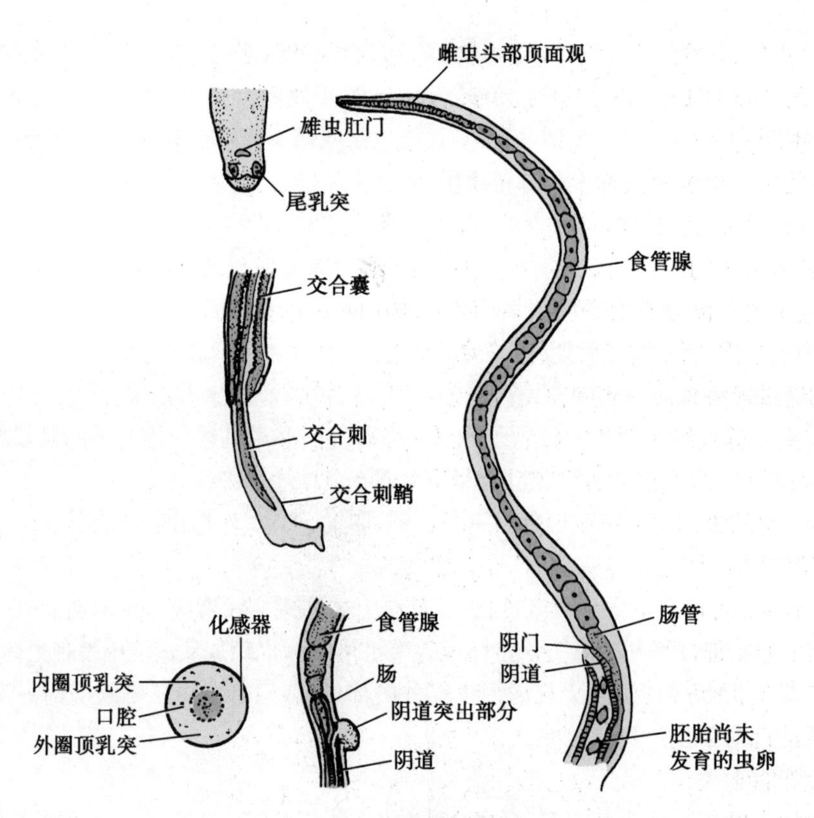

图15-29 肝毛细线虫模式图

【实验诊断】

肝毛细线虫病例少见，又缺乏明显的特异性临床表现，容易误诊和漏诊。肝组织活检病原体是最可靠的诊断方法。肝病患者伴有嗜酸性粒细胞显著增多者，可考虑用免疫学方法进一步检查，研究表明，间接荧光抗体试验（IFAT）适合肝毛细线虫感染早期的检测，对于晚期病人则优先考虑酶联免疫吸附试验（ELISA）。

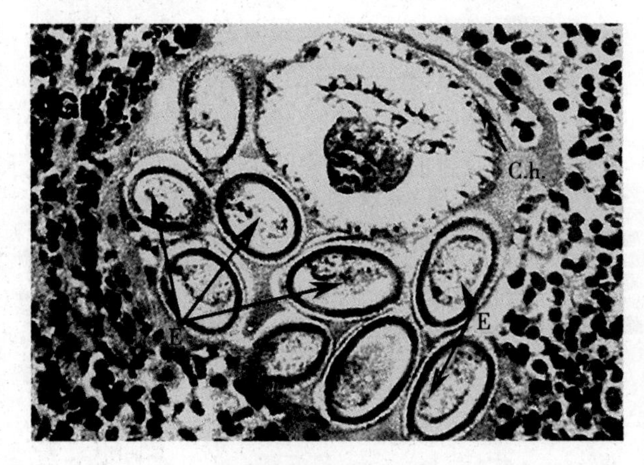

图15-30 肝毛细线虫在肝内（切片）

C.h.：虫体；E：虫卵。

【流行与防治】

人感染是由于食入或饮入感染期卵污染的食物、水而引起。迄今为止，全世界确诊的肝毛细线虫病约100例。中国仅发现4例人体感染，广东、河南、福建和宁夏各1例。尽管报道的病例不多，但大多数引起死亡，故应予以注意。

另外还发现肝毛细线虫假性感染病例26例，分布在福建、海南、四川等不同地区。这种假性感染是因为食入含肝毛细线虫卵的鼠肝或兔肝，虫卵仅通过人体消化道随粪排出，虽可在人粪中查见，但人并未获得感染，即所谓假性感染（spurious infection）。真性感染（genuine infection）在人粪中无此虫卵排出。

预防人体感染主要做好防鼠灭鼠工作。治疗首选阿苯达唑400mg，1日两次，3~12岁小儿减半。甲苯达唑200mg，1日两次抗虫治疗。

十、异尖线虫

异尖线虫（*Anisakis*）是一类成虫寄生于海栖哺乳动物如鲸、海豚、海豹等的胃部，幼虫寄生于某些海栖鱼类的线虫。它属于蛔线虫目、异尖科。可引起人体异尖线虫病（anisakiasis）的虫种类来自5

个属，即异尖线虫属、海豹线虫属、钻线虫属、对盲囊线虫属和鲔蛔线虫属。异尖线虫病是由于人食用生的或未煮熟的含异尖线虫第三期幼虫的海鱼所导致的一种鱼源性寄生虫病。

【形态与生活史】

异尖线虫的生活史过程需要海洋哺乳动物如海豚、鲸类、海狮和海豹等作为终宿主，以浮游类和甲壳类动物如磷虾等作为第一中间宿主，海鱼和某些软体动物作为第二中间宿主。成虫寄生于海豚、鲸等，其头部钻入宿主的胃壁。卵随宿主粪便排入海水，在适宜温度下（约 10℃）卵内发育出第一期幼虫，随后蜕皮 1 次发育为第二期幼虫，在海水中被中间宿主海生浮游甲壳类摄食后在其消化道内发育，并在血腔内蜕皮成为第三期幼虫。第三期幼虫可通过食物链进入海鱼或软体动物体内寄生，也可感染终宿主。适宜终宿主通过食入含第三期幼虫的鱼类而感染，幼虫在其消化道内发育为成虫。在人体寄生的虫体均为第三期幼虫，体长 1.35~3cm，头端较尾端尖细，头部有唇块，在腹侧有一明显的钻齿，中肠部体宽为 430~550μm，无侧翼。人是该虫的非正常宿主，但幼虫可寄生于人体消化道各部位，亦可引起内脏幼虫移行症。人体感染主要是食入了含活异尖线虫幼虫的海鱼如大马哈鱼、鳕鱼、大比目鱼、鲱鱼、鲭鱼等和海产软体动物如乌贼等而引起。虫体主要寄生于胃肠壁（图 15-31），患者发病急，酷似外科急腹症，常致临床误诊。

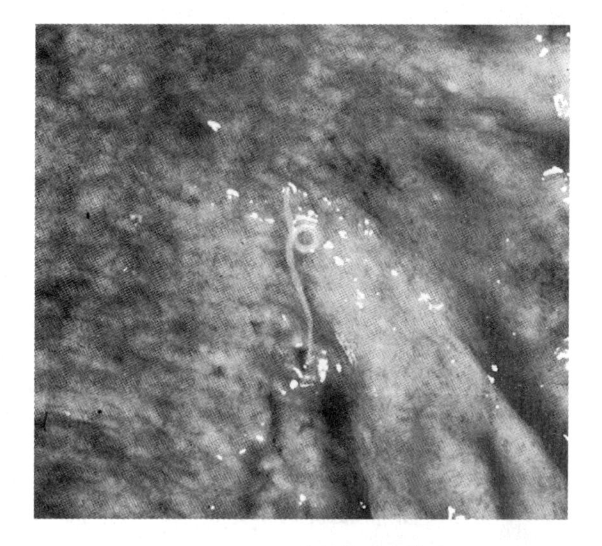

图 15-31　胃壁上的异尖线虫

【致病】

人体感染本虫后，轻者仅有胃肠不适，重者表现为进食后数小时上腹部突发剧痛伴恶心、呕吐、腹泻等症状，纤维胃镜检查可见胃黏膜水肿、出血、糜烂、溃疡，晚期患者可见胃肠壁上有肿瘤样物，病理特点是以黏膜下层为中心的伴有大量嗜酸性粒细胞浸润的脓肿或瘤样肿物，肿物内可见虫体断片、角皮或肠管等（图 15-32）。除在胃肠外，虫体还可在腹腔、泌尿系统、皮下组织等处形成肿物。根据病变损害程度，可将其分为异物性蜂窝织炎型、脓肿型、脓肿肉芽型和肉芽肿型 4 类。

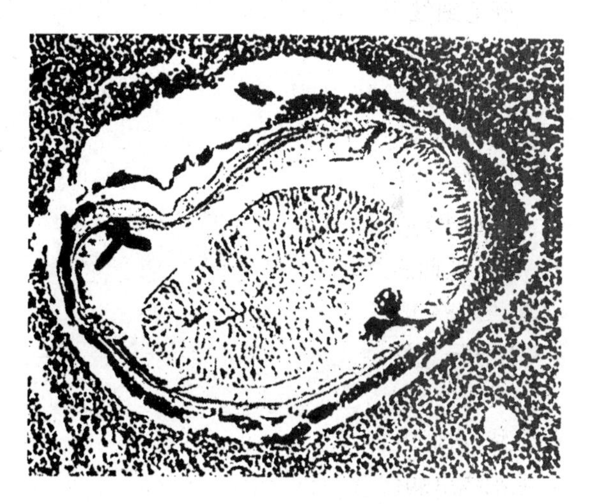

图 15-32　人回肠壁中的异尖线虫（横断面）

【实验诊断】

患者有生食海鱼的病史及典型的临床症状是重要的临床诊断依据。确诊本病主要依据从胃肠内检获幼虫。纤维内镜检查是胃异尖线虫病最有效的诊断方法，虫体多在胃大弯侧发现。X 线检查胃异尖线虫病的特征为纵向胃壁皱褶肿胀，有时可见幼虫本身呈线性的阴影。肠异尖线虫病可采用病理组织学检查，其主要特征是以黏膜下层为中心的伴有大量嗜酸性粒细胞浸润的蜂窝织炎和嗜酸性肉芽肿。用体外培养的幼虫分泌排泄物做抗原检测患者血清中特异性抗体是本病的重要辅助诊断方法。

【流行与防治】

日本、荷兰、英国、法国、德国以及太平洋地区的 20 多个国家有本病病例报道，仅日本就报道了 3 万多病例。这些国家的居民喜吃腌海鱼，或生拌海鱼片、鱼肝、鱼子或用乌贼佐酒，由此获得感染，使本病成为一种海洋自然疫源性疾病。中国于2013年报道了首例人感染异尖线虫病例,此后未见更多报道,但在国内市售海鱼中,发现鲐鱼、小黄鱼、带鱼等小型鱼体肌肉或器官组织内的异尖线虫幼虫感染率相当高;从东海和黄海捕获的30种鱼和两种软体动物发现幼虫携带率达84%。此外,近年来被国内广为接受的三文鱼也可被异尖线虫感染,可见我国人群有感染异尖线虫病的潜在危险。

胃肠道异尖线虫病目前尚无特效治疗药物,可用纤维胃镜检查并将虫体取出。

(吕志跃 崔 晶 刘登宇)

Summary

Parasitic nematodes are of great importance to human health. Most nematodes that parasitize humans belong to the Class Phasmidia, the remaining to the Class Aphasmidia. Parasitic nematodes are divided into intestinal and blood or tissue nematodes, depending on their dwelling sites in the human body. Common species in the former include *Ascaris lumbricoides* (roundworm), *Necator americanus* and *Ancylostoma duodenale* (hookworm), *Trichuris trichiura* (whipworm), *Enterobius vermicularis* (pinworm), and *Strongyloides stercoralis* as well. Symptoms and clinical signs resulting from intestinal nematode infections are characterized by digestive disorders, and the definitive diagnosis is generally made by demonstration of eggs or larvae in the faeces. Occasionally, adult worms are found in the stools.

A diverse group of nematodes parasitizes the blood vascular system or other organs and tissues of humans. Frequently noted nematodes in blood and tissues are *Wuchereria bancrofti*, *Brugia malayi*, and *Loa loa* (filarial worms), *Dracunculus medinensis* (guinea worm) and *Trichinella spiralis*. Some larvae of animal nematodes (*Ancylostoma braziliense*, *A. caninum*, *Anisakis*, *Gnathostoma spinigerum etc.*) may also invade humans, although as incompatible hosts: they penetrate the human skin or/and viscera then persist and migrate for some time without further development. The lesions caused by these larvae are called larva migrans. Several diseases caused by blood and tissue nematodes, and which often have a serious impact on human health, are transmitted by arthropods as vectors, such as filariasis and dracunculiasis.

NOTES

第十六章　猪巨吻棘头虫

本章数字资源

本章目标测试

猪巨吻棘头虫[*Macracanthorhynchus hirudinaceus*(Pallas,1781)Travassos,1916],是猪小肠内常见的寄生虫,偶尔寄生人体,引起巨吻棘头虫病(macracanthorhynchiasis)。猪巨吻棘头虫的分类地位处于线虫和绦虫之间,隶属于棘头动物门(Phylum Acanthocephala),后棘头虫纲(Class Metacanthocephala),原棘头虫目(Order Archiacanthocephala),稀棘棘头虫科(Family Oligacanthorhynchidae),巨吻棘头虫属(*Genus Macracanthorhynchus*,Travassos 1916)。

【形态与生活史】

成虫(图 16-1)呈乳白色或淡红色,活体时背腹略扁,固定后为圆柱形,体表有明显的横纹。虫体由吻突、颈部和躯干三部分组成。吻突呈类球形,可伸缩,其周围有 5~6 排尖锐透明的吻钩,每排 5~6 个。颈部短,与吻鞘相连,吻突可伸缩入鞘内。无口及消化道,靠体壁吸收营养。雄虫体长 5~10cm,尾端有一钟形交合伞;雌虫长 20~65cm,尾端钝圆(图 16-1)。虫卵呈椭圆形,棕褐色,大小为(67~110)μm×(40~65)μm,卵壳厚,一端闭合不全,呈透明状,易破裂,成熟卵内含 1 条具有小钩的幼虫,称棘头蚴。

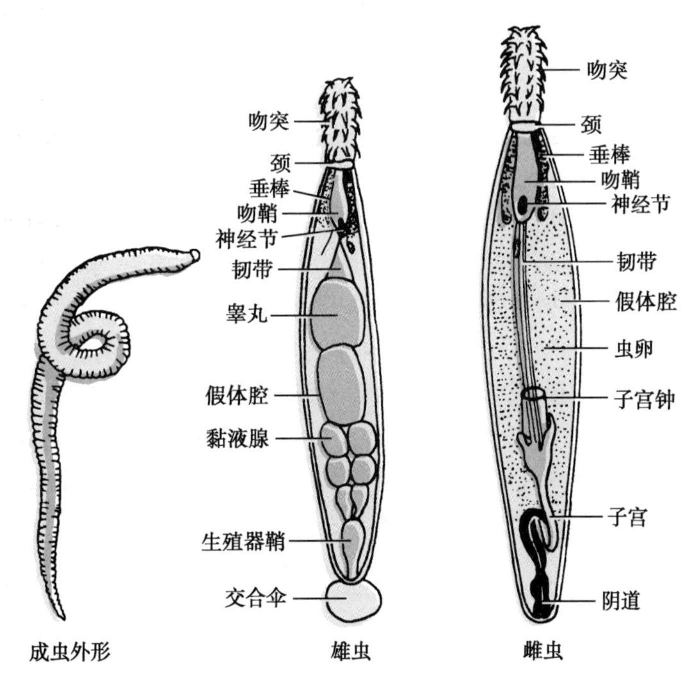

图 16-1　猪巨吻棘头虫成虫模式图

猪巨吻棘头虫的生活史阶段包括虫卵、棘头蚴(acanthor)、棘头体(acanthella)、感染性棘头体(cystacanth)和成虫。本虫的主要终宿主是猪和野猪,偶尔在人、犬、猫体内寄生。中间宿主为鞘翅目昆虫(甲虫),包括多种天牛和金龟子。成虫寄生在终宿主小肠内,虫卵随粪便排出,散落在土壤中,可存活数月至数年。当虫卵被甲虫的幼虫吞食后,棘头蚴逸出,穿破甲虫肠壁进入血腔,发育为棘头体。棘头体发育至感染性棘头体需 3~5 个月。感染性棘头体在甲虫的整个变态过程(幼虫、蛹、成虫)中可存活 2~3 年。当猪等动物吞食含感染性棘头体的甲虫后,在其小肠经 1~3 个月发育为成虫。人因误食含感染性棘头体的甲虫而感染。但人不是棘头虫的适宜宿主,故本虫在人体内极少能发育成熟并产卵(图 16-2)。

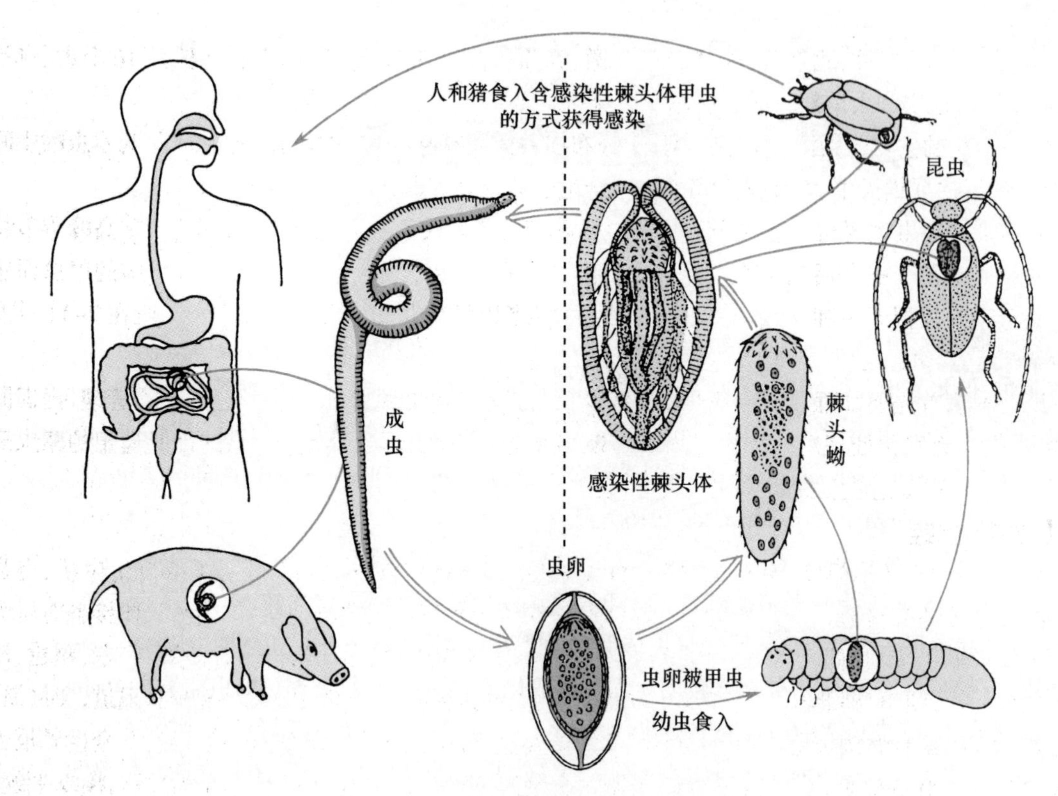

图16-2 猪巨吻棘头虫生活史示意图

【致病】

猪巨吻棘头虫多寄生于人回肠的中、下段，一般有1~3条，最多的纪录为21条。虫体以吻突上的吻钩固着于肠黏膜，造成黏膜的机械性损伤，同时在吻腺所分泌的毒素作用下局部组织充血、水肿，中性和嗜酸性粒细胞浸润、肌层出血，并形成坏死和溃疡，继而出现结缔组织增生，形成直径约为0.1~1.0cm大小的棘头虫结节。结节突向浆膜面，与大网膜、邻近的肠管、肠系膜等粘连形成包块。由于虫体不断更换附着部位，使肠壁多处受累，且损伤可达肠壁深层，甚至穿破肠壁造成肠穿孔，导致局限性腹膜炎及腹腔脓肿，亦可因肠粘连出现肠梗阻。患者在感染早期无明显症状，多在感染后1~3个月发病，出现消化不良、食欲减退、乏力、消瘦、腹泻和黑便等症状。右下腹或脐周常出现阵发性或持续性疼痛，在腹部明显压痛处常可扪及单个或多个、大小不一的圆形或卵圆形包块。如虫体的代谢产物及毒素被吸收，患者亦可出现恶心、呕吐、失眠、夜惊等症状和嗜酸性粒细胞增多。少数感染者可不出现任何症状和体征，自动排虫后而自愈。本病对人体主要危害是引起外科并发症，如肠穿孔、腹膜炎、腹腔脓肿、肠梗阻等，国内临床报告半数以上病例发生肠穿孔。有些患者可发生浆液性腹腔积液，严重者可出现休克。

【诊断】

诊断本病首先需询问流行病学史，了解有无食入甲虫类的历史，再结合临床表现，做诊断性驱虫。急症手术发现虫体也是确诊的依据。因人不是本虫的适宜宿主，故在病人粪便内极少能查出虫卵。外周血嗜酸性粒细胞增多、大便隐血试验阳性、腹腔影像检查异常也有助于诊断。免疫学诊断，如用虫卵抗原做皮试，对诊断本病有一定价值。

【流行与防治】

本虫分布广，呈世界性流行，其中在匈牙利、罗马尼亚、印度、日本等国以及北美洲、南美洲国家和地区的猪感染较普遍。在我国辽宁、山东、吉林等21个省（自治区、直辖市）均发现猪的感染。猪的感染率为1.4%~3.0%。

人体猪巨吻棘头虫病在国外报道病例数不多，国内目前为止共报道380多例，分布于辽宁、山东、河南、河北、广东、吉林、北京、山西、四川、安徽、湖北、江苏、江西、云南、海南和内蒙古16个省(自治区、直辖市)。辽宁和山东部分地区呈地方性流行。

猪是本病的主要传染源,本虫在猪群中分布广。我国有9科42种鞘翅目昆虫可作为本虫的中间宿主,其中以曲牙锯天牛、大牙锯天牛和棕色金龟子的感染率最高。

人感染棘头虫主要与生食或半生食甲虫的习惯有密切关系。在流行区,人们习惯在高峰季节将天牛或某些金龟子捕获后用沸水烫过,去翅用食油烹炒食用,因食入未熟的含有棘头体的甲虫而感染。儿童常喜捕捉天牛和金龟子生吃或烤吃,故患者以学龄儿童和青少年为多。一般在7~11月发病,9~10月为高峰。

预防本病首先要加强宣传教育,特别要教育儿童不要捕食甲虫。加强对猪的饲养管理,提倡圈养,猪粪应经无害化处理后再用来施肥。出现并发症者,应及时手术治疗。目前尚无理想的驱虫药物,阿苯达唑、甲苯达唑、三苯双脒有一定疗效。

【附】 水蛭

水蛭(leech)又称蚂蟥,属环节动物门(Annelida)、蛭纲(Hirudinea)。是一类营自生生活、有强烈吸血习性的环节动物。广泛分布于海洋、湖泊、河流等水域以及潮湿的土地,当与人体接触时可吸附在人体皮肤上吸血,偶可侵入人体,引起水蛭病。迄今为止,我国贵州、云南、四川、广东、福建、江苏、山东、江西、湖南、湖北和河南、广西等10多个省、自治区有766例人体寄生病例的报道,突尼斯、也门等一些国家有病例报道。水蛭属于偶然性寄生虫,寄生人体的有水生和陆生两类。全世界报告的水蛭多达400~500种,其中我国约100种。在我国分布广泛的致病虫种有日本医蛭、棒纹牛蛭、海南山蛭和凶恶怖蛭。水蛭属蛭纲、水蛭科。水蛭为雌雄同体,异体受精,身体呈扁筒状或扁平纺锤形,长4~10cm,宽0.5~2cm。身体有多数环节,一节之中有若干环纹,称体环。前端略尖,后端钝圆,两端各具一吸盘,水蛭的口内有三片颚片,颚片上有密齿,可以咬破寄主的组织。咽部有发达的肌肉和唾液腺,能分泌蛭素防止血液凝固。吸血后的伤口可流血不止,蛭体可以膨胀至正常的10倍。此外,水蛭有非常发达的嗉囊,两侧还生出多对盲囊,使它们在宿主身上一次就能吸食大量血液,暂存于嗉囊中,供胃和肠不断地消化和吸收。水蛭一般在人下水游泳、捕鱼时入侵人体,也可通过喝含水蛭的溪水、池塘生水进入人体,引起水蛭病(leech disease),致病作用主要表现为虫体吸血的同时分泌水蛭素,使凝血时间延长,导致寄居部位的创伤因经久不愈合而出血。水蛭侵入的部位均可引起相应的临床症状和出血表现。除吸附人体表外,常见的入侵部位有鼻咽喉部、泌尿生殖道、消化道等。

1. 鼻咽喉部水蛭病　虫体从鼻孔或口腔经鼻咽部进入鼻腔或喉部,甚至气管或支气管。在鼻咽部寄生的水蛭,后吸盘附着在鼻腔顶部吸吮血液,常引起鼻出血、贫血等症状,轻者仅有鼻部不适、鼻塞、鼻痒、异物感等表现,重者可出现鼻痛、头痛、紧张,甚至休克。喉部水蛭寄生,有喉痒、异物爬动感、剧咳、咯血及声嘶等症状。寄生数量多为1条,亦见有6条者,病人有喝溪沟、池塘生水史或用溪沟、池塘水洗脸史。

2. 泌尿生殖道水蛭病　当人下水时,水蛭经尿道口或阴道口侵入。阴道内或外阴部常被水蛭咬伤后导致大出血。患者常在发病前一至数小时有下水史,此类病人多为2.5~13岁的女孩,常常由于在水边玩耍或下水游泳而感染。患者除表现为阴道出血外,可有面色苍白、头晕、出冷汗、血压下降等临床表现。检查可见外阴处和阴道壁有出血点或溃疡面。阴道是一个相对缺氧的环境,因此水蛭吸饱血后常自动脱出阴道口,多数病例在阴道内无水蛭存在。人体水蛭病几乎均为散发病例,多发生在夏秋季节,此时也是水蛭繁殖和活动频繁的季节,因此,在此季节若遇到有鼻出血或阴道出血的青少年,并在发病前数日内有下水或喝生水史者,则应考虑水蛭寄生所致,在出血部位发现虫体是确诊本病的依据。对鼻咽水蛭病的诊断,可以使用鼻窦内镜和纤维喉镜检查发现虫体,该法阳性率高达90%以上。

治疗本病时,对吸附在体表的水蛭不能硬性拉出,否则其吸盘会吸得更紧,可使水蛭被拉断,残留在伤口内而易致感染溃烂。一般可在叮咬部位的上方猛拍身体,使水蛭松开吸盘而自行脱落,也可用食盐、浓醋、酒精等滴在虫体上，使其放松吸盘而自行脱落。对于寄生在各类腔道内的水蛭关键在于取出完整水蛭和止血处理。可直接钳取虫体，钳夹后如拉不出，不可硬拉，应稍候片刻，待虫体吸盘松弛后再牵拉。如水蛭寄生于鼻咽部的部位较深，可用1%丁卡因或2%利多卡因溶液喷雾或直接滴在虫体上麻醉，使虫体肌肉松弛，吸盘松动，再钳取出虫体。对寄生在泌尿生殖道水蛭，可用注射器取1~2ml蜂蜜加适量注射用水，去掉针头，注入尿道或阴道，大约3分钟后虫体会自行脱落掉出。若水蛭寄生在膀胱，可经导尿管注入10%无菌氯化钠溶液，反复抽吸，直至抽出虫体。在消化道可用阿苯达唑等驱虫药促其随粪便排出。

预防水蛭叮咬的方法主要为：不要在可能有水蛭的湖、河流、溪沟中游泳；经过水体时，应扎紧裤，上岸后应检查是否附有水蛭；野外宿营应选择在比较干燥、草不多的地方，不要在湖边、河边或溪边宿营；尽量喝开水，不喝生水，以免饮入水蛭；在热带丛林中行走时可穿长裤，将袜筒套在裤腿外面或用呋喃丹浸泡后涂在鞋上，蚂蟥触及后会当即死亡。

（吴 翔）

Summary

The life cycle of *Macracanthorhynchus hirudinaceus* includes egg, acanthor, acanthella, cystacanth, and adult. Adults mainly parasitized in the small intestines of pigs and wild boars and occasionally infect humans, dogs and cats. The intermediate hosts are Coleoptera, such as the Longicorn and the beetle. Humans are infected by eating beetles containing cystacanth. Adults are parasitic in the middle and lower parts of the human ileum.

第四篇
医学节肢动物学

节肢动物(arthropod)是动物界、节肢动物门(Arthropoda)生物的统称,是动物界中最大的类群。节肢动物环境适应性强,几乎整个生物圈都存在其生存繁衍的踪迹。少数节肢动物与人共处于同一生活环境中,彼此之间相互关联,有些能为人类提供丰富的资源,有些则给人类健康造成危害。本篇主要涉及有医学意义的昆虫和蜱螨。

本章数字资源

第十七章　概　论

本章目标测试

节肢动物（arthropod）种类繁多，分布广泛，占全球动物种类的2/3以上，其中与医学有关的种类，即可以通过骚扰、螫刺、吸血、毒害、寄生和传播病原体等方式危害人畜健康的节肢动物，称医学节肢动物（medical arthropod）。研究医学节肢动物的分类、形态、生活史、生态、习性、地理分布、致病和防制方法的科学，称医学节肢动物学（medical arthropodology）。

一、医学节肢动物的共同特征

节肢动物的共同特征是：①躯体分节，左右对称，具分节的附肢；②体表骨骼化，由甲壳质（chitin）和醌单宁蛋白（quinone tanned protein）组成，亦称外骨骼（exoskeleton）；③循环系统开放式，整个循环系统的主体称为血腔（haemocoele），内含血淋巴（haemolymph）；④发育史大多经历蜕皮（ecdysis，molt）和变态（metamorphosis）。

二、医学节肢动物的主要类群

节肢动物门通常分为13个纲，其中与医学有关的节肢动物分属于以下5个纲，最重要的是昆虫纲和蛛形纲。

1. 昆虫纲（Insecta）　虫体分头、胸、腹3部分。头部有触角1对，具有感觉功能；胸部有足3对。与医学有关的常见种类有：蚊、蝇、白蛉、蠓、蚋、虻、蚤、虱、臭虫、蜚蠊、桑毛虫、松毛虫、刺毛虫和毒隐翅虫等。

2. 蛛形纲（Arachnida）　虫体分头胸部和腹部，或头胸腹愈合成躯体。头胸部无触角，有足4对。与医学有关的常见种类有：蜱、革螨、恙螨、粉螨、蠕形螨、疥螨、蝎子和蜘蛛等。

3. 甲壳纲（Crustacea）　虫体分头胸部和腹部。头胸部有触角2对，步足5对。与医学有关的常见种类有：淡水蟹、淡水虾、蝲蛄和剑水蚤等。

4. 唇足纲（Chilopoda）　虫体窄长，腹背扁平，分头和躯干两部分。头部有触角1对，躯干体节除最后2节外，各具足1对，第1对足变形为毒爪，螫人时，毒腺排出有毒物质伤害人体。与医学有关的常见种类有蜈蚣等。

5. 倍足纲（Diplopoda）　虫体呈长管形，由头及若干形状相似的体节组成。头部有触角1对，除第一体节外，每节有足2对，体节内腺体分泌物常引起皮肤过敏。与医学有关的常见种类有马陆等。

三、医学节肢动物的生态

医学节肢动物生态学（ecology）是指研究医学相关节肢动物的生命活动与周围环境的相互关系的一门学科。主要研究节肢动物的个体生态，即环境因素与节肢动物的生长、发育、繁殖、寿命、滞育、越冬、产卵、食性、栖息等生理行为的相互关系。环境因素包括温度、相对湿度、光照、雨量、食物、其他生物以及土壤、植被等因素。研究医学节肢动物生态特性，了解各种环境因素的作用，对节肢动物的防制及相关虫媒病的防治均具有重要意义。

1. 温度　温度是节肢动物生命活动的必需条件。节肢动物是变温动物，外界环境温度高低往往直接或间接地影响到虫体的新陈代谢速度。每一种节肢动物都有一定的适温范围，在适温度范围内寿命最长，生命活动最旺盛。温度过高或过低，节肢动物发育迟缓，繁殖停滞，甚至死亡。

NOTES

根据温度对节肢动物的影响大致可以分为5个温区，即致死高温区、亚致死高温区、适宜温区、亚致死低温区和致死低温区。一般情况下，节肢动物在5~15℃开始活动，25~30℃为生长发育的最适温度，38℃以上虫体昏迷甚至死亡。一般在0℃时虫体失去活动力，在-15℃大多数虫体将会冻死。

温度除直接影响节肢动物的生长、发育等生命活动外，也可影响节肢动物体内病原体的发育和繁殖。如在16℃时，间日疟原虫在蚊体内难以发育为子孢子，而在25℃时，只需11天就可完成孢子增殖。

2. 湿度 相对湿度通过影响节肢动物水分的平衡和代谢，进而对节肢动物的生长、发育等生命活动产生影响。如粉螨最适的滋生湿度在75%，当环境湿度过低或过高都会显著影响粉螨的繁殖速度；家蝇卵在相对湿度低于90%时不能孵化。湿度和温度往往协同发挥作用，在相对湿度70%~80%的条件下，雌蚊在16~17℃时开始吸血，并可完成卵巢发育和产卵；但即使在适宜温度下，当相对湿度低于52%时，蚊虫不仅不能刺叮吸血，且易死亡。

3. 光照 在自然界，光照有非常稳定的昼夜及季节周期性变化规律，经过长期进化，节肢动物形成了与之相适应的节律性生命活动。光照的长短与节肢动物的滞育（dispause）有非常密切的关系。白纹伊蚊从4龄幼虫起，经8小时短日照处理后，雌蚊产出的卵大部分发生滞育现象；淡色库蚊雌蚊日照时间短于13小时就开始滞育越冬。

节肢动物对光都有行为反应，表现为趋光性和避光性；光照强度也影响节肢动物的昼夜活动。如蜚蠊、按蚊及库蚊、伊蚊的部分蚊种等都喜欢在夜间活动、吸血、觅食，白纹伊蚊则多在白天吸血、产卵；蝇、虻等也多在白天活动、觅食。某些昆虫交配前的群舞（group dancing）活动与光照有关，如蚊虫群舞多在黄昏，而库蠓群舞则从黎明到黄昏。

4. 食物 食物是影响节肢动物生命活动、种群分布和数量的重要因素。节肢动物在长期进化过程中形成了对食物的特定要求，不同种类的节肢动物对食物有明显的选择性。就医学节肢动物而言，其食性可分为血食性和非血食性两类，前者以各种动物（包括人）的血液为食，与医学关系密切，如蚊、白蛉、蠓、虻、蚤的成虫和恙螨幼虫等；一般情况下，单血食性的虫种传染疾病范围窄，而多血食性的传染疾病范围广。如人虱只吸人血，仅在人群间传播疾病；蚊、蚤、蜱等可刺吸多种动物和人的血液，传播疾病的种类多，除传播人类疾病外，还可传播人兽共患病。非血食性节肢动物以植物汁液、微生物、腐败物为食，如多数蝇类、蜚蠊等。

5. 生物因素 影响医学节肢动物的生物因素主要涉及天敌、植被、寄生虫和病原微生物等。天敌种类繁多，如鸟类、鱼类及多种水生生物，有的已用于蚊虫防制。寄生物包括某些种的病毒、细菌、真菌、原虫和线虫等，可用于医学节肢动物的生物防制。植物除了可作为节肢动物的食物外，还提供节肢动物栖息、滋生环境的场所等。

四、医学节肢动物对人类的危害

医学节肢动物对人类的危害包括两方面。其一是由节肢动物直接骚扰、吸血、螫刺、寄生和由其引发的超敏反应等引起的节肢动物源性疾病，此类危害称直接危害；其二是由节肢动物作为媒介传播病原体引起的虫媒病，此类危害称间接危害。

（一）直接危害

1. 骚扰和吸血 多种节肢动物，如蚊、白蛉、蠓、蚋、虻、蚤、臭虫、虱、螨和蜱等均可叮刺吸血，在其种群数量高峰季节常常侵袭人体，造成骚扰，影响工作和睡眠。如吸血蠓叮刺人体可引起皮炎，局部可出现红斑、丘疹、肿胀与水疱等；虻叮刺可引起剧痛，皮肤产生大片红肿，叮刺时分泌的抗凝血物质常可导致局部流血不止，并可由此引起全身性症状。

2. 螫刺和毒害 由于某些节肢动物具有毒腺、毒毛或有毒体液，螫刺时通常将分泌的毒液注入人体而使人受害，轻者可有短暂的刺激，局部产生红、肿、痛；重者可引起全身症状，甚至死亡。如桑毛虫、松毛虫的毒毛及毒液可引起皮炎、结膜炎；松毛虫还可致骨关节疼痛，严重者可致骨关节畸形、功能障碍等。

3. 超敏反应 医学节肢动物的唾液、分泌物、排泄物和脱落的表皮均是异源性蛋白质，与过敏体质的人群接触常可引起超敏反应。如尘螨引起的过敏性哮喘、过敏性鼻炎等，以及由革螨和恙螨引起的螨性皮炎等。

4. 寄生 有些节肢动物可以寄生于人畜体内或体表引起病变，如某些蝇类幼虫侵入宿主体表或体内器官可引起蝇蛆病（myiasis）；潜蚤寄生于人体皮肤引起潜蚤病（tungiasis）；疥螨寄生于皮内引起疥疮（scabies）；蠕形螨寄生引起蠕形螨病（demodicidosis）；粉螨侵入肺、肠、尿路引起肺螨病、肠螨病和尿螨病等。

（二）间接危害

医学节肢动物携带病原体，造成疾病在人和动物之间相互传播。此类由医学节肢动物传播病原体而引起的疾病称为虫媒病（arbo-disease），传播虫媒病的医学节肢动物称为媒介节肢动物（entomophilous arthropod），亦简称虫媒（insect vector）。依据病原体与医学节肢动物的关系，可将传播病原体的方式分为机械性传播和生物性传播两种类型。

1. 机械性传播（mechanical transmission） 医学节肢动物对病原体仅起着机械携带、输送的作用。病原体可附着于节肢动物的体表、口器或经其消化道排出，通过污染食物、餐具等方式，从一个宿主被传播至另一个宿主。在携带和传播过程中病原体的数量和形态虽不发生变化，但仍保持感染力。如蝇传播痢疾、伤寒、霍乱等传染病，即属于此种方式。

2. 生物性传播（biological transmission） 病原体必须在医学节肢动物体内经过一定时间的发育和/或繁殖后才具有感染性，然后再被传播到新的宿主。根据病原体在虫媒体内的发育与繁殖情况，可将此种传播方式分为四类。

（1）发育式传播（developmental transmission）：病原体在医学节肢动物体内只有发育而无繁殖，即病原体仅有形态结构及生理功能的变化，并无数量增加。如丝虫幼虫在蚊体内的发育。

（2）繁殖式传播（propagative transmission）：病原体在医学节肢动物体内只有繁殖而无发育，即病原体仅有数量增加，并无形态变化。如黄热病病毒和登革热病毒在蚊体内、鼠疫耶尔森菌在蚤体内、回归热螺旋体在虱体内和恙虫病立克次体在恙螨体内的繁殖等。

（3）发育繁殖式传播（developmental propagative transmission）：病原体在医学节肢动物体内不但发育而且繁殖，即病原体既有形态变化，又有数量增加，这种病原体必须在虫媒体内完成发育和繁殖过程后才能传染给人。如疟原虫在蚊体内、杜氏利什曼原虫在白蛉体内的发育和繁殖等。

（4）经卵传递式传播（transovarial transmission）：病原体在医学节肢动物体内不但繁殖而且能侵入卵巢，经卵传递至下一代，产生众多的具有感染性后代，造成病原体的广泛传播。如蚊体内的日本脑炎病毒和登革热病毒，硬蜱体内的森林脑炎病毒和软蜱体内的回归热疏螺旋体等。

（三）病媒节肢动物的判定

病媒节肢动物的判定需要以下四个方面的证据。

1. 生物学证据

（1）与人类关系密切，吸血种类可嗜吸人血，非吸血种类可通过污染食物等造成人体感染。

（2）种群数量较大，是当地的优势种或常见种。

（3）寿命较长，以保证病原体能够在其体内完成发育和增殖。

2. 流行病学证据 病媒节肢动物的地理分布和季节消长应与虫媒病的流行地区及流行季节相一致或基本一致。

3. 实验室证据 在实验室条件下，可用人工感染的方法证明该病原体能够在某种节肢动物体内发育或增殖，并能感染易感实验动物。

4. 自然感染证据 在流行区和流行季节采集可疑病媒节肢动物，可经实验室检查、分离到自然感染的病原体，某些病原体须查到感染期。

若符合上述证据，即可初步判定某种节肢动物为某种疾病在某一地区的传播媒介。但由于各地区的地理环境、气温的差异,同一国家、同一虫媒病出现的时间可能不同。另外,媒介可有一种或数种,如有数种时,应区分主要媒介和次要媒介。

五、医学节肢动物的防制

医学节肢动物的防制是虫媒病防制工作中的重要环节。对于大多数医学节肢动物来说,由于其繁殖力和适应力强、生态习性复杂、种群数量大,仅凭单一措施常很难奏效,必须采取综合防制的办法才能达到有效控制的目的。医学节肢动物综合防制(integrated medical arthropods management)是从医学节肢动物与生态环境和社会条件的整体观点出发,采取综合防制的方法,降低医学节肢动物的种群数量或缩短其寿命,将其种群数量控制在不足以传播疾病的密度。

医学节肢动物的综合防制方法包括环境防制、化学防制、物理防制、生物防制、遗传防制和法规防制等。

(一) 环境防制

环境防制是根据媒介节肢动物的滋生、栖息、行为习性及其他生态学特点,通过合理的环境处理、改造,减少或清除媒介节肢动物赖以生存的滋生及栖息场所。与此同时,要注意保护益虫及天敌的生存环境,最终达到控制医学节肢动物种群的目的。具体内容包括:

1. 环境改造,如基础卫生设施的改造和修建、排水沟渠的改造等。

2. 环境处理,如清除杂草、改变水位、间歇灌溉、水闸冲刷、填堵洞穴、翻盆倒罐和垃圾、粪便的无害化处理等。

3. 改善人群居住条件,搞好环境卫生,以减少或避免人-媒介-病原体三者的接触机会,从而减少或防止虫媒病的传播。

(二) 物理防制

物理防制是利用机械力、热、光、声、放射线等方法,捕杀、隔离或驱走节肢动物。物理防制使用方便、不污染环境、不存在抗药性。如用蚊蝇拍打杀蚊蝇,开水烫蝇蛆,粘蝇纸粘蝇,装纱窗纱门防蚊蝇进入室内,挂蚊帐防止蚊虫叮咬;用热水及蒸汽喷浇床板、缝隙灭臭虫及体虱;利用灯光、声波和紫外线诱杀、诱捕或驱避医学节肢动物等。

(三) 化学防制

化学防制系指使用天然或合成的化学物质,以不同的剂型和途径毒杀、驱避或诱杀医学节肢动物。化学防制虽然存在抗药性和环境污染问题,但它具有使用方便、见效快、适于大规模应用等优点,所以仍然是目前病媒节肢动物综合防制中的重要手段。使用化学杀虫剂前必须了解有关病媒节肢动物的食性、栖性、活动和对杀虫剂的敏感性,以选择最佳种类或剂型。常用的化学杀虫剂主要包括有机氯类、有机磷类、氨基甲酸酯类、拟除虫菊酯类、昆虫生长调节剂、驱避剂与引诱剂等。

(四) 生物防制

生物防制是利用生物或生物的代谢产物来控制或消灭医学节肢动物的一种防制方法。生物防制特异性强、对非目标生物和有益生物无害,不污染环境,已成为目前医学节肢动物防制的主要方向之一。现在用于医学节肢动物生物防制的生物主要有:①病毒,如核型多角体病毒(nuclear polyhedrosis virus)和颗粒体病毒(granulosis virus)等;②细菌,如苏云金芽孢杆菌(*Bacillus thuringiensis*)和球形芽孢杆菌(*Bacillus sphaericus*)等;③真菌,如大链壶菌(*Lagenidium giganteum*)和绿僵菌(*Metarhizium anisopliae*)等;④原虫和线虫,如微孢子虫(*Microsporidium*)、罗索线虫(*Romanomermis*)等;⑤寄生蜂,如蝇蛹俑小蜂(*Spalangia endius*)、蝇蛹金小蜂(*Pachycrepoideus vindemmiae*)、潜蝇姬小蜂(*Diglyphus isaea*)等。此外还有捕食性生物,如养鱼以捕食蚊幼虫等。

(五) 遗传防制

遗传防制是通过不同方法改变或移换节肢动物的遗传物质,以降低其繁殖势能或生存竞争力,从而达到控制或消灭种群的目的。如将转基因蚊虫或大量经射线照射、化学剂、杂交等方法处理产生的绝育雄虫释放到环境中，使其与自然种群的可育雄虫竞争与雌虫交配，产出不能继续发育的未受精卵，导致自然种群逐渐减少。另外，也可尝试通过培育并释放遗传变异（包括杂交不育、胞质不育、性畸变和带致死因子等）的物种与目标种群交配的方法，以达到种群自然递减的目的。

（六）法规防制

利用法律、法规或条例，以防媒介节肢动物传入本国或携带至其他国家和地区。如登革热曾在某国严重流行，为防制此病，该政府通过全民动员消除埃及伊蚊的滋生地，基本控制了登革热的流行。又如我国有通告要求加强对医学节肢动物的检验检疫，防止输入性医学节肢动物及其传播的虫媒病进入我国，执行后效果显著。

（湛孝东）

Summary

Arthropods area great variety, and hold more than one million species, approximately representing two thirds of the animal kingdom. In terms of zoological taxonomy, arthropods fall into Phylum Arthropoda, and are highly environmental adaptability and almost present in biosphere of the earth. Most prominent morphological features of arthropods consist of: ① segmented and bilaterally symmetrical body having paired jointed appendages; ② chitinous exoskeleton comprising quinine tanned protein; and ③ open circulatory system. The body cavity of an arthropod is termed as haemocoele containing colorless or diversely colored haemolymph. Typical development of an arthropod primarily undergoes ecdysis/molting and metamorphosis. Arthropods are strongly associated with human beings in medicine, animal husbandry, agriculture, forestry, warehousing and soil. Medical arthropods are referred to the species as vectors capable of carrying pathogens via harassment, stinging, blood sucking, toxicity or parasitism to cause harms to humans. Generally, medical arthropods contain five classes, including Insecta, Arachnida, Crustacea, Chilopoda and Diplopoda, in which Insecta and Arachnida are the most medical importance. Medical arthropodology is a biological discipline that studies the classification, morphology, life history, ecology, living habits and geographical distribution as well as pathogenesis and control of arthropods.

第十八章 昆虫纲

本章数字资源

本章目标测试

昆虫纲是动物界中种类最多、种群数量最大的一个类群，与人类经济和健康关系密切，也是医学节肢动物中最重要的组成部分。昆虫纲的主要特征是虫体分头、胸、腹3部分；头部有触角1对；胸部有足3对，故又称六足纲。

【形态】

昆虫纲的成虫体躯左右对称，分为头、胸、腹3部分。

1. 头部 为感觉和取食的中心，有触角(antenna)1对，司嗅觉和触觉；复眼(compound eye)1对。头部前方或腹面有取食器官，称为口器(mouthpart)，通常由上唇(labrum)、上颚(mandible)、舌(hypopharynx)、下颚(maxilla)及下唇(labium)组成。根据形状和取食方式不同，口器可以分为多种形式，其中与医学有关的有：咀嚼式(如蜚蠊)、刺吸式(如蚊)和舐吸式(如蝇)。

2. 胸部 分前胸(prothorax)、中胸(mesothorax)和后胸(metathorax)。各胸节的腹面有足1对，分别称为前足、中足和后足。多数昆虫的中胸及后胸的背侧各有翅1对，分别称前翅和后翅。双翅目昆虫仅有前翅，后翅退化成棒状的平衡棒(halter)。

3. 腹部 分节，通常由11节组成，但各类昆虫的体节常有愈合变形，所以外表可见的腹节数目差别很大。雌虫的尾端具有各种形状的产卵器，雄虫的尾端具有构造复杂的外生殖器，形态结构因种而异，是昆虫种类鉴定的重要依据。

【生活史】

昆虫从幼虫到成虫性成熟的整个发育过程称为胚后发育，它经历从外部形态、内部结构、生理功能到生态习性、行为的一系列变化，此过程称为变态(metamorphosis)。昆虫个体发育过程中需要经历蛹期的，称为完全变态(complete metamorphosis)，蛹前的发育期称为幼虫，其外部形态、生活习性与成虫有显著差别，如蚊、蝇、白蛉和蚤等；发育过程不需要经过蛹期的，称为不完全变态(incomplete metamorphosis)，成虫前的发育期称为若虫(nymph)，其形态特征及生活习性与成虫差别不显著，通常仅表现为虫体较小，性器官未发育或未发育成熟，如虱、臭虫、蜚蠊等。在昆虫胚后发育过程中，幼虫或若虫通常需要蜕皮数次，两次蜕皮之间的虫态称为龄(instar)，其所对应的发育时间称为龄期(stadium)；幼虫发育为蛹的过程称为化蛹(pupation)；蛹发育为成虫的过程称为羽化(emergence)。

与医学有关的昆虫分属于双翅目、蚤目、虱目、蜚蠊目、半翅目、鞘翅目、鳞翅目和膜翅目，本章将对蚊、白蛉、蠓、蚋、虻、蝇、蚤、虱、臭虫、蜚蠊和毒隐翅虫分节阐述。

第一节 蚊

蚊(mosquito)属于双翅目(Diptera)、蚊科(Culicidae)，是最重要的医学昆虫类群。蚊分布广，种类很多，迄今为止全世界已记录的蚊共有3亚科，112属，3 500余种。中国已发现18属近400种蚊，其中按蚊属(*Anopheles*)、库蚊属(*Culex*)和伊蚊属(*Aedes*)与疾病关系最密切，是重要的传播媒介。

蚊类和其他双翅目昆虫的主要区别是：

1. 喙细长，数倍于头部，便于吸食液体食物或穿刺吸血。
2. 翅窄而长，翅脉特殊。
3. 足细长，足及身体其他部分均覆有鳞片。

【形态与结构】

1. 形态 蚊是小型昆虫，成蚊体长约 1.6~12.6mm，呈灰褐色、棕褐色或黑色，分头、胸、腹 3 部分（图 18-1）。

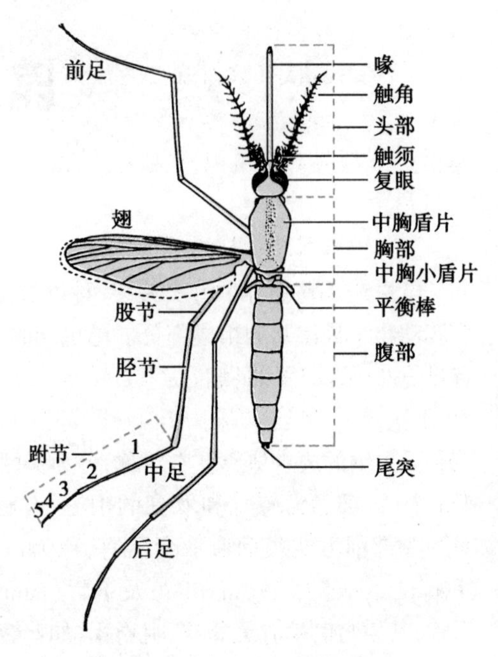

图 18-1 雌蚊成虫模式图

（1）头部：似半球形，有复眼、触角和触须各一对。触角分 15 节：第 1 节称柄节（scape），第 2 节称梗节（torus），第 3 节以后各节均细长称鞭节（flagellum）。各鞭节具轮毛，雌蚊的轮毛短而稀，雄蚊的轮毛长而密。在雌蚊触角上，除轮毛外，还有另一类短毛，分布在每一鞭节上，这些短毛对空气中化学物质的变化有反应，对二氧化碳和湿度尤其敏感，在雌蚊寻觅吸血对象时起重要作用。触须的长短和形状随蚊种与性别不同而各异。蚊的口器常称为喙（proboscis），属刺吸式口器，由上内唇、舌各 1 个，上、下颚各 1 对，共同组成细长的针状结构，包藏在鞘状下唇之内。上内唇细长，腹面凹陷构成食物管的内壁，舌位于上内唇之下，和上颚共同把开放的底面封闭起来，组成食管，以吸取液体食物。舌的中央有一条涎液管。上颚末端较宽如刀状，其内具细锯齿，是蚊吸血时切割皮肤的工具。下颚末端较窄呈细刀状，其末端也有锯齿，吸血时起锯刺皮肤的作用。下唇末端裂为 2 片，称唇瓣（labella）。当雌蚊吸血时，针状结构刺入皮肤，唇瓣在皮肤外夹住所有刺吸器官，而下唇则向后弯曲保留在皮外，具有保护与支持刺吸器的作用（图 18-2）。雄蚊也有刺吸式口器，但上、下颚退化或几乎消失，不能刺入皮肤，因而不适于吸血。

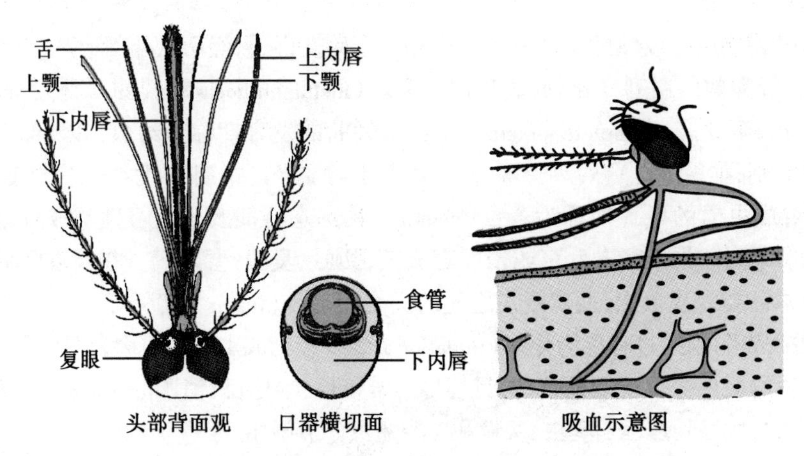

图 18-2 雌蚊口器及其刺入皮肤的姿态模式图

（2）胸部：分前胸、中胸和后胸。每胸节各有足一对，中胸有翅一对，后胸的翅退化为一对平衡棒。蚊翅窄长，膜质，翅脉简单，上覆鳞片。按蚊翅鳞可形成麻点、斑点或条纹状，是分类的重要依据。蚊有前足、中足和后足各一对，足细长，足上常有鳞片形成的黑白斑点和环纹，为蚊分类的重要特征。

（3）腹部：分 10 节，第 1~7 节明显可见，有的蚊种在其背面有由淡色鳞片组成的横带、纵条或斑点。尾端最末 3 节为外生殖器；雌蚊腹部末端有尾须一对，雄蚊则为钳状的抱器，构造复杂，是蚊种鉴别的重要依据。

2. 内部结构 蚊具有消化、排泄、呼吸、循环及生殖等系统（图 18-3）。

（1）消化系统：包括口腔、咽、食管、胃、肠及肛门。胃是消化道的主要部分，食物的消化与吸收均

NOTES

在胃内进行。蚊有涎腺一对，分泌和贮存涎液。涎液中含有多种酶，包括抗血凝素(anticoagulin)、溶血素(haemolysin)和凝集素(agglutinin)等。当蚊吸血时，涎液进入人或动物组织，可引起局部血管扩张。

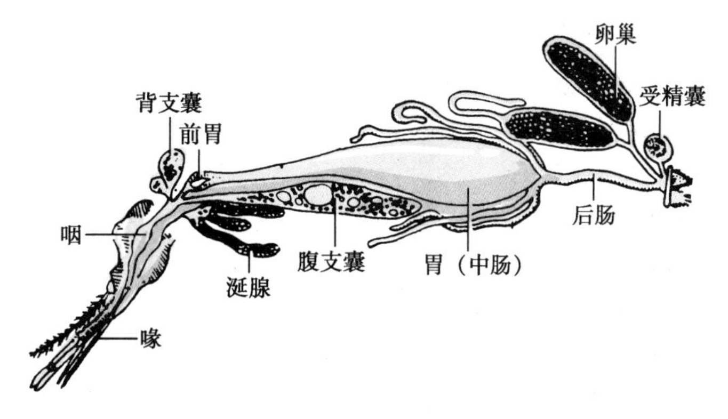

图18-3　雌蚊消化系统及生殖系统模式图

(2)生殖系统：雄蚊有睾丸一对，自每一睾丸发出的输精管在远端膨大为贮精囊，两者汇合成射精管。射精管远端与阴茎相接，阴茎两侧有抱器。雌蚊有卵巢一对，两侧输卵管汇合成总输卵管与阴道相连。每个卵巢由多个卵巢小管组成。每个卵巢小管包含3个发育程度不同的卵泡(follicle)，依次为增殖卵泡、幼小卵泡和成卵卵泡。卵泡依次逐个发育成熟，当成卵卵泡中的卵成熟排出后，幼小卵泡发育为成卵卵泡。每排一次卵，在卵巢小管上就留下1个膨大部(inflation)。

【生活史】

蚊的发育属完全变态，生活史分4个时期，即卵、幼虫、蛹和成虫(图18-4)。前3个时期生活于水中，而成虫生活于陆地。

1. 卵　雌蚊产卵于水中。蚊卵小，长不足1mm，多为灰黑色。按蚊卵呈舟形，两侧有浮囊，产出后浮在水面。库蚊卵呈圆锥形，无浮囊，产出后粘在一起形成卵筏浮于水面。伊蚊卵一般呈橄榄形，无浮囊，单个沉在水底。蚊卵必须在水中才能孵化，在夏天通常经2~3天后孵出幼虫。

2. 幼虫　俗称“孑孓”。幼虫共分4龄，1龄幼虫长约1.5mm，4龄幼虫长约12mm。幼虫分头、胸、腹3部，各部着生毛或毛丛。头部有触角、复眼、单眼各1对，口器为咀嚼式，两侧有细长密集的口刷，迅速摆动以摄取水中的食物。胸部略呈方形、由前、中、后3个胸节融合而成，无分界线。腹部细长共10节。前7节形状相似，第8节背面有气孔器和气门或细长的呼吸管，是幼虫期蚊分类的重要依据。库蚊呼吸管细长，伊蚊呼吸管粗短；按蚊缺呼吸管，但有气门，各腹节背面有掌状毛(float hair)，有漂浮作用。在气温30℃和食物充足的条件下，幼虫期经约5~8天发育，蜕皮4次变为蛹(pupa)。

3. 蛹　侧面观呈逗点状，胸背两侧有1对呼吸管，是分属的重要依据。蛹不食能动，常停息于水面，遇惊扰时迅速潜入水中。蛹的抵抗力强，在无水情况下，只要保持一定的湿润，仍能羽化为成蚊。

4. 成蚊　新羽化成蚊经1~2天发育，即行交配、吸血、产卵。自卵发育到成蚊所需时间取决于温度、食物及环境等因素，在适宜条件下约需9~15天，一年可繁殖7~8代。

三属蚊生活史各期主要鉴别特征见表18-1。

表18-1　按蚊、库蚊、伊蚊生活史各期主要鉴别特征

鉴别点	按蚊	库蚊	伊蚊
卵	舟形，有浮囊，分散，常排成图案状，浮于水面	圆锥形，无浮囊，集成卵筏，浮于水面	橄榄形，无浮囊，分散，沉于水底
幼虫	无呼吸管，具气门，有掌状毛，静止时与水面平行	呼吸管长而细，有呼吸毛多对，无掌状毛，静止时头下垂，与水面成角度	呼吸管短而粗，有呼吸毛1对，无掌状毛，静止时状态同库蚊
蛹	呼吸管粗而短，漏斗状，口阔，具深裂隙，体大多灰褐色	呼吸管细长，管状，口小，无裂隙，体大多棕褐色	呼吸管长短不一，口斜向或三角形，无裂隙，体黑色
成蚊	雌、雄蚊触须与喙等长，雄蚊末端膨大呈棒状，翅多具黑白斑，足有无白环不定。停息时，体与喙成一直线，和停落面成一角度	雌蚊触须甚短，短于喙之半，雄蚊则比喙长，翅多无黑白斑，足多无白环。停息时，体与喙有角度，体与停落面平行	雌蚊触须同库蚊，雄蚊与喙等长，翅无黑白斑，足有白环。停息时，同库蚊

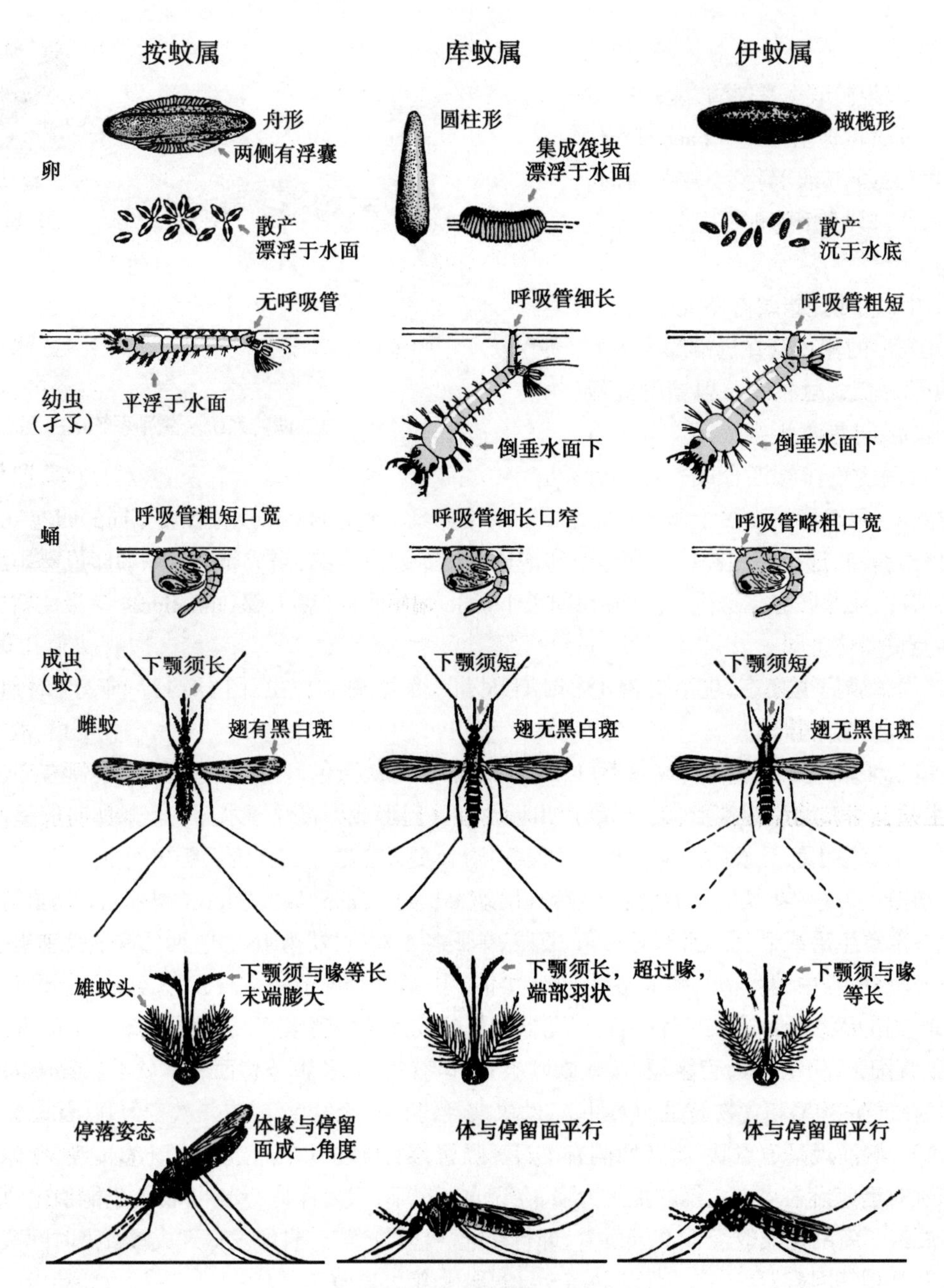

图18-4 按蚊、库蚊与伊蚊的形态区别

【生理与生态】

1. 滋生习性 成蚊产卵的地点就是幼虫的滋生地，蚊滋生地的区分在防制上有重要的意义。各种蚊对滋生环境有一定的选择，可分为5种类型：

(1)田塘型：主要包括稻田、沼泽、芦苇塘、各类池塘、草塘、人工湖等大型或较大积水场所，是中华按蚊(*Anopheles sinensis* Wiedemann，1828)、三带喙库蚊(*Culex tritaeniorhynchus* Giles，1901)的主要滋生地。

(2)缓流型：主要包括清洁的小溪、灌溉沟渠、溪床、积水梯田、渗水坑岸边等，是微小按蚊(*An. minimus* Theobald，1901)的主要滋生地。

(3)丛林型：主要包括丛林浓荫下的山溪、荫蔽的山涧溪床、泉潭等小型清洁积水体，是大劣按蚊(*An. dirus* Peyton and Harrison，1979)的主要滋生地。

(4)污水型：主要包括洼地积水、阴沟、下水道、污水坑、沙井、浅潭、清水粪缸、污水池，是淡色库蚊(*Cx. pipiens pallens* Coquillett，1898)和致倦库蚊(*Cx. quinquefasciatus* Say，1823)的主要滋生地。

（5）容器型：包括人工容器（如缸、罐、坛、桶、盆、碗、瓶、盒、废旧轮胎等）和植物容器（如树洞、竹筒、叶腋、椰子壳等），是埃及伊蚊（*Aedes aegypti* Linnaeus，1762）和白纹伊蚊（*Ae. albopictus* Skuse，1894）的主要滋生地。

2. 成蚊交配　蚊羽化后 1~2 天便可交配，通常在吸血前交配。交配是在群舞时进行的，群舞是几个乃至几百、数千个雄蚊成群地在草地上空、屋檐下或人畜上空飞舞的一种性行为。雌蚊飞入舞群即与雄蚊完成交配，然后离去。通常雌蚊一生只需交配一次。

蚊的活动主要是指寻觅宿主吸血的行为，其活动能力与温度、湿度、光照及风力等有关。多数蚊种在清晨、黄昏或黑夜活动，而伊蚊多在白天活动。在中国，偏嗜人血的按蚊，如微小按蚊、嗜人按蚊（*An. anthropophagus* Xu and Feng，1975）、大劣按蚊，其活动高峰多在午夜前后；兼嗜人畜血的，如中华按蚊，其活动高峰多在上半夜。

3. 吸血习性　雄蚊不吸血，只吸食植物汁液及花蜜。雌蚊必须吸食人或动物的血液，卵巢才能发育、产卵，在吸血过程中雌蚊获得病原体成为传播媒介。

蚊虫对宿主的选择性因蚊种而异。大劣按蚊、嗜人按蚊、白纹伊蚊、埃及伊蚊、致倦库蚊、淡色库蚊等偏嗜人血；中华按蚊、三带喙库蚊等偏嗜家畜血。偏嗜人血的蚊可兼吸动物血，嗜吸动物血的也可兼吸人血。即使是同一蚊种，其吸血习性也可发生变化，如在海南岛的微小按蚊主吸人血并家栖，而大陆的微小按蚊则不同程度地吸取家畜血液并野栖。这种差别也反映在它们的媒介效能上，即偏嗜人血的蚊，传播人体疾病的机会较多，往往是蚊媒疾病的主要媒介。因蚊能兼吸人和动物的血，故能传播人兽共患疾病，如流行性乙型脑炎和黄热病。蚊吸血习性是判断蚊与疾病关系的一项重要内容。

4. 生殖营养周期和生理龄期　蚊每次从吸血到产卵的周期称为生殖营养周期（gonotrophic cycle）。生殖营养周期分 3 个阶段：一是寻找宿主吸血阶段；二是胃血消化和卵巢发育阶段；三是寻找滋生地产卵阶段。3 个阶段所需的时间取决于胃血消化和卵巢发育的速度，并受栖息场所内的温度和湿度影响。正常情况下，两次吸血的间隔时间与其卵巢发育周期相一致，但也有个别蚊种需吸血 2 次以上才使卵巢发育成熟。雌蚊一生中会经历 3~7 次生殖营养周期，产卵总数几十个至几百个不等。雌蚊的生殖营养周期的次数是蚊虫存活时间的一个度量指标，称为生理龄期（physiological age）。蚊虫每排卵一次，在卵巢小管上就留有一个膨大部，所以可根据卵巢小管上膨大部的数目多少，判断雌蚊的生理龄期。生理龄期的次数越多，传播疾病的机会也越大，故生理龄期的判断在流行病学上具有重要意义。

5. 栖息习性　雌蚊吸血后即寻找比较阴暗、潮湿、避风的场所栖息。雌蚊在室内多栖于蚊帐内、床下、屋角、门后、墙面及杂物上，在室外多栖于草丛、洞穴、树下及人畜房舍附近的农作物中。栖性大致分为 3 类：

（1）家栖型：蚊吸饱血后仍停留室内，待胃血消化、卵巢成熟才飞离房舍，寻找产卵场所，如淡色库蚊、嗜人按蚊。

（2）半家栖型：蚊吸血后稍在室内停留，然后飞出室外栖息产卵，如中华按蚊。

（3）野栖型：蚊吸血至产卵完全在野外完成，如大劣按蚊。

蚊栖性分型并非绝对，即使同一蚊种，因地区、季节或环境的不同，其栖性也会改变。蚊虫的活动和栖息习性关系到杀虫剂的应用效果，特别是杀虫剂室内滞留喷洒和蚊帐处理的效果。

6. 季节消长和越冬　蚊的季节消长与温度、湿度和雨量等密切相关。中国气候南北悬殊，各蚊种季节消长亦不同。同一地区的不同蚊种，或不同地区的同一蚊种，也因蚊本身的习性和环境因素的影响而有不同的季节消长。如中华按蚊，在长江中下游一带，每年 3 月初出现第一代幼虫，成蚊密度在 5 月起始上升，7 月达高峰，9 月以后下降，但在我国台湾，成蚊密度每年 4~9 月有两个高峰。虫媒病的流行季节与媒介蚊虫的季节消长有关。

越冬是蚊对冬季气候季节性变化的一种生理适应现象。蚊本身规律性生理状态受到阻抑，进入休眠或滞育状态。以成蚊越冬的雌蚊表现为不吸血，卵巢停止发育，脂肪体增大，隐匿于山洞、地窖、墙缝、暖房、地下室等阴暗、温暖、潮湿、通风不畅的地方，不食不动，新陈代谢降至最低点；到次年春暖时，蚊始复苏，飞出吸血产卵。伊蚊大多以卵越冬，嗜人按蚊也可以卵越冬；以幼虫越冬的多见于清洁水体滋生的蚊种，如微小按蚊。骚扰阿蚊（*Armigeres subalbatus* Coquillett，1898）也可以幼虫越冬。在热带及亚热带地区，全年各月平均温度均达10℃上，蚊虫无越冬现象。越冬机制复杂，受外界因素如温度、光照、内分泌调节、种的遗传性等各种因素的影响。

【重要蚊种】

1. **嗜人按蚊**（*An.anthropophagus*） 灰褐色，中型蚊种。雌蚊触须较细，触须具4个白环，末端两白环宽，常相互连接；翅前缘基部暗色；后足跗节仅有窄端白环；腹侧膜上无"T"形暗斑。该蚊是中国独有蚊种，分布仅限于在北纬34°以南地区，主要滋生于水草多、有遮阴、水质清凉的静水或缓流小积水中，如稻田、水坑、灌溉沟、茭白田、苇塘等处。

2. **中华按蚊**（*An.sinensis*） 灰褐色，中型蚊种。雌蚊触须具4个白环，顶端2个宽，末端2个窄；翅前缘具2个白斑，尖端白斑大；腹侧膜上有"T"形暗斑；后足1~4跗节具窄端白环。该蚊分布于除新疆和青海以外的全国各省、自治区、直辖市。幼虫主要滋生在稻田、缓流，如小溪、沟渠、渗出水等处。

3. **微小按蚊**（*An.minimus*） 棕褐色，小、中型蚊种。雌蚊触须具3个白环，末端2个白环等长并夹一约等长的黑环；触须后部有一较窄白环，上述黑、白环也可有变化；翅前缘具4个白斑；各足跗节一致暗色。该蚊主要分布于海南、云南、广东、广西、贵州和四川。

4. **大劣按蚊**（*An.dirus*） 灰褐色，中型蚊种。雌蚊触须具4个白环，顶端白环最宽。翅前缘脉具6个白斑，第六纵脉有6个以上黑斑。各足股节和胫节都有白斑，后足胫节和第1跗节关节处有一个明显的宽白环。大劣按蚊是热带丛林型按蚊，主要滋生于丛林边缘荫蔽的溪床积水、浅潭、小池等处。大劣按蚊主要分布于海南以及云南西部少数地区。

5. **淡色库蚊**（*Cx.p.pallens*）**和致倦库蚊**（*Cx. quinquefasciatus*） 色褐、红棕或淡褐，中型蚊种。成蚊的共同特征是：喙无白环；各足跗节无淡色环；腹部背面有基白带。两者的形态、生态习性近似，但地理分布不同，以北纬32°~34°分界，致倦库蚊分布在中国南方广大地区，淡色库蚊分布于长江流域及以北地区，在分界区可有它们的中间型。两者都被称作"家蚊"，是室内常见的叮刺吸血蚊虫，也是城市灭蚊的主要对象之一。幼虫主要滋生在污染的小型水体，特别是污染的坑洼、水沟以及容器积水中。

6. **三带喙库蚊**（*Cx.tritaeniorhynchus*） 棕褐色，小型蚊种。喙中段有一宽阔白环，触须尖端为白色；各足跗节基部有一细窄的白环；第2~7腹节背面有基部淡色带。分布于除新疆和西藏以外的全国各省、自治区、直辖市，是绝大多数地区稻田优势蚊种，但也广泛滋生在沼泽、池塘、灌溉渠、洼地积水等。雌蚊兼吸人畜血液，但偏吸牛、马、猪、犬等血液。

7. **白纹伊蚊**（*Ae.albopictus*） 中小型黑色蚊种，有银白色斑纹。在中胸盾片正中有一白色纵纹，从前缘延伸至小盾片前区分叉。后跗1~4节有基白环，末节全白。腹部背面2~6节有基白带。分布较广，北达沈阳（约北纬41.8°），西北至宝鸡，西南到林芝，但以北纬34°以南为常见。多滋生在居民点及其周围的容器（如缸、罐、盆、废弃轮胎等）和植物容器（如竹筒、树洞等）以及石穴等小型积水中。

8. **埃及伊蚊**（*Ae.aegypti*） 深褐或黑色且具银白色或白色斑纹，中型蚊种。中胸背面两肩侧有1对由白宽弯鳞形成的长柄镰刀状斑，两白斑之间有1对金黄色纵线，形成一弦琴状斑纹。分布限于北纬22°以南的海南、广东、广西部分地区和台湾的南部。主要滋生在室内及其周围容器积水中。雌蚊偏吸人血，而且在一个生殖营养周期中有多重吸血的习性，因而增加了传播疾病的机会。

【与疾病的关系】

蚊除骚扰、叮刺吸血外，更严重的是传播蚊媒病。在中国，蚊可传播疟疾、登革热（dengue fever）、流行性乙型脑炎（epidemic encephalitis B）和丝虫病（班氏丝虫病和马来丝虫病）。在世界范围内，蚊还传播黄热病（yellow fever）、西尼罗热（West Nile fever）、奇昆古尼亚热（又称基孔肯雅热，Chikungunya fever）、寨卡病毒病（Zika virus disease）、东部马脑炎（eastern equine encephalitis，EEE）、西部马脑炎（western equine encephalitis，WEE）等多种病毒病和帝汶丝虫病及恶丝虫病。

1. **疟疾** 是由蚊传播的世界性传染病，其病原体是疟原虫，主要症状是周期性寒战、高热和出汗退热,引起患者贫血和脾大。全世界约有 60 多种按蚊可传播人疟,其中 20 余种在中国有分布。中国主要的传疟蚊种,在平原地区为中华按蚊,长江流域的局部山区和丘陵为嗜人按蚊,南方山区和热带雨林地带分别为微小按蚊和大劣按蚊。在中国,疟疾曾是严重危害人民健康的疾病之一,2021 年世界卫生组织正式认定中国为无疟国家。

2. 登革热　是由登革热病毒引起、由伊蚊传播的急性传染病,表现为登革热或登革出血热(dengue haemorrhagic fever)。登革热症状相对较轻,为双相热,肌肉与关节疼痛、皮疹、血细胞减少和淋巴结肿大。登革出血热则症状严重,临床特征为高烧,出血倾向,部分病人常伴有循环衰竭。在中国,登革热主要流行广东、广西、福建和海南等地,传播媒介为埃及伊蚊和白纹伊蚊。蚊感染病毒可终身保持传染性,并可经卵传递至子代。

3. 流行性乙型脑炎　病原体为乙型脑炎病毒,是蚊传人兽共患病。流行于夏秋季节,以高烧、意识障碍、抽搐等中枢神经系统症状为特征。流行性乙型脑炎在亚洲热带、亚热带的国家和地区流行,传播媒介有三带喙库蚊、淡色库蚊、东乡伊蚊等。在中国,三带喙库蚊为主要传播媒介。乙型脑炎病毒可在蚊体内越冬,并可经卵传递至子代。

4. 丝虫病　班氏丝虫病和马来丝虫病的病原体分别是班氏丝虫和马来丝虫,由蚊传播。主要临床体征是肢体和泌尿生殖系统淋巴管炎、淋巴结炎、象皮肿(elephantiasis)、鞘膜积液(hydrocele)、乳糜尿(chyluria)等。全世界已知的蚊媒有 65 种,其中 22 种在中国有分布。在中国,班氏丝虫病的主要传播媒介为淡色库蚊和致倦库蚊,其次为中华按蚊;马来丝虫病的主要传播媒介为中华按蚊和嗜人按蚊。丝虫病曾是危害中国人民健康的严重疾病之一,目前该病在中国已基本消除。

【防制原则】

由于蚊对杀虫剂抗药性愈来愈严重,加之杀虫剂对环境的污染及对生态平衡的影响,单纯依赖化学灭蚊的做法已不可取,当前多采用综合治理的办法进行防制。

1. 环境治理　通过环境改造和环境处理改变滋生环境,减少人蚊接触机会。对稻田滋生地采用间歇灌溉、铲除岸边杂草和稻田养鱼等措施;对污水型滋生地可采用疏通下水道、污水沟、改阳沟为暗沟并封闭、污水井加盖、填平污水池等方法;对容器型滋生地采用搞好环境卫生,平洼填坑、处理竹筒、翻缸倒罐及清除废弃器皿、加强轮胎堆放的管理等措施,以达到减少蚊幼虫滋生地之目的。

2. 化学防制　双硫磷、倍硫磷、毒死蜱、杀螟松和辛硫磷等是杀灭蚊幼虫的主要药物。灭成蚊有下列方法:

(1)室内速杀:通常采用化学药物复合配合剂,用喷雾器、气雾罐等器械喷洒室内或蚊虫栖息场所。

(2)室内滞留喷洒灭蚊:多用于媒介按蚊的防制,是防制疟疾的主要措施之一,对家栖蚊类有明显效果。常用的滞留喷洒杀虫剂有马拉硫磷、甲嘧硫磷和拟除虫菊酯类等。可湿性粉剂配制的水悬剂适于喷洒吸水性强的泥墙、砖墙,乳剂适用于木板、水泥等表面光滑的墙面。中国率先使用溴氰菊酯或其他拟菊酯类杀虫剂浸泡蚊帐或喷洒蚊帐,控制疟疾效果明显。目前,WHO 在非洲推荐使用药物浸泡蚊帐防控疟疾。

(3)室外灭蚊:一般用于某些蚊媒病,如登革热或乙型脑炎流行时,对区域性或病患家内外及其周围处理。在疫区大面积采用超低容量喷洒法快速灭蚊;在居民点一般用辛硫磷及马拉硫磷合剂;在村庄周围可用马拉硫磷乳油。

3. 生物防制　包括放养食蚊鱼类和施放生物杀虫剂。例如在水沟、水池、河溪放养柳条鱼,在荷花缸、消防缸及公园内的小型水池放养观赏鱼类,在饮用水缸放养罗非鱼、中华斗鱼,在稻田内放养鲤鱼、非洲鲫鱼以及在灌溉沟内放养草鱼等。对一时不能改造的污水池、蓄水池、消防池以及城市的一般水池可投入化学杀虫剂或生物杀虫剂如苏云金杆菌(*Bacillus thuringiensis*)Bti-14 株或球形芽孢杆菌(*B.sphaericus*,Bs)制剂。

4. 法规防制　利用法律或条例规定防止媒介蚊虫的传入、对蚊虫防治进行监督以及强制性的灭蚊等。特别要加强机场和港口的检疫,防止媒介蚊虫入境,通过运输工具扩散。

(沈 波 苏 川)

第二节 白 蛉

白蛉(sand fly)属双翅目、长角亚目(Nematocera)、白蛉亚科(Phlebotominae)。全世界已知700余种,中国记录的有40余种(亚种)。

【形态】

成虫多为灰褐色,体长1.5~4.0mm,全身密被细毛。复眼大而黑。触角细长,分16节,雄蛉长于雌蛉。触须5节,向下后方弯曲。口器较粗短,为刺吸式,基本构造与蚊喙同。口腔形似烧瓶,内大多有口甲和色板,咽内有咽甲,口甲、色板和咽甲形状可用作白蛉分类依据。胸背隆起呈驼背状。翅狭长,被有细毛,末端尖,停息时两翅向后上方竖立呈"V"字形。胸部腹侧具足三对,足细长。腹部分为10节,第2~6节背板着生毛或竖立或平卧或两者混杂。雌蛉腹部尾端有尾须1对,腹内有受精囊;雄蛉外生殖器如爪状。雌蛉受精囊和雄蛉外生殖器的形态也是分类的依据(图18-5)。

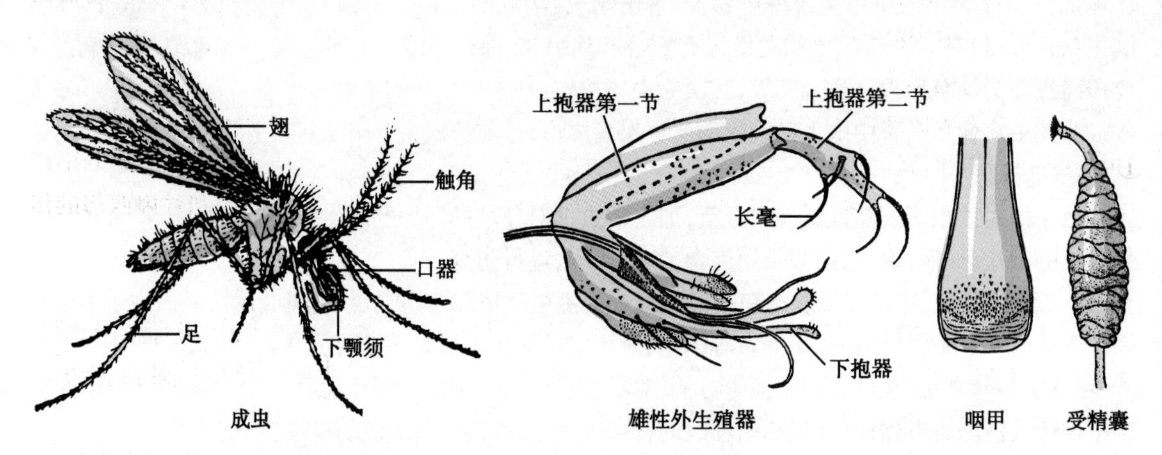

图18-5 白蛉形态结构模式图

【生活史】

白蛉的发育属完全变态,生活史包括卵、幼虫、蛹和成虫4时期(图18-6)。卵呈棕褐色,长椭圆形,卵壳具网纹,长约0.4mm,约经1~2周孵化出幼虫。幼虫白色,呈小毛虫状,分4龄。幼虫尾端具尾鬃,1龄幼虫只有1对尾鬃,2~4龄幼虫有2对尾鬃。4龄幼虫长约3mm。幼虫以土壤中有机物为食,约经3~4周化蛹。蛹体外无茧,尾端附着4龄幼虫蜕下的皮,淡黄色。蛹不食不动,约经1~2周羽化为成虫。成虫羽化后即可交配。雄蛉一生可交配2~3次,雌蛉通常一生交配一次,多在吸血前进行,吸血后3~10天产卵,可产卵多次,一生产卵60~80粒。雌蛉寿命不超过1个月。

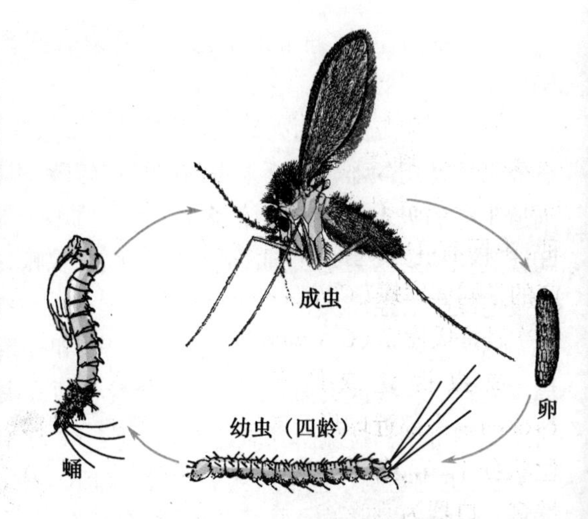

图18-6 白蛉生活史示意图

【生态】

1. **滋生地** 白蛉幼虫生活在土壤中,深度一般不超过10cm。隐蔽、温湿度适宜、土质疏松且富含有机物的场所,如房屋、畜舍、厕所、窑洞、墙缝或洞穴等,均适于幼虫滋生。

2. 食性　仅雌蛉吸血。腹部背板毛竖立类白蛉多吸人和哺乳动物血，平卧类白蛉多吸食鸟类、两栖类和爬行类动物血。中华白蛉在平原地区嗜吸人血，而在山丘地区则嗜吸狗血，兼吸人血。

3. 栖息与活动　成虫通常栖息于室内外阴暗、潮湿、避风的场所，如屋角、墙缝、畜舍、地窖、窑洞、桥洞、洞穴、石缝等处。家栖型蛉种主要栖息于居室内和畜舍内，如中华白蛉（*Phlebotomus chinensis* Newstead，1916）、长管白蛉（*P. longiductus* Parrot，1928）；野栖型蛉种主要栖息于野外或荒漠地区的洞穴、枯井，如四川白蛉（*P. sichuanensis* Leng and Yin，1983）、吴氏白蛉（*P. wui* Yang and Xiong，1965）。白蛉的飞翔能力弱，一般做跳跃式短距离飞翔，活动范围一般在直径30m以内，但野栖蛉种活动范围较广。白蛉活动时间通常从黄昏到次日黎明。

4. 季节消长与越冬　白蛉通常每年出现约3~5个月。如中华白蛉家栖型的活动季节在5~8月，6月为高峰，而野栖型的活动季节在5~9月，7月为高峰。白蛉一年常繁殖1代，少数可繁殖2代。白蛉以4龄幼虫滞育越冬，其滞育期可达8~9个月。

【重要蛉种】

中华白蛉（*Phlebotomus chinensis*）体长约3.0~3.5mm，淡黄色，竖立毛类，口甲不发达，无色板。咽甲的前、中部有众多尖齿，基部有若干横脊。受精囊纺锤状，分节但不完全；囊管长度是囊体长度的2.5倍。雄蛉上抱器第2节有长毫5根，2根位于顶端，3根位于近中部，生殖丝长度约为注精器的5倍（图18-5）。中华白蛉广泛分布在北纬18°~42°，东经102°~124°之间。

【与疾病的关系】

白蛉除叮人吸血外，在中国可传播杜氏利什曼原虫，导致内脏利什曼病。国内主要传播媒介有：①中华白蛉，是除新疆、甘肃西部及内蒙古额济纳旗以外地区的主要传播媒介；②长管白蛉，是新疆南部老居民区的传播媒介；③亚历山大白蛉（*P. alexandri* Sinton，1928），是新疆吐鲁番和甘肃西部的传播媒介；④吴氏白蛉，是新疆塔里木和内蒙古额济纳旗等荒漠地区的传播媒介。

【防制原则】

白蛉的防制以控制成蛉为主，辅以改造环境以防止幼虫滋生。杀灭成虫的药剂有溴氰菊酯、顺式氯氰菊酯和马拉硫磷等，用以进行室内滞留喷洒，家犬药浴。个人防护可使用细孔蚊帐、纱窗、涂擦驱避剂（避蚊胺、驱蚊露）或以艾蒿烟熏等。

（沈　波　苏　川）

第三节　蠓

蠓（midge）属于双翅目、长角亚目、蠓科（Ceratopogonidae），俗称"小咬"或"墨蚊"。其中库蠓（*Culicoides*）、细蠓（*Leptoconops*）和铗蠓（*Forcipomyia*）等属是嗜吸人畜血液的类群，通称吸血蠓（biting midges）。全世界已知吸血蠓有1 670余种，中国有410余种。中国分布范围最广的是同体库蠓（*Culicoides homotomus*），其次是许氏库蠓（*C. schultzei*）。

成虫褐色或黑色（图18-7），长1~6mm。头部近球形。复眼肾形。触角丝状分15节，各节上有轮毛，雄蠓比雌蠓多。口器为刺吸式。在触角基部上方有浅色的单眼1对。胸部背面呈圆形隆起。翅短宽，翅上常有斑和微毛，为分类依据。足细长。腹部末端，雌蠓有尾须1对，雄蠓形成外生殖器。

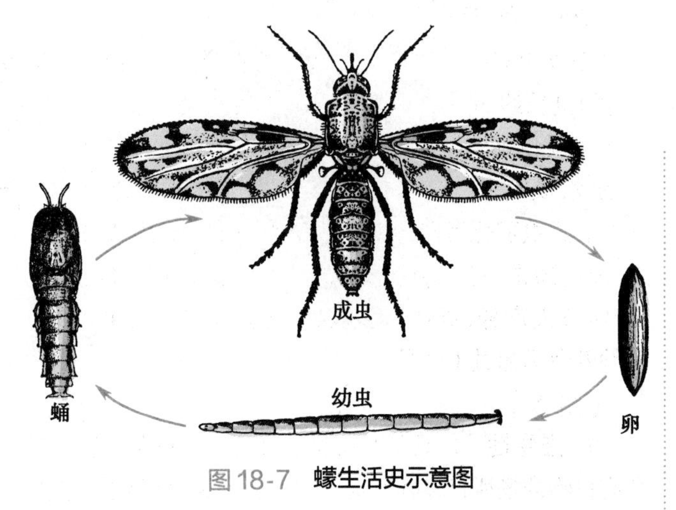

图18-7　蠓生活史示意图

蠓生活史为完全变态。雌蠓交配吸血后产卵，约经 5 天孵化。幼虫分为 4 龄，生活于水中、湿土或沙土中，经 3~5 周化蛹。蛹 1 周后羽化（图 18-7）。雌蠓寿命约 1 个月。仅雌蠓吸血，吸血对象为脊椎动物。在白天、黄昏或黎明活动，因种而异。成虫多栖息于树丛、竹林、杂草、洞穴、畜舍等避风、避光处。蠓的活动多数在栖息地周围以 200~500m 为半径的范围内。以幼虫或卵越冬。蠓叮刺可引起皮炎。某些库蠓传播常现丝虫病（分布于非洲和拉丁美洲）、链尾丝虫病（分布于非洲）和奥氏丝虫病（分布于拉丁美洲和西印度群岛）。中国福建和广东省从台湾蠛蠓体内分离出乙型脑炎病毒，在内蒙古分离到土拉弗菌，但蠓与人体疾病的关系，尚不清楚。

蠓的种类多，数量大，滋生地广泛，必须采取综合性防制措施。在有吸血蠓类地带，野外作业的人员可涂擦桉树油等驱避剂或燃点艾草、树枝，以烟驱蠓。在人群聚居区，应搞好环境卫生，填平洼地；对成蠓出入的人房、畜舍和幼虫滋生地的沟、塘、水坑等环境用马拉硫磷或溴氰菊酯等进行喷洒。

（木 兰）

第四节 | 蚋

蚋（black fly）属于双翅目、长角亚目、蚋科（Simuliidae），俗称“黑蝇”。全世界已知 1 660 余种，中国已知 210 余种。中国重要种类有斑布蚋（*Simulium maculata*）、黄足纺蚋（*S. aureohirtum*）、宽足纺蚋（*S. vernum*）、双齿蚋（*S. bidentatum*）等。

成虫短粗，体长 1.2~2.5mm，呈黑色或棕黑色（图 18-8）。雄蚋两眼相连；雌蚋两眼分离。触角粗短，如牛角状，具 9~12 节。口器为刺吸式。胸部背面隆起。翅宽短，末端圆。足短粗。雌、雄蚋的尾器都不很明显。

蚋生活史为完全变态。雌蚋交配吸血后将产卵于清净流水中的水草或石块上，聚集成堆，约 5 天孵化。幼虫有 6~9 龄，以尾部附着在物体上，以水中微小生物为食，3~10 周发育成熟。成熟幼虫在茧内化蛹。约 2~6 周羽化（图 18-8）。雌蚋寿命 3~4 周。仅雌蚋吸血。多数蚋种在白天活动。成虫栖息于野草及河边灌木丛。飞行距离一般为 2~10km。以卵或幼虫在水下越冬。

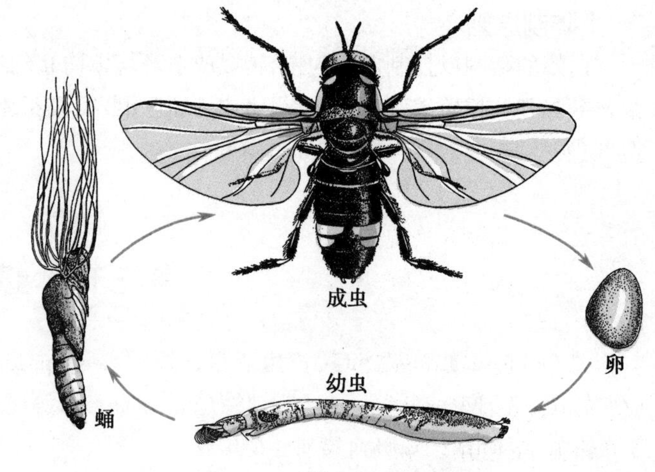

图 18-8 蚋生活史示意图

蚋叮刺可引起皮炎、超敏反应及“蚋热”，严重者可引起过敏性休克。同时，蚋可传播人的盘尾丝虫病（分布于非洲、拉丁美洲和亚洲西部）和奥氏丝虫病（分布于拉丁美洲和西印度群岛）。

消灭蚋成虫，可用药物喷洒畜禽圈舍。在野外工作时，可使用避蚊胺等驱避剂进行个人防护。清除有幼虫和蛹的水草、树叶、石块等以消除滋生地。

（木 兰）

第五节 | 虻

虻（tabanid fly）属于双翅目、短角亚目（Brachycera）、虻科（Tabanidae），俗称“牛虻”。全世界已知约 4 230 种，中国已记录约 420 种。国内常见种类有四裂斑虻（*Chrysops vanderwulpi*）、华广原虻

(*Tabanus signatipennis*)、骚扰黄虻(*Atylotus miser*)、中华麻虻(*Haematopota sinensis*)等。

成虫粗壮，为中、大型昆虫，呈棕褐色或黑色，多数有鲜艳色斑和光泽，体长6~30mm，体表多软毛(图18-9)。头部一般有称为胛的瘤状物。雄虻两眼相接，雌虻两眼分离。触角短，分3节。口器为舐吸式。翅较宽，具横带、云雾斑或暗斑。

虻生活史为完全变态。雌虻交配吸血后产卵，通常产于稻田、沼泽、池塘的植物叶上，聚集成堆。约经1周孵化。幼虫有4~13龄，滋生于水中或湿土中。约经数月至1年成熟，移至土中化蛹。经1~3周羽化(图18-9)。雌虻寿命约3~4周。雌虻通常嗜吸牛、马、骆驼等大型家畜的血，有时也侵袭其他动物和人。多数虻种在白天活动。成虫栖息于草丛树林中，多见于河边植被上。虻的飞翔距离多数为5~12km。虻以幼虫越冬。

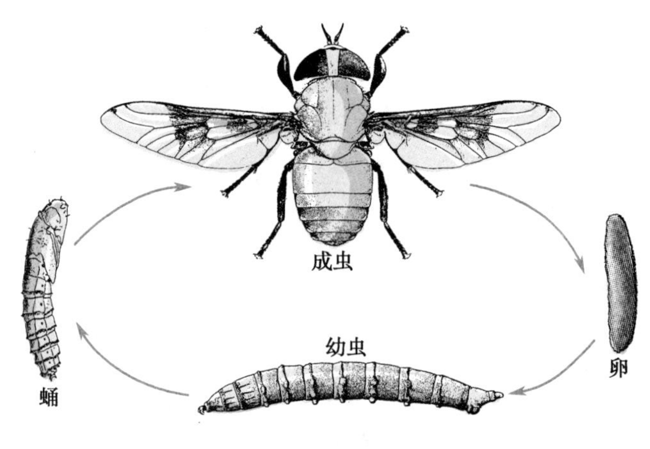

图18-9　虻生活史示意图

在稻田区，虻幼虫叮咬农民的手脚，可引起皮肤损伤。成虫叮咬人体可引起荨麻疹样皮炎。虻传播人畜共患的土拉弗氏菌病和炭疽。在非洲可传播罗阿丝虫病。在中国，虻与人类疾病的关系尚不清楚。

虻滋生地高度分散，滋生地类型多样，防制比较困难。防制主要针对成虫，以防护为主，药物杀灭为辅。在野外工作时，裸露皮肤涂擦野薄荷精油等驱避剂。在稻田工作时亦应做好个人防护，防止幼虫叮咬。在虻的栖息场所喷洒杀虫剂。

(木　兰)

第六节　蝇

蝇(fly)属双翅目，环裂亚目(Cyclorrhapha)，全世界已知34 000余种，中国记录4 200余种。在中国与人类疾病有关的蝇类多属蝇科(Muscidae)、丽蝇科(Calliphoridae)、麻蝇科(Sarcophagidae)、厕蝇科(Fanniidae)、狂蝇科(Oestridae)及皮蝇科(Hypodermatidae)等。

【形态】

成虫体长4~14mm。呈暗灰、黑、黄褐、暗褐等色，或有蓝绿、青、紫等金属光泽。全身被有鬃毛。

1. 头部　呈球形或半球形。一对复眼大，通常雄蝇两眼间距离窄或相接，雌蝇较宽。头顶有3个单眼排成三角形。触角分3节，第3节最长，其基部前外侧有1根触角芒。非吸血蝇类的口器为舐吸式，由基喙、中喙和口盘(含1对唇瓣)组成，基喙上有1对单节触须。口器可伸缩折叠，以口盘直接舐吸食物(图18-10)。吸血蝇类的口器为刺吸式，中喙较细长而坚硬，唇瓣退化，喙齿发达。

2. 胸部　前、后胸退化，中胸特别发达。中胸背板上鬃毛的排列形式、条纹特征是分类的依据。翅除短的前缘脉和亚前缘脉外，有6条不分支的纵脉和1条腋脉，其中第4纵脉末端的弯曲形状为分类鉴别特征。翅基部有翅瓣和上、下腋瓣，部分蝇下腋瓣不发达或退化。蝇足多毛，末端具爪、爪垫各一对和一个刚毛状的爪间突。发达的爪垫密布纤毛，可分泌黏液具黏附作用并能携带病原体(图18-10)。

3. 腹部　圆筒形，末端尖圆。末端数节为外生殖器。卵生雌蝇有产卵器，产卵时伸出。雄蝇外生殖器是蝇种鉴定的重要依据。

【生活史】

蝇的发育属完全变态，生活史包括卵、幼虫、蛹和成虫4个时期(图18-11)。多数蝇种为卵生，少数为卵胎生(如狂蝇、舌蝇、多数麻蝇等)。

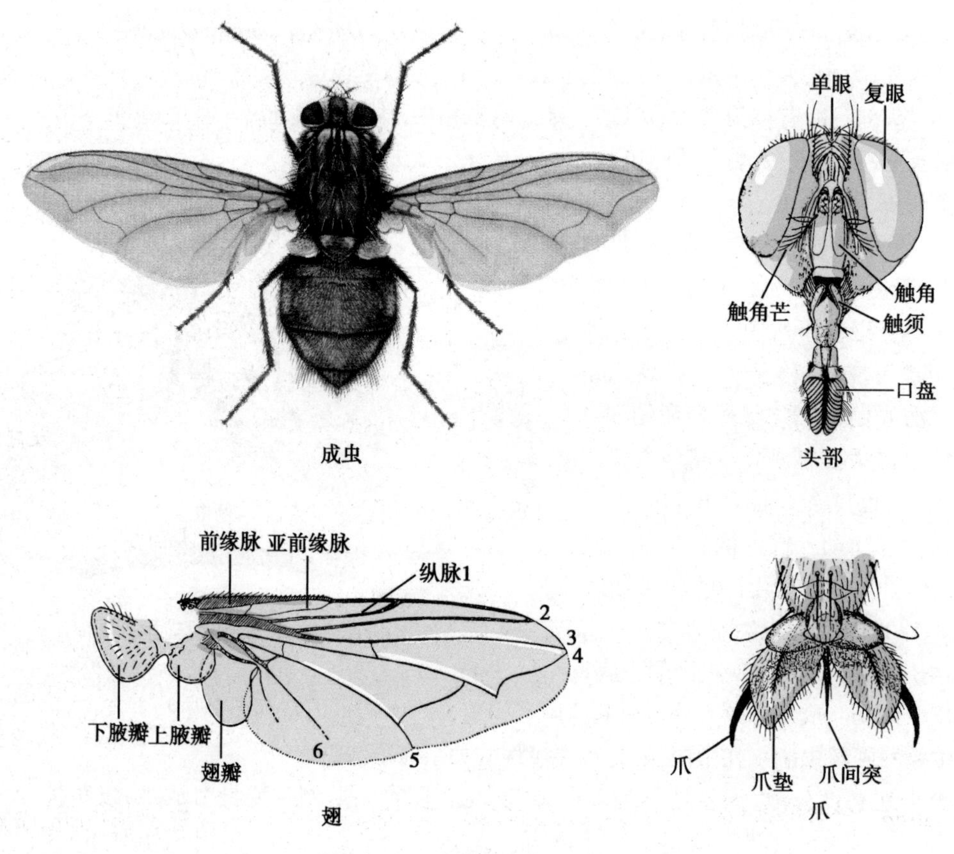

图 18-10 蝇形态结构模式图

1. 卵　乳白色，椭圆形或香蕉形，长约1mm，卵粒常堆积成块。约经 1 天孵化出幼虫。

2. 幼虫　又称为蛆，乳白色，无眼也无足，多数为圆柱形，前尖后钝。幼虫分 3 龄，长 1~13mm 不等。头尖小，有 1 对口钩外露；胸分 3 节，2、3 龄幼虫的第 1 胸节两侧有前气门 1 对；腹部 10 节，第 8 腹节后侧有后气门 1 对(图 18-12)，由气门环、气门裂和钮孔组成。幼虫后气门的形状是分类的重要依据。幼虫在滋生场所经 2 次蜕皮发育为成熟的 3 龄幼虫后，即爬到滋生物周围疏松的土层中，虫体缩短，表皮变硬而化蛹。幼虫期约为 4~12 天，而专性寄生蝇的幼虫期可达 9~11 个月。

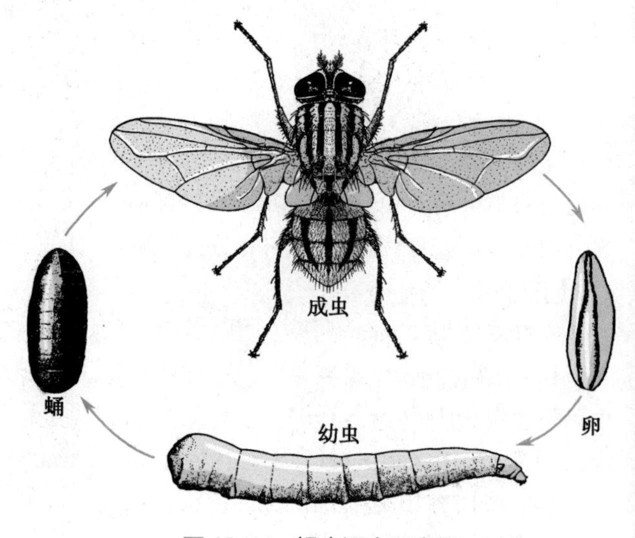

图 18-11 蝇生活史示意图

3. 蛹　圆筒形，初为黄白色，后转呈棕褐色至黑色，长约 5~8mm。蛹不食不动，温湿度适宜环境中，经 3~17 天羽化。蛹对高温耐受性差，但对低温耐受。

4. 成虫　羽化 2~3 天后进行交配，一般一生仅交配 1 次，数日后雌蝇产卵。雌蝇一生约产卵 3~8 次，每次产卵数十粒至二百多粒。在适宜条件下，蝇完成生活史约需 8~30 天，成蝇寿命一般 1~2 个月。

蝇类一般每年可繁殖 7~8 代，在中国南方可达 10 代以上。

【生态】

1. 幼虫习性　蝇幼虫分为自生和寄生两类。营自生生活的幼虫生长发育以滋生物作为食物和

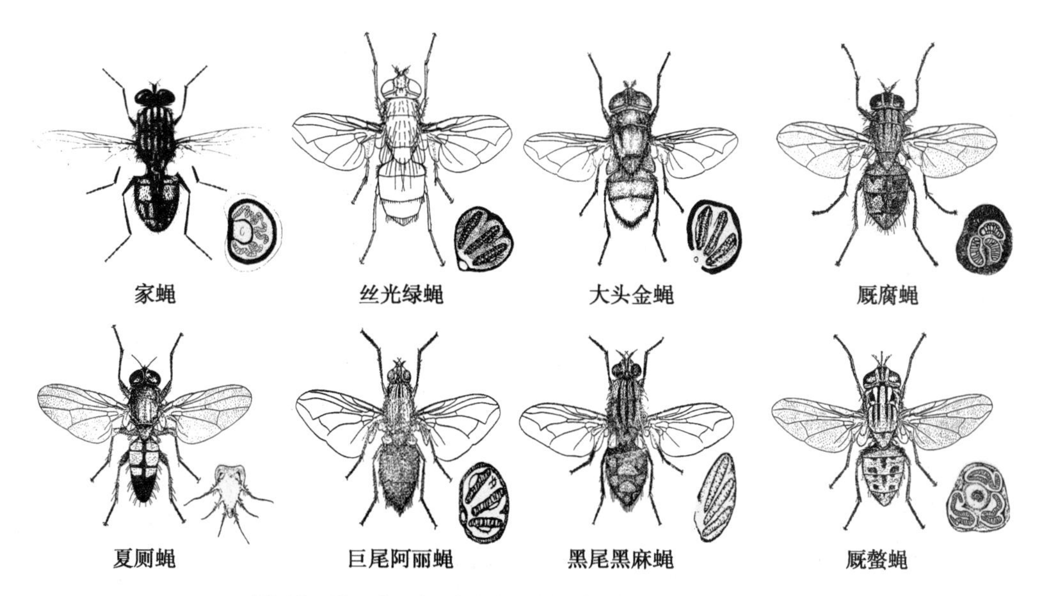

图 18-12　常见蝇种成虫及其三龄幼虫后气门模式图

栖息场所。根据滋生物性质分为人粪类、畜禽粪类、腐败的动物质类、腐败的植物质类和垃圾类。蝇种不同，其滋生场所不同。住区蝇种对滋生物要求不太严格。如家蝇（*Musca domestica* Linnaeus，1758）幼虫是杂食性的，几乎在上述各类型滋生物中均能滋生，但最喜欢的是畜粪和腐败植物。

寄生于人和其他脊椎动物的幼虫根据寄生特性分为：

（1）专性寄生：幼虫在宿主活组织中寄生才能完成生活史。如羊狂蝇（*Oestrus ovis* Linnaeus，1758）寄生于羊鼻腔和鼻窦；宽额鼻狂蝇（*Rhinoestrus latifrons* Gan，1947）寄生于马的鼻腔和鼻窦；纹皮蝇（*Hypoderma lineatum* Villers，1789）寄生于牛皮下；肠胃蝇（*Gasterophilus intestinalis* De Geer，1776）寄生于马消化道。部分幼虫对宿主和寄生部位无选择性，如蛆症金蝇（*Chrysomya bezziana* Villeneuve，1914）和黑须污蝇（*Wohlfahrtia magnifica* Schiner，1862）等。

（2）兼性寄生：幼虫通常是腐食性或尸食性蝇种。在特殊条件下营寄生生活，多寄生在坏死组织中。如丽蝇科和麻蝇科的蝇种。

（3）偶然性寄生：蝇卵或幼虫被误食入消化道或幼虫入侵泌尿生殖道寄生。如住区蝇类以及果蝇、酪蝇和尾蛆蝇等。

2. 食性　成蝇的食性复杂。不食蝇类口器退化，不能取食，如狂蝇、皮蝇和胃蝇科蝇类；吸血蝇类以动物与人的血液为食，雌、雄性均吸血，如厩螫蝇（*Stomoxys calcitrans* Linnaeus，1758）；住区非吸血蝇类多数为杂食性，以腐败的动植物，人和动物的食物、排泄物、分泌物和脓血等为食。蝇取食频繁，且边食、边吐、边排便，该习性在蝇类机械性传播疾病方面具有重要意义。

3. 活动与栖息　蝇类的活动和栖息场所因种类而异。蝇类的活动主要受温度和光照的影响，如家蝇在 4~7℃仅能爬动，20℃以上才比较活跃，在 30~35℃时最活跃。大多数蝇类在白天活动，夜间常栖息在白天活动的场所，如家蝇常栖息在室内的天花板、墙、电线或悬空的绳索上。蝇善飞翔，如家蝇每小时可飞行 6~8km，通常活动范围为 1~2km 内，有时可随车、船、飞机等交通工具扩散。

4. 季节消长　一般可将蝇类分为春秋型［如巨尾阿丽蝇（*Aldrichina grahami* Aldrich，1930）］、夏秋型［如大头金蝇（*Chrysomya megacephala* Fabricius，1794）、丝光绿蝇（*Lucilia sericata* Meigen，1826）、黑尾黑麻蝇（*Helicophagella melanura* Meigen，1826）］、夏型（如厩螫蝇）和秋型（主要为家蝇）。其中以夏秋型和秋型蝇类与夏秋季肠道传染病的关系最为密切。

5. 越冬　蝇除卵外的各时期都可越冬，蝇越冬虫期因种或地区而异。多数蝇类以蛹越冬，如金蝇、丽蝇、麻蝇等；有的以幼虫越冬，如厕蝇、绿蝇等；有的以成虫越冬，如厩腐蝇（*Muscina stabulans* Fallen，1817）、红头丽蝇（*Calliphora vicina* Robineau-Desvoidy，1830）等。而家蝇在不同地区可以不同虫期越冬。以蛹越冬者多数在滋生地附近的表层土壤中;以幼虫越冬者多在滋生物底层;成虫则在暖室、地窖、地下室等温暖隐蔽处越冬。在冬季平均气温在10℃以上的地区,家蝇可终年活动,无越冬。

【常见蝇种】

1. **家蝇**(*Musca domestica*) 体长5~8mm,灰褐色。胸部背面有4条黑色纵纹;翅第4纵脉末端向上急弯成折角,梢端与第3纵脉靠近;腹部橙黄色,并具有黑色纵条(图18-12)。幼虫主要滋生于腐败的植物、畜粪和垃圾中,成虫在温暖季节通常在室外,秋凉季节则侵入室内。

2. **丝光绿蝇**(*Lucilia sericata*) 体长5~10mm,呈绿色金属光泽,颊部银白色,胸背部鬃毛发达(图18-12),腋瓣上无毛。幼虫主要滋生于腐败的动物质中,成蝇喜在腥臭腐烂的动物质和垃圾等处活动,在繁殖盛期也常飞入住室或食品店及菜市场。

3. **大头金蝇**(*Chrysomya megacephala*) 体长8~11mm,躯体肥大,头宽于胸,体呈青绿色金属光泽。复眼深红色,颊部橘黄色(图18-12)。幼虫常滋生在人畜粪便、禽粪、垃圾和腐肉中。成虫活动于腐烂的瓜果、蔬菜及粪便周围,在繁殖盛期也能侵入室内。

4. **巨尾阿丽蝇**(*Aldrichina grahami*) 体长5~12mm,颊部黑色,胸部暗青灰色,胸背前部中央有3条短黑色纵纹,中央的1条较宽,腹部背面有深蓝色金属光泽(图18-12)。幼虫主要滋生在半稀人粪尿中,也可在腐败的动物质和垃圾中。成蝇主要在室外活动,出没在垃圾、厕所及人的食物等处。

5. **黑尾黑麻蝇**(*Helicophagella melanura*) 体长6~12mm,暗灰色,胸背面有3条黑色纵纹,腹部背面有黑白相间的棋盘状斑(图18-12)。幼虫滋生在人畜粪便中,成虫活动于室外,也可飞入室内。

6. **厩腐蝇**(*Muscina stabulans*) 体长6~9mm,胸部背面有4条暗黑色条纹,中央2条较明显,翅第4纵脉末端呈弧形。腹部具或浓或淡的斑(图18-12)。幼虫主要滋生在人畜粪便、腐败植物及垃圾中。成虫见于室内外,春夏季常侵入室内。

7. **夏厕蝇**(*Fannia canicularis* Linnaeus,1761) 体长5~7mm,灰色。翅第4纵脉直,末端与第3纵脉有相当距离;腹部第1、2合背板,第3、第4背板有倒"T"形暗斑,其两侧呈黄色(图18-12)。幼虫滋生于人、畜粪便以及腐烂植物质中。成虫喜入室飞翔,主要分布于北方地区。

8. **厩螯蝇**(*Stomoxys calcitrans*) 体长5~8mm,暗灰色,形似家蝇,刺吸式口器,胸部背面有4条不清晰的黑色纵纹,翅第4纵脉末端呈弧形弯曲(图18-12)。幼虫主要滋生在禽、畜粪或腐败的植物质中。成虫在室外活动,刺吸人畜血液,多分布于北方地区。

【与疾病的关系】

蝇类对人体的危害,除骚扰吸血外,更重要的是传播多种疾病和蝇幼虫寄生于人体引起的蝇蛆病。

1. **传播疾病** 蝇类传播疾病包括机械性传播和生物性传播两种方式。

(1)机械性传播:蝇类特有的食性使非吸血蝇类通过体内外携带病原体,将病原体传播扩散。蝇可传播痢疾、霍乱、伤寒、副伤寒、脊髓灰质炎、肠道原虫病、肠道蠕虫病、结核病、细菌性皮炎、雅司病、沙眼和结膜炎以及炭疽等。

(2)生物性传播:舌蝇(*Glossina spp.*)能传播流行于非洲的人体锥虫病。此外,冈田绕眼果蝇(*Amiota okadai* Máca,1977)是结膜吸吮线虫的中间宿主。

2. **蝇蛆病**(myiasis) 蝇幼虫寄生于人或动物的组织或腔道内而导致的疾病,感染的幼虫以宿主组织为食,引起宿主发病。蝇幼虫为蝇蛆病的病原,去除病原后,该病即痊愈,除局部或严重损伤脏器外,一般无后遗症。根据寄生部位,蝇蛆病分为以下类型:

(1)皮肤蝇蛆病:以纹皮蝇和牛皮蝇(*H. bovis* Linnaeus,1758)1龄幼虫所致的病例最多,多见于牧区。当雌蝇产卵于人的毛发或衣服上,孵出的幼虫钻入皮下移动,可导致间歇性、游走性皮下肿块;个别病例可侵入深部组织器官。胃蝇1龄幼虫可钻入皮内移行,形成一条曲折的隧道,呈现出血性条纹状匍行疹。分布于美洲的人肤蝇(*Dermatobia hominis* Linnaeus,1781)和非洲的嗜人瘤蝇(*Cordylobia anthropophaga* Blanchard and Bérenger-Feraud,1872)其幼虫在皮肤钻入部位形成疖样肿块并发育成熟。

（2）眼蝇蛆病：以羊狂蝇1龄幼虫所致病例最多，其次为宽额鼻狂蝇和紫鼻狂蝇（*Rh. purpureus* Brauer，1858）。蝇在飞行过程直接冲撞人或动物眼部，将幼虫产于眼结膜和角膜上致急性结膜炎。偶见有家蝇、绿蝇、皮蝇等属的幼虫侵害眼部的病例。

（3）耳、鼻、咽和口腔蝇蛆病：常因患病器官分泌物有异味，而诱使蝇类产卵或产幼虫而致病。致病的有家蝇、腐蝇、金蝇、绿蝇、丽蝇、黑麻蝇、亚麻蝇、狂蝇、污蝇等属中的蝇种。

（4）胃肠道蝇蛆病：通常因人误食被蝇卵或幼虫污染的食物或饮水所致。多数患者有消化道症状，常在呕吐物或粪便中发现蝇蛆。致病蝇种繁多，以丽蝇科和麻蝇科中的蝇种最多，偶见食蚜蝇、酪蝇和果蝇等科中的部分蝇种。

（5）泌尿生殖道蝇蛆病：因外阴部的异味诱使蝇类产卵或幼虫，幼虫进入泌尿生殖道而致病。致病蝇类有家蝇、厕蝇、金蝇、绿蝇和别麻蝇等属中的一些蝇种。

（6）创伤蝇蛆病：由于创伤出血、伤口化脓所发出的气味诱蝇产卵或幼虫而致病。致病蝇类有金蝇、绿蝇、丽蝇、亚麻蝇和污蝇等属中的一些蝇种。

【防制原则】

灭蝇的基本环节是搞好环境卫生，清理蝇的滋生场所。根据蝇的生态和生活习性，杀灭越冬虫期和早春第一代及秋末最后一代成蝇可收到事半功倍的效果。

1. 环境防制　采取多种方法，限制蝇的滋生，如及时清除垃圾、粪便，生活垃圾装袋，堆肥和沼气发酵等。

2. 物理防制　用淹杀、闷杀、烫煮、堆肥等方法杀灭幼虫及蛹；用直接拍打、捕蝇笼诱捕和粘蝇纸粘捕等方法杀灭成蝇；安装纱门纱窗防蝇飞入室内等。

3. 化学防制　灭蝇常用药物有马拉硫磷、倍硫磷、溴氰菊酯、氯氰菊酯、二氯苯醚菊酯和残杀威等。在蝇滋生场所，将杀虫剂中加入伏虫脲1号可提高杀灭幼虫效果。在成虫栖息场所，将杀虫剂和诱虫烯或23碳烯放入饵料中可提高诱杀成蝇的效果。

4. 生物防制　应用蝇类天敌和致病生物灭蝇。寄生性天敌主要为寄生蜂类，特异性寄生于蛹期。白僵菌、苏云金杆菌H-9或阿维菌素对杀灭蝇幼虫有很好的效果。

（沈　波　苏　川）

第七节　蚤

蚤（flea）属于蚤目（Siphonaptera），是哺乳动物和鸟类的体外寄生虫。全世界已知2 500余种（亚种），中国记录有650余种（亚种）。传播人类疾病的蚤类多属于蚤科（Pulicidae）、角叶蚤科（Ceratophyllidae）、多毛蚤科（Hystrichopsyllidae）和细蚤科（Leptopsyllidae）等。

【形态】

成虫两侧扁平，棕黄至深褐色，体长一般为3mm左右。体表有向后生长的鬃（bristle）、刺和栉（comb），以适于在毛间潜行（图18-13）。头部略似三角形。触角分3节，末节膨大，藏于触角窝内。眼位于触角窝前方，其形状、大小和发育程度因种而异，有的种类完全退化。刺吸式口器。触须通常为4节。胸部分3节，每节由背板、腹板各一块及侧板2块构成。有的种类前胸背板后缘具有前胸栉（pronotal comb）。无翅。足长而发达，跗节分5节，末节有爪1对。腹部的前7节为正常腹节，每节由背板和腹板组成。雄蚤8、9腹节、雌蚤7~9腹节特化为外生殖器。第7节背板后缘两侧各有一组臀前鬃，其后方为臀板（pygidium）。臀板略呈圆形，为感觉器官。雌蚤腹部末端钝圆，在7~8腹板位置的体内有骨化较厚的受精囊。雄蚤第9背板和腹板分别形成上抱器和下抱器。

【生活史】

蚤生活史为全变态，发育过程有卵、幼虫、蛹和成虫4期（图18-14）。卵椭圆形，长0.4~2.0mm，暗黄色，表面光滑。卵在适宜的温度、湿度条件下，经3~7天孵出幼虫。幼虫分3龄，蛆形，体白色或淡

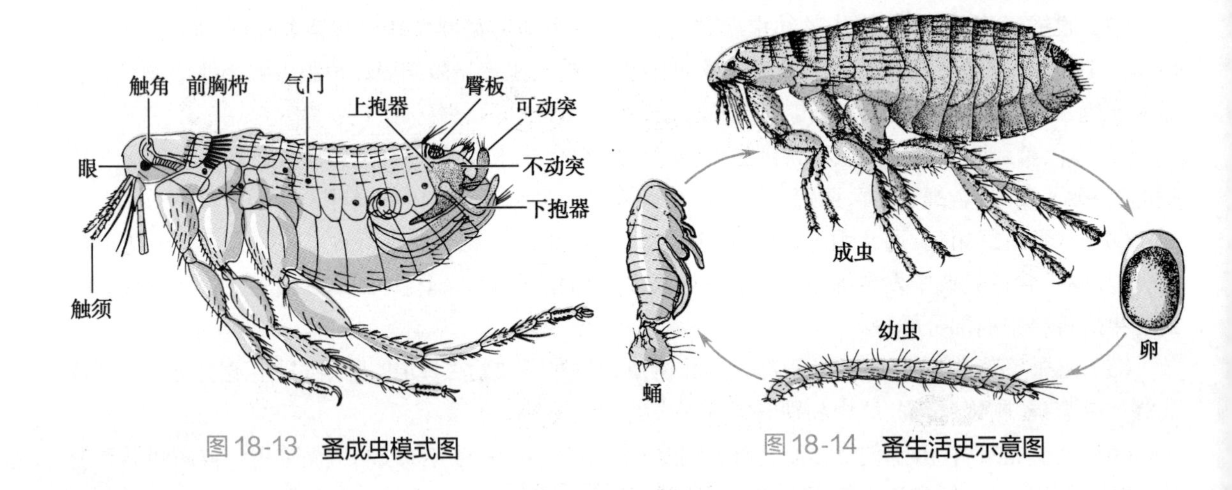

图 18-13 蚤成虫模式图

图 18-14 蚤生活史示意图

黄色，头部有咀嚼式口器和触角 1 对。胸部 3 节。腹部分 10 节，各节生有稀疏长鬃 1~2 列，末节端部有 1 对肛柱。幼虫在阴暗潮湿的条件下，约经 2~3 周发育，蜕皮 2 次，变为成熟幼虫。成熟幼虫吐丝做茧，在茧内蜕皮化蛹。茧呈黄白色，体外常黏着一些灰尘或碎屑。蛹具成虫雏形，头、胸、腹及足均已形成，并逐渐变为淡棕色。蛹期通常 1~2 周，有时可达 1 年，主要受温度和湿度影响。蛹羽化时需外界的刺激，如空气的震动，动物走近、接触压力以及温度的升高等，均可诱使成虫破茧而出。由卵发育为成虫需 3~8 周。在自然条件下，中国北方地区多数蚤种一年一代，少数两代；南方地区一年繁殖数代。成虫通常在吸血后进行交配，并在 1~2 天后产卵。雌蚤一生一般产卵数百粒，有的可达数千粒，如蠕形蚤。蚤的寿命短者约 2~3 个月，长者可达 1~2 年。

【生态】

1. 滋生地 雌蚤通常在宿主皮毛上和窝巢中产卵。由于卵壳缺乏黏性，宿主身上的卵最终都散落到其窝巢及活动场所，这些地方即为幼虫的滋生地，如鼠洞、畜禽舍、屋角、墙缝、床下以及土坑等，幼虫以尘土中宿主脱落的皮屑、成虫排出的粪便及粪便中未消化的血块等有机物为食。阴暗、温湿的周围环境是幼虫和蛹发育的适宜条件。

2. 宿主 蚤两性都吸血，通常一天需吸血数次，每次吸血 2~10 分钟。常边吸血边排便，此与传染疾病有关。有些种类在低温条件下耐饥能力可达 3~9 个月。蚤的宿主范围很广，包括哺乳类和鸟类，但主要是小型哺乳动物，尤以啮齿类为多。蚤善跳跃，如人蚤跳高可达 70cm，跳远可达 31cm。蚤对宿主的选择性可分为：多宿主型（如人蚤）、寡宿主型（如缓慢细蚤）和单宿主型（如松鼠跗蚤）。对宿主选择性不严格的种类，在传播疾病上意义较大。蚤对宿主的寄生时间分为 3 个类型：①游离型：分为巢蚤（如人蚤）和毛蚤（如印鼠客蚤）两型。毛蚤在传播虫媒病上有重要意义。②半固定型：雌蚤吸血时间长（1~2 周），如蠕形蚤。③固定型：雌蚤毕生营寄生生活，如潜蚤。

3. 季节消长与越冬 蚤类季节消长大致可分为 5 型：①春季型（如斧形盖蚤）；②夏季型（如北方的人蚤）；③秋季型（如谢氏山蚤）；④冬季型（如缓慢细蚤）；⑤春秋型（如方形黄鼠蚤松江亚种）。同一种蚤在不同地区的消长高峰不相同，如印鼠客蚤在东北为 8~9 月，雷州半岛为 4~6 月。蚤类以不同形式越冬，常与寄生的宿主是否有冬眠习性有关，例如寄生于不冬眠宿主的蚤类可持续发育和繁殖，寄生于冬眠宿主的蚤类则以成虫和蛹越冬。

【重要蚤种】

1. 印鼠客蚤（*Xenopsylla cheopis*） 眼鬃 1 根，位于眼的前方。雄蚤上抱器第 1 突起短，略呈三角形，第 2 突起窄长，呈细指形。雌蚤受精囊尾部基段微宽或等宽于头部（图 18-15）。主要宿主为褐家鼠、黄胸鼠和小家鼠。在国内除宁夏、新疆、西藏无记录外，广泛分布。

2. 谢氏山蚤（*Oropsylla silantiewi*） 眼较小，眼鬃 3 根，前胸栉刺的长度短于其前背板的宽度。雄蚤上抱器不动突较宽短，可动突棒状，后缘呈弧形。雌蚤受精囊略呈球形，尾部末端有发达的乳突

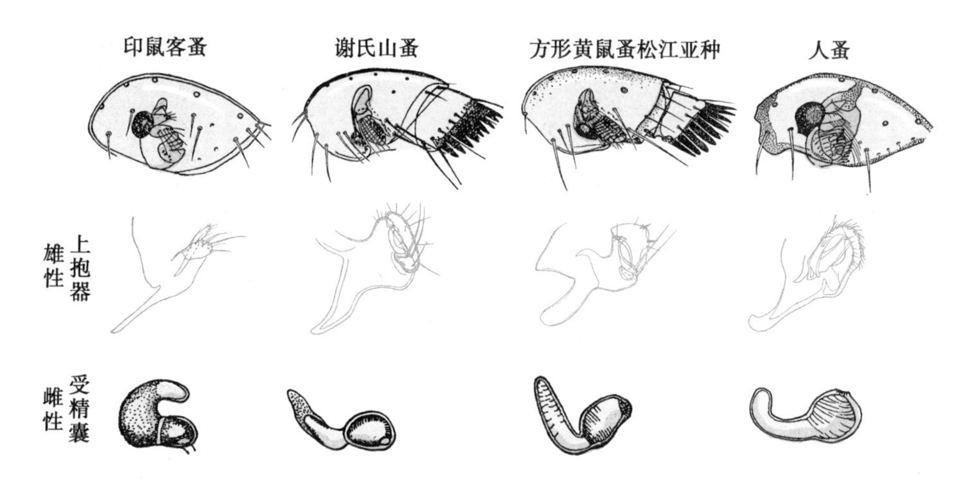

图 18-15　四种蚤的主要形态区别模式图

(图 18-15)。主要宿主为旱獭。分布于新疆、青海、甘肃、内蒙古、西藏、四川西部和云南西北部。

3. 方形黄鼠蚤松江亚种(*Citellophilus tesquorum sungaris*)　额鬃 1 根,眼鬃 3 根,具前胸栉。雄蚤上抱器可动突略呈三角形,末端较宽,后缘有 2 根短刺鬃。雌蚤受精囊头部呈椭圆形,尾部呈纺锤形(图 18-15)。主要宿主为黄鼠。分布于东北、内蒙古和河北。

4. 人蚤(*Pulex irritans*)　在眼下方有眼鬃 1 根。雄蚤上抱器突起宽大呈半圆形,围绕着 2 个钳状突起。雌蚤受精囊的头部圆形,尾部细长弯曲(图 18-15)。宿主主要是犬、猫、猪、人、旱獭和野生食肉动物等。在国内分布广泛。

【与疾病的关系】

蚤对人的危害包括吸血、寄生和传播疾病。蚤叮咬后,局部皮肤可出现红斑或丘疹,重者可出现丘疹样荨麻疹。潜蚤(*Tunga spp.*)的雌蚤可寄生于动物和人体皮下,引起潜蚤病。该病在人体多见于中南美洲和热带非洲,在中国也曾有报道。蚤传播的疾病有:

1. 鼠疫(plague)　病原体是鼠疫耶尔森菌(*Yersinia pestis*)。通常由蚤类在啮齿动物之间传播,人因被蚤类叮咬而感染。当蚤吸入病鼠血后,该菌在蚤前胃的刺间增殖形成菌栓,造成前胃不完全栓塞或栓塞(图 18-16)。当栓塞时,蚤再次吸血时血液不能到达胃内,反而携带菌回流到宿主体内,使其感染。受染蚤因饥饿,吸血频繁,使更多宿主感染。黄鼠、旱獭、长爪沙鼠和黄胸鼠等约 13 种为主要保虫宿主。印鼠客蚤、谢氏山蚤、方形黄鼠蚤和人蚤等约 18 种(亚种)为主要媒介。人体感染偶有报道。

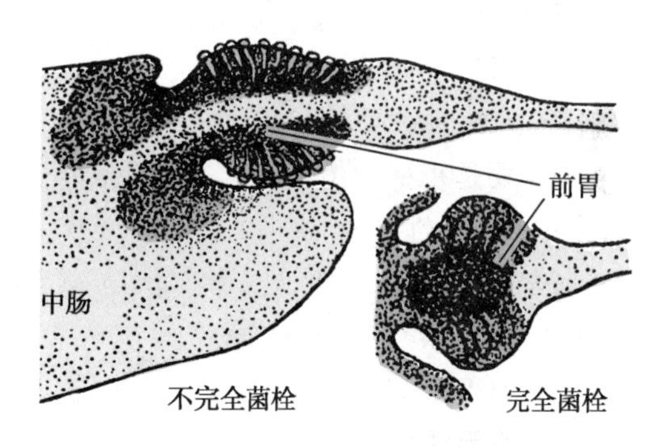

图 18-16　蚤前胃菌栓模式图

2. 地方性斑疹伤寒(endemic typhus)　又称鼠型斑疹伤寒。病原体是莫氏立克次体(*Rickettsia mooseri*)。主要在蚤类与鼠类之间传播。在中国褐家鼠和黄胸鼠是主要保虫宿主。印鼠客蚤为重要的传播媒介,缓慢细蚤为鼠间流行的重要媒介。目前国内已基本控制该病。

3. 绦虫病　印鼠客蚤、犬栉首蚤和人蚤等可作为微小膜壳绦虫的中间宿主;具带病蚤、缓慢细蚤、犬栉首蚤、人蚤和印鼠客蚤可作为缩小膜壳绦虫的中间宿主;犬栉首蚤、猫栉首蚤、人蚤等可作为犬复孔绦虫的中间宿主。

【防制原则】

堵塞鼠洞,清扫禽畜棚圈,保持室内地面、墙角光洁。定期给狗、猫药浴。用溴氰菊酯、二氯苯醚菊酯、残杀威和灭幼脲等药物喷洒室内及禽畜棚圈,以杀灭蚤及其幼虫。在鼠疫流行时应采取紧急灭蚤措施，并加强个人防护，如穿防蚤袜、裸露皮肤涂擦避蚊胺、假荆芥等。捕杀或毒杀室内外的鼠类。

（木 兰）

第八节 虱

寄生人体的虱（louse）属虱目（Phthiraptera）、吸虱亚目（Anoplura），主要有虱科（Pediculidae）和阴虱科（Phthiridae）中的人虱（*Pediculus humanus*）和耻阴虱（*Phthirus pubis*）。人虱又分为两个亚种，即人体虱（*P. h. humanus*）和人头虱（*P. h. capitis*）。

【形态】

1. 人虱 成虫背腹扁平，体狭长，灰白色，雌虫体长为2.5~4.2mm，雄虫稍小（图18-17）。头部小略呈菱形，触角分5节，各节粗细一致。眼只具一个小眼面。口器为刺吸式，由吸喙和口针组成。口针不用时缩入头内的口针囊中。胸部3节融合，中胸背面两侧有气门1对。足粗壮，3对足大小相似，各足胫节远端内侧具指状胫突，跗节仅1节，其末端有一弯曲的爪，爪与胫突合拢形成强有力的攫握器，能紧握宿主的毛发或衣物纤维。腹部第1、2节融合。第3~8节两侧有骨化的侧背片，每片上均有气门。雌虱腹部末端有2片瓣状尾叶，第8节腹面有一生殖腹片和1对生殖肢。雄虱腹部末端圆钝，第3~7节背面各有两个小背片，腹部后端有缩于体内的阳茎。

人头虱和人体虱形态区别甚微，人头虱体略小，体色稍深，触角较粗短。

2. 耻阴虱 成虫灰白色，体形宽短似蟹。雌虱体长为1.5~2.0mm，雄性稍小。胸部宽而短。前足及爪均较细小，中、后足胫节和爪明显粗壮。腹部前宽后渐窄，气门6对，第3~5节融合，前3对气门排成斜列。第5~8腹节侧缘各具锥形侧突，上有刚毛，第8节侧突较长（图18-17）。

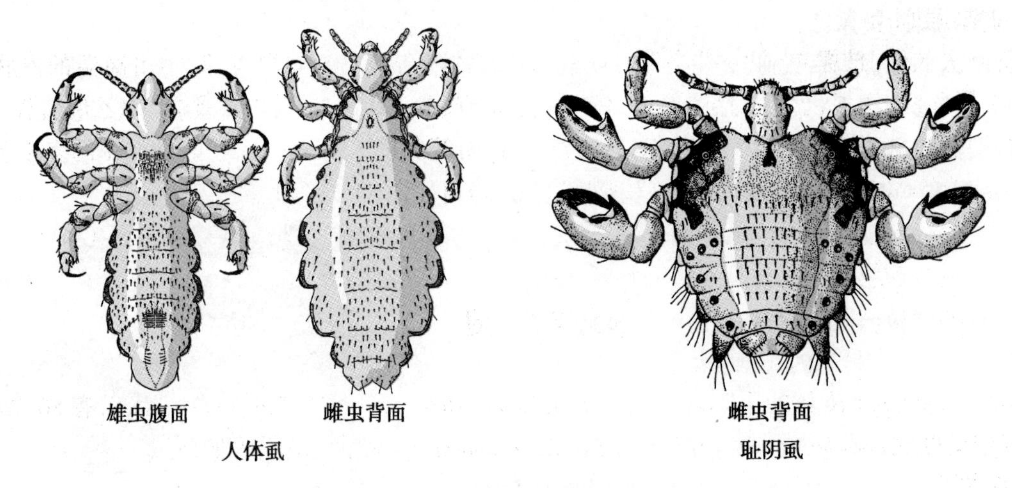

图18-17 人体虱和耻阴虱模式图

【生活史与习性】

虱生活史为不完全变态，发育过程有卵、若虫和成虫3期（图18-18）。卵椭圆形，长0.8mm，乳白色。雌虫产卵时分泌胶液，使卵黏附在毛发或衣物纤维上。卵经7~8天孵化。若虫外形与成虫相似，体较小，尤以腹部较短。若虫分3龄，其发育时间人虱需8~9天，耻阴虱需27~34天。完成生活史人虱需16~25天，耻阴虱需34~41天。成虫羽化后12小时即可交配，1~3天内即可产卵。人虱一生平均产卵230粒，耻阴虱产卵约30粒。人虱寿命约为20~30天，耻阴虱寿命稍短。

人头虱寄生在人头上长有毛发的部分，产卵于发根。人体虱主要生活在贴身衣裤的衣缝、皱褶处，卵多产于衣服皱褶的纤维上。耻阴虱寄生于体毛较粗而稀疏之处，主要在阴部及肛周等处，也可寄生在眼睫毛上。

在自然条件下若虫和雌、雄成虫都仅嗜吸人血。每日吸血多次。每次需3~10分钟，常边吸血边排粪。离开宿主生存时间，在 24℃为 5 天，15℃为 10 天。虱的最适温度为 30℃，湿度为 70%。当人体发热或出汗之后，虱即爬离原来的宿主。以上习性与传播疾病有关。人虱的播散是通过人与人之间的直接或间接接触，耻阴虱的传播主要是通过性接触。世界卫生组织已将耻阴虱感染列为性传播疾病之一。

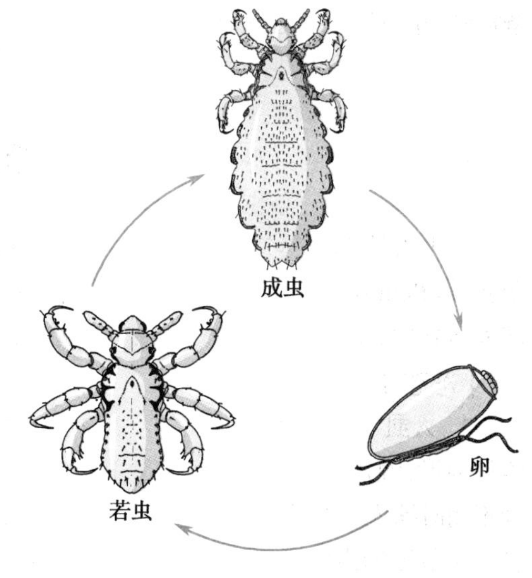

图 18-18　人虱生活史示意图

【与疾病的关系】

虱叮咬后，局部皮肤可出现瘙痒和丘疹，搔破后可继发感染。寄生于睫毛上的耻阴虱多见于婴幼儿，引起眼睑奇痒、睑缘充血等。虱传播的疾病有：

1. **流行性斑疹伤寒**（epidemic typhus）　病原体为普氏立克次体（*Rickettssia prowazekii*）。人体虱为主要传播媒介，实验证明人头虱、耻阴虱亦可传播此病。人因接触虱粪或压破虱体，立克次体污染皮肤伤口或黏膜而感染，亦可经呼吸感染。中国仅有少数散发病例。

2. **战壕热**（trench fever）　又称五日热，病原体是五日热罗卡里马体（*Rochalimea quintaa*），仅在虱肠细胞外繁殖，不侵犯肠上皮细胞。人体感染方式与流行性斑疹伤寒相似。

3. **虱媒回归热**（louse borne relapsing fever）　又称流行性回归热，病原体是回归热疏螺旋体（*Borrelia recurrentis*）。人体虱为主要传播媒介。实验证明人头虱可传播此病。压破虱体后，虱体液中的病原体经皮肤伤口或黏膜而感染。中国已基本消灭本病，但国际上仍将其列为监测传染病。

【防制原则】

勤换洗衣服、被褥单，勤洗发等，以防生虱。衣物可蒸煮、干热、熨烫等，不耐高温的衣物可在-20℃冷冻一夜灭虱，也可用倍硫磷、二氯苯醚菊酯等喷洒、浸泡、药笔涂抹，或用环氧乙烷熏蒸。对人头虱和耻阴虱可剃去毛发，用二氯苯醚菊酯、百部酊等涂擦毛发灭虱。也可用 0.9% 的多杀菌素（spinosad）治疗 4 岁以上儿童及成年人头虱感染。洁身自好，预防耻阴虱感染。

（木　兰）

第九节　臭　虫

臭虫（bed bug）属半翅目（Hemiptera）、异翅亚目（Heteroptera）、臭虫科（Cimicidae），有 80 余种。其中温带臭虫（*Cimex lectularius*）和热带臭虫（*C. hemipterus*）为吸食人血的家栖种。

【形态】

成虫体背腹扁平，卵圆形，红褐色，体长 4~6mm，遍体生有细毛（图 18-19）。头部两侧有 1 对突出的复眼。触角能弯曲的有 4 节，末 2 节较细。口器为刺吸式，下唇分 3 节，由头部前下端发出，不吸血时向后弯折在头、胸部腹面的纵沟内，吸血时向前伸与体约成直角。前胸背板大而明显，其前缘有一凹陷，头部即嵌在凹陷内，侧缘弧形，后缘向内微凹。中胸小，其背板呈倒三角形。后胸背板被 1 对翅基遮盖。在中、后足基部间有 1 对新月形的臭腺孔。足跗节分 3 节，末端具爪 1 对。腹部宽阔，外观可见 8 节。雌虫腹部后端钝

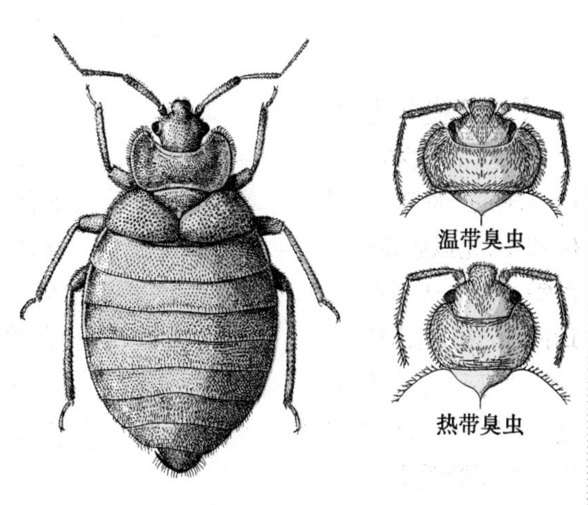

图 18-19　两种臭虫形态主要区别模式图

圆，末端有生殖孔（只供排卵用），第5节腹面后缘右侧有1个三角形凹陷的交合口，称柏氏器（Berlese's organ），是精子的入口。雄虫腹部后端窄而尖，端部有一镰刀形的阳茎，向左侧弯曲，储于阳茎槽中。

温带臭虫卵圆形，长5.6mm，前胸背板前缘凹陷较深，两侧缘向外延伸成翼状薄边，腹部较短胖，柏氏器管状，不明显；热带臭虫长椭圆形，长7.0mm，前胸背板前缘的凹陷较浅，两侧缘不外延，腹部较瘦长，柏氏器块状，较明显（图18-19）。

【生活史与习性】

臭虫生活史为不完全变态，发育过程有卵、若虫和成虫3期（图18-20）。卵黄白色，长圆形，长0.8~1.3mm，一端有略偏的小盖，卵壳上有网状纹，常黏附在成虫活动和隐匿处，在18~25℃时经6~10天孵出若虫。若虫与成虫外形相似，体较小，缺翅基。若虫分5龄，每龄需时约1周。成虫羽化后1~2天即可交配，雌虫吸血后经数天开始产卵。整个生活史需6~8周。臭虫在温带地区1年可繁殖3~4代，热带地区可达5~6代。成虫寿命通常为9~18个月。

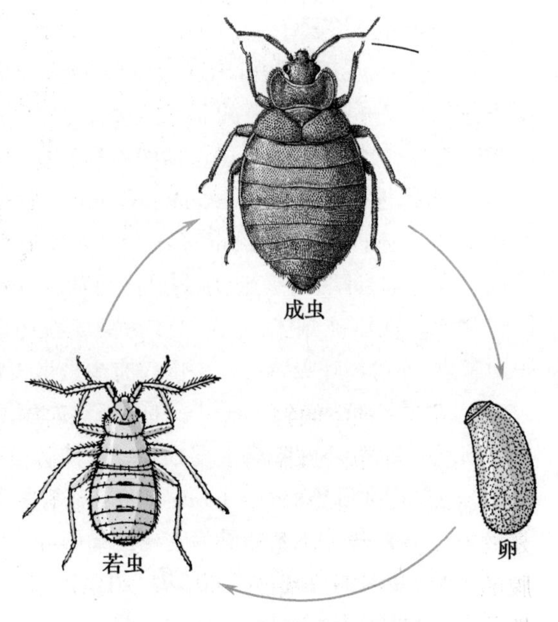

图18-20 臭虫生活史示意图

臭虫主要栖息于室内墙壁、木制家具的缝隙、草垫、床席等处，亦可栖息在交通工具及公共场所的桌椅缝隙中。臭腺分泌的聚集信息素，使其有群集现象，分泌警戒信息素，有激动和驱赶作用。臭虫对宿主无严格的选择性，除人外，也可吸啮齿类、禽类和家畜的血。白天隐匿，夜晚活动吸血。臭虫每分钟可爬行1~2.1m。在5℃以下不动，在15~35℃，其活动随温度增高而加剧。若虫和成虫可多次吸血。成虫每次吸血需10~15分钟，若虫需6~9分钟。成虫耐饥饿力达6~7个月，若虫为70天。活动高峰多在宿主就寝后1~2小时和拂晓前一段时间。5月开始活动，8月最多，10月以后较少出现，在全年气温不低于13℃时可常年活动。多以末龄若虫和成虫越冬。温带臭虫的分布最南至北纬23°23′，以长江以北地区为主。热带臭虫的分布最北至北纬30°44′的热带、亚热带地区，以广东、广西、海南为主要分布区。

【与疾病的关系】

臭虫夜晚吸血骚扰，影响睡眠。叮咬后皮肤敏感性高的人局部皮肤出现红肿、痛痒。臭虫抗原与过敏性哮喘关系密切。在非洲，有因臭虫大量吸血引起贫血或诱发心脏病及感冒的报道。臭虫长期被疑为传播疾病的媒介。用实验方法可使臭虫感染多种病原体，并发现少数病原体有自然感染。但在自然条件下，能否传播人类疾病尚未得到证实。

【防制原则】

消除臭虫的栖息场所，如填塞床椅、家具、墙壁、地板的缝隙；可用倍硫磷、溴氰菊酯等药物杀灭臭虫，也可用氯氰菊酯滞留喷洒或右旋苯氰菊酯热烟雾杀灭臭虫，或用沸水烫杀及蒸汽喷杀。

（木 兰）

第十节 蜚 蠊

蜚蠊（cockroach）俗称蟑螂，属网翅目（Dictyoptera）、蜚蠊亚目（Blattaria），全世界已知5 000余种，中国记录250余种。室内常见的有属于姬蠊科（Phyllodromiidae）、蜚蠊科（Blattidae）、光蠊科（Epilampridae）和地鳖科（Polyphagidae）等。

【形态】

成虫背腹扁平，椭圆形，淡灰色、棕褐色或黑褐色，体表具油亮光泽，体长者可达 90mm，小的仅 2mm。室内常见者为 10~35mm（图 18-21）。

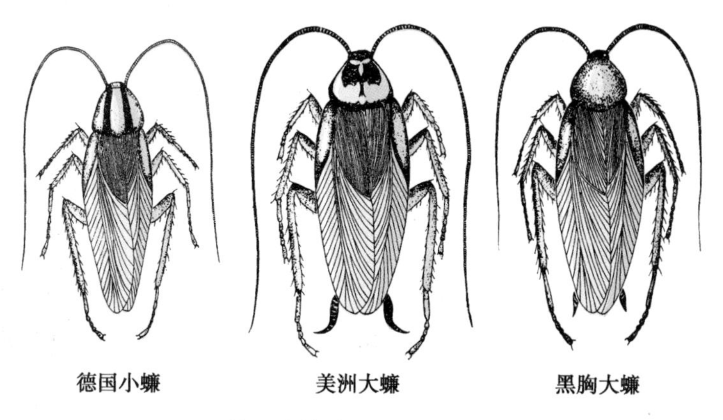

图 18-21　德国小蠊、美洲大蠊和黑胸大蠊模式图

头部小且向下倾斜。复眼发达，有的种类退化或消失。单眼 1 对或退化。触角细长呈丝状，其节数可达 100 余节。口器为咀嚼式。触须 5 节。前胸背板宽扁，覆盖头的大部，略呈扇形，有的种类表面具有斑纹；中、后胸较小。翅 2 对，前翅革质，后翅膜质，翅脉分支甚多。有的种类翅退化或消失。翅的有无及形状大小是蜚蠊分类依据之一。足粗大多毛，基节扁宽，几乎覆盖腹板全部，适于疾走。腹部扁宽。最末腹节背板上着生 1 对尾须。雄虫的最末腹板后缘两侧着生 1 对腹刺，雌虫无腹刺（雌性若虫有腹刺）。雌虫的第 7 腹板为分叶状构造，具有夹持卵荚的作用。

【生活史】

蜚蠊生活史为不完全变态，发育过程有卵、若虫和成虫 3 期（图 18-22）。雌虫产卵前先排泄一种物质形成坚硬、暗褐色的长约 1cm 的卵荚。卵成对垂直排列储于其内。雌虫排出卵荚后常夹持于腹部末端，再分泌黏性物质使卵荚黏附于隐蔽场所或物体上，有的种类卵荚一直附在雌虫腹部末端直至孵化（如德国小蠊）。每个卵荚含卵 16~48 粒。卵荚形态及其内含卵数因种而异。约需 1~3 个月孵化。刚孵出的若虫需经一次蜕皮后才能活动。若虫无翅，生活习性与成虫相似。若虫经 5~7 个龄期发育才羽化为成虫。每个龄期约为 1 个月。成虫羽化后数天即可交配，约 10 天后开始产卵荚。雌虫一生可产卵荚几个至几十个。整个生活史约需数月或一年以上。雌虫寿命约半年至 1 年多，雄虫稍短。生殖方式多为卵生，有些种类可孤雌生殖。

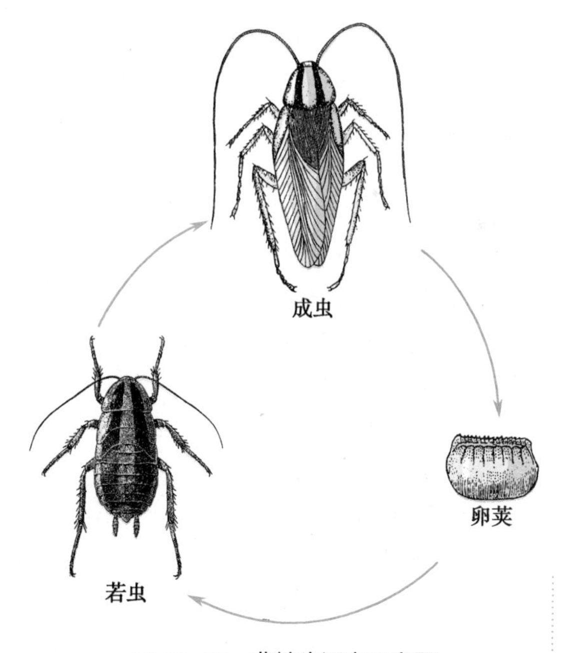

图 18-22　蜚蠊生活史示意图

【生态】

1. 食性　蜚蠊为杂食性昆虫，以人和动物的各种食物、排泄物、分泌物以及垃圾等为食，此外还啃咬布匹、纸张、书籍、纤维板等。嗜食糖类和发酵的食物，并需经常饮水。蜚蠊吃食时边吃、边吐、边排便，该习性可传播多种疾病。蜚蠊耐饥不耐渴，如美洲大蠊雌虫，在有食无水的情况下可存活 40 天，在无食有水时可存活 90 天。在过度饥饿时，有时可见蜚蠊残食其同类及卵荚。

2. 栖息与活动　多数种类栖息于野外，少数种类栖息于室内。家栖种类喜栖息于室内温暖、潮湿、阴暗、隐蔽并靠近水源和食物丰富的地方，如厨房、碗柜的缝隙、垃圾堆以及下水道沟槽等场所。蜚蠊分泌聚集和性信息素，可引诱群栖和交配。昼伏夜出，一般从19时至翌晨5时。其活动高峰因种而异，如德国小蠊为21时，翌晨2时为次峰；美洲大蠊为24时和次晨1时；而黑胸大蠊为20时，23时和次晨2时为次峰。蜚蠊爬行迅速，每分钟达21m，通常活动范围为几十至几百米。在24~32℃时最活跃。低于15℃时，绝大多数不动或微动。

3. 季节消长与越冬 蜚蠊的季节消长因地而异。北方地区多在4月中、下旬出现，10月开始越冬，而南方地区多在3月上旬出现，12月开始越冬。海南地区无越冬现象。在有取暖设备的房间可常年活动。蜚蠊的季节高峰多在7~9月。蜚蠊的季节消长高峰多为单峰型，有的种类为双峰型。当室温低于7.5℃时，便进入越冬状态。各期均可越冬，但以卵荚多见，成虫以雌虫为主。越冬场所与栖息场所基本一致，只是更隐蔽。

【常见蜚蠊种类】

室内优势种有：①德国小蠊（*Blattella germanica*），体长10~14mm，淡褐色，前胸背板上有两条直的暗黑色纵带（图18-21）；②美洲大蠊（*Periplaneta americana*），体长28~32mm，红褐色，前胸背板淡褐色，中部有黑褐色蝶形斑，接近前缘处有“T”形淡黄色斑（图18-21）；③黑胸大蠊（*P. fuliginosa*），体长24~30mm，棕褐色，前胸背板与体色一致，无花纹（图18-21）。

【与疾病的关系】

蜚蠊可携带数十种病原体。从其体内分离出细菌、病毒、真菌以及寄生虫卵和原虫包囊等。细菌以肠道致病菌为主，呼吸道病菌次之，尚有其他多种致病菌；病毒以肠道病毒为主。病原体在蜚蠊体内可存活较长时间，如霍乱弧菌可活6天，耶尔森菌10天，鼠伤寒沙门菌16天，乙肝病毒5天，黄曲霉菌3个月。蜚蠊体内外可机械性携带多种病原体，通过污染食物和餐具而传播。此外，蜚蠊还可作为美丽筒线虫、东方筒线虫、念珠棘头虫和缩小膜壳绦虫等的中间宿主。蜚蠊的分泌物和粪便作为变应原，可引起过敏性哮喘、皮炎等。

【防制原则】

1. 保持室内清洁卫生，及时清除垃圾，堵塞缝隙，妥善贮藏食品。清除柜、箱、橱等缝隙内的卵荚，予以焚烧或烫杀。

2. 用诱捕器或诱捕盒捕杀或采用化学药物杀灭成虫。以乙酰甲胺磷、溴氰菊酯、顺式氯氰菊酯或残杀威等喷洒、烟熏或药笔涂抹杀灭蜚蠊。在蔬菜汁或麦芽糖中加杀虫剂和蟑螂酮B制成毒饵或胶饵诱杀蜚蠊，用噻替派毒饵可使蜚蠊绝育。

3. 对蜚蠊变应原皮试阳性的哮喘和皮炎患者，可用蜚蠊重组变应原进行脱敏治疗。

（木 兰）

第十一节 | 毒隐翅虫

毒隐翅虫属于鞘翅目（Coleoptera）、隐翅虫科（Staphylinidae）、毒隐翅虫亚科（Paederinae）、毒隐翅虫属（*Paederus*）。该属全世界已知600余种，中国约有20种，其中褐足毒隐翅虫（*Paederus fuscipes*）和黑足毒隐翅虫（*P. tamulus*）等常见且毒性较强。

【形态】

以褐足毒隐翅虫为例（图18-23）。成虫体长6.5~7mm，红褐色，有光泽，全身被覆细毛。头部黑色，刻点粗大。复眼褐色。触角11节，丝状，除基部3节、4节外，其余各节黑褐色。咀嚼式口器。触须4节。前胸背板比头略窄，呈长圆形，后部略窄。前翅特化为鞘翅，长方形，比前胸背板大，呈黑色，带有青蓝色金属光泽，刻点粗大。后翅膜质，静止时叠置鞘翅下。足粗短，后足股节末端及各足跗

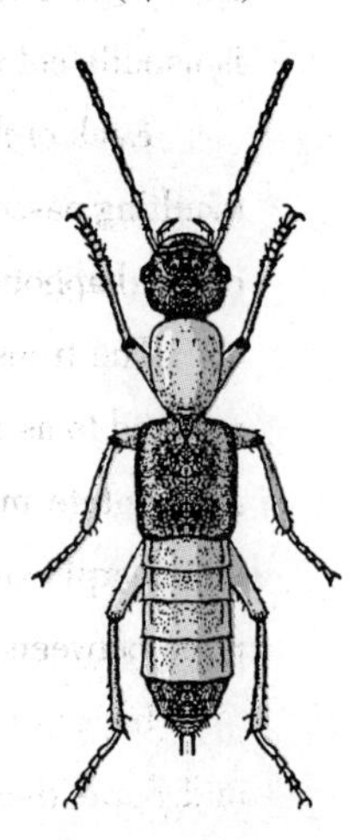
图18-23 褐足毒隐翅虫模式图

节Ⅴ(即第五跗节)为黑色。腹部可见8节,前2节被鞘翅所掩盖,外露的前4节两侧有下陷而后隆起的镶边,其后两节为黑色,末端有黑色尾须1对。

【生活习性】

毒隐翅虫生活史为完全变态,发育过程有卵、幼虫(两龄)、蛹和成虫4期。多滋生在隐蔽潮湿的环境内,幼虫和成虫营捕食性生活,捕食稻田中的害虫。昼伏夜出。白天栖息于潮湿的草地或石下阴暗处。在潮湿闷热的夜晚受到灯光的引诱时常飞入室内。出现季节为4~11月,其中7~9月为高峰。每年繁殖1~3代。以成虫越冬。

【致病】

毒隐翅虫的血淋巴液内含有剧烈的接触性毒素,称毒隐翅虫素(pederin),该毒素是复杂的非蛋白质物质。在发育各期都含有这种毒素,具防御性功能。当虫体被压破或击碎时,毒素与皮肤接触引起毒隐翅虫皮炎(paederus dermatitis),或称线状皮炎(dermatitis linearis)。接触方式,一是直接与破碎虫体接触;二是毒液经手指携带到身体其他部位,引起炎症。主要表现为受损部位有灼热感、痒感及辣痛,严重者出现头痛、低热及附近淋巴结肿大。局部皮肤初呈红斑,稍水肿,随后发生密集小丘疹,继而可出现水疱、脓疱等。病程一般为7~8天。皮损以线状多见,其余依次为斑片状、混合型和点状等。好发于头面部,其次为颈部、上肢与躯干,少数可侵犯阴囊、腹部和腰部等。

【流行与防制】

中国自1959年在四川首次报道以来,已有13个省、自治区、直辖市有散发或暴发流行,主要分布于东、南、西部,而北部少见。好发于农村或城郊附近居民。好发季节为夏秋季,以秋季多见。

防制主要包括:清除杂草等滋生地;关好纱门纱窗,防止成虫飞入室内;切忌在皮肤上拍打压碎虫体;在该虫活动高峰季节,在室内外喷洒药物杀虫。当皮肤与虫体接触后应立即清洗或涂以碱性溶液,如氨水等;皮损处涂薄荷炉甘石洗剂或氧化锌油。在皮肤水肿和糜烂处用高锰酸钾水溶液、半边莲加藤黄酒精浸液、新鲜马齿苋捣烂湿敷等。

(木　兰)

Summary

Insects are animals with a hard exoskeleton, and the body of adult is composed of three parts: the head with one pair of antennae, the thorax which carries three pairs of legs and usually one or two pairs of wings, and the abdomen which contains the guts and reproductive organs. The body cavity (coelom) is often called a haemocoele because it contains the insect's blood. Insect blood is usually colourless and is called haemolymph.

Each of the larval stages is called an instar, thus egg hatches into a first instar larva which after moulting passes into the second instar larva and so on until the pupa is formed. Houseflies and other cyclorrhaphous flies have three larval instars whereas mosquitoes have four larval instars.

The transformation from the egg stage through the immature stages to the final adult form is referred to as metamorphosis, a word meaning "change in form". Many insects have what is termed a complete metamorphosis, others pass through an incomplete metamorphosis. In incomplete metamorphosis the last instar gives rise to the adult, whereas a complete metamorphosis includes a pupa between those development stages.

Insects may cause a wide range of health problems in humans, not only by biting, toxication and parasitism, but also by transmitting several important diseases, such as: malaria, filariasis, dengue fever, leishmaniasis, encephalitis and plague.

19章
本章数字资源

第十九章 蛛形纲

本章目标测试

蛛形纲中与医学有关的有蜱螨亚纲（Acari）、蝎亚纲（Scorpiones）和蜘蛛亚纲（Araneae）。蜱螨亚纲是本纲中的重要类群，其中有些种类可传播病原体引起蜱、螨媒性疾病，有些则可通过叮咬、吸血、毒害、寄生或致敏等引起蜱、螨源性疾病。

蛛形纲成虫具足4对，无触角，无翅，仅具单眼（数目不超过12个）。躯体分头胸部及腹部或头胸腹愈合为一体。头胸部由6节组成，背面通常包以一块坚硬的背甲，腹面有一块或多块腹板，或被附肢的基节遮住。腹部由12节组成，除蝎类外，大多数蛛形纲动物的腹部不再分成明显的两部分。螯肢在口的前方，2~3节，钳状或非钳状；触肢（即须肢）6节，钳状或足状；足4对，通常分为基节、转节、股节、膝节、胫节和跗节6节，跗节末端有爪。气门有或无，其位置和数目各类群不同。生活史可分为卵、幼虫、若虫和成虫四期。若虫期数因类群而异。幼虫有足3对，若虫有足4对。若虫与成虫形态相似，但生殖器官尚未成熟。蜱螨有卵生（oviparity）或卵胎生（ovoviviparity）。生殖方式主要是两性生殖，也有些种类行孤雌生殖（parthenogenesis）。

本章将介绍蜱螨亚纲中有重要医学意义的蜱、革螨、恙螨、蠕形螨、疥螨、粉螨和尘螨等。

第一节 蜱

蜱（tick）属于蛛形纲、蜱螨亚纲、寄螨总目（Parasitiformes）、蜱目（Ixodida），下分硬蜱科（Ixodidae）、软蜱科（Argasidae）、纳蜱科（Nuttalliellidae）和恐蜱科（Deinocrotonidae）。全世界已知900余种（亚种），我国已记录的硬蜱科有100余种（亚种），软蜱科10余种。

一、硬蜱

硬蜱（hard tick）属于硬蜱科，成蜱在躯体背面有盾板，故称硬蜱。硬蜱是蜱螨类中体型最大的一类。

【形态】

硬蜱虫体呈圆形或长圆形，体长2~10mm，雌蜱饱血后胀大可至20~30mm。表皮革质，背面具甲壳质化盾板。虫体分颚体和躯体两部分。

颚体（gnathosoma）亦称假头（capitulum），位于躯体前端，向前突出，从背面可见。颚体由颚基、螯肢、口下板及须肢组成。颚基与躯体前端相连，呈六角形、方形或矩形。雌蜱颚基背面有1对孔区（porose area），司感觉功能。螯肢一对，从颚基背面中央伸出，是重要的刺割器。口下板1块，位于螯肢腹面，与螯肢合拢时形成口腔；口下板腹面有倒齿，为吸血时固着器官。须肢1对，位于螯肢两侧，分4节，第4节短小，嵌生于第3节端部腹面小凹陷内，对蜱体有固定作用（图19-1）。

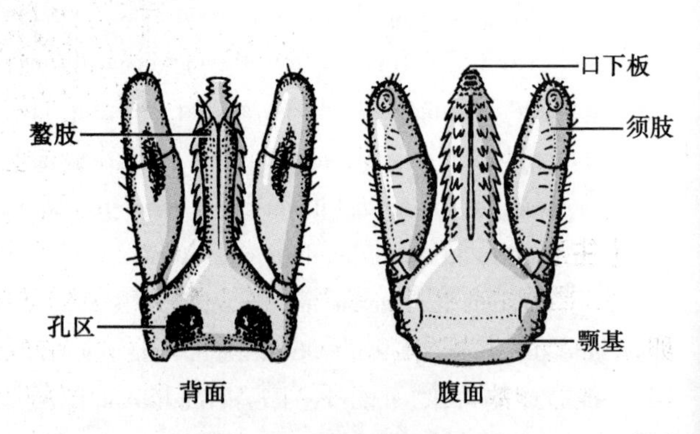

图19-1 硬蜱颚体模式图

躯体呈袋状，左右对称。雄蜱背面的盾板

几乎覆盖整个躯体，雌蜱盾板小，有的蜱在盾板后缘形成不同花饰称缘垛（festoon）。腹面具足 4 对，分 6 节，即基、转、股、胫、后跗和跗节。基节上通常有距。跗节末端有爪 1 对及爪间突 1 个。第Ⅰ对足跗节具哈氏器（Haller's organ），司嗅觉功能。气门 1 对，位于第Ⅳ对足基节的后外侧，气门板宽阔。生殖孔位于腹面的前半，常在第Ⅱ、Ⅲ对足基节之间的水平线上。肛门位于躯体的后部，常有肛沟。雄蜱腹面有甲壳质板（图 19-2）。

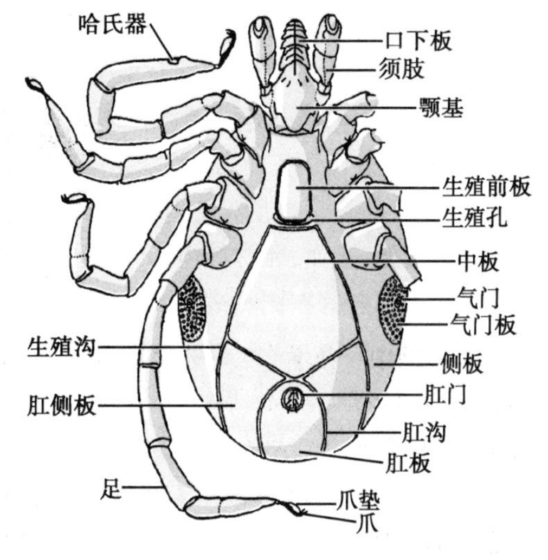

图 19-2　硬蜱成蜱腹面模式图

【生活史】

硬蜱的生活史分为卵、幼蜱、若蜱和成蜱四个时期（图 19-3）。卵呈球形或椭圆形，直径约 0.5~1mm，淡黄色至褐色。适宜条件下卵可在 2~4 周内孵化出幼蜱。幼蜱形似若蜱，但体小，足 3 对，幼蜱吸血后经 1~4 周蜕皮为若蜱。硬蜱若蜱仅一期，与成蜱形态相似，足 4 对，但生殖系统尚未发育成熟，无生殖孔。若蜱吸血后再经 1~4 周蜕皮为成蜱。硬蜱完成一代生活史需数月、1 年、2 年或 3 年，因蜱种而异。当滋生环境不利时，硬蜱可出现滞育现象，生活周期可延长至数年，但在自然条件下硬蜱寿命一般为数月至数年不等。

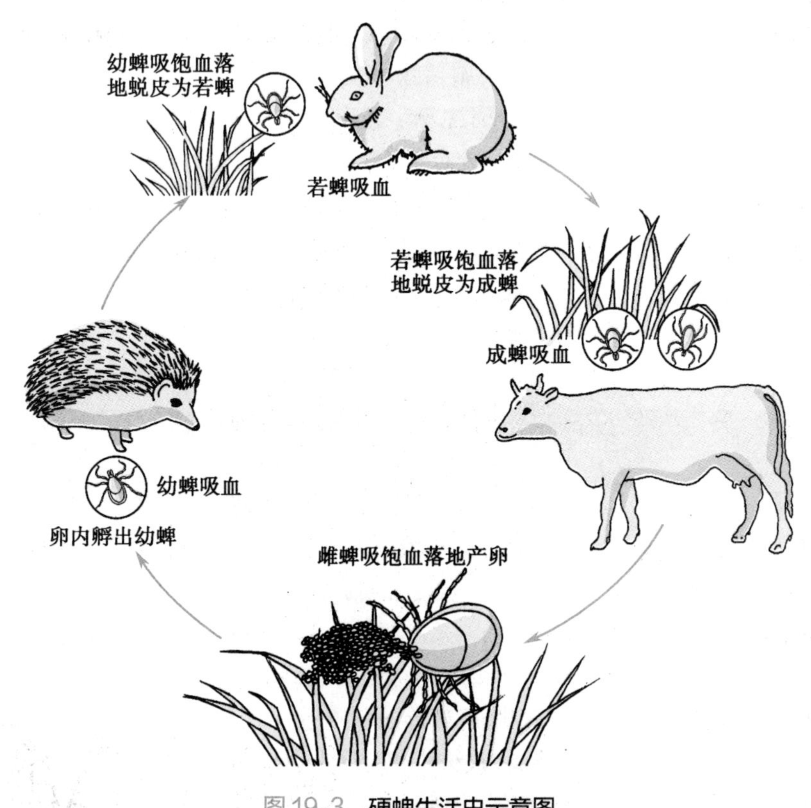

图 19-3　硬蜱生活史示意图

【生态】

1. 栖息地与产卵　硬蜱多栖息在森林、草原、荒漠地带等草木茂盛处。雌性成蜱饱血后落地产卵，产卵场所常为草地、树根、畜舍等处的缝隙。硬蜱一生仅产卵 1 次，饱血后卵在 4~40 天内全部产出，一次产卵数千粒，有些可产卵 2 万粒以上。雌蜱产卵后干瘪死亡，雄蜱一般存活 1 个月左右，可交配数次。

2. 宿主与吸血习性 硬蜱在生活史各期(卵除外)均需吸血。多在白天侵袭宿主,吸血时间较长,幼蜱和若蜱吸血持续时间一般为 2~5 天,成蜱则需 5~10 天。硬蜱的吸血量很大,饱血后身体可胀大几倍至几十倍不等。因为硬蜱的幼蜱、若蜱、雌雄成蜱均吸血,所以完成一代生活史至少需要 1 个宿主,宿主范围广泛,涉及陆生哺乳类(包括人)、鸟类、爬行类和两栖类,在流行病学上有重要意义。根据其更换宿主的种类和次数可分为四种宿主类型:①单宿主蜱:发育各期都在同一个宿主体上寄生、交配、吸血,雌蜱饱血后落地产卵,如微小扇头蜱(*Rhipicephalus*(*Boopilus*)*microplus*);②二宿主蜱:幼蜱与若蜱在同一宿主寄生、吸血,成蜱则寄生另一宿主,如残缘璃眼蜱(*Hyalomma detritum*);③三宿主蜱:幼蜱、若蜱、成蜱分别在 3 个不同宿主体上寄生,90% 以上的硬蜱为三宿主蜱,蜱媒病的重要媒介大多数是三宿主蜱,如全沟硬蜱、草原革蜱。

3. 寻觅宿主 蜱的嗅觉敏锐,对动物的汗臭和 CO_2 很敏感,当与宿主相距 15m 时,即可感知。一旦接触宿主即迅速攀爬而上。蜱对宿主寄生部位有一定选择性,多寄生于皮肤较薄、不易被搔抓的部位,如动物或人的颈部、耳后、腋窝和大腿内侧等处。蜱的活动范围不大,一般为数十米。

4. 季节消长与越冬 温湿度、光照、土壤和宿主等都可以影响硬蜱的季节消长和活动。温暖地区多数蜱种在春、夏、秋季活动,炎热地区有些蜱种在秋、冬、春季活动。例如,我国东北林区的全沟硬蜱出现于 4 月中、下旬,5 月达密度高峰,6 月以后很少见。硬蜱多在栖息场所越冬,如动物的洞穴、土块、落叶层中或宿主体表。除自然条件外,蜱自身的发育类型也与其季节消长和越冬有关,越冬虫期因种类而异。

【重要种类】

1. 全沟硬蜱(*Ixodes persulcatus*) 身体呈卵圆形、褐色。颚基宽短、近五角形。颚基腹面的耳状突钝齿状。须肢细长。雌蜱盾板椭圆形,无眼及缘垛,肛沟围绕在肛门之前(图 19-4)。成蜱多寄生于家畜和野生动物,亦侵袭人,幼蜱和若蜱寄生于小型哺乳动物及鸟类,为森林脑炎和莱姆病的主要媒介,亦可传播 Q 热和北亚蜱传斑疹伤寒。分布于我国东北、华北、西北和西藏等地。

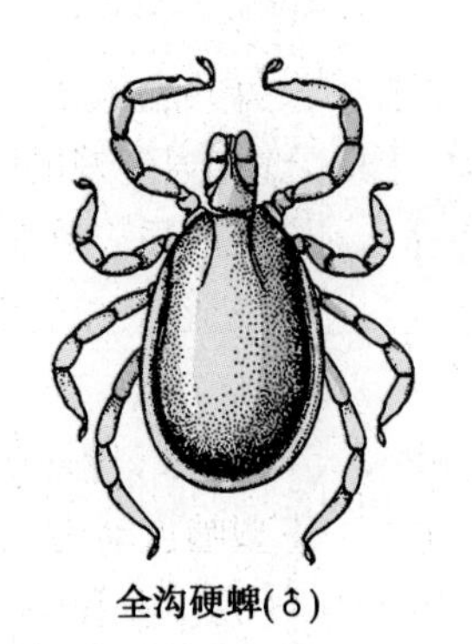
全沟硬蜱(♂)

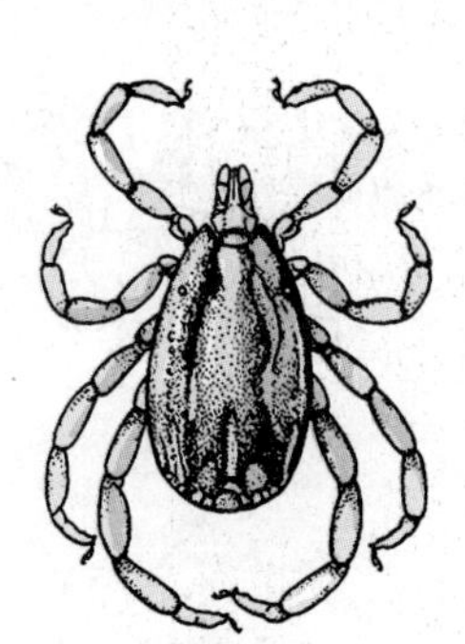
亚东璃眼蜱(♂)

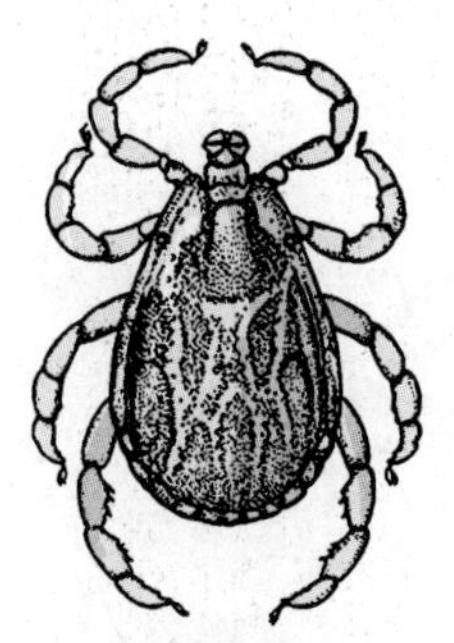
草原革蜱(♂)

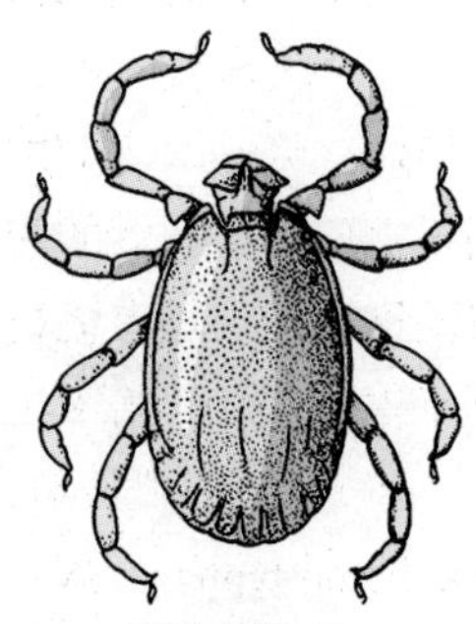
嗜群血蜱(♂)

图 19-4 **四种硬蜱成蜱模式图**

2. 亚东璃眼蜱(*Hyalomma asiaticum kozlovi*) 颚基两侧缘略突出。须肢狭长。盾板上刻点稀少。眼大突出呈半球形。雄蜱气门板呈逗点状,有狭长的肛侧板。足各关节呈淡色环带(图 19-4)。成蜱主要寄生于骆驼、牛、羊等家畜,亦可侵袭人,幼蜱和若蜱常寄生于小型野生动物,为克里米亚刚果出血热的传播媒介,多见于荒漠或半荒漠地带,分布于我国吉林、内蒙古以及西北等地区。

3. 草原革蜱(*Dermacentor nuttalli*) 盾板上珐琅斑明显,有眼和缘垛;须肢宽短,颚基矩形,足I转节的背距短而圆钝(图 19-4)。成蜱寄生于大型哺乳类,有时侵袭人,幼蜱和若蜱寄生于各种啮齿动物,是北亚蜱传斑疹伤寒的主要媒介,多见于半荒漠草原地带,分布于我国东北、华北、西北和西藏等地区。

4. 嗜群血蜱(*Haemaphysalis concinna*) 体小,黄褐色;颚基为矩形,须肢为短棒状、第三节前端伸长并向内弯;躯体背面的盾板为圆形,盾板上无色斑,边缘无眼,后缘有缘垛;雌蜱颈沟浅而宽,雄蜱颈沟短而浅;雄蜱和雌蜱的气门板分别为椭圆形和亚圆状(图 19-4)。成蜱多寄生于大型哺乳动物或人,幼蜱、若蜱多寄生于小型哺乳动物,是森林脑炎的传播媒介,多寄生于林区和灌木丛,分布于我国东北、新疆等地区。

【与疾病的关系】

1. 直接危害　硬蜱叮刺宿主皮肤,可导致局部充血、水肿等急性炎症反应,亦可造成继发感染。有些硬蜱唾液腺分泌的神经毒素,可经叮刺吸血注入宿主体内导致运动性神经纤维传导阻滞,引起上行性肌肉萎缩性瘫痪或神经麻痹,称为蜱瘫痪(tick paralysis),重者可致呼吸衰竭而死亡。该病在我国东北和山西均有报道。

2. 传播疾病　蜱媒病属自然疫源性疾病和人兽共患病,能够在人与其他脊椎动物宿主之间互相传播。

(1)森林脑炎(forest encephalitis):是由森林脑炎病毒,又称蜱传脑炎病毒(tick-borne encephalitis virus,TBEV),引起的一种急性传染病。传染源主要为野生脊椎动物(野生啮齿类、鸟类等),通过硬蜱叮刺吸血传播,传播媒介主要是全沟硬蜱。多发生在 5~8 月。主要分布于我国东北林区等地,四川、河北、新疆、云南等省也有散发病例报道,患者主要是伐木工人。

(2)克里米亚-刚果出血热(Crimean-Congo hemorrhagic fever):是由克里米亚-刚果出血热病毒(Crimean-Congo hemorrhagic fever virus)感染所致的蜱媒自然疫源性疾病。传染源主要为绵羊和塔里木兔,其次是急性期病人及其他牧区家畜或野生动物。本病通过硬蜱叮刺吸血传播,传播媒介主要是亚东璃眼蜱,亦可因接触患者的血液、分泌物、排泄物而感染。发病高峰期为 4~5 月份。本病在国内首先发现并主要流行于新疆,故我国又称新疆出血热(Xinjiang hemorrhagic fever),患者主要是牧民。

(3)莱姆病(Lyme disease):是由伯氏疏螺旋体(*Borrelia burgdorferi*)感染引起的一种人畜共患自然疫源性蜱媒传染病。传染源为啮齿动物、其他大型哺乳动物及患者。主要通过硬蜱的叮刺吸血传播,传播媒介主要是全沟硬蜱等。多发于气候温和的夏季。我国黑龙江、新疆、吉林及河南等省区均有本病流行,患者主要见于林业工人、山区居民和各类野外工作者。

(4)Q 热(Q fever):病原体为 Q 热立克次体(*Rickettsia burneti*),是我国主要的人兽共患病之一。传染源主要是家畜(牛、羊等),其次是野生哺乳动物。本病主要由呼吸道吸入传播,亦可通过蜱的叮刺吸血传播以及蜱的粪便污染伤口而感染等,多种硬蜱可作为本病的传播媒介。发病无明显季节性。我国许多省份均有流行,在内蒙古、四川、云南、新疆及西藏等省区、自治区曾发生过暴发流行,患者多见于兽医、牧民、屠宰场及皮革厂工人等。

(5)北亚蜱媒斑疹热(North-Asia tick-borne typhus):又称西伯利亚蜱媒斑疹伤寒(Siberian tick-borne typhus),病原体为西伯利亚立克次体(*Rickettsia sibirica*)。传染源主要是小型啮齿动物(如鼠类),通过硬蜱的叮刺吸血传播,媒介蜱种较多,如草原革蜱等。发病季节多在 3~11 月。在我国主要流行于新疆、内蒙古、黑龙江地区,发病者多为青壮年及牧民。

(6)发热伴血小板减少综合征(severe fever with thrombocytopenia syndrome):俗称"蜱咬病",是在我国中部地区发现的新发传染病,是一种自然疫源性疾病。病原体为布尼亚病毒科白蛉病毒属发热伴血小板减少综合征病毒(severe fever with thrombocytopenia syndrome virus,SFTSV),简称新布尼亚病毒。该病主要通过蜱叮刺吸血传播,极少见人传人现象,但接触急性期病人或病人尸体血液亦可能被传染。流行期为 4~10 月,流行高峰为 5~7 月。近年来,我国在湖北、河南、山东、江苏、安徽和辽宁等省相继发现病例。在丘陵、山地、森林等地区生活、生产的居民和劳动者以及赴该类地区户外活动的旅游者感染风险较高。

(7)巴贝虫病(babesiasis):是一种原虫病,病原体为巴贝虫(*Babesia*),主要寄生于牛、马、羊等哺乳动物的红细胞内,该虫是通过硬蜱媒介在哺乳动物间传播感染。人偶尔感染,我国云南和内蒙古有报道。

此外,硬蜱还可作为人埃立克体病(human ehrlichiosis)、苏格兰脑炎(Scotland encephalitis)、波瓦生脑炎(Powassan encephalitis)、基萨那森林病(Kyasanur forest disease)、鄂木斯克出血热(Omsk hemorrhagic fever）和落基山斑点热（Rocky Mountain spotted fever）等疾病的传播媒介。

【防制原则】

1. 环境防制 草原地带可采用牧场轮换和隔离办法灭蜱，使硬蜱得不到吸血机会。垦荒，清除灌木杂草，清理禽畜圈舍，堵洞嵌缝以防硬蜱滋生，捕杀啮齿动物等。

2. 化学防制 在硬蜱栖息及越冬场所可喷洒化学杀虫剂如倍硫磷、马拉硫磷、毒死蜱、溴氰菊酯等，对牲畜可进行定期喷洒或药浴杀蜱，在林区可用烟雾剂灭蜱。杀虫剂中加入蜱的性外激素与集聚激素可诱蜱而提高杀灭效果。

3. 个人防护 进入有硬蜱地区应穿防护服、长袜长靴及戴防护帽等，或用驱避药物浸泡衣物。皮肤裸露部位可涂驱避剂，并应快步行走，定时检查体表，防止蜱叮咬。离开时应相互检查，避免将蜱带出疫区。

二、软蜱

软蜱（soft tick）属于软蜱科（Argasidae），成蜱躯体背面无盾板，体表呈皮革质，故称软蜱。

【形态】

软蜱颚体较小，位于躯体腹面的前部，从背面不可见（图 19-5）。颚基背面无孔区，须肢长杆状，各节均可活动。躯体体壁柔韧，体形似扁囊，呈卵圆形，前端突起部分为顶突（hood）。躯体背面无盾板，体表多呈颗粒状小疣，或具皱纹、盘状凹陷。气门板小，位于第Ⅳ对足前外侧。生殖孔位于腹面的前部，两性特征不显著。各基节均无距刺，跗节有爪，无爪垫。肛门位于身体中间或稍后，某些种类有肛前沟、肛后中沟和肛后横沟，分别位于肛门的前后方（图 19-5）。成蜱及若蜱第Ⅰ、Ⅱ对足间有基节腺开口。基节腺液有调节虫体血淋巴、水分和电解质平衡的作用。雌雄软蜱区别不明显。

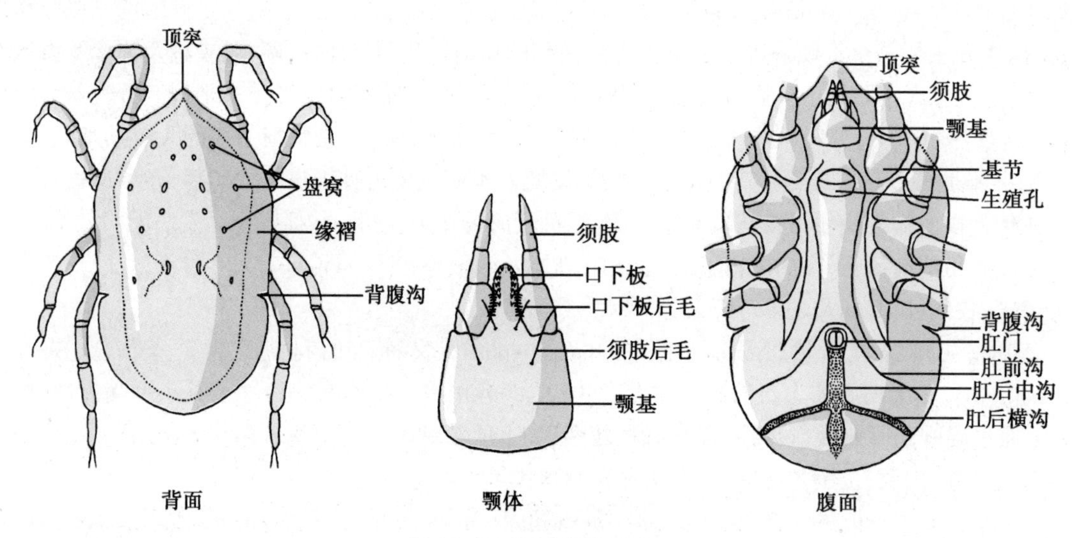

图 19-5 软蜱成蜱模式图

软蜱与硬蜱形态特征的鉴别见表 19-1。

表 19-1 软蜱与硬蜱形态特征的鉴别

鉴别点	硬蜱	软蜱
颚体	在躯体前端，从背面可见	在躯体前部腹面，从背面不可见
颚基背面	有 1 对孔区	无孔区
须肢	较短，第 4 节嵌在第 3 节上，各节运动不灵活	较长，各节运动较灵活
躯体背面	有盾板，雄性大，雌性小	无盾板；体表有许多小疣，或具皱纹、盘状凹陷

续表

鉴别点	硬蜱	软蜱
基节腺	退化或不发达	发达;足基节Ⅰ、Ⅱ之间,通常有1对基节腺开口
雌雄蜱区别	雄蜱体小且盾板大,遮盖整个虫体背面;雌蜱体大且盾板小,仅遮盖背面前部	雌雄区别不明显

【生活史】

软蜱的生活史分为卵、幼蜱、若蜱和成蜱四个时期。卵呈椭圆形。成蜱多次吸血,多次产卵,一次产卵50~200粒,总数可达上千。在适宜条件下卵可在2~4周内孵化出幼蜱。幼蜱形似若蜱,但体小,足3对,幼蜱经1~4周蜕皮为若蜱。若蜱正常为3~4期,有的可达5~8期,若蜱经1~4周蜕皮为成蜱。多数软蜱完成一代生活史需半年至2年。软蜱耐饥能力可长达几年,甚至十几年,一般可存活5~6年至数十年。

【生态】

软蜱多为多宿主蜱,幼蜱、各龄若蜱和成蜱以及成蜱每次产卵前都需寻找宿主吸血,饱血后离去。软蜱侵袭宿主吸血多在夜间,吸血时间较短,一般持续数分钟至一小时。软蜱的各龄若蜱均需更换宿主,成蜱亦多次更换宿主,有时一个世代需要更换5~20个宿主。这种不断更换宿主的习性在虫媒病传播上有重要意义。软蜱主要寄生于鸟类和洞穴哺乳类动物等,有些种类可侵袭人体。常栖息于家畜的圈舍、野生动物的洞穴、鸟巢及房舍的缝隙中。候鸟的季节迁移,是软蜱播散的重要因素。软蜱因多在宿主洞巢内,故终年都可活动。越冬场所主要在宿主住处附近,越冬虫期长短因种而异。

【重要种类】

乳突钝缘蜱(*Ornithodoros papillipes*)体缘圆钝,背腹面之间无缝隙相隔。体表颗粒状。口下板短,其前端只达须肢第2节前缘。肛后横沟与肛后中沟交界处成直角。生活于荒漠或半荒漠地区,栖息于中小型兽洞或岩窟内,在房舍内亦有发现。寄生于蟾蜍、刺猬、野兔、野鼠和牛羊等动物,亦可侵袭人。国内分布于新疆等地,为蜱媒回归热的媒介,亦可传播Q热等。

【与疾病的关系】

1. 蜱媒回归热(tick borne relapsing fever)　又称地方性回归热(endemic relapsing fever),病原体为螺旋体科疏螺旋体属中的约20种螺旋体。鼠类及病人是本病的主要传染源。病原体可以通过软蜱的唾液腺或基节腺排出体外,经叮刺吸血或基节腺分泌物污染皮肤伤口传播。我国的主要传播媒介是乳突钝缘蜱和特突钝缘蜱,二者传播的病原体分别是伊朗包柔螺旋体(*Borrelia persica*)和拉氏包柔螺旋体(*Borrelia latyshevyi*)。发病多在4~8月份,人群普遍易感。本病流行于我国新疆及西部边缘省份。

2. 其他疾病　研究表明,人兽共患病土拉弗菌病的病原体可在拉合尔钝缘蜱(*O. lahorensis*)体内存活200~700天,故软蜱在该病的自然疫源地中参与病菌的循环和保存。软蜱亦是Q热和北亚蜱媒斑疹热的传播媒介。

【防制原则】

居室、禽舍、马厩和牛栏内的裂隙或洞缝是软蜱的滋生地,应定期予以清理和喷洒杀虫剂。进入这些处所的人员应避免长时间停留,必要时可穿戴防护服、帽,以防软蜱爬附。

(湛孝东)

第二节 革　螨

革螨(gamasid mites)属寄螨总目,中气门目(Mesostigmata)、单殖板亚目(Monogynaspida),与医学有关的属于皮刺螨总科(Dermanyssoidea)中的皮刺螨科(Dermanyssidae)、巨刺螨科(Macronyssidae)和厉螨科(Laelapidae)。全世界已知革螨800余种,我国记录600余种。

【形态】

成螨呈卵圆形，黄色或褐色，体表膜质。体长 0.2~0.5mm，个别种类可达 1.5~3.0mm。虫体分颚体和躯体两部分（图 19-6）。

颚体位于躯体前端，由颚基、螯肢及须肢组成。颚基紧连躯体，其形状是分类鉴定的依据。螯肢由螯杆和螯钳组成，螯钳分动趾和定趾。雄螨螯肢演变为导精趾（spermatophoral process）。须肢长棒状，因基部与颚基愈合，故仅见 5 节。

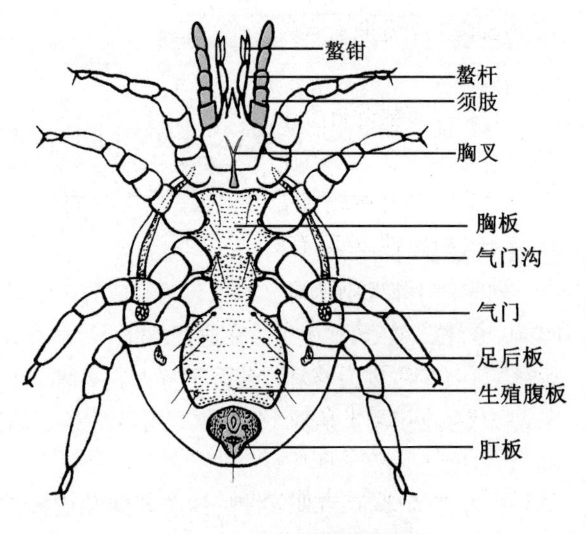

图 19-6 革螨成螨模式图

躯体一般呈卵圆形或椭圆形，背面隆起，有背板 1~2 块。背板上的刚毛数目和排列的毛序，因种而异。多数种类躯体腹面前缘具叉形胸叉。雌螨腹面有胸板、生殖板、腹板和肛板。某些种类生殖板和腹板可愈合为生殖腹板。雄螨腹面的骨板常愈合为一块全腹板。雌螨生殖孔位于胸板之后，被生殖板遮盖，呈横缝隙状。雄螨生殖孔位于胸板前缘，呈漏斗状。具气门 1 对，呈圆孔状，位于第Ⅲ、Ⅳ对足基节间的外侧，与向前延伸至足基节Ⅱ的气门沟连接。足 4 对，分 6 节，足Ⅰ跗节背面亚末端有 1 个跗感器，司感觉功能。

【生活史】

革螨生活史分为卵、幼螨、前若螨、后若螨和成螨五个时期（图 19-7）。革螨行卵生、卵胎生或孤雌生殖。雌螨产卵后一般在 1~2 天孵出幼螨。幼螨白色，足 3 对，无气门，不摄食，在 24 小时内蜕皮为前若螨。前若螨足 4 对，气门沟较短，雌性吸血 2 次，雄性吸血 1 次，经 2~6 天发育为后若螨。后若

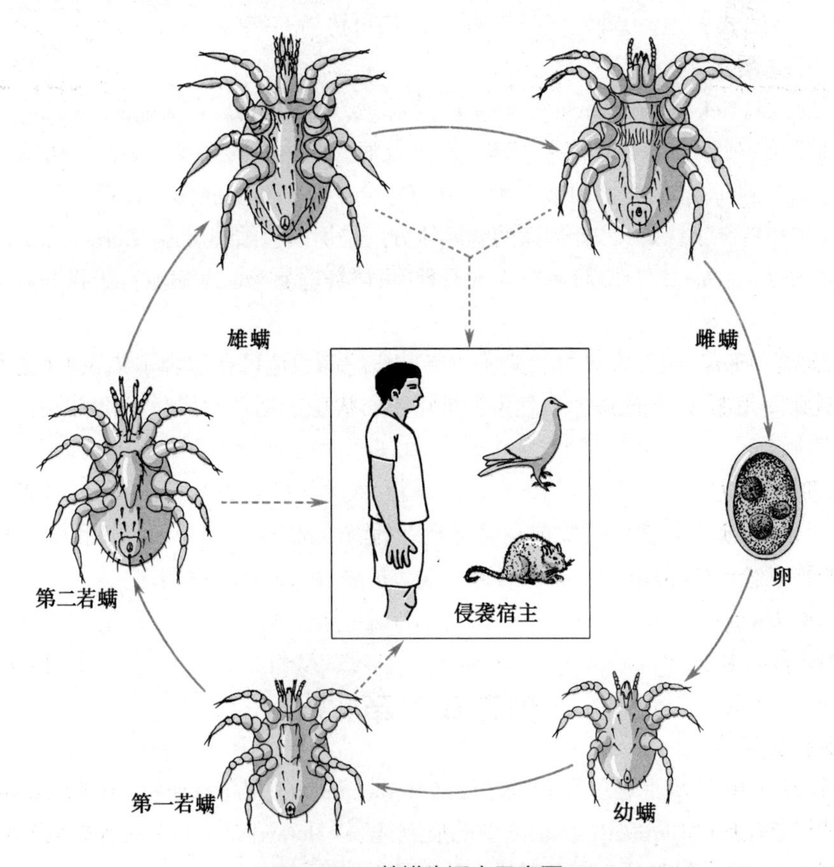

图 19-7 革螨生活史示意图

螨与成螨相似，但无生殖孔和生殖板，摄食后经 1~2 天蜕皮为成螨。革螨一般情况下 1~2 周完成生活史。自生型寿命通常较寄生型短。

【生态】

革螨大多数营自生生活，少数营寄生生活。营自生生活的革螨主要捕食小型节肢动物，亦能以腐败的有机质为食。营寄生生活的革螨多寄生宿主体表，如厉螨属；少数寄生宿主体内，如呼吸道、外耳道、肺部等，如肺刺螨属等。革螨宿主广泛，包括哺乳类、鸟类、爬行类、两栖类及无脊椎动物等，亦可侵袭人。寄生性革螨，有的为专性吸血者，以宿主的血液和组织液为食，雌、雄成螨、若螨均吸血；有的为兼性吸血，既可刺吸血液，亦可捕食小型节肢动物或有机质，如格氏血厉螨。按寄生特性可将革螨分为：①巢栖型：整个发育和繁殖过程都在宿主巢穴中进行，仅在吸血时才与宿主接触，其宿主广泛，吸血量较多，耐饥力较强（可达数月）。此型中兼性血食者如格氏血厉螨，专性血食者如柏氏禽刺螨。②毛栖型：长期寄生在宿主体表，对宿主有选择性，吸血量较少，耐饥力较差（仅为数周）。此型中兼性血食者如毒厉螨，专性血食者如淡黄赫刺螨；③腔道型：寄生于宿主鼻腔、呼吸道、肺、外耳道，对宿主选择严格，专性吸食者如鼻刺螨属、内刺螨属和肺刺螨属，以血液和体液等为食。

革螨的活动虽受温度、湿度和光照的影响，但整年都可活动。其种群密度一般在 9 月份后逐渐增高，10~11 月份出现高峰，入冬后渐降，春夏季密度最小。季节消长受宿主活动的季节变化，宿主巢穴内微小气候条件以及在巢穴中居住的时间长短等因素的影响。

【重要种类】

1. 柏氏禽刺螨（*Ornithonyssus bacoti*）　雌螨背板狭长，足Ⅱ水平处最宽，向后逐渐狭窄，末端稍尖；背面表皮密生长刚毛，其长度约与背板的刚毛等长。生殖板狭长，后端尖细，肛板长椭圆形。螯肢呈剪状（图 19-8）。属巢栖型，寄生于鼠类，亦可侵袭人。

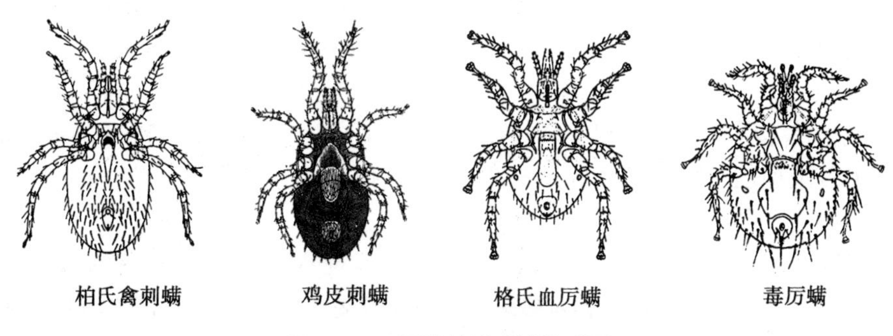

图 19-8　四种革螨成螨模式图

2. 鸡皮刺螨（*Dermanyssus gallinae*）　雌螨背板前端宽后端窄，末端平直。胸板宽大于长，拱形。生殖板末端钝圆。肛板呈圆三角形。螯肢刺针状或鞭状（图 19-8）。属巢栖型，寄生于家禽，常自禽窝中爬出叮刺人体。

3. 格氏血厉螨（*Haemolaelaps glasgowi*）　雌螨背板几乎覆盖整个背部，胸板扁宽，后缘内凹；生殖腹板较短。螯肢发达，钳齿毛中部膨大，末端细长呈弯钩状（图 19-8）。属巢栖型，寄生于鼠类，亦可叮刺人体吸血。

4. 毒厉螨（*Laelaps echidninus*）　宽卵圆形，棕黄色，体长 1~1.4mm。胸板长宽几乎相等，似正方形，上有 3 对刚毛。生殖腹板后端膨大、后缘凹，几乎与肛门相接，上有 4 对毛（图 19-8）。属毛栖型兼寄生性革螨，常寄生于家鼠、野鼠，可侵袭人，世界性分布。

【与疾病的关系】

1. 直接危害　革螨叮刺吸血可造成局部皮肤损害及过敏性反应，称为革螨皮炎（gamasidosis），患者局部皮肤出现红色丘疹，中央有针尖大小的螯刺痕迹，较痒，重者出现丘疹样荨麻疹。此外，少数体内寄生革螨偶尔侵入人体，引起各种螨病如肺螨病，即由肺刺螨属（*Pneumonyssus*）的革螨寄生肺部引起。

2. 传播疾病

（1）肾综合征出血热（hemorrhagic fever with renal syndrome，HFRS）：又称流行性出血热（epidemic hemorrhagic fever，EHF），病原体为汉坦病毒（Hantavirus）。传染源主要是鼠类，病原体可随鼠类排泄物（如唾液、尿、粪便等）排出体外，经呼吸道、消化道和接触传播，亦可通过革螨叮刺传播。国内已证实多种革螨可作为本病的传播媒介。一年四季均可发病，患者多见于青壮年。该病在欧洲和亚洲流行较广泛，我国大部分地区都有流行。

（2）立克次体痘（rickettsial pox）：又称疱疹性立克次体病（vesicular rickettsiosis），病原体为小蛛立克次体（*Rickettsia akari*）。传染源主要是鼠类，传播媒介主要为血红异皮螨（*Allodermanyssus sanguineus*），通过叮刺吸血传播。本病主要流行于美国东北部，近年来我国亦有发现。

（3）其他：革螨在森林脑炎、Q 热、地方性斑疹伤寒、土拉弗菌病、圣路易脑炎、淋巴细胞脉络丛脑膜炎等疾病的疫源地，参与病原体的循环和保存。

【防制原则】

1. 环境防制 包括保持居室清洁、定期暴晒被褥，以及清除鼠穴和清理鸡窝、鸽巢等。传染疾病的革螨大多是寄生于鼠体或栖息于鼠穴中的种类，故灭鼠是防制革螨的重要措施。

2. 化学防制 有机磷杀虫剂杀螨效果较佳，应定期进行地面药物喷洒，动物饲养房和鼠洞内可用敌敌畏熏蒸灭螨效果较好。

3. 个人防护 可能接触革螨的工作人员，应穿“五紧”服，裸露部位涂抹驱避剂，如避蚊胺和邻苯二甲酸二甲酯等，亦可用布带浸泡驱避剂系于手腕、踝关节，防止革螨侵袭。

（湛孝东）

第三节 恙 螨

恙螨（chigger mites）属于真螨总目（Acariformes）、绒螨目（Trombidiformes）、前气门亚目（Prostigmata），恙螨总科（Trombiculoidea）中的恙螨科（Trombiculidae）和列螨科（Leeuwenhoekiidae）。全世界已知 3 000 余种（亚种）。我国已记录 500 余种（亚种）。

【形态】

1. 成螨与若螨 成螨体长 1.0~2.0mm，外形呈 8 字形，通常为红色，全身密布绒毛；若螨形似成螨，体长 0.5~1.0mm，体表覆盖的绒毛相对稀疏。成螨和若螨均具有 4 对足，足末端有 1 对爪。足Ⅰ较长，有触角作用。

2. 幼螨 由于绝大多数恙螨种类都是从其寄生的宿主体上采得的幼螨，所以目前恙螨的分类仍以幼螨形态为依据。幼螨一般呈椭圆形，体色为红、橙、淡黄或乳白色。初孵出时体长约 0.2mm，饱食后可达 0.5~1.0mm 以上。颚体位于躯体前端，螯肢基节宽大，呈三角形；端节称螯肢爪，呈弯刀状。须肢圆锥形，分为转节、股节、膝节、胫节和跗节，转节较小，股节最大，胫节末端有爪，跗节呈拇指状，着生于胫节腹面内侧缘。颚基在腹面向前延伸，其外侧形成 1 对螯盔（galea）。躯体背面前部有盾板（scutum），是重要分类依据。盾板上通常覆盖有 5 根刚毛，中部有 2 个圆形的感器基（sensillary base），由此生出具有感觉功能的感器（sensillum），感器分鞭丝状和棍棒状两型。多数种类有眼 2 对，位于盾板两侧的眼板上，少数为 1 对或无眼。盾板后方的躯体上有横列的背毛，其排列的行数和数目等因种类而异。气门有或无，位于颚基与第一对足基节之间。足 3 对，分为 6 或 7 节，如为 7 节则股节又分为基股节和端股节，跗节末端有 1 对爪和 1 个爪状爪间突，足上多羽状毛（图 19-9）。

【生活史】

恙螨发育过程有卵、前幼螨（prelarva）、幼螨、若蛹（nymphochrysalis）、若螨（nymph）、成蛹（imagochrysalis）和成螨等七期（图 19-10）。卵呈球形，淡黄色，直径约 200μm，成堆产于土壤浅表缝隙中。卵期约 2~8 天，适宜条件下，卵内幼螨发育成熟，卵壳破裂，逸出前幼螨。经 7~14 天，幼螨破膜而出，活动敏捷，成群在地面爬行，遇宿主即攀附寄生，常在宿主皮肤柔软湿润处叮刺，经3~5天饱食后，坠落地面缝隙中，3~7天后静止不动变为若蛹，若蛹内若螨发育成熟后，进入静止的成蛹期，经7~15天发育为成螨。成螨成熟后，雌螨寻找到雄螨产出的精胞，摄取精胞并在体内完成受精。雌螨受精后约3周开始产卵于泥土表层缝隙中，产卵可达15枚/日，持续时间平均为30天。雌虫一生可产卵100~200枚，产卵后约经30天死亡。恙螨生活史较长，需3个月至1年。

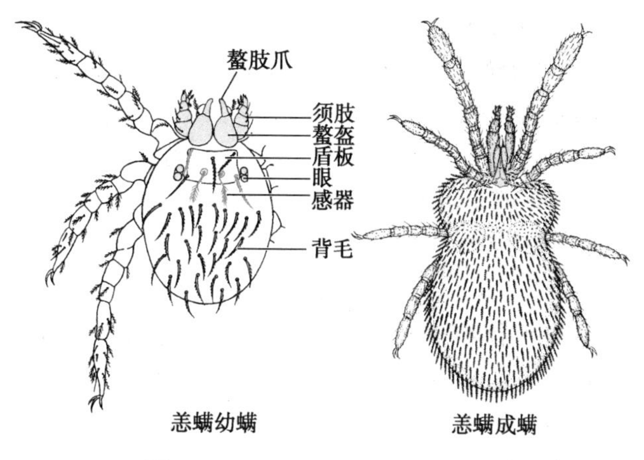

图19-9　恙螨成螨和幼螨模式图

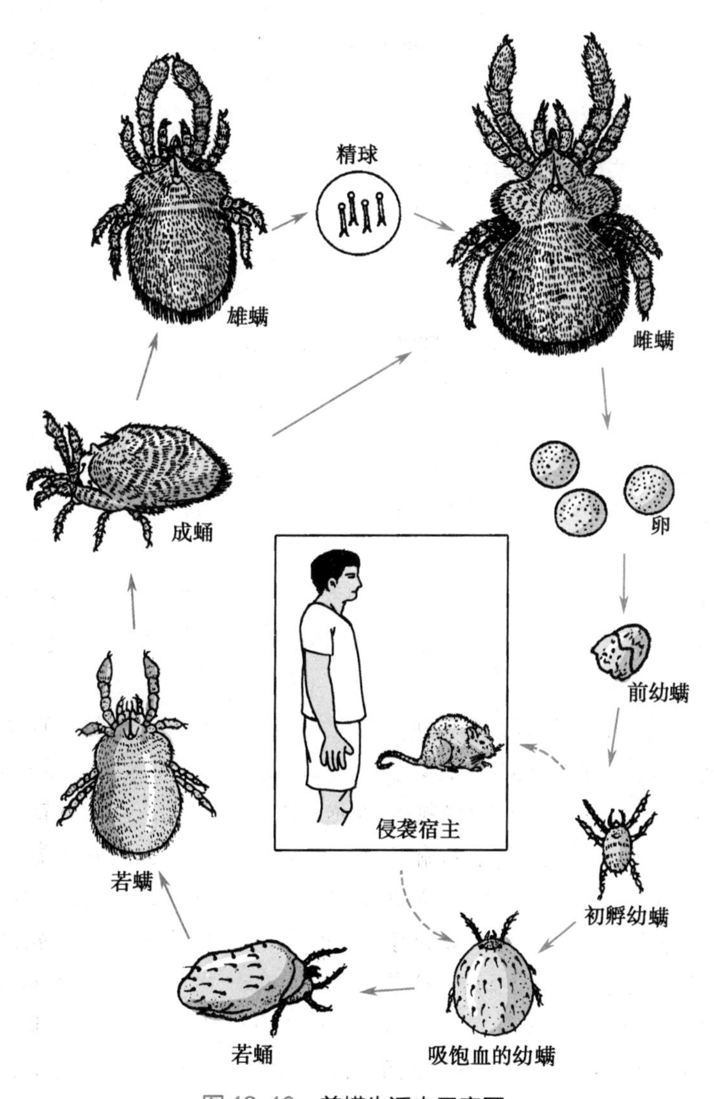

图19-10　恙螨生活史示意图

【生态】

1. 活动、食性及取食方式　恙螨幼螨活动范围小，未进食的幼螨水平爬行半径一般不超过3m，垂直范围为0.1~0.2m。在遇到宿主之前，幼螨常聚集于一处，在地表呈点状分布，称螨岛（mite island)。幼螨喜群集于草树叶、石头或地面物体尖端，有利于攀附宿主。其活动主要受温度、湿度、光照及气流等因素影响，多数种类需要温暖、潮湿的环境。幼螨对宿主的呼吸、气味、体温和颜色等敏感，主要依靠宿主携带而得以散布。

成螨和若螨主要以土壤中的小型节肢动物和昆虫卵为食，幼螨则以分解的宿主组织和淋巴液为食。幼螨在宿主皮肤叮刺吸吮时，先以螯肢爪刺入皮肤，然后注入唾液(含溶组织酶和抗凝血物质)溶解周围组织。同时，由于上皮细胞、胶原纤维及蛋白发生变性而出现凝固性坏死，宿主皮肤在唾液周围形成一个环圈，继而往纵深发展形成一条小吸管通向幼螨口中，称为茎口(stylostome)。液化了的组织和淋巴液，通过茎口进入幼螨消化道。幼螨仅饱食1次，在刺吸过程中，一般不更换部位或转换宿主。

2. 幼螨宿主与寄生部位 恙螨幼螨的宿主广泛，包括哺乳类(以鼠类为主)、鸟类、爬行类、两栖类及无脊椎动物，有些种类亦可侵袭人。多数种类恙螨的宿主特异性较弱，仅少数对宿主有较强的选择性。

大多数恙螨幼螨主要寄生在宿主体表细嫩而湿润处，如哺乳动物的耳窝、会阴部和肛门，鸟类的腹股沟和翼腋，爬行类的鳞片下等部位。在人体则常寄生在腰、腋窝、腹股沟、阴部等处。

3. 分布、滋生地与季节消长 恙螨分布在温暖、潮湿的地区，地形包括海岛、平原、丘陵和山区，以热带雨林最为广泛。如东南亚地区的恙螨种类繁多，是世界上恙螨最集中的地区。我国以东南沿海至西南边境省区为恙螨主要分布区域，尤以云南省至广东省一线为甚。

除幼螨必须寄生外，恙螨其他的生活史期均生活在地面浅表层，滋生地多见于湿润土壤、宿主(鼠类)经常出没和其他小型节肢动物及其卵丰富的场所。恙螨幼螨在宿主体表寄生的季节消长因种类和地区而异。根据恙螨种群出现的季节高峰，可将其分为：①夏季型：每年夏季出现一次高峰，如地里纤恙螨；②春秋型：有春秋两个季节高峰，如多种恙螨属于此型；③秋冬型：在10月至次年2月出现一个高峰，如小盾纤恙螨。夏季型和春秋型多以若螨和成螨在土壤中越冬，秋冬型无越冬现象。

【重要种类】

1. 地里纤恙螨(*Leptotrombidium deliense*) 幼螨躯体卵圆形，活体橘红色，体毛较少；2对眼明显，红色。盾板略呈长方形，前缘和两侧缘微内凹，后缘微凸出，而中部微内凹。盾板上有羽状毛5根，包括前中毛1根，前侧毛和后侧毛各1对。感器呈丝状，近基部无棘，端部分为17~19支。感器基位于后侧毛孔的水平线略前方(图19-11)。地里纤恙螨是我国南方地区恙虫病的主要媒介。以黄毛鼠、褐家鼠、黄胸鼠、社鼠、黑线姬鼠为主要宿主。分布广泛，其中广东和福建省分布最广。

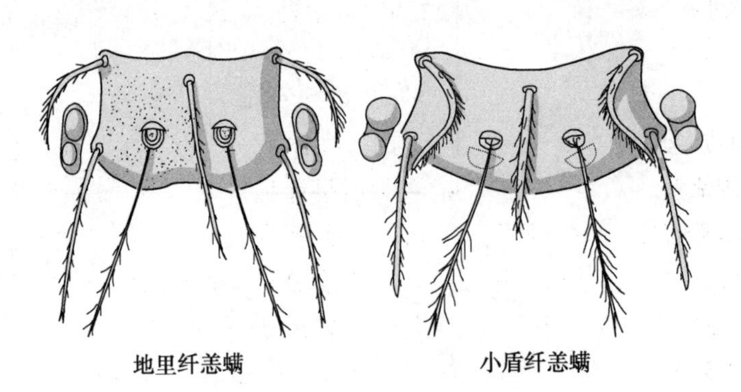

图19-11 地里纤恙螨和小盾纤恙螨的幼螨盾板模式图

2. 小盾纤恙螨(*L. scutellare*) 幼螨躯体橘红色，眼红色，明显。盾板长方形，前缘稍内凹，后缘向后略呈弧形凸出。盾板刚毛5根，后侧毛孔的水平线与感器基在同一水平线上。感器丝状，近基部有小棘，端部分支较多(图19-11)。小盾纤恙螨既是我国秋冬型恙虫病的主要传播媒介，又是流行性出血热的潜在传播媒介之一。以黄毛鼠、黑线姬鼠、社鼠为主要宿主。我国分布于河北、内蒙古、江苏、浙江、安徽、福建、江西、山东、河南、广东、云南、陕西等省(自治区),以东北和华北为主。

【与疾病的关系】

1. 恙螨皮炎(trombiculosis)　恙螨幼螨叮刺皮肤时,分泌的唾液能溶解宿主皮肤组织,造成局部凝固性坏死及其周围组织炎症性反应。人体被恙螨叮刺后,初觉皮肤剧痒难忍,被叮刺处出现红色丘疹,继而形成水疱、坏死和出血,晚期结成黑色焦痂,焦痂脱落后形成浅表溃疡。

2. 恙虫病(tsutsugamushi disease)　又称丛林斑疹伤寒(scrub typhus),病原体为恙虫病东方体(*Orientia tsutsugamushi*),也称为恙虫病立克次体(*Rickettsia tsutsugamushi*)。在我国,黑线姬鼠、黄毛鼠、黄胸鼠等是主要保虫宿主,地里纤恙螨、小盾纤恙螨、微红纤恙螨、高湖纤恙螨、海岛纤恙螨和吉首纤恙螨等是主要传播媒介。恙虫病主要流行于南方各省、市、区。江苏、山东、山西、安徽、陕西、河北、天津等省(直辖市)曾有小规模或散发流行。新疆、西藏和东北等地区曾有人群恙虫立克次体血清阳性的报道。

3. 肾综合征出血热(hemorrhagic fever with renal syndrome,HFRS)　又称流行性出血热(epidemic hemorrhagic fever,EHF),病原体为汉坦病毒(Hantavirus)。在我国以黑线姬鼠和褐家鼠为主要保虫宿主。在陕西,小盾纤恙螨是该病的传播方式之一,可能还起到保存疫源地的作用。近年来的研究证实小盾纤恙螨体内有肾综合出血热病毒,可能是 HFRS 的媒介。

【防治原则】

1. 药物杀螨,控制传播媒介　在人、鼠经常活动场所及恙螨滋生地,定期喷洒倍硫磷、氯氰菊酯、溴氰菊酯、残杀威等杀虫剂。

2. 消除滋生地,切断传播途径　搞好环境卫生,填平坑洼,定期铲除杂草与灌丛,堵塞鼠洞及灭鼠,采用机械、除草剂或焚烧等方法清除螨岛。

3. 加强个人防护,提高防病意识　避免在疫区溪沟边草地上坐、卧休息。野外作业人员应注意着装,袖口、裤腿要扎紧,上衣要扎入裤腰内。外露皮肤可涂抹邻苯二甲酸二甲丁酯等驱避剂,或将衣服用驱避剂浸泡。工作后及时换衣、洗澡以减少被叮咬机会。

(湛孝东)

第四节 | 蠕形螨

蠕形螨(demodicid mites)属真螨总目、绒螨目、前气门亚目、肉食螨总科(Cheyletoidea)、蠕形螨科(Demodicidae)、蠕形螨属(*Demodex*),已记录有 140 余种(亚种)。寄生于人体的主要有毛囊蠕形螨(*Demodex folliculorum*)和皮脂蠕形螨(*D. brevis*)。

【形态】

毛囊蠕形螨和皮脂蠕形螨的形态基本相似,螨体细长呈蠕虫状,乳白色,略透明,体长为 0.1~0.4mm,雌螨比雄螨略大。颚体宽短呈梯形;螯肢呈针状,须肢 1 对,分 3 节,端节有倒生的须爪。躯体分为足体和末体两部分,足体腹面具 4 对粗短的足,呈芽突状;足基节与躯体愈合成基节板,其余各节均很短,呈套筒状。跗节上有 1 对锚叉形爪,每爪分 3 叉。雄螨的生殖孔位于足体背面的第 2 对足之间,雌螨生殖孔在腹面第 4 对足之间。末体细长如指状,体表有环形皮纹。毛囊蠕形螨较细长,末体占螨体全长的 2/3~3/4,末端较钝圆。雌螨有肛道,雄螨无。皮脂蠕形螨略短,末体约占躯体全长的 1/2,末端尖细呈锥状。雌、雄螨均无肛道。卵为无色半透明,毛囊蠕形螨卵呈小蘑菇状或蝌蚪状,大小约 40μm × 100μm,皮脂蠕形螨卵呈椭圆形,大小约 30μm × 60μm(图 19-12)。

【生活史与习性】

寄生人体的两种蠕形螨发育过程相似,包括卵、幼螨、前若螨、若螨和成螨 5 期。雌螨产卵于毛囊或皮脂腺内,经 2~3 天孵出幼螨,幼螨经 1~2 天后蜕皮为前若螨。幼螨和前若螨具足 3 对,3 天后蜕皮为若螨。若螨形似成螨,具足 4 对,生殖器官尚未发育成熟,不食不动,经 2~3 天发育为成螨,经

4~5 天发育成熟，于毛囊口处交配后，雄螨很快死亡，雌螨进入毛囊或皮脂腺内产卵。完成一代生活史约需 2 周，雌螨寿命 4 个月以上。

人体蠕形螨主要寄生于人体的前额、鼻、鼻沟、颊部、下颌、眼睑周围和外耳道，亦可寄生于头皮、颈、肩背、胸部、乳头、睫毛、大阴唇、阴茎和肛门等处的毛囊和皮脂腺中，以毛囊上皮细胞核腺细胞的内容物为食，亦可取食皮脂腺分泌物、角质蛋白和细胞代谢物等。毛囊蠕形螨寄生于毛囊内，以其颚体朝向毛囊底部，一个毛囊内常有多个虫体寄居，一般为 3~6 个。皮脂蠕形螨常单个寄生于皮脂腺或毛囊中，其颚体朝向腺体基底（图 19-13）。

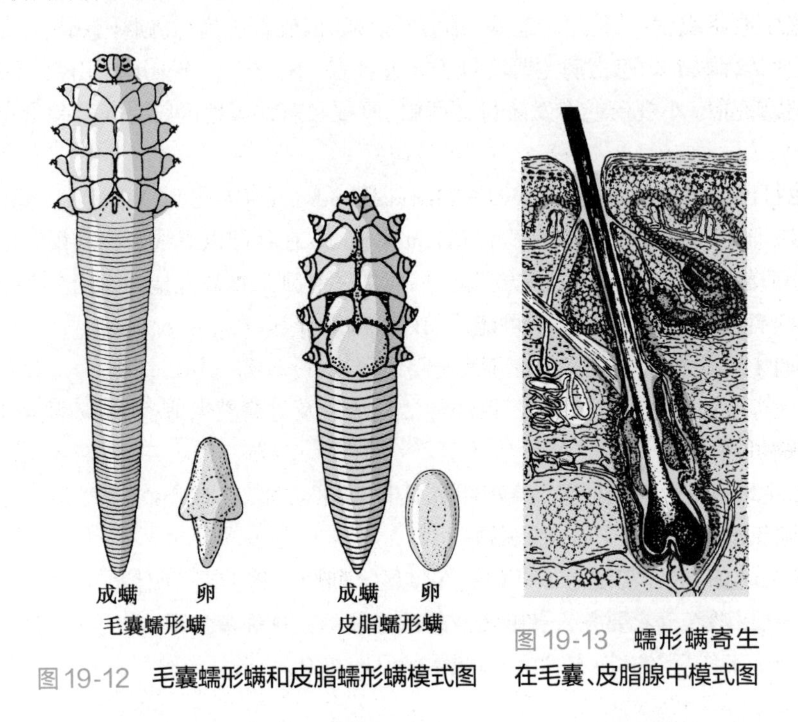

图 19-12 毛囊蠕形螨和皮脂蠕形螨模式图

图 19-13 蠕形螨寄生在毛囊、皮脂腺中模式图

人体蠕形螨对温度较敏感，发育的最适宜温度为 37℃，其活动力可随温度上升而增强，45℃以上活动减弱，54℃为致死温度。当宿主体温升高时，毛囊及毛囊口扩张，皮脂腺内容物变稀，利于虫体爬出，在体表爬行，爬出者多为雌螨。皮脂蠕形螨的运动能力明显比毛囊蠕形螨强。蠕形螨属于负趋光性，多在夜间爬出，在皮肤表面求偶。

人体蠕形螨对温湿度、酸性环境和某些药物等均具有一定的抵抗力。在 5℃时，成螨可存活约 1 周；在干燥空气中可存活 1~2 天；在 23~27℃条件下，55% 的虫体能存活 2 天以上。在高湿、液体石蜡中，15℃环境中最长可存活 17 天。两种蠕形螨对碱性环境的耐受力弱于酸性环境，尤以皮脂蠕形螨为明显。3% 甲酚皂溶液和 75% 酒精 15 分钟可杀死蠕形螨，日常用的肥皂不能将其杀死。

【致病】

人体蠕形螨成螨具有坚硬的螯肢、须肢、带刺的 4 对足等，它们在皮肤内活动时对上皮细胞和腺细胞造成机械性破坏，使毛囊、皮脂腺失去正常的结构和功能，引起毛囊扩张，上皮变性。当寄生虫体较多时，可引起角化过度或角化不全，皮脂腺分泌阻塞及真皮层毛细血管增生并扩张等病变；虫体的机械刺激和其分泌物、代谢物的化学刺激可引起皮肤组织的炎症反应，导致宿主局部皮肤的非细菌性炎症反应。此外，虫体代谢物可引起变态反应，虫体的进出活动携带其他病原生物进入毛囊或皮脂腺可致继发感染，引起毛囊周围细胞浸润，纤维组织增生。

绝大多数人体蠕形螨感染者无自觉症状，表现为无症状的带虫者，或仅有轻微痒感或烧灼感。临床症状与患者的免疫状态、营养状况、寄生的虫种及感染度等因素有关，并发细菌感染可加重症状，重者可引起蠕形螨病（demodicidosis）。临床上常见的症状有患处皮肤轻度潮红和异常油腻，继而出现弥漫性潮红、充血，继发性红斑湿疹或散在的针尖至粟粒大小不等的红色痤疮状丘疹、脓疮、结痂及脱屑,皮脂异常渗出、毛囊口扩大,表面粗糙,皮肤有瘙痒感及烧灼感等。

此外,酒渣鼻、毛囊炎、痤疮、脂溢性皮炎和睑缘炎等皮肤病患者的蠕形螨感染率及感染度均显著高于健康人及一般皮肤病患者,表明这些现象可能与蠕形螨的感染有关。

【实验诊断】

根据患者症状和皮肤损伤情况,并经显微镜检出蠕形螨即可确诊。制作镜检标本的常用方法有:①透明胶纸法:嘱被检对象于睡前进行面部清洁后,用透明胶纸粘贴于面部的鼻、鼻沟、额、颧及颏部等处,至次晨取下,贴于载玻片上镜检。检出率与胶纸的黏性,粘贴的部位、面积和时间有关。②直接刮拭法:用痤疮压迫器或蘸水笔尖后端等器具,从受检部位皮肤直接刮取皮脂腺和毛囊内容物。将刮出物置于载玻片上,滴加1滴甘油涂开后,覆盖玻片镜检。③挤压刮拭法:双手拇指相距1cm左右先压后挤,取挤出物镜检。④标准皮肤表面活组织检查法(standard skin surface biopsy,SSSB):将氰基丙烯酸盐黏合剂(cyanoacrylate adhesive)涂抹在载玻片上,立即紧压在受检皮肤上,1分钟后轻轻取下载玻片,滴1滴甘油,加盖玻片镜检。蠕形螨检出率夜间比白天高。

【流行与防治】

人体蠕形螨呈世界性分布,国外报告人群感染率为27%~100%,国内人群感染率一般在20%以上,最高可达90%以上。感染以毛囊蠕形螨多见,皮脂蠕形螨次之,部分患者存在双重感染。感染的年龄从4个月的婴儿至90岁老人。毛囊蠕形螨感染随年龄的增长感染机会增加,以40~60岁人群的感染率最高。检查方法、检查次数、取材部位和时间(昼或夜),以及环境因素均对检出率有影响。

人体蠕形螨可通过直接或间接接触而传播。人体蠕形螨对外界环境抵抗力较强,对酸碱度的适应范围也较大。日常生活中使用的肥皂、化妆品等均对人体蠕形螨不具杀灭作用。预防感染的措施包括:避免与患者接触,家庭中毛巾、枕巾、被褥、脸盆等需专用并常烫煮消毒。不用公共盥洗器具,严格消毒美容、按摩等公共场所的用具。口服甲硝唑、伊维菌素、维生素B_6及复合维生素B,兼外用甲硝唑霜、苯甲酸苄酯乳剂和二氯苯醚菊酯霜剂、桉叶油以及百部、丁香和花椒煎剂等均有一定疗效。

(湛孝东)

第五节 疥 螨

疥螨(scabies mites)属真螨总目、疥螨目(Sarcoptiformes)、甲螨亚目(Oribatida)、疥螨总科(Sarcoptoidea)、疥螨科(Sarcoptidae)、疥螨属(*Sarcoptes*)。已记载的疥螨属有28种(亚种),寄生于人体的为人疥螨(*Sarcoptes scabiei*)。

【形态】

成螨近圆形或椭圆形,背面隆起,乳白或浅黄色。雌螨体长0.3~0.5mm,雄螨略小。颚体短小,基部嵌入躯体内。螯肢钳状,尖端有小齿。须肢分3节。无眼,无气门。躯体背面有波状横纹、成列的鳞片状皮棘及成对的粗刺和刚毛等,后半部有几对杆状刚毛和长鬃。背部前端有盾板,雄螨背面后半部还有1对后侧盾板。腹面光滑,仅有少数刚毛。足4对,短粗呈圆锥形,分前后两组。足的基节与腹壁融合成基节内突。前2对足跗节上有爪突,末端均有具长柄的爪垫,称吸垫(ambulacra);后2对足的末端雌雄不同,雌螨均为长鬃,而雄螨仅第三对足的末端为1根长鬃,第4对足末端为带柄的吸垫。雄螨生殖孔位于第4对足之间略后处。雌螨产卵孔呈横裂缝状,位于后2对足之间中央,躯体末端为一纵列的阴道。雄螨肛门位于躯体后缘正中,雌螨位于阴道的背侧。卵呈椭圆形,淡黄色,壳薄,大小约80μm×180μm(图19-14)。

【生活史与习性】

疥螨发育过程有卵、幼螨、前若螨、后若螨和成螨5期。疥螨全部生活史在宿主皮肤角质层由其自掘的“隧道”内完成,约需10~14天。雌虫在隧道内产卵。卵期约3~7天,在雌虫所掘隧道中孵化

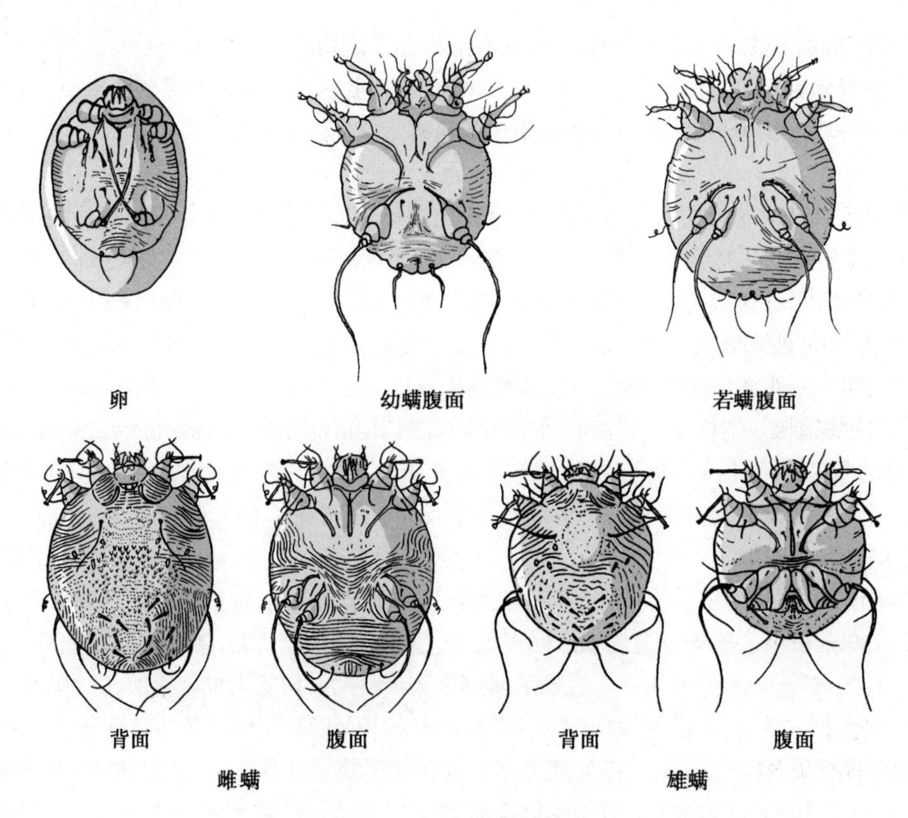

图 19-14 人疥螨模式图

为幼螨。幼螨具有 3 对足，在原“隧道”或新凿的“隧道”中活动。经 3~4 天，幼螨蜕皮为前若螨。前若螨形似成螨，具 4 对足，但生殖器尚未成熟。雄性若螨仅有 1 期，经 2~3 天蜕皮为雄螨；雌性有 2 个若螨期，前若螨经 2~3 天蜕皮为后若螨，该期的产卵孔尚未发育完全，但已具阴道孔，可行交配。后若螨可钻挖窄而浅的隧道，在隧道内经 3~4 天后蜕皮为雌虫（图 19-15）。雌性后若螨和雄性成螨交配，交配活动一般于夜晚在宿主皮肤表面进行。交配后不久，多数雄螨即死亡，但亦可在雌螨的“隧道”内或自行挖掘一个“隧道”而短期生活；雌性后若螨则在交配后 20~30 分钟内重新钻入宿主皮内，蜕皮变为雌性成螨。2~3 天后，雌螨即在隧道内产卵 2~4 枚/次，一生可产卵 40~50 枚，雌螨寿命约 6~8 周。

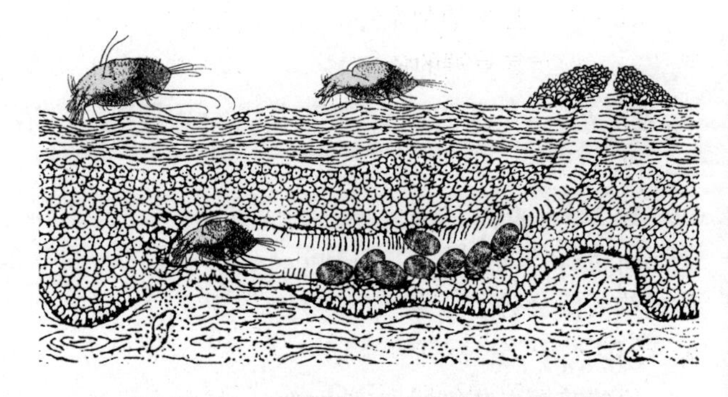

图 19-15 疥螨寄生在皮内隧道中模式图

疥螨多在指间、手背、腕屈侧、肘窝、腋窝前后、脐周、腹股沟、阴囊、阴茎和臀部等皮肤柔嫩皱褶等处寄生，女性患者常见于乳房及乳头下方或周围，偶尔亦可在面部和头皮，尤其是耳后皱褶皮肤。儿童皮肤嫩薄，全身均可被侵犯，尤以足部最多。

疥螨有较强烈的热趋向性，能感受到宿主体温、气味的刺激，当脱离宿主后，在一定范围内，可再次移向宿主。雌性成螨离开宿主后的活动、寿命及感染人的能力明显受环境温度及相对湿度的影响。温度较高，湿度较低时寿命较短，而在高湿低温的环境中更易存活。在外界较湿润的条件下，雌螨的适宜扩散温度为 15~35℃，有效扩散时限为 1~6 天，在此时限内活动正常并具有感染能力。

疥螨寄生在宿主表皮角质层深部，以角质组织和淋巴液为食，并以螯肢和前两足跗节爪突挖掘，逐渐形成一条与皮肤平行的蜿蜒“隧道”，“隧道”一般长 2~16mm，最长可达 2cm。其中，幼螨与前若螨不能挖掘“隧道”,生活在雌螨所挖“隧道”中;后若螨与雄螨可单独挖掘,但能力较弱;雌螨挖掘“隧道”的能力最强,每天可挖0.5~5mm,“隧道”每隔一段距离有小纵向通道通至表皮。交配受精后的雌螨最为活跃,每分钟可爬行2.5cm,此时亦是最易感染新宿主的时期。

【致病】

疥螨在皮肤角质层内挖掘“隧道”和移行过程中对宿主皮肤产生机械性刺激,其排泄物、分泌物和死亡虫体的崩解物可引起宿主产生由T淋巴细胞介导的迟发性超敏反应,导致寄生部位周围皮肤血管充血、炎性渗出,红斑和结痂,以及皮下组织增生,角质层增厚,棘细胞水肿、坏死;同时由于真皮乳头层水肿,炎性细胞浸润进而导致过敏性炎症反应,在临床上表现为皮肤的病理性损伤和剧痒。感染者因剧烈瘙痒而搔抓,致使疥螨在皮肤内移动、破坏加重。

疥螨寄生导致疥疮(scabies)。病变多从手指间皮肤开始,随后可蔓延至手腕屈侧、腋前缘、乳晕、脐周、阴部或大腿内侧等好发部位。局部皮肤可出现丘疹、水疱、脓疱、结节及隧道,病灶多呈散在分布。少数患者发生痂型疥疮,皮损表现为红斑、过度角化、结痂和角化赘疣。疥疮最突出的症状是剧烈瘙痒,白天较轻,夜晚加剧,睡后更甚,导致这些现象的原因可能由于虫体夜间在温暖的被褥内活动和啮食力增强所致,症状严重时患者往往难以入睡。由于剧痒而搔抓可产生抓痕、血痂、色素沉着等。若患处继发性细菌感染,可导致毛囊炎、脓疮、疖肿或特殊型疥疮等,严重者可致湿疹样改变或苔藓化等病变。

【实验诊断】

根据患者接触史及疥疮的好发部位、特异损害和夜间痛痒加剧等临床症状和体征,特别是典型的皮下“隧道”,可做出初步诊断,确诊则需检获疥螨。

常用的检查疥螨的方法有:①用蓝墨水滴在可疑隧道皮损上,再用棉签揉擦0.5~1分钟,然后用酒精棉球清除表面墨迹,即可见染成淡蓝色的“隧道”痕迹。亦可用四环素液,因其渗入“隧道”后,在紫外线灯下呈亮黄绿色的荧光。②用消毒针尖挑破“隧道”的尽端,取出疥螨镜检。③先用消毒的矿物油滴于新发的炎性丘疹上,再用刀片平刮数次,待丘疹顶端角质部分至油滴内出现细小血点为止。将6~7个丘疹的刮取物混合置于载玻片镜检。④直接用解剖镜观察皮损部位,查找“隧道”中疥螨的排泄物及其盲端的疥螨轮廓后,用手术刀尖端挑出疥螨。

【流行与防治】

疥疮流行呈周期性,以15~20年为一周期,一般认为与人群免疫力下降有关。疥螨感染多见于卫生条件较差的家庭及学校等集体住宿的人群中。秋冬季感染率高。患者是主要传染源,传播途径主要是人与人的密切接触,如与患者握手、同床睡眠等。夜间疥螨活动活跃,常至患者皮肤爬行和交配,致使传播机会增加。雌螨离开宿主后尚能生存数天,且仍可产卵和孵化。因此,亦可经患者衣服、被褥、手套、毛巾、鞋袜等间接传播。公共浴室的更衣间和休息室床位等是重要的社会传播场所。

预防措施主要包括,加强卫生宣传教育,注意个人卫生,勤洗澡,勤换衣,被褥常洗晒。避免与患者接触及使用患者的衣物和用具。及时治疗病人,其衣被可用沸水或蒸汽处理,居室喷洒杀螨剂。常用治疗药物有外用硫黄软膏、苯甲酸苄酯搽剂、复方美曲磷脂霜剂、复方甲硝唑软膏及口服伊维菌素等。同一家庭中的患者需同时治疗。

(湛孝东)

第六节 粉 螨

粉螨(flour mite)属于真螨总目、疥螨目、甲螨亚目下的一大类群。与医学有关的主要为粉螨科(Acaridae)、脂螨科(Lardoglyphidae)、食甜螨科(Glycyphagidae)、嗜渣螨科(Chortoglyphidae)、果螨科(Carpoglyphidae)、麦食螨科(Pyroglyphidae)和薄口螨科(Histiostomidae)等7科。粉螨可引起过敏性疾病,有些种类还可以在人体内寄生。

【形态】

粉螨成螨呈椭圆形或卵圆形，有背沟，体壁薄，乳白色，半透明，大小多为0.12~0.50mm，分为颚体（gnathosoma）和躯体（idiosoma）两部分，躯体可划分为足体和末体，足体又可分为前足体（足Ⅰ、Ⅱ区）和后足体（足Ⅲ、Ⅳ区）。在前足体和后足体之间，一般有背沟为界。整个螨体也可分为前半体和后半体，前半体包括颚体和前足体，后半体包括后足体和末体（图19-16）。

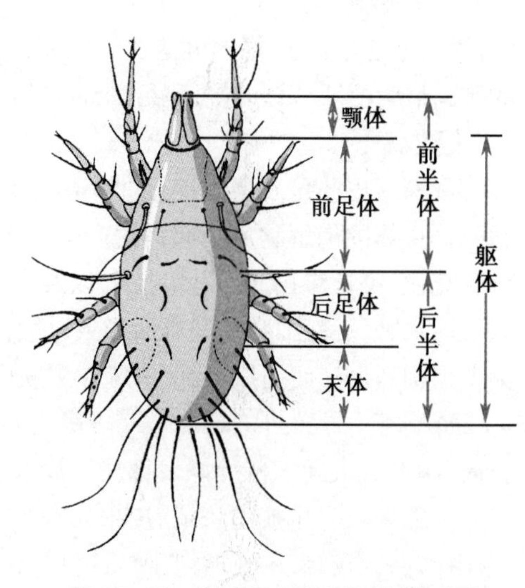

图19-16 粉螨及其体段划分模式图

颚体由关节膜与躯体相连，活动自如。螯肢两侧扁平，动趾与定趾呈剪刀状。须肢显著，但较小。躯体前端背面有一背沟和一块盾板，背腹面都着生各种刚毛，刚毛的长短、数量、位置、形状因种而异，腹面有足4对，前后半体各2对。足基节同腹面愈合，转节Ⅰ背面有基节上腺，膝节、胫节和跗节Ⅰ上有杆状感觉毛或称感棒。足间无真爪，爪间突爪状或吸盘状。雌、雄虫生殖孔均位于躯体腹面，雄虫有阳茎、肛吸盘和跗节吸盘，雌虫有产卵孔，无肛吸盘和跗节吸盘，肛门为纵裂状，后缘有一陷腔为交合囊。无气门及气门沟，用皮肤呼吸，表皮柔软而呈膜质。

【生活史与习性】

粉螨发育过程包括卵、幼螨、第一若螨、第三若螨、成螨5期，但在第一若螨和第三若螨之间亦可有第二若螨，它在某种条件下可转化为休眠体（hypopus）或完全消失。大多数营自生生活的粉螨为卵生，即从卵孵化出幼螨，幼螨具足3对，经过一段活动时期，便开始进入约24小时的静息期，然后蜕皮为第一若螨，再经24小时静息期蜕皮为第三若螨，足4对，与成螨相似，经约24小时静息期蜕皮为成螨。

粉螨怕光、畏热，喜滋生于阴暗、温暖、潮湿、有机物丰富的环境中，如谷物、干果、药材、皮毛、棉花，以及人们的居室等均是其理想生境。粉螨在自然界适应性强，食性也广，既可自由生活，又能在动物和人体表寄生。最适生活温度为25℃左右，相对湿度为80%左右。在环境条件适宜时，可大量滋生，高发于每年的春秋两季。多以雌虫越冬。

【重要种类】

1. **腐食酪螨**（*Tyrophagus putrescentiae*） 属于粉螨科、食酪螨属。雄螨躯体长0.28~0.35mm，表皮光滑，附肢的颜色随食物而异，如在面粉中无色，而在干酪中则有色，躯体比其他种类细长，刚毛长而不硬直。雌螨躯体长0.32~0.42mm，躯体形状和刚毛与雄螨相似（图19-17）。腐食酪螨是一种常见的储藏物害螨，经常大量滋生于脂肪和蛋白质含量高的储藏食品中，如火腿、鱼干、干酪、坚果、花生等，亦可在小麦、大麦、烟草等中发现。

2. **扎氏脂螨**（*Lardoglyphus zacheri*） 属于脂螨科、脂螨属。雄螨躯体长0.43~0.55mm，后缘圆钝，表皮光滑，乳白色，所有刚毛光滑或有小栉齿，多数刚毛基部明显加粗。雌螨躯体长0.45~0.60mm，后端逐渐变细，后缘凹形（图19-17）。扎氏脂螨主要滋生于蛋白质含量高的储藏食物中，可在碎肉、皮革、肠衣、骨头等中发现。

3. **害嗜鳞螨**（*Lepidoglyphus destructor*） 属于食甜螨科、嗜鳞螨属。雄螨躯体长0.35~0.50mm，长梨形，灰白色，背毛硬直，栉齿密。雌螨躯体长0.40~0.56mm，刚毛与雄螨相似（图19-17）。害嗜鳞螨是最常见的储藏物螨类之一，在草地、土壤、谷物、毛皮、潮湿床垫中均可发现此螨。

4. **拱殖嗜渣螨**（*Chortoglyphus arcuatus*） 属于嗜渣螨科、嗜渣螨属。雄螨躯体长0.25~0.30mm，颜色不一，前缘凸出在颚体之上，刚毛细短。雌螨躯体长0.35~0.40mm，背面刚毛与雄螨相似（图19-17）。拱殖嗜渣螨常在储藏食品、面粉、麦子、大米、稻子等粮食以及动物饲料中发现，亦可在面粉厂、纺织厂、仓库以及房屋的尘埃中发现。

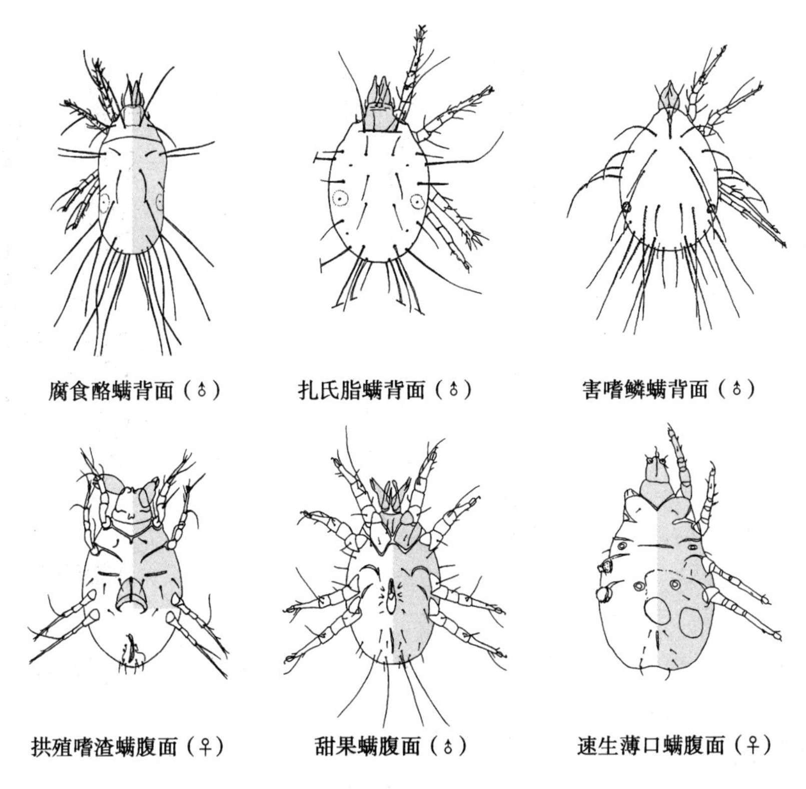

图 19-17　六种粉螨成螨模式图

5. 甜果螨（*Carpoglyphus lactis*）　属于果螨科、果螨属。雄螨躯体长 0.38~0.40mm，稍扁平，表皮半透明，足和螯肢淡红色。雌螨躯体长 0.38~0.42mm，与雄螨相似（图 19-17）。甜果螨几乎在含糖食物中均可发现，亦可在干果、蜂巢、干酪、陈面粉、可可豆和花生中发现。

6. 速生薄口螨（*Histiostoma feroniarum*）　属于薄口螨科、薄口螨属。雄螨躯体长 0.25~0.50mm，躯体大小及足的粗细变化较大。雌螨躯体长 0.40~0.70mm，苍白色，颚体较小，后缘略凹，背面刚毛与雄螨相似（图 19-17）。速生薄口螨可在各种腐败植物上发现，是栽培蘑菇的重要害螨。

【与疾病的关系】

1. 螨性皮炎　由粉螨与皮肤接触所致。人被叮咬（螨唾液中含有毒素）或接触有毒排泄物，接触处出现丘疹、红斑，搔抓后变为疱疹，继发细菌感染成为脓疱。患者表现为皮肤发痒或持续性奇痒，夜间更甚。引起皮炎的常见螨种有粗脚粉螨、腐食酪螨、纳氏皱皮螨、甜果螨和家食甜螨等。

2. 螨性过敏　粉螨的分泌物、排泄物和死亡螨体的裂解物等可作为过敏原使人致敏，引起过敏性哮喘、过敏性鼻炎、过敏性皮炎等。患者均能出现相应的螨抗原皮肤试验阳性，血清总 IgE 和螨特异性 IgE 水平升高，嗜酸性粒细胞增多等。引起过敏的常见螨种有粗脚粉螨、腐酪食螨、家食甜螨、热带无爪螨、甜果螨、椭圆食粉螨、纳氏皱皮螨等。

此外，粉螨耐饥饿，生存力极强，分布广泛，可滋生在谷物、干果、药材和人们的居室中，有较多机会与人接触，除引起螨性皮炎和螨性过敏外，若侵染呼吸系统，可引起患者咳嗽、咳痰、胸痛，痰检中常见螨种有粗脚粉螨、腐食酪螨、椭圆食粉螨、纳氏皱皮螨等；若随食物进入消化系统，可引起患者腹痛、腹泻、脓血便、肛门烧灼感、乏力、精神不振、消瘦等，粪检中常见螨种有粗脚粉螨、腐食酪螨、长食酪螨、甜果螨、家食甜螨、河野脂螨、害嗜鳞螨和隐秘食甜螨等；若侵染泌尿系统，可引起患者尿频、尿急、尿痛等症状，尿检中常见螨种有粗脚粉螨、长食酪螨、家食甜螨等。

【实验诊断】

对粉螨病的诊断应从临床学、流行病学、病原学以及免疫学等方面进行综合分析。从患者的痰液、尿液、粪便中检获螨体或卵即可确诊。

【流行与防治】

粉螨呈世界性分布，我国感染率也较高。其感染率与职业有密切关系，调查结果表明，在粮库、粮站、面粉厂、药材库、中药店、中药厂、烟厂、毛纺厂等职业人群中粉螨感染率较高，其他职业人员感染率较低。调查还发现感染率和患病率随着工龄的延长也相应增高。

防制原则主要是防螨、灭螨。保持仓库、居室通风良好，降低湿度，保证粮食或食品等干燥，减少室内螨类的滋生。亦可使用杀螨剂，如倍硫磷、杀螟松、尼帕净、虫螨磷等灭螨。人体粉螨皮炎可使用止痒剂或抗过敏药。人体内螨病应对症治疗，可使用氯喹、甲硝唑等药物。同时注意避免误食粉螨污染的食品。

（湛孝东）

第七节 尘 螨

尘螨（dust mite）属于真螨总目、疥螨目、甲螨亚目、麦食螨科（Pyroglyphidae），目前已记录 40 余种。与人类过敏性疾病密切相关的主要是尘螨亚科（Dermatophagoidinae）、尘螨属（*Dermatophagoides*）的屋尘螨（*Dermatophagoides pteronyssinus*）、粉尘螨（*D. farinae*）和小角尘螨（*D. microceras*）。

【形态】

成螨椭圆形，白色至淡黄色，足色深，体长 0.17~0.50mm。颚体位于躯体前端，螯肢钳状。无顶内毛。体表具肋状皮纹和少量刚毛。躯体背面前端有狭长盾板。雄虫体背后部还有后盾板。肩部有长鬃 1 对，后端有 2 对。外生殖器位于腹面正中，雌螨为产卵孔，雄螨为阳茎。肛门靠近后端，雌螨呈纵行裂孔，雄螨呈菱形，肛区两侧有一对肛吸盘。足 4 对，基节形成基节内突，跗节末端具爪和钟罩形爪垫。

【生活史与习性】

尘螨的发育过程包括卵、幼螨、第一若螨、第三若螨和成螨 5 期，无第二若螨期。卵呈长椭圆形，乳白色。卵期约 8 天，幼螨有足 3 对。若螨似成螨，足 4 对，但生殖器官尚未发育成熟，其中第一若螨具生殖乳突和生殖毛各 1 对，第三若螨具生殖乳突和生殖毛各 2 对。幼螨、第一若螨和第三若螨在发育过程中各经 5~12 天的静息期和 2~3 天的蜕皮期。蜕变的成螨经 1~3 天即可交配，雄虫可终生进行交配，雌虫仅在前半生交配 1~2 次，偶有 3 次。交配后 3~4 天开始产卵。雌虫每天产卵 1~2 枚，一生产卵 20~40 枚，多者可达 200~300 枚。产卵期为 1 个月左右。在适宜条件下完成一代生活史需 20~30 天。雄螨寿命 60~80 天，雌螨可长达 100~150 天。

尘螨分布广泛，大多营自生生活，广泛滋生于人居室、面粉厂、棉纺厂、仓库等温暖潮湿的场所，以动物皮屑、面粉、真菌孢子、花粉等粉末性物质为食。其生长繁殖和活动的适宜温度为 17~30℃，相对湿度 80% 左右，10℃以下发育和活动停止。相对湿度低于 33% 可导致尘螨成螨死亡。但由于各地气温不同，同一地区各年的平均气温也有差异，因而尘螨的季节消长亦各不相同，一般在春秋季大量繁殖，秋后数量下降。尘螨为负趋光性，其主要通过携带而散布。

【重要种类】

1. 屋尘螨 体长圆形。雌螨体长 0.29~0.38mm，雄螨稍小。雌螨背部中央有纵行皮纹，足Ⅲ较粗长，足Ⅳ短小。雄螨后盾板长大于宽，足Ⅰ、Ⅱ等粗，基节Ⅰ内突不相接（图 19-18）。屋尘螨主要滋生于居室内的枕头、被褥、毛毯、毛衣、软垫、地毯、家具和不常洗涤的厚纤维衣服中，是家庭螨类的主要成员，亦是人类过敏性哮喘的重要过敏原。

2. 粉尘螨 体椭圆形。雌螨体长 0.37~0.44mm，雄螨稍小。雌螨背部中央有横行皮纹，末端拱形。足Ⅲ、Ⅳ等粗。雄螨后盾板短宽，足Ⅰ粗壮，基节Ⅰ内突相接（图 19-18）。粉尘螨可滋生在面粉厂、棉纺厂、食品仓库、中药仓库、动物饲料及居室灰尘中，亦是人类过敏性哮喘的重要过敏原。

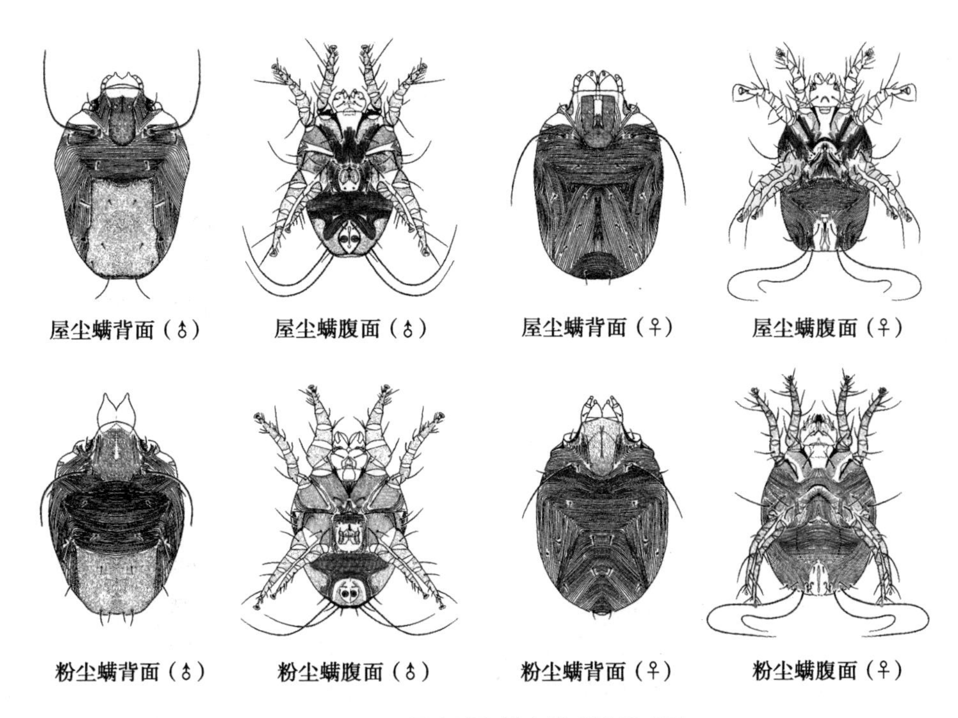

图 19-18　屋尘螨和粉尘螨成螨模式图

3. 小角尘螨　体椭圆形。雄螨大小和形状特征似粉尘螨，但交配囊仅是狭窄的颈骨化，而非大部分交配囊壁骨化。雄螨跗节Ⅱ上刺状突缺如，雌螨跗节Ⅰ上的刺状突小。小角尘螨普遍存在于卧室、被褥、羊毛衣物等，与人体变态反应性疾病有关。

【与疾病的关系】

尘螨的排泄物、分泌物和死亡螨体的崩解物是强烈的过敏原。尘螨的变应原成分复杂，其中最主要的是尘螨第一组变应原（Der f1，Der p1）和第二组变应原（Der f2，Der p2）。当上述变应原被人体吸入后即可产生变态反应性疾病。目前变态反应性疾病被世界卫生组织认为是当今世界性重大卫生问题，且发病率呈逐年上升趋势。

1. 螨性哮喘　属吸入型哮喘，幼年起病，有婴儿湿疹史，或兼有慢性支气管炎史，到 3~5 岁时，部分儿童转为哮喘，病程可迁延至 40 岁以上。起病突然，反复发作，开始时常有干咳或连续打喷嚏等前驱症状，随后胸闷气急，吐泡沫黏痰，不能平卧，呼气性呼吸困难，发哮鸣音，严重时因缺氧而致口唇、面、指端发绀。发作时症状较重而持续时间较短，并可突然消失。发作常在睡后或晨起时。

2. 过敏性鼻炎　表现为鼻塞、鼻内奇痒、连续喷嚏或流清涕不止，有的患者还兼有流泪、头痛。症状持续时间与接触时间和量的多少有关，经过长或短的间歇期后，又重复发作。检查时可见鼻黏膜苍白水肿，鼻涕中有大量嗜酸性粒细胞。

3. 特应性湿疹（皮炎）　多见于婴儿，表现为面部湿疹。成人表现为四肢屈面、肘窝和腘窝处湿疹或苔藓样变，是多年不愈的慢性皮炎，严重时累及颜面，甚至扩展至全身。

4. 慢性荨麻疹　一过性风团，时发时愈。

【实验诊断】

询问病史如过敏史、发病季节、典型症状及生活在潮湿多尘的环境等。尘螨性过敏者常有家族过敏史或个人过敏史。常用的免疫诊断方法有皮内试验、皮肤挑刺试验、鼻黏膜激发试验、放射过敏原固相试验、酶联免疫吸附试验和螨特异性抗体 IgE、IgG 检测等，其中，皮肤挑刺试验易为患者所接受。

【流行与防治】

尘螨呈世界性分布，在我国分布也极为广泛。尘螨性过敏发病因素较多，通常与地区、职业、接触和遗传因素有关。儿童发病率高于成人，患者中半数以上在 12 岁前初发。尘螨性哮喘好发于春秋两季。

防制原则主要是控制尘螨滋生，减少室内尘螨密度，降低过敏原量。注意环境和个人卫生，如经常清除室内灰尘，勤洗、勤晒被褥和床垫，保持卧室和仓库通风、干燥、少尘，亦可使用杀螨剂，如林丹、尼帕净和虫螨磷等。

治疗患者主要包括少量多次注射尘螨抗原的脱敏疗法和用抗过敏药物对症治疗。用粉尘螨变应原治疗哮喘、过敏性鼻炎和皮炎均有良效。近年来，分子克隆技术表达的重组螨性变应原用于哮喘治疗具有一定疗效。

（湛孝东）

Summary

Ticks and mites belong to Subclass Acari of Class Arachnida below Phylum Arthropoda, and are found throughout the world. Many ticks and mites are ectoparasites of other organisms. Some species are vectors of bacteria or pathogenic reservoirs for arbo-diseases (arthropode-borne diseases) in population through biting, secreting venom or parasitizing to induce hypersensitive reactions. Bodies of Acarids look depressed and circular or oval in shape. The head, thorax and abdomen are fused to form the gnathosoma and idiosoma. The generalized life cycle of mites includes the egg, larva, nymph and adult. Life cycle can be complex in ticks, however, only one nymphal instar occurs in hard ticks, whereas three to four nymphal instars occur in soft species. The adult and nymph stages possess four pairs of legs, yet merely three pairs are seen in the larvae. Life cycle of chigger mites consists of egg, pre-larva, larva, nymphochrysalis, nymph, imagochrysalis and adult. This cycle involves two nymphal instars in other mites. Some species are parthenogenesis. The medically important ticks are *Ixodes persulcatus*, *Hyalomma asiaticum kozlovi*, *Dermacentor nuttalli* and *Haemaphysalis concinna*, while mites of medical importance are associated with chigger mites, gamasid mites, demodicid mites, scab mites and dust mites.

附　录

附录一　主要寄生虫及寄生虫病一览表

附表 1-1　主要寄生虫及寄生虫病一览表

（按主要寄生部位排列）

虫名	感染期	寄生部位	感染途径或方式	主要疾病或病理损害
十二指肠钩口线虫 *Ancylostoma duodenale*	丝状蚴	小肠	经皮肤	钩蚴性皮炎和肺炎 肠炎和贫血（成虫）
美洲板口线虫 *Necator americanus*	丝状蚴	小肠	经皮肤	钩蚴性皮炎和肺炎 肠炎和贫血（成虫）
似蚓蛔线虫 *Ascaris lumbricoides*	感染期卵	小肠	经口	肺炎（幼虫），肠炎及并发症（成虫）
肥胖带绦虫 *Taenia saginata*	囊尾蚴	小肠	经口	绦虫病
链状带绦虫 *Taenia solium*	虫卵和囊尾蚴	小肠（成虫）；皮下肌肉、脑和眼等（囊尾蚴）	经口	绦虫病；囊尾蚴病
布氏姜片虫 *Fasciolopsis buski*	囊蚴	小肠上段	经口	肠炎，甚至导致侏儒症
人隐孢子虫 *Cryptosporidium hominis*	卵囊	小肠上皮细胞	经口	肠炎
微小隐孢子虫 *Cryptosporidium parvum*	卵囊	小肠上皮细胞	经口	肠炎
蠕形住肠线虫 *Enterobius vermicularis*	感染期卵	大肠	经口	蛲虫病（肛门及会阴部瘙痒）
毛首鞭形线虫 *Trichuris trichiura*	感染期卵	大肠	经口	肠炎、贫血
蓝氏贾第鞭毛虫 *Giardia lamblia*	四核包囊	肠道	经口	“旅游者腹泻”
多房棘球绦虫 *Echinococcus multilocularis*	虫卵	原发于肝	经口	泡球蚴病（泡型包虫病）
华支睾吸虫 *Clonorchis sinensis*	囊蚴	肝胆管内	经口	胆管炎、胆囊炎、胆结石、肝硬化甚至胆管癌
日本血吸虫 *Schistosoma japonicum*	尾蚴	肠系膜静脉	经皮肤	虫卵肉芽肿致肝肠病变（肝纤维化、肝硬化；结肠炎、肠纤维化）
马来布鲁线虫 *Brugia malayi*	丝状蚴	上、下肢浅淋巴系统	蚊叮咬	淋巴结和淋巴管炎，象皮肿多为膝部以下
班氏吴策线虫 *Wuchereria bancrofti*	丝状蚴	深部淋巴系统	蚊叮咬	淋巴结和淋巴管炎、鞘膜积液、乳糜尿，象皮肿可及整个下肢
布氏锥虫 *Trypanosoma brucei*	后期锥鞭毛体	早期血液、淋巴液内，晚期可侵入脑脊液	舌蝇叮咬	锥虫下疳；淋巴结肿大；脑膜脑炎

续表

虫名	感染期	寄生部位	感染途径或方式	主要疾病或病理损害
布氏冈比亚锥虫 *Trypanosoma brucei gambiense*	后期锥鞭毛体	早期血液、淋巴液内，晚期可侵入脑脊液	舌蝇叮咬	锥虫下疳；淋巴结肿大；脑膜脑炎
广州管圆线虫 *Angiostrongylus cantonensis*	感染性幼（L3）	脑、眼、肺及肠等	经口	引起嗜酸性粒细胞增多性脑膜脑炎或脑膜炎
卫氏并殖吸虫 *Paragonimus westermani*	囊蚴	肺部	经口	肺型、皮下肌肉型肺吸虫病
旋毛形线虫 *Trichinella spiralis*	幼虫(囊包)	骨骼肌	经口	组织炎症反应,以及毒性代谢产物引起全身免疫病理反应
恶性疟原虫 *Plasmodium falciparum*	子孢子	肝细胞和红细胞	雌性按蚊叮咬	恶性疟
间日疟原虫 *Plasmodium vivax*	子孢子	肝细胞和红细胞	雌性按蚊叮咬	间日疟
杜氏利什曼原虫 *Leishmania donovani*	前鞭毛体	无鞭毛体寄生于人或哺乳动物的单核巨噬细胞内	白蛉叮咬	内脏利什曼病(黑热病)
枯氏锥虫 *Trypanosoma cruzi*	循环后期锥鞭毛体	无鞭毛体寄生于血液、组织细胞(心肌、巨噬细胞等)	锥蝽叮咬	急性期为恰加斯肿、头痛、倦怠和发热、广泛淋巴结肿大以及肝脾大;慢性期主要病变为心肌炎及巨食管和巨结肠
刚地弓形虫 *Toxoplasma gondii*	卵囊、包囊及假包囊	有核细胞内	经口、输血或器官移植、经胎盘等	各组织的急性炎症和坏死
细粒棘球绦虫 *Echinococcus granulosus*	虫卵	肝、肺等	经口	囊型棘球蚴病
溶组织内阿米巴 *Entamoeba histolytica*	四核包囊	结肠壁及肝、肺、脑等	经口	肠阿米巴病和肠外阿米巴病
曼氏迭宫绦虫 *Spirometra mansoni*	裂头蚴	皮下、眼、口腔颌面部、脑及中枢神经系统和内脏等	经口或经皮肤	裂头蚴病
粪类圆线虫 *Strongyloides stercoralis*	丝状蚴	肠、肺、脑、肝和肾	经皮肤	肠、肺、脑、肝、肾等脏器炎症

（周　蕊）

附录二　中国其他少见寄生虫病简介

少见寄生虫病是指一些对人类感染率很低、临床上少见的寄生虫病。有些寄生虫病在国外某些地区较常见(如锥虫病、埃及血吸虫病、曼氏血吸虫病、盘尾丝虫病、罗阿丝虫病等),但中国仅有输入性病例,不存在本土感染,亦属少见。随着气候环境的变化、人们生活方式的改变以及国际交往日益频繁等,一些少见的寄生虫病在中国时有发生,输入性病例日渐增多,并成为重要的公共卫生问题,应引起足够的重视。据文献报道在中国发生的少见寄生虫病有:原发性阿米巴脑膜脑炎、棘阿米巴病、蠊缨滴虫病、等孢球虫病、巴贝虫病、双腔吸虫病、阔盘吸虫病、次睾吸虫病、假裸头绦虫病、复孔绦虫病、瑞列绦虫病、伯特绦虫病、中殖孔绦虫病、多头蚴病、链尾蚴病、细颈囊尾蚴病、恶丝虫病、吸吮线虫病、筒线虫病、颚口线虫病、小杆线虫病、膨结线虫病、食道口线虫病(结节线虫病)、兽比翼线虫病、异尖线虫病、肝毛细线虫病、肠毛细线虫病(菲律宾毛细线虫病)、铁线虫病、棘头虫病、舌形虫病、弓首蛔虫病等。大部分疾病已在正文中详细介绍,附表 2-1 中仅简述其他未述及的九种少见寄生虫病。

附表 2-1　其他少见寄生虫病一览表

病名	病原体	寄生部位	致病要点	感染途径或方式	分布
双腔吸虫病	中华双腔吸虫(*Dicrocoelium chinensis*)、矛形双腔吸虫(*D.lanceatum*)等	胆囊、胆管	症状轻微,重者可引起胆道梗阻、胆囊炎	食入感染的蚂蚁、被蚂蚁污染的蔬菜、饮用污染的水等	世界性分布,中国已报道 64 例
阔盘吸虫病	胰阔盘吸虫(*Eurytrema pancreaticum*)	胰管	慢性胰腺炎	食入被囊蚴污染的食物或生食含有囊蚴的草螽等昆虫	分布于亚洲和南美洲,中国已报道 15 例
次睾吸虫病	东方次睾吸虫(*Metorchis orientalis*)	胆管、胆囊	胆管炎、胆囊炎、肝炎	食入含有活囊蚴的淡水鱼	中国分布基本与肝吸虫一致,已报道 8 例
多头蚴病	多头多头绦虫(*Multiceps multiceps*)幼虫	脑、脊髓、眼、皮下和肌肉等组织器官	最常见为脑多头蚴病,其次为眼多头蚴病和皮下肌肉多头蚴病	误食多头多头绦虫的虫卵	世界性分布,全球已报道 200 多例,中国已报道 3 例
食道口线虫病(结节线虫病)	尖形食道口线虫(*Oesophagostomum aculeatum*)等	盲肠和结肠	引起肠壁炎症、结节形成,主要表现右下腹痛,伴有腹部肿块及消化系统症状等	摄入食道口线虫丝状蚴污染的食物或饮水	主要分布于亚洲的南部、北美和非洲。中国在贵州、广东、河南、安徽、浙江等省有人体感染报道
肠毛细线虫病(菲律宾毛细线虫病)	菲律宾毛细线虫(*Capillaria philippinensis*)	小肠	慢性腹泻、体重减轻、肌萎缩和水肿,严重者可因严重水、电解质紊乱或合并感染而死亡	进食生的或未熟的淡水鱼	分布于东南亚及西太平洋地区。中国台湾报道 30 例,海南报道 1 例

续表

病名	病原体	寄生部位	致病要点	感染途径或方式	分布
铁线虫病	铁线虫属（*Gordius*）、粗皮属（*Chordodes*）等	消化道、泌尿道	消化系统症状、泌尿系统症状	接触水或饮用生水时感染性幼虫进入人体	全世界报告60余例，中国已报道30例
舌形虫病	锯齿舌形虫（*Linguatula serrata*）、尖吻蝮蛇舌状虫（*Armillifer agkistrodontis*）和台湾孔头舌虫（*Porocephalus taiwana*）	十二指肠、肝、脾、肾、鼻、眼、肠系膜、胸腔等脏器	舌形虫病、鼻咽舌形虫病	误食污染虫卵的蛇血、蛇肉、蛇胆及生水、蔬菜等，或吞食蛇体内排出或取出的舌形虫，或食入含有活的幼虫或若虫的牛、羊、马和兔等中间宿主的内脏组织	世界性分布，主要在热带、亚热带地区流行，中国已报道10多例
弓首蛔虫病	犬弓首蛔虫（*Toxocara canis*）、猫弓首蛔虫（*Toxocara cati*）	各器官和组织	内脏幼虫移行症和眼睛幼虫移行症	人（特别是儿童）误食感染性虫卵	世界性分布，中国已报道20多例

（周　蕊）

附录三　突发公共卫生事件中寄生虫感染的应急处理

突发公共卫生事件往往来势凶猛，导致群体发病，甚至发生死亡，有些还具有传染性，可能使疫情迅速扩大。2003 年的严重急性呼吸综合征（SARS）和 2019 年底 2020 年初的 2019 冠状病毒病（COVID-19）在世界范围内的暴发流行，使人们再次认识到，在全球化的时代，一场公共卫生事件所带来的影响已远远超过事件本身，它不仅会给人民健康和生命安全带来严重威胁，而且会给经济建设和国家安全带来重大影响。

寄生虫病在我国公共卫生事业中占有重要地位。当前，传统寄生虫病大多尚未完全控制，而有些已基本控制的寄生虫病在局部地区存在死灰复燃的现象；同时，随着我国的对外开放、经济发展、城市化进程的加快以及人民生活方式的变化和人口老龄化，人群寄生虫感染谱发生了变化。例如，肠道线虫中的蛔虫、钩虫和鞭虫的感染率明显下降，但过去一些不为人所重视的机会性致病寄生虫病、旅游者疾病、食源性寄生虫病及饲养宠物等引起的人兽共患寄生虫病却时有发生，新出现的寄生虫感染也时有报道。以上种种均可造成突发公共卫生事件，需要进行紧急处理，以便尽可能将疫情控制在最小范围内。

现就我国重要寄生虫病暴发流行的应急处理方案介绍如下：

（一）疟疾

疟疾是一种严重危害人类健康的重要寄生虫病，世界卫生组织（WHO）始终将其列为重点防治的寄生虫病之一。我国经过多年有效防治，已于 2021 年经 WHO 审核认可，消除了疟疾。然而，随着国际交往的日益频繁，近年来输入性疟疾病例不断增加，加上疟原虫抗药株和传播媒介按蚊的存在，由输入性传染源导致本地疟疾传播的风险依然不容忽视。因此，在我国出现疟疾暴发流行的潜在威胁仍然存在。

1. 疟疾病人诊断标准

（1）疑似病例诊断标准

1）患者发热，体温 38℃以上，伴有畏寒、头痛，无其他上呼吸道和消化道等临床症状。

2）病原学检测未进行或结果阴性。

3）试用抗疟药治疗效果不明确。

（2）临床病例诊断标准

1）患者发热，体温 38℃以上，具有典型疟疾周期性发作的体温曲线。

2）病原学检测结果阳性或免疫学、分子生物学检测结果阳性。

3）抗疟药物治疗后证实治疗有效。

2. 暴发流行的判定标准　疟疾病例在短期内与往年同期相比成倍增加，或凶险型病例增多，甚至有死亡病例。范围波及 2 个或以上县的称为大范围暴发流行；局限于数个乡镇的称为局部暴发流行；局限于个别自然村的称为点状暴发流行。

3. 控制暴发流行的对策与措施

（1）加强领导，做好组织协调工作：根据疫情需要，在疫区成立应急处理工作领导小组，在当地政府统一领导下，协调卫生、财政、宣传、教育、农业、公安等各部门安排落实疫情处理所必需的人员、经费和物资，确保各项防治措施的落实。同时，疫情发生地的卫生行政部门应成立由疾病预防控制中心和相关医疗卫生机构参加的应急处理技术指导小组，确定控制措施，并及时向省级卫生行政部门报告，同时报告中国疾病预防控制中心寄生虫病预防控制所。

（2）开展流行病学调查和疫情监测

1）在疫区，采用分层随机抽样方式，按报告发病率的高低和距疫点的距离，确立数个调查点。通过现场走访调查、个案调查、带虫者调查等确定暴发流行的范围、强度和疟原虫的种类。

2）检查基层卫生机构的疫情报表、发热病人血液病原学检查登记表以及抗疟处方。

3）调查主要传播媒介按蚊的密度及感染性按蚊的比例（紧急情况时媒介调查可推迟进行）。

4）出现暴发流行地区，各级医院对所有发热病人进行血检，积极治疗、抢救病人。在流行区实行全民或重点人群预防服药。组织实施对媒介按蚊的控制措施，开展健康教育，提高人群的自我保护意识。

4. 暴发流行控制效果的评价　在暴发流行控制期间，根据流行病学调查和病原学检查结果，对疫情的发展趋势和防治效果进行动态分析。如果新发病例显著减少，月疟疾病例数与往年月病例数相近或减少，可视为暴发流行得到初步控制，可转入常规防治和监测，同时将结果定期上报有关部门。

（二）血吸虫病

血吸虫病是一种严重影响人类健康和社会经济发展的人兽共患寄生虫病。截至2020年底，全国12个血吸虫病流行省（自治区、直辖市）中，上海、浙江、福建、广东、广西5个省（自治区、直辖市）继续巩固血吸虫病消除成果，四川、江苏省维持传播阻断标准，云南、湖北、安徽、江西、湖南5个省维持传播控制标准；全国共有450个血吸虫病流行县（市、区）、28 376个流行村，流行村总人口7 137.04万人；全国尚存晚期血吸虫病患者29 517例。急性血吸虫病暴发流行的潜在威胁依然存在。

1. 急性血吸虫病诊断标准

（1）疑似病例诊断标准

1）发病前2周至3个月有疫水接触史。

2）发热、肝脾大、嗜酸性粒细胞增多，伴有肝区压痛、咳嗽、腹胀及腹泻等。

（2）临床病例诊断标准：除疑似病例2条标准外，还应包括至少一项血清学试验阳性，如COPT≥3%，IHA或乳胶凝集试验血清稀释度1∶10以上阳性。

（3）确诊病例诊断标准：除疑似病例2条标准外，病原学检测阳性，即从粪便中检出血吸虫卵或孵化出毛蚴。

2. 暴发流行的判定标准

（1）在原无疫情或已达到传播阻断标准地区，发现感染性钉螺和新感染或急性感染病例。

（2）在流行区，2周内连续发生2批急性感染，每批5人以上；或在同一感染点连续发生急性感染3人以上。

3. 控制暴发流行的对策与措施

（1）加强领导，做好组织协调工作：在发生暴发流行和重大突发疫情时，根据需要可成立疫情应急处理工作领导小组和技术指导小组。

（2）加强疫情报告：当发现急性血吸虫病暴发流行，或在既往无疫情地区发现首例当地感染的确诊病例时，应尽快报告当地血吸虫病防治机构和卫生行政部门。为及时掌握疫情发展趋势，在处理暴发疫情时，可建立临时疫情报告制度，如实进行疑似病例日报告或零报告等疫情动态报告。

（3）开展流行病学调查和疫情监测：如发生急性血吸虫病暴发流行，应立即开展流行病学调查，掌握流行规律，查明传染来源、传播途径和疫情范围。

（4）及时做好诊断和鉴别诊断工作：出现急性血吸虫病暴发流行时，血防部门应立即组织医疗队深入疫区进行救治。按《血吸虫病防治手册》规定的治疗方案及时予以治疗，防止误诊。对有疫水接触史的疑似病人，按照早发现、早诊断、早治疗的原则，做好诊断和鉴别诊断工作。在出现急性感染症状前，进行早期治疗以防止急性血吸虫病的发生。早期治疗的时间应在首次接触疫水4周左右进行，吡喹酮顿服剂量为40mg/kg。或在接触疫水后2周，服用蒿甲醚或青蒿琥酯以杀灭童虫。

（5）在居民生活区周围建立安全带：在发生暴发流行的地区，对居民点周围有螺水域和滩地进行药物灭螺、灭蚴。对居民区附近有钉螺分布的小水域或滩地可用氯硝柳胺杀灭尾蚴和钉螺，喷洒剂量为 2~3g/m^2。有条件的地区，应彻底改造居民生活区周围的钉螺滋生环境，尽可能消灭钉螺。

（6）加强对易感人群的监测和管理：在疫区参加抗洪抢险的人员应在返回驻地后 4~5 周内，以吡喹酮 60mg/kg，分两日服用（每日一次）；也可先用血清学方法过筛，对阳性者予以治疗。对在流行季节进入疫区的水上和洲滩作业人员，应进行登记，做好个案记录。特别是对从非流行区外来的水上作业人员，要督促其做好个人防护，做好记录，以避免其离开后发生急性感染。

（7）加强对饮用水的卫生处理：每 50L 饮用水加漂白精 0.5g 或漂白粉 1g，30 分钟后即可饮用。

（8）开展健康教育，提高防病意识。

4. 疫情控制效果评价 疫情控制期间，在流行病学调查和病原学检查的基础上，动态分析疫情的发展趋势和防治措施的实施效果。疫情控制后，要注意加强疫区的螺情、病情监测，并及时上报疫情变化情况。

（李士根）

附录四　寄生虫病实验诊断技术

第一节　病原学诊断技术

一、粪便检查

粪便检查是诊断寄生虫病的基本方法。为了取得准确的结果，送检标本必须新鲜，保存时间一般不宜超过 24 小时。如检查肠内原虫滋养体，最好立即检查，注意保温，或暂存在 35~37℃条件下待检。盛粪便的容器要干净，粪便中不可混入尿液和其他污染物，以免影响检查结果。具体方法如下。

（一）直接涂片法

直接涂片法（direct smear method）用以检查蠕虫卵、原虫包囊和滋养体。方法简便，每份粪便取不同部位连续做 3 次涂片，可提高检出率。

1. 蠕虫卵检查　滴 1 滴生理盐水于洁净的载玻片上，用牙签挑取绿豆大小的粪便，在生理盐水中涂抹均匀，涂片厚度以透过玻片可隐约辨认书上的字迹为宜。加盖玻片后，用低倍镜或高倍镜观察。需注意鉴别虫卵与粪便中的异物。虫卵都具有一定形状和大小，卵壳表面光滑整齐，具固有的色泽，卵内可见卵细胞或幼虫。

2. 原虫检查

（1）滋养体检查：涂片应较薄，方法同蠕虫卵检查。温度愈接近体温，滋养体的活动愈明显，必要时可将涂片置保温台上保持温度。

（2）包囊碘液染色检查：直接涂片方法同上，但以 1 滴碘液代替生理盐水。若需同时检查活滋养体，可在玻片另一侧滴 1 滴生理盐水，同上法涂抹粪便标本，再盖上盖玻片。滴碘液的一侧查包囊，另一侧查活滋养体。

碘液配方：碘化钾 4g，碘 2g，蒸馏水 100ml。

（3）隐孢子虫卵囊染色检查：目前最佳的方法为金胺-酚改良抗酸染色法，其次为金胺-酚染色法和改良抗酸染色法。新鲜粪便或经 10% 福尔马林固定保存（4℃，1 个月内）的含卵囊粪便都可用这 3 种方法染色。具体方法如下：

金胺-酚（auramine phenol）染色法：

1）染液配制：1g/L 金胺-酚染色液（第一液）：金胺 0.1g，苯酚 5.0g，蒸馏水 100ml；3% 盐酸酒精（第二液）：盐酸 3ml，95% 酒精 100ml；5g/L 高锰酸钾液（第三液）：高锰酸钾 0.5g，蒸馏水 100ml。

2）染色步骤：滴加第一液于晾干的粪膜上，10~15 分钟后水洗；滴加第二液，1 分钟后水洗；滴加第三液，1 分钟后水洗，待干；置荧光显微镜下检查。

低倍荧光镜下，可见卵囊为一圆形小亮点，发出乳白色荧光。高倍镜下卵囊呈乳白色或略带绿色，卵囊壁为一薄层，多数卵囊周围深染，中央淡染，似厚环状。核深染，结构偏位，有些卵囊全部为深染。有些标本可出现非特异性的荧光颗粒，难以鉴别。

不具备荧光显微镜的实验室，亦可用本方法先染色，然后在低、高倍光镜下过筛检查。如发现小红点再用油镜观察以提高检出速度和准确性。

改良抗酸（modified acid-fast）染色法：

1）染色液配制：苯酚复红染色液（第一液）：碱性复红 4g，95% 酒精 20ml，苯酚 8ml，蒸馏水 100ml；10% 硫酸溶液（第二液）：纯硫酸 10ml，蒸馏水 90ml（边搅拌边将硫酸缓慢倾入水中）；2g/L 孔雀绿液（第三液）：20g/L 孔雀绿原液 1ml，蒸馏水 9ml。

2）染色步骤：滴加第一液于晾干的粪膜上，1.5~10 分钟后水洗；滴加第二液，1~10 分钟后水洗；滴加第三液，1 分钟后水洗，待干；置显微镜下观察。

染色后，卵囊呈玫瑰红色，圆形或椭圆形，背景为绿色。如染色（1.5 分钟）和脱色（2 分钟）时间短，卵囊内子孢子边界不明显；如染色时间长（5~10 分钟），脱色时间需相应延长，子孢子边界明显。卵囊内子孢子均染为玫瑰红色，子孢子呈月牙形，共 4 个。但粪便标本中非特异性杂质可被染成致密的红色颗粒，形同卵囊，应注意鉴别。

金胺-酚染色-改良抗酸复染法：本法可克服上述染色法的缺点。具体方法是：先用金胺-酚染色后，再用改良抗酸染色法复染。光学显微镜下观察，卵囊同抗酸染色法所见，但非特异性颗粒被染成蓝黑色，与卵囊颜色截然不同，极易鉴别，使检出率和准确性大大提高。

（二）定量透明厚涂片法（改良加藤厚涂片法）

定量透明厚涂片法（改良加藤厚涂片法）（modified Kato-Katz technique）是世界卫生组织推荐的、目前国际上广泛使用的一种粪便虫卵检查法，适用于各种粪便内蠕虫卵的定性和定量分析。应用改良聚苯乙烯做定量板（附图 4-1），大小为 40mm × 30mm × 1.37mm，模孔为一长圆形孔。定量板孔大小为 8mm × 4mm，两端呈半圆形，所取粪样平均为 41.7mg。操作时将大小约 4cm × 4cm 的 100 目尼龙网或金属筛网覆盖在粪便标本上，自筛网上用刮片刮取粪便，置定量板与载玻片上，用两指压住定量板的两端，将刮片上的粪便填满模孔，刮去多余粪便。掀起定量板，载玻片上留下一长形粪条，然后在粪条上覆盖含甘油-孔雀绿溶液的玻璃纸片，轻压，使粪便铺开成大小为 20mm × 25mm 的膜。将粪膜置于 30~36℃温箱中约 0.5 小时，或 25℃约 1 小时，透明后镜检计数。将所得虫卵数 × 24，再乘以粪便性状系数（成形便为 1，半成形便为 1.5，软便为 2，粥样粪便为 3，水泻便为 4），即为每克粪便虫卵数（eggs per gram，EPG）。根据排便量和蠕虫雌虫每日排卵数（附表 4-1），可计算出人体内蠕虫感染量。

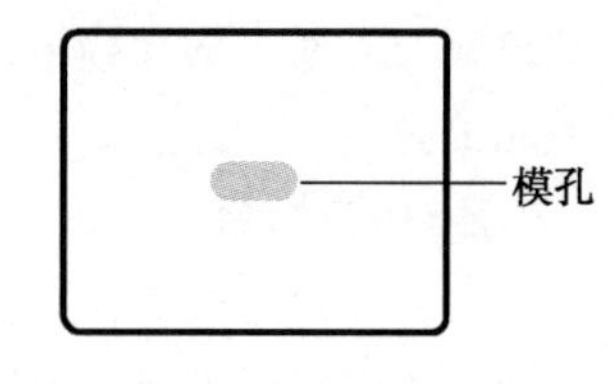

附图 4-1　定量板

附表 4-1　常见蠕虫每条雌虫每日排卵数

虫名	产卵数/(日·条)(平均数)	虫名	产卵数/(日·条)(平均数)
华支睾吸虫	1 600~4 000（2 400）	牛带绦虫	97 000~124 000/孕节
布氏姜片吸虫	15 000~48 000（25 000）	十二指肠钩虫	10 000~30 000（24 000）
卫氏并殖吸虫	10 000~20 000	美洲钩虫	5 000~10 000（9 000）
日本血吸虫	1 000~3 500	似蚓蛔线虫	234 000~245 000（240 000）
猪带绦虫	30 000~50 000/孕节	毛首鞭形线虫	1 000~7 000（2 000）

玻璃纸准备：将玻璃纸剪成 22mm × 30mm 大小的小片，浸于甘油-孔雀绿溶液（含纯甘油 100ml、水 100ml 和 1ml 3% 孔雀绿水溶液）中至少浸泡 24 小时，直至玻璃纸呈绿色。

使用此法需掌握粪膜的合适厚度和透明的时间，粪膜厚且透明时间短，虫卵难以发现，透明时间过长则虫卵变形，不易辨认。

（三）浓聚法

浓集法（concentration method）包括沉淀法和浮聚法，主要是利用相对密度特征来实现对病原体的浓集。

1. 沉淀法（sedimentation method）　原虫包囊和蠕虫卵的比重大，可沉积于水底，有助于提高检出率。但此法对于比重较小的钩虫卵和某些原虫包囊的检出效果较差。

（1）重力沉淀法（gravity sedimentation method）：又称自然沉淀法。本法主要用于蠕虫卵的检查，因蠕虫卵比重大于水，可沉于水底，从而使虫卵浓集。另外，经水洗后，镜下视野清晰，易于检查。取粪便20~30g，加水制成混悬液，用40~60孔的金属筛网或2~3层湿纱布过滤，再加清水冲洗残渣；过滤后的粪液在容器中静置15~20分钟，倒去上层液，重新加满清水，以后每隔15~20分钟换水1次（共3~4次），直至上层液清亮为止。最后倒去上层液，取沉渣做涂片镜检。如检查包囊，换水间隔时间宜延长至约6小时（附图4-2）。

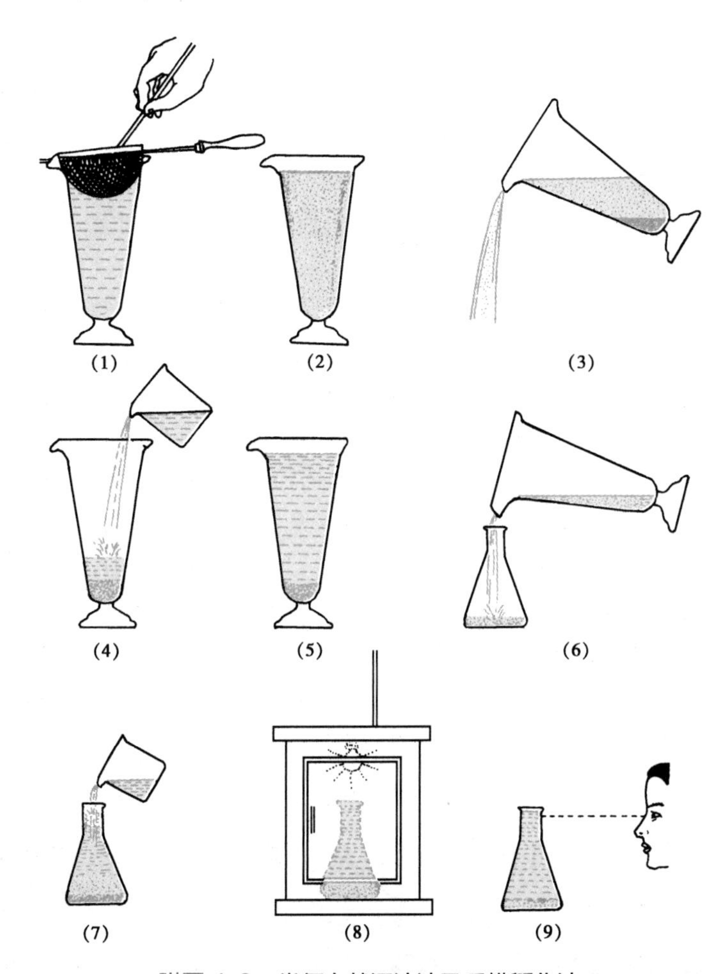

附图4-2　**粪便自然沉淀法及毛蚴孵化法**

（1）以竹棒挑取粪便30g左右，通过铜丝网滤入盛满清水的锥形杯内；（2）静止20~30分钟；（3）倒去上层粪液，留下沉淀物；（4）加清水至满杯；（5）再静置15~20分钟，倒去上层粪液。如此反复数次，直至上层液澄清为止；（6）倒去上层液后将沉淀物倒入三角烧瓶中；（7）加清水至瓶颈处；（8）将三角烧瓶置于25~30℃中进行孵化；（9）孵化2~6小时后即开始观察。观察时将烧瓶对着光，目光向瓶颈平视。

（2）离心沉淀法（centrifugal sedimentation method）：将上述滤去粗渣的粪液离心（1 500~2 000r/min）1~2分钟，倒去上层液，注入清水，再离心沉淀，如此反复沉淀3~4次，直至上层液澄清为止，最后倒去上层液，取沉渣镜检。本法省时、省力，适用于临床检验。

（3）汞碘醛离心沉淀法（merthiolate-iodine-formaldehyde centrifugation sedimentation method，MIFS）：本法既可浓集，又可固定和染色，适用于原虫包囊、滋养体及蠕虫卵和幼虫的检查。如准确称取1g粪便，即可做蠕虫卵的定量检查。

取粪便1g，加适量（约10ml）汞碘醛液，充分调匀，用2层脱脂纱布过滤，再加入乙醚4ml，摇2分钟，离心（2 000r/min）1~2 分钟，即分成乙醚、粪渣、汞碘醛液及沉淀物 4 层。吸弃上面 3 层，取沉渣镜检。

汞碘醛液配制：

1）汞醛（MF）液：1/1 000 硫柳汞酊 200ml，甲醛（40%）25ml，甘油 50ml，蒸馏水 200ml。

2）卢戈液：碘 5g，碘化钾 10g，蒸馏水 100ml。

检查时取汞醛液 2.35ml 及卢戈液 0.15ml 混合备用。但混合液保存 8 小时后即变质，不宜再用；碘液亦不宜于 1 周后再用。

（4）醛醚沉淀法（formalin-ether sedimentation method）：取粪便 1~2g 置于小容器内，加水 10~20ml 调匀，将粪便混悬液经 2 层纱布（或 100 目金属筛网）过滤，离心（2 000r/min）2 分钟；倒去上层粪液，保留沉渣，加水 10ml 混匀，离心 2 分钟；倒去上层液，加 10% 甲醛 7ml。5 分钟后加乙醚 3ml，塞紧管口并充分摇匀，取下管口塞，离心 2 分钟；即可见管内自上而下分为 4 层。取管底沉渣涂片镜检。

本法不仅浓集效果好，而且不损伤包囊和虫卵的形态，易于观察和鉴定。对于含脂肪较多的粪便，本法效果优于硫酸锌浮聚法。但对布氏嗜碘阿米巴包囊、贾第虫包囊及微小膜壳绦虫卵等的检查效果较差。

2. 浮聚法（flotation method） 利用比重较大的液体，使原虫包囊或蠕虫卵上浮，集中于液体表面。常用的方法有：

（1）饱和盐水浮聚法（brine flotation method）：此法用于检查钩虫卵效果最好，也可用于检查其他线虫卵和微小膜壳绦虫卵，但不适于检查吸虫卵和原虫包囊。用竹签取黄豆粒大小的粪便置于浮聚瓶（高 3.5cm，直径约 2cm 的圆形直筒瓶）中，加入少量饱和盐水调匀，再缓慢加入饱和盐水至液面略高于瓶口，以不溢出为止。此时在瓶口覆盖一载玻片，静置 15 分钟后，将载玻片提起并迅速翻转，加盖玻片镜检（附图 4-3）。

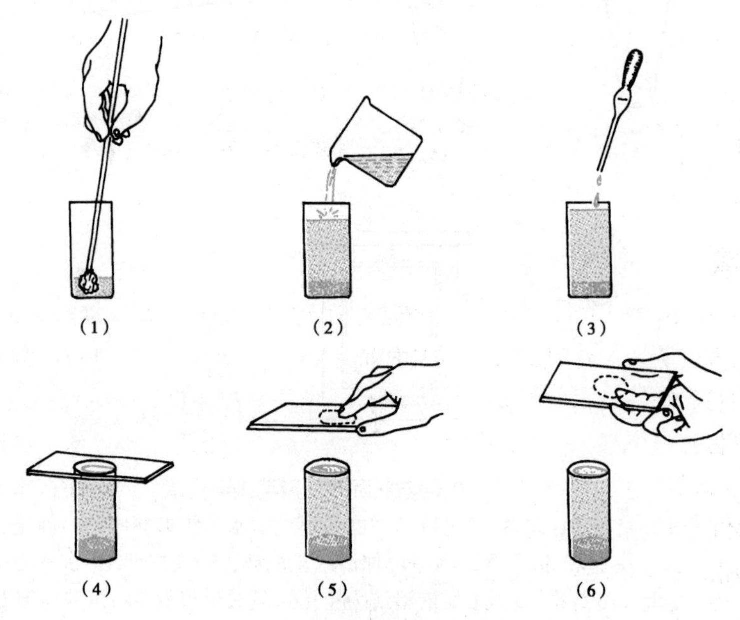

附图 4-3 **饱和盐水浮聚法**

（1）自粪便不同处挑取如蚕豆大小的粪块，置于盛有少量饱和盐水的浮聚瓶中；（2）将粪便捣碎，与盐水搅匀，再加饱和盐水；（3）将满时，改用滴管，滴至略高于管口但不溢出为止；（4）取洁净载玻片一张，盖在管口上，静止 15 分钟左右；（5）如图垂直向上提起载玻片；（6）敏捷地翻转，覆以盖玻片镜检。

饱和盐水配制：将氯化钠缓慢加入盛有沸水的容器内，不断搅动，直至氯化钠不再溶解为止。

（2）硫酸锌离心浮聚法（zinc sulfate centrifugal flotation method）：此法适用于检查原虫包囊、球虫卵囊、线虫卵和微小膜壳绦虫卵。取粪便约 1g，加 10~15 倍的水，充分搅碎，按离心沉淀法过滤，反复离心（2 000r/min）3~4 次，至水清为止，最后倒去上清液，在沉渣中加入比重为 1.18 的硫酸锌液（33% 的溶液），调匀后再加硫酸锌溶液至距管口约 1cm 处，离心 1 分钟。用金属环蘸取表面的粪液置于载玻片上，加碘液 1 滴（查包囊），镜检。取标本时，用金属环轻轻接触液面即可，切勿搅动。离心后应立即取标本镜检，若放置时间超过 1 小时，会因包囊或虫卵变形而影响观察效果。

（3）蔗糖溶液离心浮聚法（sucrose solution flotation method）：此法适用于检查粪便中隐孢子虫的卵囊。取粪便约 5g，加水 15~20ml，以 260 目尼龙袋或 4 层纱布过滤。取滤液离心（2 000r/min）5~10 分钟，吸弃上清液，加蔗糖溶液（蔗糖 500g，蒸馏水 320ml，苯酚 6.5ml）再离心，然后如同饱和盐水浮聚法，取其表面液镜检（高倍或油镜）。卵囊透明无色，囊壁光滑，内含一小暗点和呈蛋黄色的子孢子。隐孢子虫的卵囊在漂浮液中浮力较大，常紧贴于盖玻片之下，鉴于 1 小时后卵囊脱水变形不易辨认，故应立即镜检。也可用饱和硫酸锌溶液或饱和盐水替代蔗糖溶液。

常见蠕虫卵、原虫包囊的比重见附表 4-2。

附表 4-2 蠕虫卵、原虫包囊的比重

虫卵或原虫包囊	比重	虫卵或原虫包囊	比重
华支睾吸虫卵	1.170~1.190	蠕形住肠线虫卵	1.105~1.115
布氏姜片吸虫卵	1.190	受精似蚓蛔线虫卵	1.110~1.130
肝片形吸虫卵	1.200	未受精似蚓蛔线虫卵	1.210~1.230
日本血吸虫卵	1.200	毛圆线虫卵	1.115~1.130
带绦虫卵	1.140	溶组织内阿米巴包囊	1.060~1.070
微小膜壳绦虫卵	1.050	结肠内阿米巴包囊	1.070
钩虫卵	1.055~1.080	微小内蜒阿米巴包囊	1.065~1.070
毛首鞭形线虫卵	1.150	蓝氏贾第鞭毛虫包囊	1.040~1.060

（四）毛蚴孵化法

毛蚴孵化法（miracidium hatching method）是依据血吸虫卵内的毛蚴在适宜温度的清水中短时间内可孵出的特性而设计的方法。取粪便约 30g，先经重力沉淀法浓集处理，再将粪便沉渣倒入三角烧瓶内，加清水（城市中须用去氯自来水）至瓶口，在 20~30℃的条件下，经 4~6 小时后用肉眼或放大镜观察结果。如见水面下有白色点状物做直线来往游动，即是毛蚴。必要时也可以用吸管将毛蚴吸出镜检。如无毛蚴，每隔 4~6 小时（24 小时内）观察 1 次。气温高时，毛蚴可在短时间内孵出，因此，在夏季要用 1.2% 食盐水或冰水冲洗粪便，最后 1 次才改用室温清水（附图 4-2）。

毛蚴促孵法：将用沉淀法处理后的粪便沉渣置于三角烧瓶内，不加水，或将粪便置于吸水纸上，再放在 20~30℃温箱中过夜。检查前再加清水，2 小时后就可见到孵出的毛蚴。采用此法，毛蚴孵出时间较一致，数量也较多。

（五）肛门拭子法

肛门拭子法（anal swab method）适用于检查肛周产卵的蛲虫或常可在肛门附近发现的带绦虫卵。

1. 棉签拭子法 先将棉签浸泡在生理盐水中，取出时挤去过多的盐水，在肛门周围擦拭，随后将棉签放入盛有饱和盐水的试管中，用力搅动，迅速提起棉签，在试管内壁挤干水分后弃去，再加饱和盐水至管口处形成张力泡，覆盖一载玻片，务使其接触液面，5 分钟后取下载玻片镜检。也可将擦拭肛门的棉签放在盛清水的试管中，经充分浸泡，取出，在试管内壁挤去水分后弃去。试管静置 10 分钟，或经离心后倒去上层液，取沉渣镜检。

2. **透明胶纸法**(cellulose tape method) 用长约 6cm,宽约 2cm 的透明胶纸有胶面,粘贴肛门周围的皮肤,然后将有胶的一面平贴在载玻片上,镜检。

(六) 钩蚴培养法

钩蚴培养法(hookworm larval cultivation method)是根据钩虫卵内幼虫在适宜条件下可在短时间内孵出而设计的方法。加冷开水约 1ml 于洁净试管内(1cm × 10cm),将滤纸剪成与试管等宽但较试管稍长的 T 字形纸条,用铅笔书写受检者姓名或编号于横条部分。取粪便约 0.2~0.4g,均匀涂抹在纸条竖部的上 2/3 处,再将纸条插入试管,下端浸泡在水中,以粪便不接触水面为度。在 20~30℃条件下培养。培养期间每天沿管壁补充冷开水,以保持水面高度。3 天后用肉眼或放大镜检查试管底部。钩蚴在水中常做蛇行游动,虫体透明。如未发现钩蚴,应继续培养观察至第 5 天。气温太低时可将培养管放入温水(30℃左右)中数分钟后,再行检查(附图 4-4)。如发现钩蚴,可用吸管吸出置显微镜下进行虫种鉴定。

此法亦可用于分离人体肠道内各种阿米巴滋养体及人毛滴虫滋养体,且能提高检出率。但每管粪便量应为 1.0g,适宜温度为 25~30℃,培养时间为 2~4 天。临床上为了及时报告致病原虫,可于培养 48 小时后镜检。

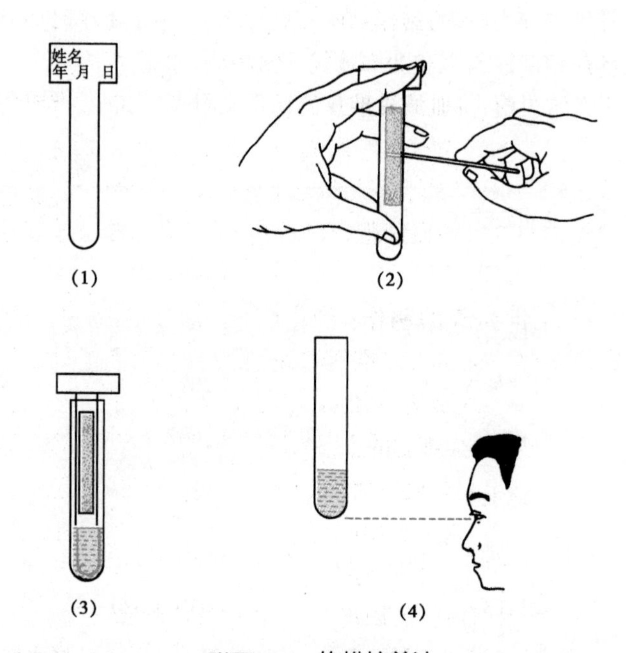

附图 4-4 **钩蚴培养法**

(1)将滤纸剪成与试管等宽,较试管的高度略长的 T 字形纸条;(2)挑取约半粒蚕豆大小的粪块,如图均匀地涂布于纸条的上 2/3 部分;(3)将涂有粪便的纸条如图放入盛有约 1ml 清水的试管中,置温箱(25~30℃)中进行培养;(4)3~5 天后取出纸条,以肉眼如图观察水中的钩蚴。

(七) 淘虫检查法

为了考核驱虫效果,常需从粪便中淘取驱除的虫体进行鉴定与计数。取患者服药后 24~72 小时的全部粪便,加水搅拌,用 40 目筛网或纱布滤出粪渣,经水反复冲洗后,倒在盛有清水的大型玻璃皿内。检查混杂在粪渣中的虫体时,应在皿下衬以黑纸。

(八) 带绦虫孕节检查法

绦虫节片用清水洗净,置于两张载玻片之间,轻轻压平,对光观察内部结构,并根据子宫分支情况鉴定虫种。也可用注射器从孕节后端正中部插入子宫内缓慢注射碳素墨水或卡红染液,待子宫分支显现后计数。

卡红染液配制:钾明矾饱和液 100ml,卡红 3g,冰醋酸 10ml。混合液置于 37℃温箱内过夜,过滤后即可应用。

二、体液检查

(一) 血液检查

血液检查是诊断疟疾、丝虫病的基本方法。涂制血膜用的载玻片用前需经洗涤液(常用铬酸洗液)处理,再用自来水或蒸馏水冲洗,在 95% 酒精中浸泡,擦干或烤干后使用。

铬酸洗液配制:工业浓硫酸 100ml、重铬酸钾 80g、水 1 000ml。先用冷水将重铬酸钾溶解,然后缓慢加入浓硫酸,同时用玻璃棒搅拌。

1. 检查疟原虫

（1）采血与涂片：用 75% 酒精棉球消毒耳垂，干燥后用左手拇指与示指捏紧耳垂下方，以使耳垂下侧方皮肤绷紧，右手持取血针，刺破皮肤，挤出血滴。薄、厚血膜可涂制在同一张载玻片上（附图 4-5）。间日疟宜在发作后数小时至 10 余小时采血；恶性疟在发作初期采血可见大量环状体，1 周后可见配子体。

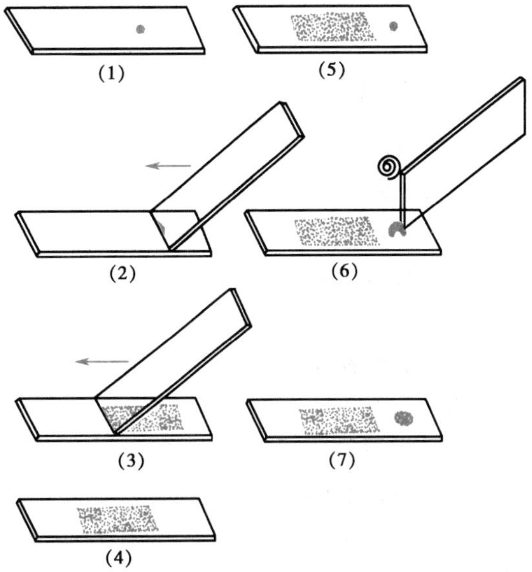

1）薄血膜的制作：在载玻片 1/3 与 2/3 交界处蘸血 1 小滴，以一端缘光滑的载玻片为推片，将推片的一端置于血滴之前，待血液沿推片边缘扩散后，自右向左推成薄血膜。操作时两载玻片间的角度为 30°~45°，推动速度应适宜，中途切勿停顿或重复推片。理想的薄血膜，应是一层均匀分布的血细胞，血细胞间无空隙且血膜末端呈扫帚状。

2）厚血膜的制作：于载玻片的另一端 1/3 中间蘸血 1 滴（约 $10mm^3$），以推片的一角，将血滴自内向外做螺旋形摊开，使之成为直径约 0.8~1cm，厚薄均匀的厚血膜。厚血膜为多层血细胞的重叠，约等于 20 倍薄血膜的厚度。

附图 4-5　**厚、薄血膜制作步骤**

（1）自耳垂或手指取血一小滴滴在载玻片上；（2）用推片之端缘接触血滴；（3）推片与载玻片成 30°~45° 角向载玻片之另一端推进；（4）制成薄血膜；（5）再取血一大滴滴在载玻片的另一端；（6）用推片的一角将血滴涂成直径约 1cm 的厚血膜；（7）制成的薄、厚血膜。

（2）固定与染色：血片必须充分晾干，否则染色时容易脱落。用小玻棒蘸甲醇或无水酒精在薄血膜上轻轻抹过以固定血膜。如薄、厚血膜在同一载玻片上，切勿将固定液带到厚血膜上，因厚血膜固定之前必须进行溶血。可用滴管滴清水于厚血膜上，待血膜呈灰白色时，将水倒去，晾干后固定。

常用的染色剂有吉姆萨染剂（Giemsa stain）和瑞特染剂（Wright stain）。在稀释各种染液和冲洗血膜时，如用 pH 7.0~7.2 的缓冲液则染色效果更佳。染色时缓冲液需要临时配制。

1）吉姆萨染色法：此法染色效果良好，血膜褪色较慢，保存时间较久，但染色时间较长。

染液配制：吉姆萨染剂粉 1g，甲醇 50ml，纯甘油 50ml。将吉姆萨染剂粉置于研钵中（最好用玛瑙研钵），加小量甘油充分研磨，加甘油再磨，直至 50ml 甘油加完为止，倒入棕色玻瓶中。然后分几次用少量甲醇冲洗钵中的甘油染粉，倒入玻瓶直至 50ml 甲醇用完为止，塞紧瓶塞，充分摇匀，置 65℃温箱内 24 小时或室温内 1 周后过滤，备用。

染色方法：用 pH 7.0~7.2 的缓冲液，将吉姆萨染液稀释，比例约为 15~20 份缓冲液加 1 份吉姆萨染液。用蜡笔画出染色范围，将稀释的吉姆萨染液滴于已固定的薄、厚血膜上，染色半小时（室温），再用上述缓冲液冲洗。血片晾干后镜检。

2）快速吉姆萨染色法：吉姆萨染液 1ml，加缓冲液 5ml，如前法染色 5 分钟后用缓冲液冲洗，晾干后镜检。

3）瑞特染色法：此法操作简便，适用于临床诊断，但甲醇蒸发甚快，掌握不当易在血片上留下染液沉渣，并较易褪色，保存时间不长，故多用于临时性检验。

染液配制：瑞特染剂粉 0.1~0.5g，甲醇 97ml，甘油 3ml。将瑞特染剂加入甘油中充分研磨，然后加少量甲醇，研磨后倒入瓶内，再分几次用甲醇冲洗钵中的甘油溶液，倒入瓶内，直至用完为止。摇匀，置 37℃温箱内 24 小时或室温 1~2 周后过滤待用。

染色方法：瑞特染剂含甲醇，因此制备薄血膜时不需另行固定，而厚血膜则需先经溶血，待血膜干后才能染色。染色前先将薄血膜和溶过血的厚血膜一起用蜡笔画好染色范围，以防滴加染液时外溢。染液应覆盖全部厚、薄血膜上，30 秒至 1 分钟后再用滴管加等量的蒸馏水，轻轻摇动载玻片，使蒸馏水和染液混合均匀，此时出现一层灿铜色浮膜（染色），3~5 分钟后用水缓慢从玻片一端冲洗（注意勿先倒去染液或直接对血膜冲洗），至血膜呈紫灰色为止，晾干后镜检。

2. 检查丝虫微丝蚴

（1）新鲜血片检查：晚间 9 时到次晨 2 时取耳垂血 1 滴滴于载玻片上，加盖玻片，在低倍镜下观察，发现蛇形游动的幼虫后，做染色检查，以确定虫种。

（2）厚血膜检查：厚血膜的制作、溶血、固定及吉姆萨染色同疟原虫，但需取血 3 滴。也可用德氏苏木素染色法染色，该染液的配制及染色方法如下：

取苏木素 1g 溶于纯酒精或 95% 的酒精 10ml 中，加硫酸铝铵（8%~10%）100ml，倒入棕色瓶中，瓶口用两层纱布扎紧，在阳光下氧化 2~4 周，过滤，加甘油 25ml 和甲醇 25ml，再过滤后保存备用。用时稀释 10 倍左右，将溶血、固定的厚血膜置于德氏苏木素液内 10~15 分钟，在 1% 酸酒精中分色 1~2 分钟，蒸馏水洗涤 1~5 分钟，至血膜呈蓝色，再用 1% 伊红染色 0.5~1 分钟，以水洗涤 2~5 分钟，晾干后镜检。

（3）活微丝蚴浓集法：在离心管内加蒸馏水半管，加血液 10~12 滴，再加生理盐水混匀，离心（3 000r/min）3 分钟，取沉渣镜检。或取静脉血 1ml，置于盛有 0.1ml 3.8% 枸橼酸钠的试管中，摇匀，加水 9ml，待红细胞破裂后，再离心 2 分钟，倒去上清液，加水再离心，取沉渣镜检。

（二）脑脊液检查

脑脊液中可查见溶组织内阿米巴滋养体、弓形虫滋养体、肺吸虫卵、血吸虫卵和广州管圆线虫幼虫等。可用直接涂片或涂片染色镜检。取抽出的脑脊液 2~3ml，离心（2 000r/min）5~10 分钟，取沉渣涂片镜检。检查阿米巴滋养体时，因离心会影响其伪足活力，可自然沉淀后取沉渣镜检。

三、排泄物与分泌物的检查

（一）痰液

痰中可能查见卫氏并殖吸虫卵、溶组织内阿米巴滋养体、棘球蚴的原头蚴、粪类圆线虫幼虫、蛔虫幼虫、钩虫幼虫、尘螨等。

1. 卫氏并殖吸虫卵检查　可先用直接涂片法检查，如多次为阴性，改为浓集法集卵。

（1）直接涂片法：取深部晨痰检查。在洁净载玻片上先加 1~2 滴生理盐水，挑取痰液少许，最好选带铁锈色的痰，涂成痰膜，加盖玻片镜检。如未发现卫氏并殖吸虫卵，但见有夏科-雷登结晶，提示可能是卫氏并殖吸虫感染。

（2）浓集法：收集 24 小时痰液，置于玻璃杯中，加入等量 10% NaOH 溶液，用玻棒搅匀后，放入 37℃温箱内，数小时后痰液消化成稀液状，再分装于数个离心管内，以 1 500r/min 离心 5~10 分钟，弃去上清液，取沉渣涂片检查。

2. 溶组织内阿米巴滋养体检查　取新鲜痰液做涂片。天冷时应注意镜台上载玻片的保温。高倍镜观察，如为阿米巴滋养体，可见其伸出伪足并做定向运动。

上述其他蠕虫幼虫及螨类等宜用浓集法检查。

（二）十二指肠液和胆汁

用十二指肠引流管抽取十二指肠液及胆汁，以直接涂片法镜检；也可经离心浓集后，取沉渣镜检。可检查蓝氏贾第鞭毛虫滋养体、华支睾吸虫卵、肝片形吸虫卵和布氏姜片吸虫卵等。在急性阿米巴肝脓肿患者胆汁中偶可发现滋养体。

检查方法：可将十二指肠引流液滴于载玻片上，加盖玻片后直接镜检。为提高检出率，常将引流液加生理盐水稀释搅拌后，分装于离心管内，以 2 000r/min，离心 5~10 分钟，吸取沉渣涂片镜检。如引流液过于黏稠，应先加 10% NaOH 消化后再离心，但不适于原虫滋养体的检查。引流中的贾第虫滋养体常附着在黏液小块上，或虫体聚集成絮片状物。肝片形吸虫卵与姜片虫卵不易鉴别，但前者可出现于胆汁，而后者只见于十二指肠液中。

（三）尿液

取尿液 3~5ml，离心（2 000r/min）3~5 分钟，然后取沉渣镜检。但乳糜尿需加等量乙醚，用力振荡，使脂肪溶于乙醚，然后吸去脂肪层，离心，取沉渣镜检。尿液中可查见阴道毛滴虫、丝虫微丝蚴、埃及血吸虫卵等。

（四）鞘膜积液

主要检查班氏微丝蚴。阴囊皮肤经碘酒消毒后，用注射器抽取鞘膜积液做直接涂片检查，也可加适量生理盐水稀释离心，取沉渣镜检。

（五）阴道分泌物

检查阴道毛滴虫。用消毒棉签在受检者阴道后穹窿、子宫颈及阴道壁上取分泌物，然后用生理盐水涂片镜检，可发现活动的虫体。天气寒冷时，应注意保温。

四、其他器官组织检查

（一）骨髓穿刺

主要检查杜氏利什曼原虫无鞭毛体、弓形虫等。一般常做髂骨穿刺，嘱患者侧卧，暴露髂骨部位。视年龄大小，选用 17~20 号带有针芯的干燥无菌穿刺针，从髂骨前上棘后约 1cm 处刺入皮下，当针尖触及骨面时，再慢慢地钻入骨内约 0.5~1.0cm，即可拔出针芯，接 2ml 干燥注射器，抽取骨髓液。取少许骨髓液做涂片，晾干后甲醇固定，同薄血膜染色法染色，油镜检查。

（二）淋巴结穿刺

1. 利什曼原虫 检出率低于骨髓穿刺，但方法简便、安全。对于以往治疗过的患者，因其淋巴结内原虫消失较慢，故仍有一定价值。穿刺部位一般选腹股沟部，先将局部皮肤消毒，用左手拇指和示指捏住较大的淋巴结，右手用干燥无菌 6 号针头刺入淋巴结。稍待片刻，拔出针头，将针头内少量淋巴结组织液滴于载玻片上，做涂片染色检查。

2. 丝虫成虫 同上法获取淋巴组织液，染色后镜检。

（三）肌组织活检

1. 旋毛虫幼虫 从患者腓肠肌、肱或股二头肌取米粒大小肌组织一块，置于载玻片上，加 50% 甘油 1 滴，盖上另一载玻片，均匀压紧，低倍镜下观察。取下的肌组织须立即检查，否则幼虫会变得模糊，不易观察。

2. 并殖吸虫、裂头蚴、猪囊尾蚴 摘取肌内的结节，剥除外层纤维被膜，在 2 张载玻片间压平、镜检。也可经组织固定后做切片染色检查。

（四）皮肤及皮下组织活检

1. 猪囊尾蚴、裂头蚴、并殖吸虫 参见肌组织检查。

2. 利什曼原虫 在皮肤上出现丘疹和结节等疑似皮肤型黑热病患者，可选择皮损较明显之处，经局部消毒后，用干燥灭菌的注射器，刺破皮损处，抽取组织液做涂片；或用经消毒的锋利小剪，从皮损表面剪取一小片皮肤组织，以切面做涂片；也可用无菌解剖刀切一小口，刮取皮肤组织做涂片。以上涂片均用瑞特或吉姆萨染液染色。如涂片未见原虫，可割取小丘疹或结节，固定后做组织切片染色检查。

3. **蠕形螨** 参见第十九章第四节“蠕形螨”。

4. **疥螨** 参见第十九章第五节“疥螨”。

(五) 结肠与直肠黏膜活检

1. **日本血吸虫卵** 用直肠镜或乙状结肠镜观察后,自可疑病变处钳取米粒大小的黏膜一块,用生理盐水冲洗后,放在两个载玻片间,轻轻压平,镜检。各型血吸虫卵鉴别见附表 4-3。

附表 4-3 **黏膜内未染色血吸虫卵的鉴别**

鉴别点	活卵	近期变性卵	远期变性卵(钙化卵)
颜色	淡黄至黄褐色	灰白至略黄色	灰褐至棕红色
卵壳厚薄	较薄	薄或不均匀	厚而不均匀
轮廓	清楚	清楚	不清楚
卵内含物	卵黄细胞或胚团或毛蚴	浅灰色或黑色小点或折光均匀的颗粒或萎缩的毛蚴	两极可有密集的黑点,含网状结构或块状结构物

2. **溶组织内阿米巴** 用乙状结肠镜观察溃疡形状,自溃疡边缘或深层刮取溃疡组织置于载玻片上,加少量生理盐水,盖上盖玻片,轻轻压平,立即镜检。也可取出一小块病变处的黏膜组织,固定后切片染色镜检。

五、体外培养

体外培养可作为其他检查方法的补充。常规方法检查阴性时,可考虑做寄生虫的人工培养,提高阳性率,减少漏检率。体外培养常适用于多种寄生原虫,如溶组织内阿米巴、杜氏利什曼原虫和阴道毛滴虫等。

(一) 溶组织内阿米巴

1. 常用培养基

(1)营养琼脂双向培养基

1)培养基成分:分液相和固相两部分。

液相部分:氯化钠 8g,氯化钾 0.2g,氯化钙 0.2g,氯化镁 0.01g,磷酸氢二钠 2g,磷酸氢二钾 0.3g,蒸馏水 1 000ml。

固相部分:牛肉浸膏 3g,蛋白胨 5g,琼脂 15g,氯化钠 8g,蒸馏水 1 000ml。

2)培养基制备:配制液相部分时,氯化钾和氯化钙各加少许蒸馏水分别另装小瓶,高压灭菌冷却后再合并在一起。固相部分的各成分经沸水浴 2~3 小时完全溶解后(若有残渣,须经 4 层纱布过滤除渣),趁热分装滤液至试管,每管 5ml,加棉塞,高压灭菌(121℃,20 分钟)后制成斜面,冷却后置于 4℃备用。接种前每管加液体部分 4.5ml,灭活小牛血清 0.5ml,米粉 20mg(180℃烤箱消毒 3 次),青霉素、链霉素各 1 000U/ml。

(2)洛克(Locke)液鸡蛋血清培养基

1)培养基成分:洛克液 70ml,灭活马血清(每管 0.5ml),米粉(每管 20mg),鸡蛋 4 个。

2)培养基制备:先配制洛克液:氯化钠 9.0g,氯化钙 0.2g,氯化钾 0.4g,碳酸氢钠 0.2g,葡萄糖 2.5g,蒸馏水 1 000ml,高压灭菌(110℃,15 分钟)。鸡蛋用肥皂水洗净,再用 70% 酒精消毒蛋壳后,破壳将蛋清和蛋黄倾入装有 70ml 洛克液烧瓶内,加玻璃珠充分振摇,混匀,分装至消毒试管内,每管约 5ml,斜置并加热至 70℃,1 小时,使之凝固为斜面,翌日再高压消毒 20 分钟。接种前每管加洛克液 4.5ml,马血清 0.5ml,无菌米粉 20mg,青霉素、链霉素各 1 000U/ml。

2. 培养方法　取新鲜粪便 0.5ml，直接接种于试管内与培养基混匀，置 37℃温箱中培养 24 小时、48 小时、72 小时后，取培养液中的混浊部分涂片镜检，查出虫体即可确诊。

（二）杜氏利什曼原虫

1. 常用培养基　NNN 培养基（Novy-MacNeal-Nicolle culture medium）。

（1）培养基成分：琼脂 14g，氯化钠 6g，双蒸水 900ml。

（2）培养基制备：将琼脂、氯化钠和双蒸水加热溶解后分装至试管中，每管 3~5ml，加棉塞塞紧管口，高压灭菌（121℃，20 分钟），冷却至 48℃时，每管加入相当于培养基 1/3 量的新鲜无菌去纤维蛋白兔血 1~1.5ml，混匀后冷却成斜面。每管加入洛克液 0.2~0.3ml，用无菌的橡皮塞将试管口塞紧，置 37℃温箱中培育 24 小时，证明无菌后置于 4℃冰箱备用。接种前加青霉素和链霉素。

2. 培养方法　将骨髓、淋巴结穿刺液或皮肤刮取物加入试管中，置于 22~25℃温箱中培养。每 2~3 天取少量培养液涂片镜检。有的需要 2~3 周才可查见前鞭毛体。若为阴性，则需转种培养 1 个月再报告结果。

（三）阴道毛滴虫

1. 常用培养基　肝浸汤培养基。

（1）培养基成分：兔或牛肝脏 15g，蛋白胨 2g，麦芽糖 1.0g，氯化钠 0.5g，半胱氨酸盐酸盐 0.2g，蒸馏水 100ml。

（2）培养基制备：先将肝脏洗净研碎，加蒸馏水 100ml，混匀后置于 4℃冰箱中冷浸 24~48 小时。取出后加热煮沸 30 分钟，4 层纱布过滤，补足蒸发的水分，可得清亮的肝浸液。在肝浸液中加入上述其他成分，溶解后调整 pH 至 5.6~5.8，分装试管，高压灭菌后置 4℃冰箱备用。培养前加灭活小牛血清及青霉素和链霉素。

2. 培养方法　取阴道分泌物接种于上述培养基中，置 37℃温箱中培养。48 小时后涂片镜检。

六、动物接种

动物接种是用寄生虫感染其接种的实验动物，使虫体在该动物体内生存或繁殖，这是寄生虫病实验诊断的方法之一。

（一）杜氏利什曼原虫

取受检者骨髓、淋巴结穿刺液或皮肤刮取物，加适量生理盐水稀释后，取 0.5ml 注入仓鼠等动物腹腔内，3~4 周后剖杀动物，取肝、脾、淋巴结或骨髓涂片，染色镜检。

（二）刚地弓形虫

取受检者体液、脑脊液或淋巴结组织悬液 0.5~1ml，注入小鼠腹腔内，3 周后抽取小鼠腹腔液涂片，染色镜检。如为阴性，取此鼠肝、脾、脑等组织研磨成匀浆，加生理盐水 1∶10 稀释后，再进行第二次接种。如仍为阴性，可按上述方法进行 3~5 次接种，再报告结果。

（李士根）

第二节　免疫学诊断技术

寄生虫侵入人体，刺激机体产生免疫反应，利用抗原-抗体特异性结合的原理，在体外检测抗原或抗体，达到诊断的目的即为寄生虫病的免疫学诊断。病原学检测技术虽有确诊寄生虫病的优点，但对早期和隐性感染，以及晚期和未治愈的患者却常常出现漏诊。相反，免疫学诊断技术则可作为辅助手段弥补这方面的不足。随着抗原纯化技术的进步、诊断方法准确性的提高以及标准化的解决，免疫学诊断技术已被广泛应用于寄生虫病的临床诊断、疗效考核以及流行病学调查。鉴于各种免疫学诊断技术，在相应的免疫学书籍或手册中均有全面介绍，故本节仅重点介绍与寄生虫病诊断有关的免疫学技术。

一、一般免疫学诊断技术

（一）间接血凝试验

间接血凝试验（indirect hemagglutination assay，IHA）是以红细胞作为可溶性抗原的载体并使之致敏，致敏的红细胞与特异性抗体结合而产生肉眼可视的凝集现象，抗原与抗体间的特异性反应即由此而显现。常用的红细胞为绵羊或O型人红细胞。

IHA操作简便，特异性和敏感性均较理想，适用于寄生虫病的辅助诊断和现场流行病学调查。现已用于诊断疟疾、阿米巴病、弓形虫病、血吸虫病、猪囊尾蚴病、旋毛虫病、卫氏并殖吸虫病和华支睾吸虫病等。

（二）乳胶凝集试验

乳胶凝集试验（latex agglutination test，LAT）是以乳胶微粒作为载体的凝集反应。即将可溶性抗原或抗体吸附于乳胶颗粒表面，特异性抗体或抗原与之结合后，在有电解质存在的适宜条件下，可产生凝集反应，从而观察反应的结果。该法敏感性和特异性较高，快速简便，判断结果肉眼可见，适于现场应用。主要应用于弓形虫病、囊虫病、旋毛虫病、血吸虫病、棘球蚴病等的诊断。

（三）间接免疫荧光抗体试验

间接免疫荧光抗体试验（indirect immunofluorescent antibody test，IFAT）是用荧光素（异硫氰基荧光素）标记第二抗体，利用抗原抗体反应的原理，可用于抗原或抗体的检测。本法具有较高的敏感性、特异性和重现性等优点，除可用于寄生虫病的快速诊断、流行病学调查和疫情监测外，还可用于组织切片中抗原定位，以及在细胞和亚细胞水平的观察和鉴定抗原、抗体和免疫复合物。目前已用于疟疾、丝虫病、血吸虫病、卫氏并殖吸虫病、华支睾吸虫病、棘球蚴病及弓形虫病的诊断。

在荧光免疫分析的基础上，还发展了另一种基于非核素的免疫分析技术，即时间分辨荧光免疫测定（time resolved fluoroimmunoassay，TRFIA）。该法是以镧系元素作为长效荧光标志物来标记抗原或抗体，用时间分辨技术测量荧光，对波长和时间两个参数进行信号分辨，从而极大提高分析的灵敏度。该方法已应用于一些原虫的检测，如弓形虫、隐孢子虫等。

（四）酶联免疫吸附试验

酶联免疫吸附试验（enzyme linked immunosorbent assay，ELISA）是将标记的抗原或抗体与包被于固相载体上的配体结合，再使之与相应的无色底物作用而显示颜色，根据显色深浅程度目测或用酶标仪测定吸光度（OD）值来判定结果。本法可用于宿主体液、排泄物和分泌物中特异抗体或抗原的检测，已用于多种寄生虫感染的诊断和血清流行病学调查。

（五）酶联免疫斑点试验

酶联免疫斑点试验（enzyme-linked immunospot assay，ELISPOT assay）是一种体外检测特异性分泌抗体细胞和分泌细胞因子细胞的固相酶联免疫斑点技术。基本原理就是用抗体捕获培养的细胞分泌的细胞因子，并以酶联斑点显色的方式将其表现出来。本法不仅可获得更多的分泌细胞因子细胞群的信息，而且能从单细胞水平评价细胞因子产物。具有易操作、更高的敏感性和特异性的优点。ELISPOT试验除了直接用于临床诊断，还为治疗和用药提供重要的参考信息。

（六）免疫酶染色试验

免疫酶染色试验（immunoenzyme staining test，IEST）是以含寄生虫病原的组织切片、印片或培养物涂片为固相抗原，当其与待测标本中的特异性抗体结合后，可再与酶标记的第二抗体反应形成酶标记免疫复合物，后者可与酶的相应底物作用而出现肉眼或光镜下可见的呈色反应。本法适用于血吸虫病、卫氏并殖吸虫病、华支睾吸虫病、丝虫病、猪囊尾蚴病和弓形虫病等的诊断和流行病学调查。

（七）免疫印迹试验

免疫印迹试验（immunoblotting）又称免疫印渍或 Western blot，是由十二烷基硫酸钠-聚丙烯酸胺凝胶电泳（SDS-PAGE），电转印及固相酶免疫试验三项技术结合为一体的一种特殊的分析检测技术。本法具有高度敏感性和特异性，可用于寄生虫抗原分析和寄生虫病的免疫诊断。

（八）免疫层析技术

免疫层析技术（immunochromatography assay，ICA）是一种将层析技术和抗原-抗体特异性免疫反应相结合的免疫检测技术。该技术以固定有检测线的条状纤维层析材料为固定相，待检样本溶液为流动相，通过毛细管作用使待测样品在层析条上移动，当待测物在检测线处发生抗原-抗体特异性结合时，示踪物标记可使其在检测线处浓集显色。常见的标记示踪物包括胶体金、荧光标记材料、磁性纳米材料等。根据待测分子的大小和结合方式，ICA 可分为夹心法和竞争法。夹心法是指以抗体固定于检测线，待测抗原的不同表位分别与两种抗体结合，在检测线处形成固相抗体-抗原-标记抗体夹心结构，适用于大分子待测物，检测线颜色强度与待测物含量成正比。竞争法一般用于小分子，以抗原或抗原类似物固定于检测线，它与待测物竞争结合标记抗体，所以检测线颜色强度与待测物的含量成反比。目前，胶体金免疫层析技术因其快速简便、特异敏感、稳定性强、不需特殊设备和试剂、结果判断直观等优点，已广泛应用于常见寄生虫病的快速诊断。

二、寄生虫学特殊免疫学诊断技术

（一）诊断弓形虫感染的染色试验

染色试验（dye test，DT）是诊断弓形虫病的一种经典方法，具有高度的特异性和敏感性。其主要缺点是必须要求活的虫体和人血清，具有较高的危险性，检测也有一定的局限性。

1. 原理 将活弓形虫滋养体与正常血清混合，在 37℃孵育 1 小时或室温数小时后，大多数虫体失去原有的新月形特征，而变为圆形或椭圆形，此时若用碱性亚甲蓝染色则胞质深染。相反，将虫体与免疫血清和补体（辅助因子）混合时，则仍保持原有形态，对碱性亚甲蓝也不着色。

2. 材料和试剂

（1）辅助因子：取正常人血清，与弓形虫速殖子混合，于 37℃作用 1 小时，只有 90% 以上虫体被亚甲蓝染色，该血清方可使用，分装后置-20℃备用。

（2）抗原制备：用弓形虫速殖子经腹腔感染小鼠，3 日后抽取腹腔液，以生理盐水离心（3 000r/min×10 分钟）3 次，收集纯净虫体，用含补体的血清稀释后，将虫液调至约 50 个虫体/高倍视野。

（3）碱性亚甲蓝溶液：将亚甲蓝 10g，溶于 100ml 浓度为 95% 的酒精内，制成饱和酒精溶液，过滤后取 3ml 再与 10ml 临时配制的碱性缓冲液（pH 11.0）混合。

（4）待检血清：经 56℃、30 分钟灭活，4℃保存备用。

（5）检测：取经生理盐水倍比稀释的待检血清，每管 0.1ml，加抗原液 0.1ml，置 37℃水浴 1 小时，加碱性亚甲蓝溶液 0.02ml/管，继续水浴 15 分钟，自每管取悬液 1 滴镜检。

（6）结果判断：镜下计数 100 个弓形虫速殖子，统计着色和不着色速殖子比例数。以 50% 虫体不着色的血清稀释度为该份受试血清的最高稀释度。以血清稀释度 1∶8 阳性者判断为隐性感染；1∶125 阳性者为活动性感染；1∶1 024 及以上阳性者为急性感染。

（二）血吸虫环卵沉淀试验

1. 原理 血吸虫环卵沉淀试验（circum oval precipitin test，COPT）是诊断血吸虫病特有的免疫学试验。血吸虫虫卵内毛蚴分泌的抗原物质经卵壳微孔渗出后与待检血清中的特异性抗体结合，在虫卵周围形成光镜下可见的免疫复合物沉淀，即为阳性反应。产生阳性反应虫卵占全部虫卵的百分率称环沉率。

2. 试验步骤 在洁净的载玻片中滴加待检血清 2~3 滴，用细针挑取适量鲜卵或干卵（100~150 个），混匀，加 24mm×24mm 盖玻片，用石蜡密封，37℃温箱 48 小时，低倍镜观察结果（必要时可至 72 小时）。

3. 结果观察 典型的阳性反应为卵壳周围出现泡状、指状、片状或细长卷曲状的折光性沉淀物。观察 100 个虫卵，计算环沉率。凡环沉率≥5% 者为阳性（在血吸虫病传播控制或传播阻断地区环沉率≥3% 者可判为阳性），1%~4% 者为弱阳性。环沉率的动态变化在治疗上具有参考意义。

（三）旋毛虫环蚴沉淀试验

取 50~100 条脱囊的旋毛虫活幼虫（冻干幼虫或空气干燥幼虫也可）放入待检血清中，37℃温育 24 小时，如 1 条以上幼虫体表出现泡状或袋状沉淀物附着，即为阳性反应。

环蚴沉淀试验有较高的敏感性和特异性，阳性率可高达 97% 以上，与常见的线虫（蛔虫、钩虫、丝虫、鞭虫）无交叉反应。一般在感染后的第 3 周末或症状出现后 10~20 天即可呈阳性反应。环蚴试验操作简单，无须任何特殊设备且有较高的敏感性和特异性，适合基层卫生单位应用。

三、单克隆抗体在寄生虫病诊断中的应用

单克隆抗体（monoclonal antibody，McAb）是用经特异性抗原刺激的 B 淋巴细胞与骨髓瘤细胞杂交、融合后分泌的一种单一的特异性抗体。McAb 已广泛用于寄生虫种株分型与鉴定，虫体结构与功能分析，免疫病理研究，分析、纯化抗原以及制备保护性疫苗等。利用 McAb 检测循环抗原诊断疟疾、弓形虫病、血吸虫病、肺吸虫病、棘球蚴病、丝虫病等国内外已有报道。

（程喻力）

第三节 | 分子生物学诊断技术

分子生物学诊断技术即基因和核酸诊断技术，具有高度的敏感性和特异性。每一种寄生虫都有其特定的核酸序列（基因片段），检测其特有的核酸序列可作为确诊依据，因此该技术能用于各种寄生虫病的检测与诊断。本项技术主要包括核酸扩增试验（nucleic acid amplification tests，NAATs）、生物芯片（biochip）技术、基因组测序和基于 CRISPR/Cas 的检测技术。

一、核酸扩增试验

核酸扩增试验（NAATs）是指在寄生虫引物介导下特异性扩增虫体 DNA。NAATs 具有特异性强、敏感性高等优点，对于低密度虫体感染的检测尤其有效，也可用于多重混合感染的检测。

（一）聚合酶链反应

聚合酶链反应（polymerase chain reaction，PCR）是通过温度变化控制 DNA 的变性和复性，加入设计引物，DNA 聚合酶、dNTP 以完成特定基因的体外复制扩增。利用 PCR 技术特异性扩增寄生虫 DNA 片段，可

用于寄生虫病的诊断。PCR 检测技术主要包括普通 PCR、实时荧光定量 PCR（quantitative real-time PCR，qRT-PCR）和巢式 PCR（nested-PCR）。

1. 普通 PCR 普通 PCR 是基于核酸 DNA 为靶标扩增的技术，根据寄生虫特异性基因序列，设计合成引物，进行目的基因片段扩增。目前，PCR 技术多用于寄生虫病的基因诊断，分子流行病学研究和种株鉴定、分析等领域。

2. 实时荧光定量 PCR（qRT-PCR） 该技术是在普通 PCR 技术的基础上，利用荧光探针发光基团所发出的荧光强度与 PCR 产物呈对应数量关系，实时观察循环扩增产物的变化并对初始模板量进行定量分析。qRT-PCR 既可以用于寄生虫病的病原体鉴定，又可用于感染病原的定量。该法具有快速、高敏感性和高特异性的特点，但对设备要求较高。

3. 巢式 PCR（nested-PCR） 该技术是利用两对 PCR 引物进行两次 PCR 扩增，从而使靶序列得到两轮扩增，可增加 PCR 检测技术的灵敏性和特异性。但该技术因需进行两轮扩增，操作步骤复杂、耗时较长，在分析过程中容易发生污染，易导致假阳性结果。

（二）等温扩增技术

等温扩增技术（isothermal amplification technology，ITA）是一类在恒定的温度下实现特异性 DNA 片段扩增的技术，主要包括环介导等温扩增、重组酶聚合酶等温扩增等。通常等温扩增反应时间较快，并且不需要热循环仪，这使其特别适合现场检测和即时诊断。

1. 环介导等温扩增检测（loop mediated isothermal amplification，LAMP） LAMP 是一种基因模板、引物、链置换型 DNA 合成酶等在 60~65℃恒温条件下进行的扩增反应。LAMP 在 DNA 合成时，产生大量焦磷酸镁白色沉淀，可直接通过观察扩增管的浊度或向其添加荧光染料来鉴定扩增与否，适于现场诊断应用。LAMP 在保持 PCR 技术优点的基础上，进一步增强了反应的特异性和缩短了检测时间，且扩增产物肉眼能观察，易于推广应用。目前，LAMP 技术已用于利什曼原虫、克氏锥虫、日本血吸虫、华支睾吸虫、卫氏并殖吸虫、旋毛虫等多种寄生虫的快速检测。

2. 重组酶聚合酶扩增（recombinase polymerase amplification，RPA） 是一种基于反转录酶聚合酶（RT-PA）的同源重组机制，利用单链 DNA 结构的重组酶，寻找与引物序列匹配的模板 DNA，将其导向扩增区域，并在该区域上启动 DNA 聚合反应。RPA 的反应温度在 37~42℃之间，相对较低，操作更加简便，同时也具有高灵敏度和特异性的优点。目前，RPA 技术已用于隐孢子虫、贾第虫、恶性疟原虫、杜氏利什曼原虫等的检测。

二、生物芯片技术

（一）基因芯片

基因芯片（gene chip）又称 DNA 芯片，是基于标靶-探针互补杂交的原理而研制的，实际上是一种大规模集成的固相杂交，是指在固相支持物上原位合成（in situ synthesis）寡核苷酸，或者直接将大量预先制备的 DNA 探针以显微打印的方式有序地固化于支持物表面，然后与标记的样品杂交。通过对杂交信号的检测分析，得出样品的遗传信息(基因序列及表达的信息)。基因芯片具有快速、高通量、敏感、经济、自动化等特点，目前已有用于疟疾、棘球蚴病、猪囊虫病、华支睾吸虫病诊断的报道。

（二）蛋白质芯片

蛋白质芯片（protein chip）技术本质上就是利用蛋白质之间的相互作用，对样本中存在的特定蛋白质进行检测。其原理是将已知的蛋白分子(如酶、抗原、抗体、受体、配体、细胞因子、多肽分子等)固定于经化学处理的固相载体上，根据这些生物分子的特性，捕获能与之特异性结合的待测蛋白，经信号检测和生化分析，从而判断待测样本中靶分子的数量，并实现一次实验同时检测多种疾病或分析多种生物样本的目的。

该方法具有快速、高效、并行、高通量等特点，是蛋白质组研究的重要手段。目前蛋白芯片技术已经在疟疾、弓形虫病和血吸虫病的诊断中发挥重要作用。

三、基因组测序

基因组测序是一种针对某物种基因组序列进行检测，破译生物遗传信息的方法。该方法能测定个体基因组中全部遗传信息，具有准确性高、覆盖面广的优势。其中，高通量测序技术作为一种新型检测手段，将提取的患者样本核酸同步构建文库，通过测序及数据对比分析，可用于寄生虫的溯源、检测及分型等。该技术尤其适用于不明原因的感染或疑似感染的病原诊断，但通过数据对比分析确认的病原体是否能确诊为患者感染的病原尚难以确定。

四、基于CRISPR/Cas的检测方法

CRISPR/Cas系统由规律间隔成簇短回文重复序列（clustered regularly interspaced short palindromic repeats，CRISPR）及其附近的一组高度保守的基因群（CRISPR-associated，Cas）构成，两者简称为CRISPR/Cas系统。CRISPR/Cas检测系统是指基于CRISPR引导RNA（sgRNA）和Cas蛋白复合体特异性识别并切割靶标核酸，激活旁路切割活性，进而非特异切割报告探针，将检测结果转化为可视荧光信号或试纸条条带，从而实现快速检测。基于CRISPR/Cas的检测方法是一种新型的核酸检测技术，具有快速、准确、灵敏等特点，且无复杂的反应温度要求，降低了对检验设备和环境的要求，使得CRISPR/Cas检测技术在分子检测方面显示出巨大的潜力。该方法目前已应用于疟疾等寄生虫病的诊断。

（程喻力）

第四节　组学技术

随着系统生物学（systems biology）等新学科的出现和发展，各种组学技术（omics technology）应运而生，主要包括基因组学（genomics）、转录组学（transcriptomics）、蛋白质组学（proteomics）和代谢组学（metabonomics/metabolomics）技术等，目前已广泛运用到疾病诊断、药物开发等领域。

一、基因组学

基因组学是研究生物体内全部基因的组成及其功能的科学，是其他组学的基础。基因组学通过基因测序和分析研究基因的结构与功能，阐明基因与生物体之间的关系。迄今为止，已建立了疟原虫、血吸虫、利什曼原虫、丝虫等多种寄生虫完整的基因组数据库，数据库的建立有助于阐明基因编码序列的特征，发现并鉴定新基因，提供有用的基因标记，比较基因序列的同源性，探讨表达蛋白的功能，为寄生虫种类的鉴定、寄生虫病的诊断、药物设计和疫苗研制提供了新的工具。

二、转录组学

转录组学是研究细胞中基因转录的情况及转录调控规律的学科，是从RNA水平研究基因表达的情况。转录组包括信使RNA（mRNA）、非编码RNA、转运RNA（tRNA）及核糖体RNA（rRNA），其组学研究内容主要包括物种差异表达基因的分析、新基因的发现、非编码小RNA的分析、转录组中存在的可变剪接分析以及非翻译区域（untranslated region，UTR）分析。转录组学研究技术主要包括两种：基于杂交技术的微阵列技术（microarray）和基于测序技术的转录组测序技术。目前，后者是较为常见的转录组学研究方法，主要是

通过高通量测序技术获得大量的转录本信息，通过与相关物种基因组信息比对分析，以获得有价值的转录组学信息，从而揭示特定生物学过程以及疾病发生过程中的分子机制。目前，转录组学已应用于疟原虫、弓形虫、锥虫、血吸虫、旋毛虫等寄生虫的研究，用以阐明寄生虫的发育繁殖过程中的基因调控、表达及虫体与宿主的相互作用，也可用于具有诊断意义的特异性生物标志物和药物靶点的筛选。

三、蛋白质组学

蛋白质组学是研究细胞、组织或完整生物体在特定时空上由全部基因表达的全部蛋白质及其存在方式的学科，注重研究参与特定生理或病理状态下所表达的蛋白质类型及其同周围生物大分子之间的相互关系。蛋白质组学的研究策略包括 2 种：一种是完全蛋白质组学，即检测一种细胞或组织内基因组表达的全部蛋白质；另一种是差异蛋质组学，着重比较不同生物体或同一生物体在不同时刻、状态下蛋白质表达的区别和变化。蛋白质组学不仅能发现疾病状态下异常表达的蛋白，也可对疾病不同阶段的蛋白质进行分析，揭示不同时期蛋白质标志物，为疾病的早期诊断和预后判断提供依据。常用的包括高分辨率的分离技术、质谱鉴定技术以及生物信息学技术。目前已应用于血吸虫、锥虫、细粒棘球绦虫、疟原虫和弓形虫等寄生虫与宿主的相互作用的研究，以及寄生虫病诊断标志物的筛选。

四、代谢组学

代谢组学是继基因组学、转录组学和蛋白质组学之后发展起来的一门研究生物体系代谢途径的组学分支学科。代谢组学主要研究细胞、组织或生物体受到干预前后，代谢产物图谱及其动态变化，主要涉及代谢物的鉴定、定量和表征。代谢组学是对疾病发生、发展及转化过程的动态观察，因其高灵敏度和特异性，已被广泛用于寄生虫病研究领域，用于阐明寄生虫与宿主互作关系、筛选早期诊断生物标志物和药物靶标等。作为组学技术的重要组成部分，代谢组学弥补了基因组学、转录组学和蛋白质组学在生命科学研究中的不足，其优势主要为：①分析生物体液的代谢物能更为直接、准确地反映机体的生理和病理状态；②代谢物种类较少，代谢组学的代谢物信息库相对简单，远小于基因和蛋白数据库，更利于精准地分析。代谢组学研究技术包括代谢物化学分析及数据分析两部分，其中，代谢物化学分析技术主要包括核磁共振、色谱、质谱、毛细管电泳、红外光谱、电化学检测等分离分析技术。目前，代谢组学已广泛用于寄生虫学研究，例如寄生虫感染宿主的代谢反应、生物诊断标志物的鉴定、宿主与寄生虫之间相互作用，以及寄生虫与药物作用的代谢组学分析等。寄生虫代谢组学研究已用于日本血吸虫、弓形虫、棘球蚴、疟疾等寄生虫病的早期诊断及抗寄生虫药物的研发。

（程喻力）

附录五　常用抗寄生虫药物一览表

附表 5-1　常用抗寄生虫药物一览表

药物	用途	用法	不良反应
氯喹 chloroquine （氯化喹啉）	作用于各种类型疟原虫红内期裂殖体，主要用于治疗疟疾急性发作，控制临床症状，不能阻止复发	口服：第1日：1.0g，8小时后0.5g；第2，3日各0.5g 静脉滴注：2~3mg/kg置500ml 5%葡萄糖注射液中摇匀，于4小时内滴完	常规剂量下不良反应较少，主要有轻度头晕、头痛、胃肠道不适等，停药后自行消失。恶性疟患者长期使用可产生抗药性
	治疗阿米巴性肝脓肿	0.5g 一日2次，两日后0.25g一日2次连用2~3周	
奎宁 quinine （金鸡纳霜）	作用于各种类型疟原虫红内期裂殖体，控制疟疾的临床症状	500mg置500ml 5%葡萄糖注射液中静脉滴注	常见的不良反应为耳鸣、头晕、恶心、呕吐、视力障碍等，严重心脏病患者慎用，对本品过敏反应患者及孕妇禁用
伯氨喹 primaquine （伯喹，伯氨喹啉）	作用于疟原虫的红外期和配子体，根治间日疟复发和阻断疟疾的传播	根治：口服每次13.2mg，一日3次，连服7日	毒性比其他抗疟药大，有葡萄糖-6-磷酸脱氢酶缺乏及蚕豆病等溶血性贫血的患者禁用；活动性类风湿关节炎、红斑狼疮患者禁用
咯萘啶 malaridine	主要作用于各种类型疟原虫红内期，控制疟疾的临床症状及用于治疗脑型疟等凶险型疟疾	口服：首日每次300~400mg×2次，间隔6小时；第2，3日：每次300~400mg×1次 臀部肌内注射：3mg/kg×2次，间隔4~6小时 静脉滴注：3~6mg/kg，置于500ml 5%葡萄糖注射液中，2~3小时滴完，间隔4~6显示重复1次	口服可有头晕、头痛、恶心、呕吐等。注射给药时不良反应较少，少数患者可有头昏、恶心、心悸等。有严重心、肝、肾疾病患者慎用
甲氟喹 mefloquine	作用于各种类型疟原虫红内期裂殖体，控制疟疾的临床发作，对抗氯喹恶性疟原虫有较强作用	1~1.5g，顿服，儿童用量为15~20mg/kg	不良反应少见，偶有头昏、头痛、恶心、呕吐等；有的可出现幻觉等神经精神症状
乙胺嘧啶 pyrimethamine （息疟定）	作用于疟原虫红外期，用于传播阻断和预防；作用于弓形虫速殖子，用于治疗急性弓形虫病	预防疟疾：成人每次25mg口服，每周1次，小儿酌减 抗复发治疗：成人每日服25~50mg，连用2日，小儿酌减（与伯氨喹合用） 治疗弓形虫病：50mg/d×30日	长期大量服用可引起恶心、呕吐、头痛、头晕等不良反应，肾功能异常者慎服，孕妇及哺乳期妇女禁用
青蒿素 artemisinin	作用于各种类型疟原虫红内期裂殖体，控制疟疾的临床症状，特别是抢救脑型疟。对抗氯喹恶性疟原虫有较强作用	口服：首剂1.0g，6~8小时后0.5g，第2，3日：每日每次0.5g 儿童15mg/kg，按上述方法3日内服完 深部肌内注射：第1次200mg，6~8小时后再给100mg，第2，3日各肌内注射100mg，总剂量500mg	不良反应小，个别病人可有食欲减退等胃肠道症状；注射部位较浅时，易引起局部疼痛和硬块

续表

药物	用途	用法	不良反应
蒿甲醚 artemether	同青蒿素	肌内注射：首剂160mg，第2日起一日1次，每次80mg，连用5日	同青蒿素
青蒿琥酯 artesunate （青蒿酯）	成人和儿童重症疟疾的一线药物	口服：首剂100mg，第2日起每日2次，每次50mg，连服5日 静脉推注：首剂2.4mg/kg（儿童3mg/kg），用5%碳酸氢钠注射液溶解后加5%葡萄糖注射液稀释到10mg/ml，以每分钟3~4ml速度推注。12小时和24小时各重复一次，以后每日1次，连续7日	有明显的胚胎毒作用，孕妇慎用。注射用时应于溶解后及时注射，如出现混浊则不可使用
甲硝唑 metronidazole （甲硝基羟乙唑，灭滴灵）	作用于阿米巴滋养体，用于治疗急性阿米巴痢疾和肠外阿米巴病。并用于治疗阴道毛滴虫、贾第虫、结肠小袋纤毛虫及隐孢子虫的感染	阿米巴病：400~800mg一日3次，肠道感染用药时间为5~10日，肠道外感染用药时间为21日 滴虫病：200~250mg，一日3次，1周，4~6周后进行第二疗程，另每晚以200mg栓剂放入阴道内，连用7~10日 贾第虫：0.4~0.8g一日3次 ×5日 结肠小袋纤毛虫：100~200mg，一日3次 ×（5~10）日	常见不良反应为胃肠道反应，口干、厌食、头痛、瘙痒、皮疹、眩晕等。孕妇、哺乳期妇女、血液系统病患者、中枢神经系统疾病患者忌用
葡萄糖酸锑钠 sodium stibogluconate （斯锑黑克）	治疗黑热病	成人可肌内注射或静脉注射：总量90~130mg/kg，一日1次 ×6日 儿童按照120~150mg/kg，一日1次 ×6日	可有恶心、呕吐、咳嗽、腹泻、鼻出血、脾区痛等不良反应，若出现白细胞突然减少，大出血倾向，体温突然上升或剧烈咳嗽、腹腔积液等应暂停给药，严重心、肝、肾疾病患者禁用
喷他脒 pentamidine （戊烷脒）	治疗抗锑剂或对锑剂过敏的黑热病患者	肌内注射3~5mg/kg，每日1次，连用15日为一个疗程	常见恶心、呕吐、腹痛、低血糖及低血压等。妊娠妇女、心脏病、糖尿病、肝肾功能异常及肺结核患者忌用
吡喹酮 praziquantel （环吡异喹酮）	广谱抗吸虫和绦虫药	血吸虫病： 急性期：10mg/kg一日3次 ×4日 慢性期：总量60mg/kg，分2日服用 晚期：剂量酌减，疗程延长 肺吸虫病：25mg/kg一日3次 ×3日 肝吸虫病：15~25mg/kg一日3次 ×2日 姜片虫病：10mg/kg顿服 囊虫病：20mg/kg一日3次 ×3日 包虫病：每日30mg/kg×5日	不良反应较少，偶有头晕、头痛、乏力、腹痛、腰酸、关节酸痛、恶心、腹泻、失眠、多汗、肌束震颤、期前收缩等。偶见心电图改变，血清谷丙转氨酶升高，并可诱发精神失常。用药期间应避免饮酒。急性疾病，发热，慢性心、肝、肾功能异常，癫痫及精神病患者慎用
硫氯酚 bithionol （硫双二氯酚，别丁）	治疗吸虫和绦虫病	肺吸虫病：1g一日3次 ×（10~15）日 姜片虫病：3g晚间顿服 绦虫病：3g，空腹顿服，3~4小时后服泻药	可有恶心、呕吐、胃肠道不适、腹泻、头昏、头痛、皮疹等不良反应，若有肠道线虫感染应先驱线虫，再用本品
三氯苯达唑 triclabendazole	治疗片形吸虫和并殖吸虫病	肝片形吸虫病：10mg/kg，顿服，2次，间隔12小时 并殖吸虫病： 成人15mg/kg，顿服，一日3次 ×3日 儿童10mg/kg，顿服，一日3次 ×3日	腹痛、大汗、恶心、减低食欲、头痛、荨麻疹、腹泻、呕吐、骨骼肌肉痛、胸痛和瘙痒等

续表

药物	用途	用法	不良反应
甲苯咪唑(甲苯达唑) mebendazole	广谱驱肠道线虫药	蛔虫病、蛲虫病:200mg,一日2次×3日 钩虫病、鞭虫病、粪类圆线虫病:100~200mg一日2次×3日	不良反应较少,偶可有恶心、呕吐、上腹部疼痛、腹泻等,孕妇禁用
阿苯达唑 albendazole (丙硫咪唑、肠虫清)	主要用于肠道蠕虫、组织内线虫感染,亦可用于囊虫病、包虫病和肝吸虫、肺吸虫病等	蛔虫病、蛲虫病:400mg,顿服,儿童减半 钩虫病、鞭虫病:400mg×3日 旋毛虫病、肝吸虫病:10mg/kg一日2次×7日 猪囊尾蚴病:15~20mg/kg一日2次×10日 棘球蚴病:10mg/kg一日2次×30日	除头痛、恶心、呕吐、腹痛、腹泻等不良反应外,也可能引起神经系统、消化系统、心血管系统等的严重并发症。严重肝、肾功能异常者慎用。孕妇、哺乳期妇女及两岁以下小儿禁用
左旋咪唑 levamisole	可用于驱蛔虫,蛲虫次之,对钩虫较差,对丝虫及微丝蚴有一定的抗虫作用	蛔虫病:1.5~2.5mg/kg,睡前顿服 钩虫病:1.5~3.5mg/kg,睡前顿服×(2~3)日 蛲虫病:0.1g睡前顿服×7日 丝虫病:(2~2.5)mg/kg,一日2次×5日	偶有眩晕、头痛、失眠、恶心呕吐、腹痛或引起轻度肝功能变化。妊娠早期忌用
伊维菌素 ivermectin	广谱抗寄生虫药,主要用于治疗盘尾丝虫病(河盲症),对粪类圆线虫、蛔虫、鞭虫、蛲虫感染和其他丝虫病也有效	丝虫病:0.1~0.2mg/kg,顿服×2日	虚弱、无力、腹痛、发热等全身反应以及胃肠道、神经系统的不良反应。孕妇禁用
乙胺嗪 diethylcarbamazine (海群生,益群生)	主要作用于微丝蚴,是治疗和预防丝虫病的首选药	普治:1~1.5mg/kg,顿服或0.75g一日2次×1日 重感染:0.2g一日3次×7日 间歇疗法:每周0.5g×7周	药物本身引起的不良反应较轻,可有厌食、恶心、呕吐、头痛、失眠等,严重肝、肾功能异常者及孕妇、哺乳期妇女应暂缓治疗
哌嗪 piperazine (胡椒嗪,驱蛔灵)	主要用于驱蛔虫、蛲虫	蛔虫病:3~3.5g,睡前顿服×2日 蛲虫病:1~1.2g,一日2次×(7~10)日	大剂量可有恶心、呕吐、腹泻、头痛,偶有荨麻疹,停药后消失。也可有神经症状,如嗜睡、眩晕、共济失调、眼颤、肌肉痉挛、多动等。肝、肾功能异常,癫痫患者,神经系统疾病患者禁用
噻嘧啶 pyrantel (双羟萘酸噻嘧、驱虫灵、抗虫灵)	广谱驱线虫药	蛔虫病:500mg顿服 钩虫病:500mg顿服,连服3日 蛲虫病:5~10mg/kg,睡前顿服,连服1周	不良反应可有恶心、呕吐、腹泻、上腹部疼痛、头痛、畏寒、发热。严重心脏病患者,肝功能异常者以及发热者慎用
三苯双脒 tribendimidine (力卓)	广谱驱线虫药,用于治疗钩虫、蛔虫、鞭虫、蛲虫等感染	钩虫病:成人0.4g顿服 蛔虫病:成人0.3g顿服	不良反应可有恶心、腹痛、腹泻、头晕、头痛、困倦等,一般程度较轻。严重心脏病患者,肝、肾功能异常者慎用。本药对孕妇、哺乳期妇女及儿童的影响尚无临床资料

注:本书所列抗寄生虫药物仅供参考,临床治疗需要在医师指导下,遵医嘱使用。

(程喻力)

推荐阅读

[1] 诸欣平,苏川．人体寄生虫学．9版．北京:人民卫生出版社,2018.

[2] 吴忠道,刘佩梅．人体寄生虫学．4版．北京:人民卫生出版社,2023.

[3] 吴观陵．人体寄生虫学．4版．北京:人民卫生出版社,2013.

[4] 夏超明,彭鸿娟．人体寄生虫学．2版．北京:中国医药科技出版社,2023.

[5] 李朝品．医学昆虫学．北京:人民军医出版社,2007.

[6] 陆宝麟,吴厚永．中国重要医学昆虫分类与鉴别．郑州:河南科学技术出版社,2003.

[7] Duffy P E,Patrick G J. Malaria vaccines since 2000:progress,priorities,products. NPJ Vaccines. 2020,5(1):48.

[8] 汤林华,许隆祺,陈颖丹．中国寄生虫病防治与研究．北京:北京科学技术出版社,2012.

[9] 许隆祺,余森海,徐淑惠．中国人体寄生虫分布与危害．北京:人民卫生出版社,2000.

[10] 沈继龙,张进顺．临床寄生虫学检验．4版．北京:人民卫生出版社,2012.

[11] 李朝品,高兴政．医学寄生虫图鉴．北京:人民卫生出版社,2012.

[12] 陈颖丹,周长海,朱慧慧,等．2015年全国人体重点寄生虫病现状调查分析．中国寄生虫学与寄生虫病杂志,2020,38(01):5-16.

[13] 李朝品．医学节肢动物学．北京:人民卫生出版社,2009.

[14] 段义农,王中全,方强,等．现代寄生虫病学．2版．北京:人民军医出版社,2015.

[15] 余森海．英汉汉英医学寄生虫学词汇．2版．北京:人民卫生出版社,2018.

[16] Larry S R,John J,Steve N. Foundations of Parasitology. 9th ed,Columbus:The McGraw-Hill companies Inc,2013.

[17] 张米禛,黄继磊,朱慧慧,等．2020年全国人体土源性线虫感染情况分析．中国寄生虫学与寄生虫病杂志,2023,41(03):331-335.

[18] Sotillo J,Toledo R,Mulvenna J,et al. Exploiting Helminth-Host Interactomes through Big Data. Trends Parasitol,2017,33(11):875-888.

[19] Kenyon F,Hutchings F,Morgan-Davies C,et al. Worm Control in Livestock:Bringing Science to the Field. Trends Parasitol,2017,33(9):669-677.

[20] Thomas W S,Alan G,Stuart A W. Host-parasite coevolution and the stability of genetic kin recognition. PNAS,2023,120(30):e2220761120.

[21] Adnan H,Nolwenn M D,Alejandro C,et al. The helminth holobiont:a multidimensional host-parasite-microbiota interaction. Trends in Parasitology,2023,39(2):91-100.

中英文名词对照索引

D

E

F

G

H

J

K

L

M

N

P

Q

R

S

T

W

X

Y

Z

英中文名词对照索引

C

D

E

F

K

L

M

N

O

P

Q

R

S

T

V

W

X

Y

Z

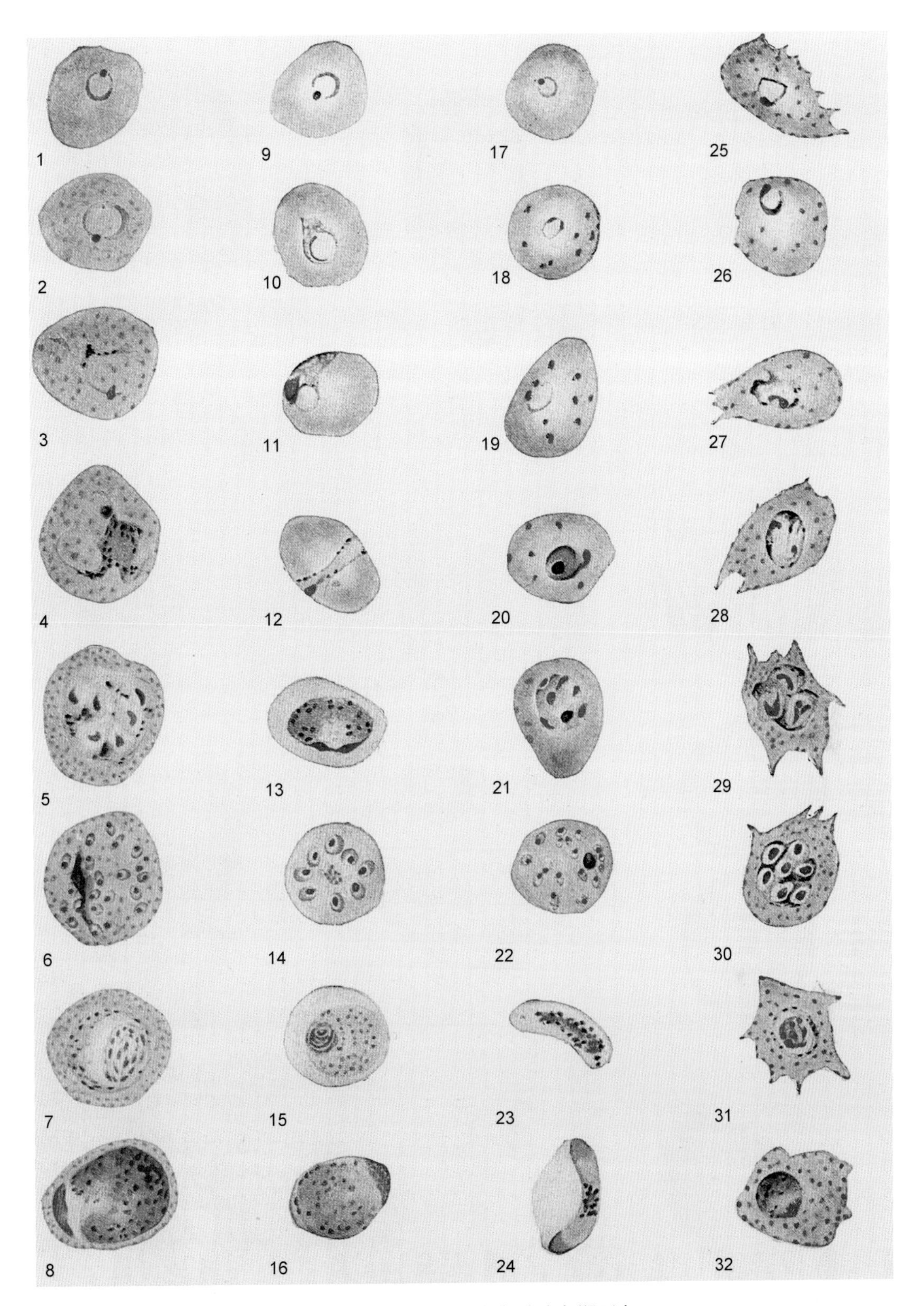

彩图1　**四种疟原虫在红细胞内各期形态**

1~8. 间日疟原虫；9~16. 三日疟原虫；17~24. 恶性疟原虫；25~32. 卵形疟原虫；1、9、17、18、19、25. 示环状体；2、3、4、10、11、12、20、26、27. 示大滋养体；5、13、21、28、29. 裂殖体前体；6、14、22、30. 成熟裂殖体；7、15、23、31. 雄配子体；8、16、24、32. 雌配子体。

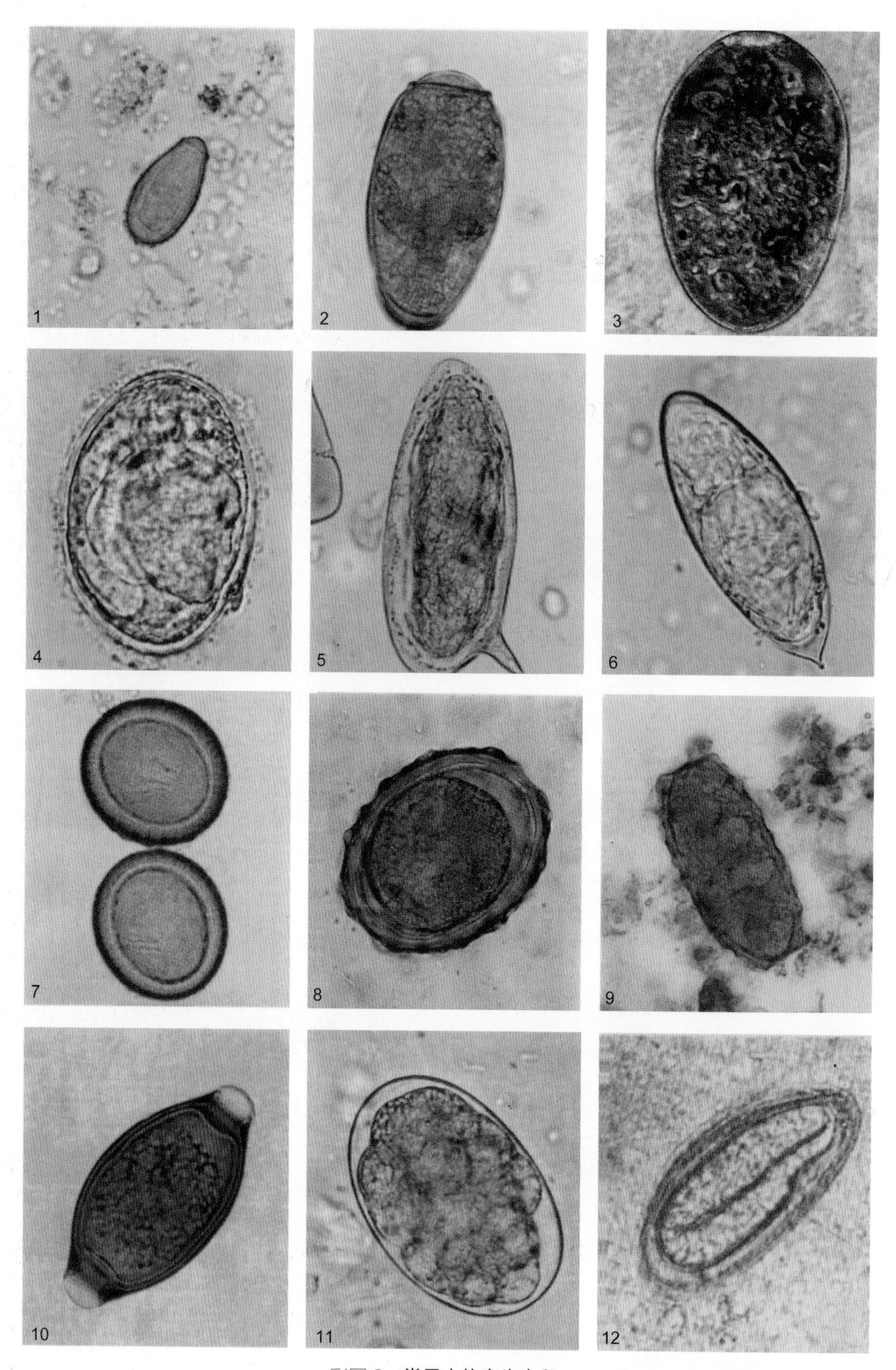

彩图 2 **常见人体寄生虫卵**

1. 华支睾吸虫卵；2. 卫氏并殖吸虫卵；3. 布氏姜片吸虫卵；4. 日本血吸虫卵；5. 曼氏血吸虫卵；6. 埃及血吸虫卵；7. 带绦虫卵；8. 受精蛔虫卵；9. 未受精蛔虫卵；10. 鞭虫卵；11. 钩虫卵；12. 蛲虫卵。